DIE GESCHICHTE DER KATZE

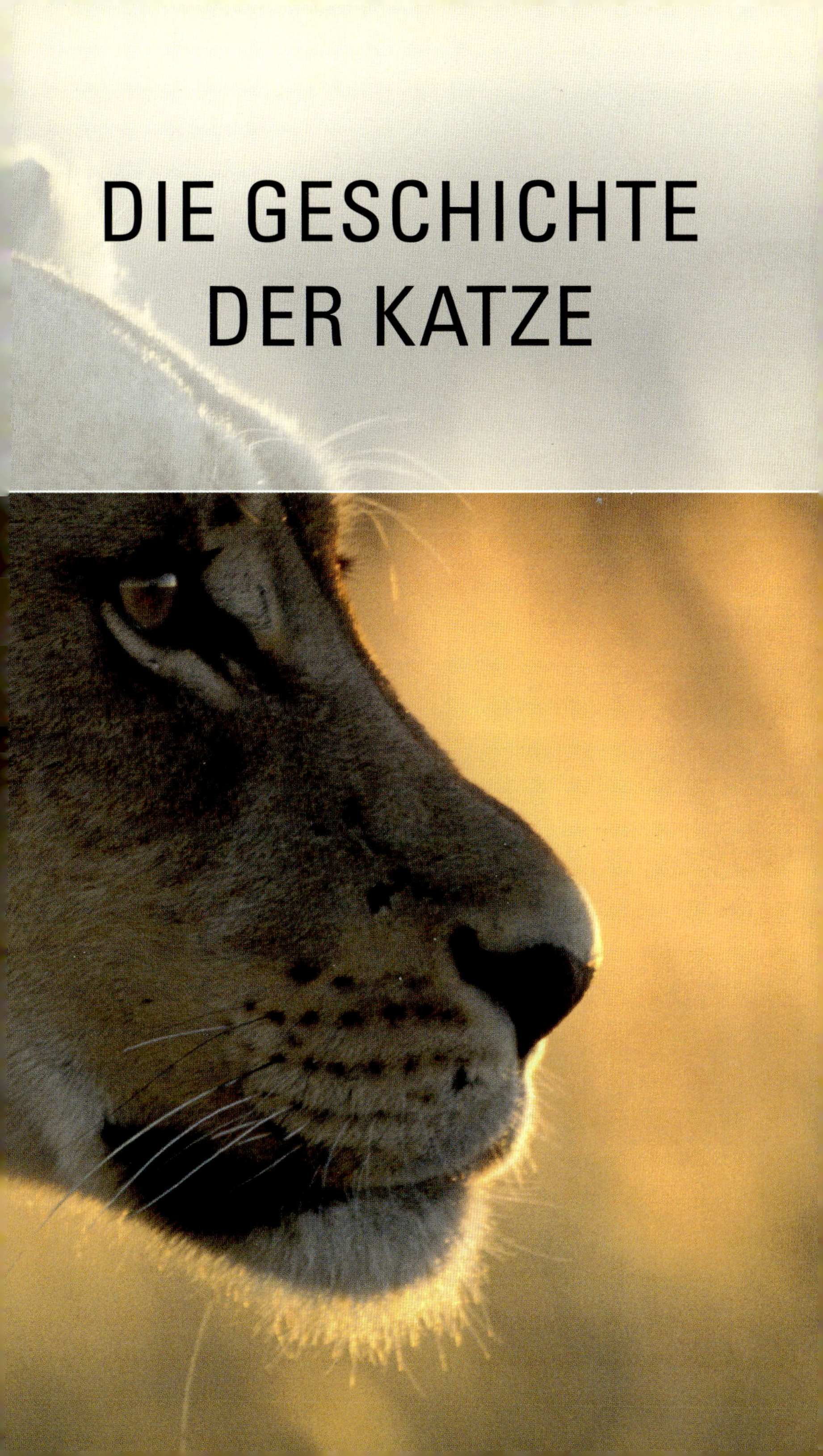

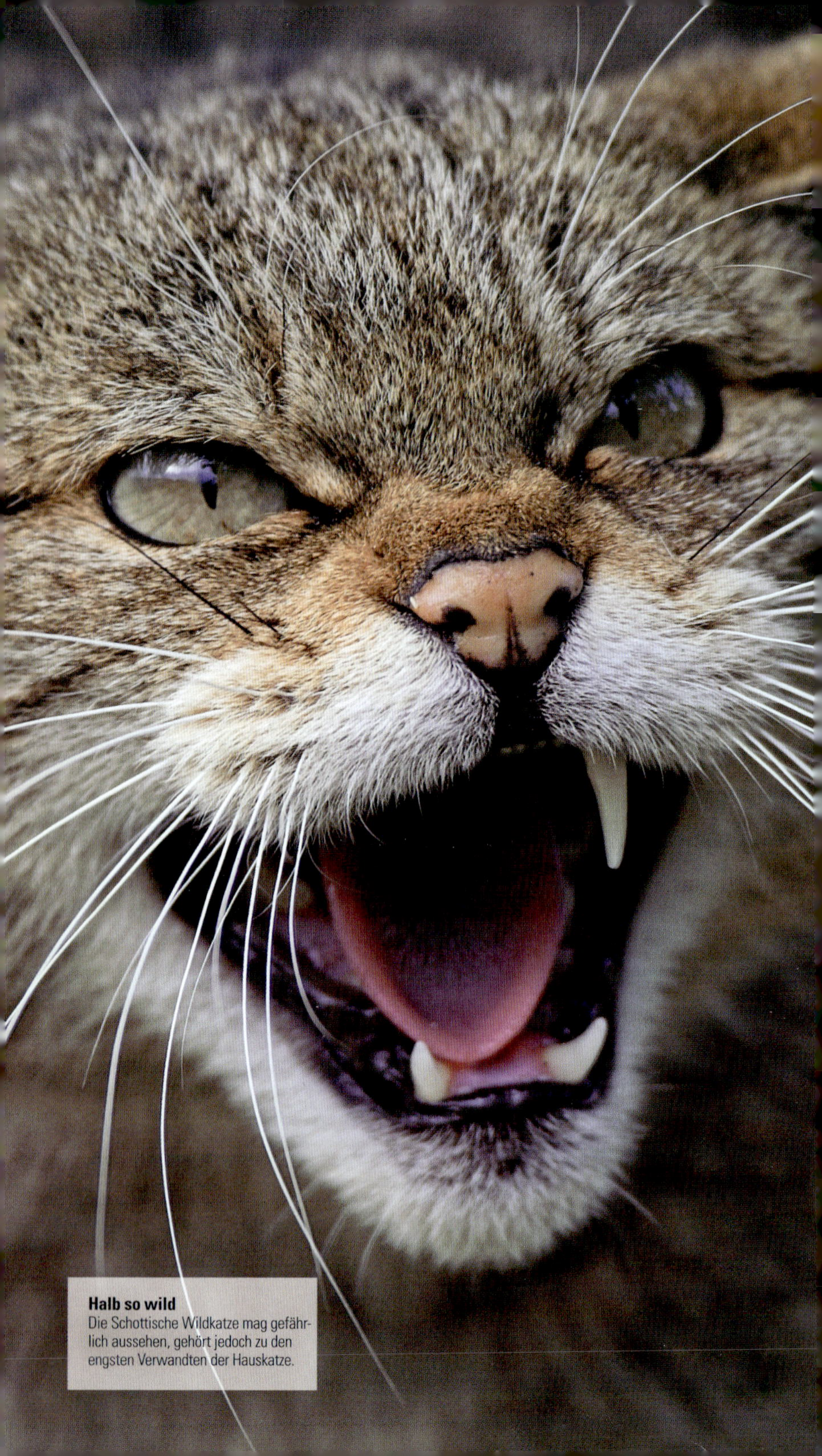

Halb so wild
Die Schottische Wildkatze mag gefährlich aussehen, gehört jedoch zu den engsten Verwandten der Hauskatze.

EVOLUTION DER KATZE

Aus evolutionärer Sicht ist es noch nicht lange her, dass sich die Katze dem Menschen zugesellt hat und nun aus unseren Heimen nicht mehr wegzudenken ist. Von ihrem afrikanischen Ursprung aus hat sie die gesamte Welt erobert. Inzwischen hat sie sogar den Hund aus der Position als Haustier Nummer Eins verdrängt.

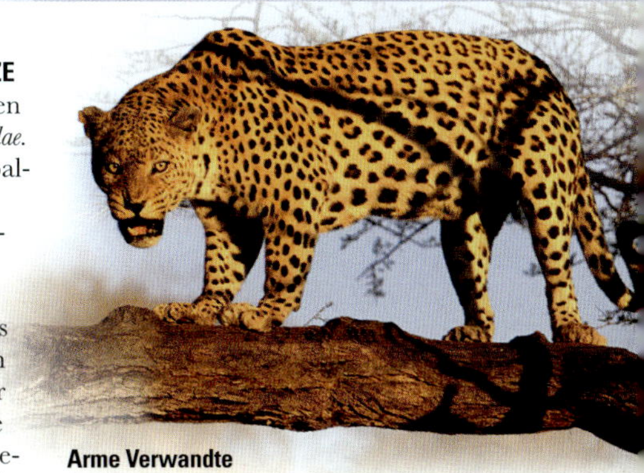

Arme Verwandte
Großkatzen haben denselben Ursprung wie ihre kleineren Verwandten. Ihre Zukunft – wie die des von Afrika bis nach Ostasien verbreiteten Leoparden – ist nicht gesichert.

DIE ENTWICKLUNG DER REZENTEN KATZE

Ob wild oder zahm, alle Katzen gehören ein- und derselben Familie an – den *Felidae.* Vor ungefähr 8–12 Millionen Jahren spalteten sich die Katzen in zwei Gruppen auf, die je nach ihrem heutigen Lebensraum alt- oder neuweltlich genannt werden. Brüllende Großkatzen werden als *Panthera* klassifiziert, während die des Brüllens nicht fähigen kleineren Katzen die Bezeichnung *Felis* tragen. Aus dieser kleineren Gattung entwickelten sich die Wildkatzen, die unseren Hauskatzen bereits sehr ähnlich sahen. Die afrikanische Wildkatze *(Felis silvestris lybica)* schloss sich vor etwa 5000 Jahren in Ägypten den Menschen an. Man nimmt an, dass die Hauskatze *(Felis silvestris catus)* im Wesentlichen von dieser Wildart abstammt. Von Ägypten aus kam sie mit phönizischen Kaufleuten nach Italien und verbreitete sich innerhalb von 2000 Jahren in ganz Europa bis nach Ostasien. Erst im 19. Jahrhundert waren Katzen auf allen Kontinenten und jeder größeren Landmasse außer der Antarktis anzutreffen.

Heute hat die Klassifizierung von Katzen ganz neue Wege beschritten: Es gibt nämlich mittlerweile fast ebenso viele Tiere, die ausschließlich in der Wohnung gehalten werden wie solche, die freien Auslauf haben – und die Zahl halbwilder Katzen hat inzwischen sogar die der Hauskatzen überstiegen. Glücklicherweise gibt es Katzenliebhaber und gemeinnützige Verbände, die sich um Katzen in Not kümmern.

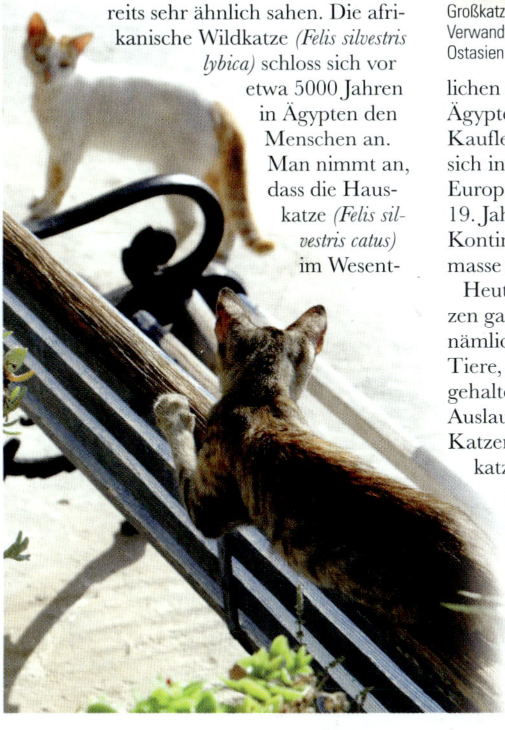

Das wilde Leben
Es gibt viele halbwilde Katzen, die sich allein durchschlagen. Man kann sie gut an einen neuen Besitzer gewöhnen und so die Zahl der heimatlosen Katzen verringern.

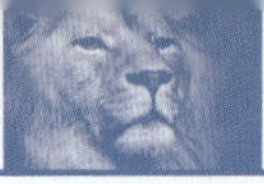

Die Vorfahren

Die frühen Säugetiere entwickelten zwei entscheidende Charakteristika: Fell und Drüsen. Durch das wärmende Fell, die Temperaturregelung durch Schwitzen und die Fähigkeit, ihre Jungen zu säugen, waren sie bald klar im Vorteil.

DER URSPRUNG DER ARTEN

Wie alle rezenten fleischfressenden Säugetiere entwickelten sich die Katzen aus einer Familie von primitiven Säugetieren, den Miaciden, die im Zeitalter unmittelbar nach den Dinosauriern vor etwa 60 Millionen Jahren lebten. Man vermutet, dass die Miaciden durch eine größere Hirnkapazität und dadurch höhere Anpassungsfähigkeit überlebt haben. Die Miaciden zeichneten sich durch einen langen Körper und kurze Beine aus. Sie sind die Vorfahren vieler moderner Säugetierfamilien, darunter auch der ersten »Katze« – dem *Proailurus*, einer Zwischenform aus Katze und Schleichkatze. Vor etwa 20 Millionen Jahren entwickelte sich daraus der *Pseudaelurus*, die erste Katze, die auf den Zehen ging und über scharfe Eckzähne verfügte. Sie wird als erste Vertreterin der rezenten Katzenfamilie, der *Felidae*, betrachtet. Zunächst entwickelten sich die Panther, etwas später kleinere Katzen wie

DIE SÄBELZAHNKATZEN

Die Evolution vollzieht sich selten gradlinig: So entstehen erfolgreiche Mutationen, die je nach Umweltbedingungen plötzlich verschwinden und später wieder auftauchen. Der Stammbaum der Katzen weist einige solcher »Sackgassen«-formen auf, wie etwa die Säbelzahnkatze Smilodon (unten). Säbelzahnkatzen entfalteten sich viermal unabhängig voneinander. Ihre langen Zähne dienten vermutlich dazu, die Beute – große Gras fressende Säugetiere – besser niederhalten und töten zu können. Als das Nahrungsangebot knapp wurde, starben die Säbelzahnkatzen durch Überspezialisierung aus.

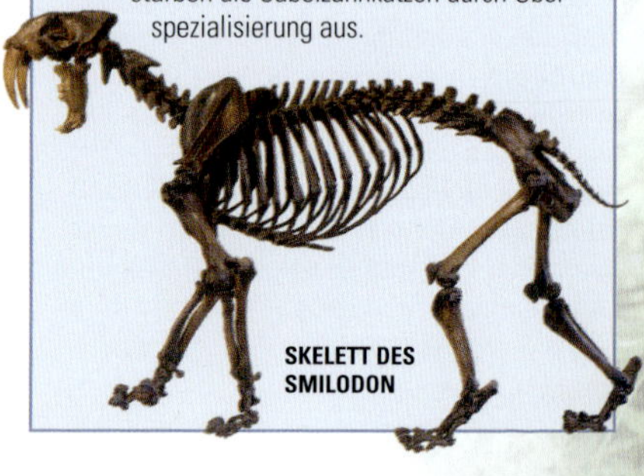

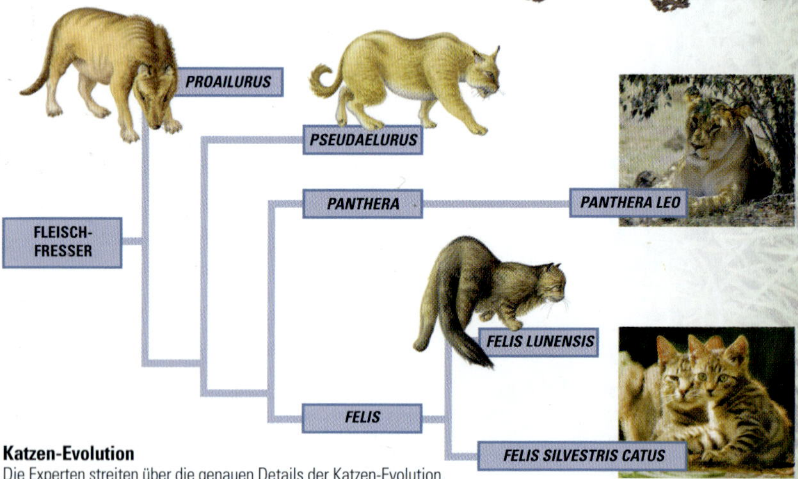

Katzen-Evolution
Die Experten streiten über die genauen Details der Katzen-Evolution. Fossilienfunde weisen eine direkte Verbindung zwischen früheren »katzenartigen« Waldbewohnern und späteren »katzenartigen« Spezies wie *Proailurus* und *Pseudaelurus* hin. Die Evolutionslinie der *Panthera*, denen die heutigen Löwen und Panther angehören, bildete sich vor rund 10,8 Millionen Jahren, während die Katzengattung *Felis* vor 6,2 Millionen Jahren entstand.

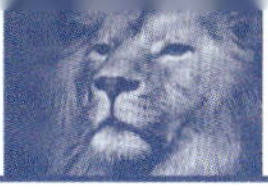

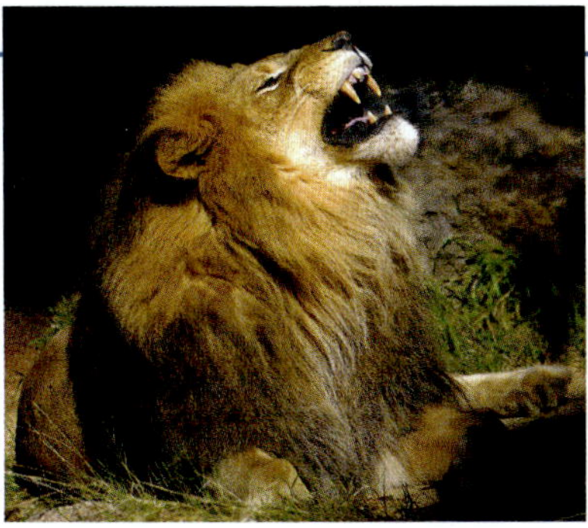

König der Tiere
Panthera leo, der afrikanische Löwe, lebt in Rudeln, die aus verwandten Weibchen bestehen – ein Verhaltensmerkmal, das auch bei der Hauskatze zu finden ist.

etwa die Borneokatze und der Ozelot. Vor etwa 6,2 Millionen Jahren erschien in den europäischen Wäldern die Martelli-Katze *(Felis lunensis)*, der unmittelbare Vorfahr der Hauskatze. Von dieser ausgestorbenen Art stammen alle kleinen Wildkatzenarten im heutigen Europa, Afrika und Asien ab.

DIE VERBREITUNG DER KATZE

Die ersten Großkatzen verbreiteten sich über die ganze Welt. Die Löwen erschienen in Afrika und wanderten durch Europa nach Südostasien, in einige Gebiete Amerikas und bis nach Sibirien. Leoparden und Jaguare verbreiteten sich in großen Gebieten Europas, Asiens, Afrikas und Amerikas, während die ältesten Tigerfossilien in China gefunden wurden. Einige Teile der Erde blieben völlig katzenfrei, bis die Hauskatze dort durch den Menschen eingeführt wurde. In Australien nahm der Riesenbeutelmarder *Dasyurus maculatus* den Platz der Katze ein. Auch in Nordamerika gab es keine Katzen – diese ökologische Nische wurde von kleinen Säugetieren wie dem Mink oder dem Skunk (Stinktier) ausgefüllt.

Schönheitsfleck
Der Jaguar ist die einzige Großkatze Amerikas. Im Gegensatz zu den anderen Vertretern der *Panthera*-Gattung wie Löwen und Tigern kann er nicht brüllen.

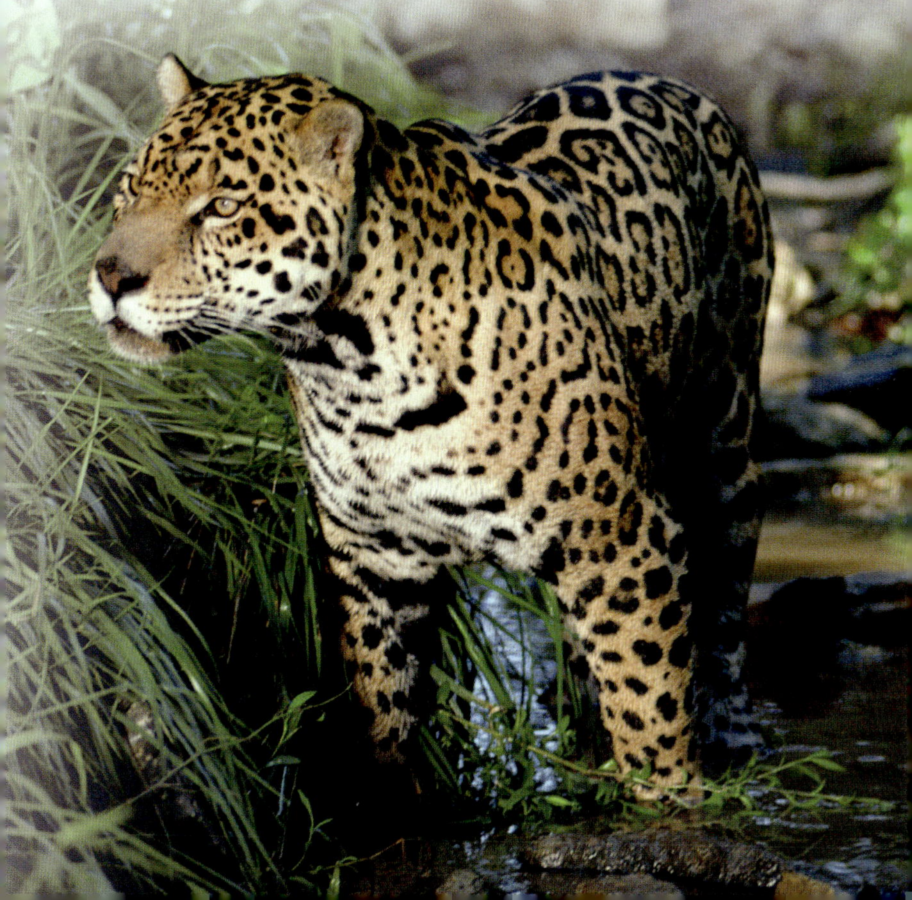

Katzen in Amerika

Vor Jahrmillionen wurden die sich entwickelnden Katzenpopulationen voneinander getrennt, als durch Kontinentaldrift neue Landmassen entstanden. Die unterschiedlichen klimatischen und topographischen Bedingungen brachten eine große Vielfalt der *Felidae* hervor.

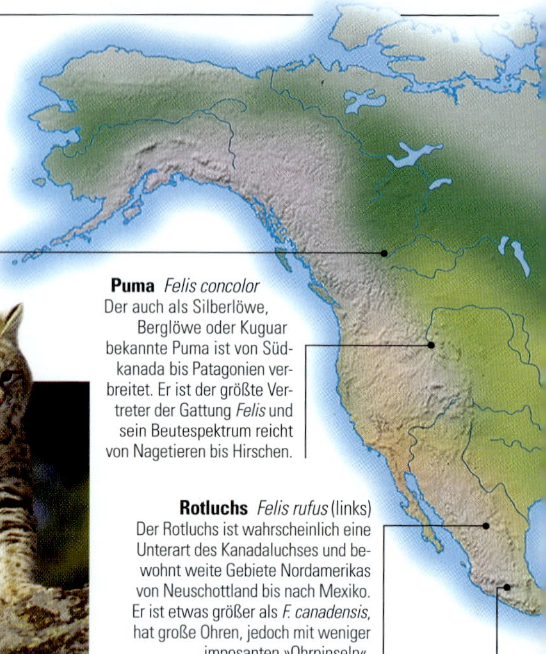

Kanadischer Luchs
Felis lynx canadensis Der weit verbreitete Luchs ist der einzige Vertreter der Katzenfamilie, der beidseitig des Atlantiks vorkommt. Er wird selten größer als eine Hauskatze. Da seine bevorzugte Beute der Schneeschuhhase ist, ist sein Vorkommen eng mit dem des Hasen verbunden.

Puma *Felis concolor*
Der auch als Silberlöwe, Berglöwe oder Kuguar bekannte Puma ist von Südkanada bis Patagonien verbreitet. Er ist der größte Vertreter der Gattung *Felis* und sein Beutespektrum reicht von Nagetieren bis Hirschen.

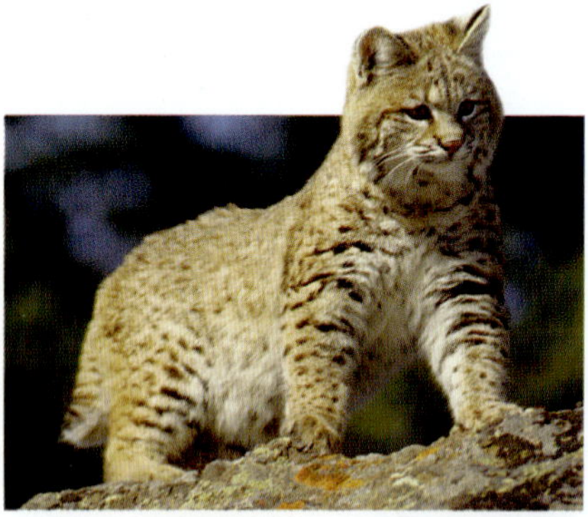

Rotluchs *Felis rufus* (links)
Der Rotluchs ist wahrscheinlich eine Unterart des Kanadaluchses und bewohnt weite Gebiete Nordamerikas von Neuschottland bis nach Mexiko. Er ist etwas größer als *F. canadensis*, hat große Ohren, jedoch mit weniger imposanten »Ohrpinseln«.

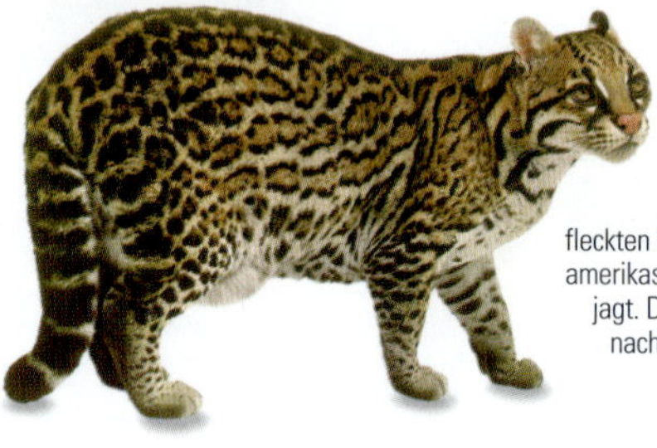

Ozelot *Felis pardalis*
(links) Der einst weit verbreitete Ozelot wurde wegen seines schönen orangegelben, schwarz gefleckten Fells in großen Teilen Nordamerikas fast bis zur Ausrottung gejagt. Der geschickte Kletterer jagt nachts im Geäst der Bäume und verschläft den Tag.

EIN IDEALES TERRITORIUM

Der Jaguar ist die einzige Großkatze des amerikanischen Kontinents, doch kleinere Katzen sind hier in großer Anzahl zu finden – vom größten Vertreter der Gattung *Felis*, dem Puma, bis hin zur bis 3 kg schweren Chilenischen Waldkatze. Zwar leben die meisten der kleineren Katzen in Südamerika, doch man nimmt an, dass sich viele davon in Nordamerika entwickelt haben und nach Süden gewandert sind, als Nord- und Südamerika wieder vereint wurden.

Baumozelot, Chilenische Waldkatze, Ozelot und Kleinfleckkatze sind möglicherweise Varianten einer einzigen Spezies und der Nordamerikanische Luchs ist mit dem Rotluchs wohl auf ähnliche Weise verwandt. Die Zeit für die Erforschung der wilden Katzen wird allmählich knapp, denn viele Arten sind kurz vor dem Aussterben, da sich der Pelzhandel inzwischen wieder im Aufschwung befindet. Zwar ist der Handel mit exotischen Tieren etwas zurückgegangen, doch viele Arten sind immer noch stark bedroht, da ihr Lebensraum durch Rodung und Urbanisierung immer kleiner wird.

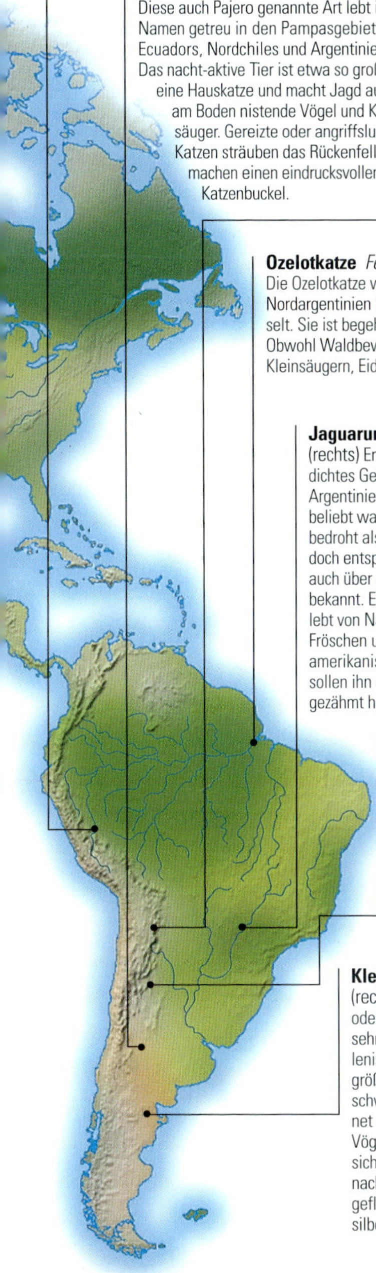

Baumozelot *Felis wiedii* (rechts) Der Baumozelot, auch Margay oder Langschwanzkatze genannt, gleicht einem kleinen Ozelot. Er ist eng mit diesem verwandt, jedoch wesentlich kleiner – etwa so groß wie eine größere Hauskatze. Sein Lebensraum erstreckt sich von Mexiko bis Argentinien. Leider ist er in weiten Landstrichen ausgestorben.

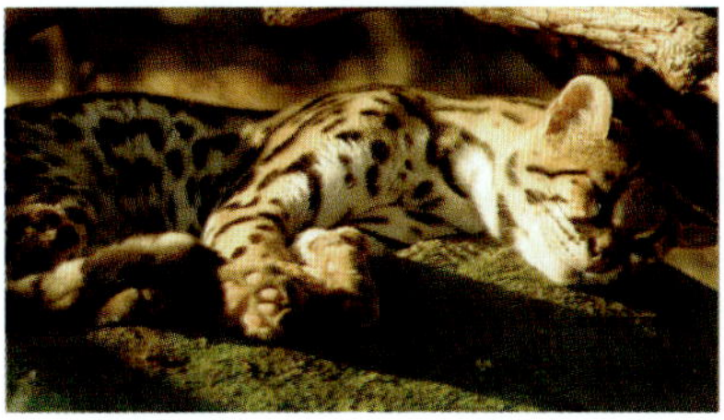

Pampaskatze *Felis colocolo*
Diese auch Pajero genannte Art lebt ihrem Namen getreu in den Pampasgebieten Ecuadors, Nordchiles und Argentiniens. Das nacht-aktive Tier ist etwa so groß wie eine Hauskatze und macht Jagd auf am Boden nistende Vögel und Kleinsäuger. Gereizte oder angriffslustige Katzen sträuben das Rückenfell und machen einen eindrucksvollen Katzenbuckel.

Bergkatze *Felis jacobita*
Diese seltene Katze lebt in den Hochlagen der Anden. Das Weibchen hat etwa Hauskatzengröße, das Männchen ist zuweilen etwas größer. Durch ihr dichtes, wärmeisolierendes, silbergraues, braun oder orange gestreiftes oder geflecktes Fell ist sie an ihren Lebensraum ideal angepasst. Bergkatzen wurden sogar in Höhen von 5000 m über dem Meeresspiegel angetroffen.

Ozelotkatze *Felis tigrinus*
Die Ozelotkatze wird auch Tigerkatze oder Oncilla genannt. Die von Costa Rica bis Nordargentinien lebende Art wird oft mit dem nahe verwandten Baumozelot verwechselt. Sie ist begehrt wegen ihres beige- bis ockerfarbenen Fells und daher selten. Obwohl Waldbewohnerin, hält sie sich wenig auf Bäumen auf. Sie lebt von Vögeln, Kleinsäugern, Eidechsen und Insekten.

Jaguarundi *Felis yagouarundi*
(rechts) Er bewohnt zumeist dichtes Gebüsch von Arizona bis Argentinien. Weil sein Fell nie beliebt war, ist er zwar weniger bedroht als andere Katzenarten, doch entsprechend wenig ist auch über seine Lebensweise bekannt. Er ist morgens aktiv und lebt von Nagern, Ratten sowie Fröschen und Vögeln. Südamerikanische Indianer sollen ihn als Nagetierjäger gezähmt haben.

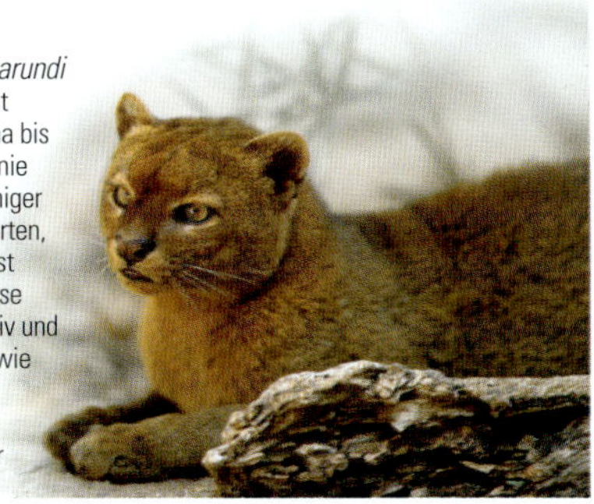

Chilenische Waldkatze *Felis guigna*
Das Männchen dieser auch Nachtkatze genannten kleinsten amerikanischen Katzenart wiegt höchstens 3 kg und wird nur 52 cm lang. Die graubraune, gefleckte Baumbewohnerin lebt überwiegend in Zentral- und Südchile sowie in Westargentinien. Über ihre Lebensweise und Jagdgewohnheiten ist wenig bekannt. Bei Bauern gilt sie jedoch als Geflügeldiebin.

Kleinfleckkatze *Felis geoffroyi*
(rechts) Auch Geoffroy-, Chaco- oder Mendozakatze genannt. Das sehr kleine Tier ist eng mit der Chilenischen Waldkatze und dem viel größeren Baumozelot verwandt. Sie schwimmt und klettert ausgezeichnet und lebt von Kleinsäugern und Vögeln. Ihr Lebensraum erstreckt sich von Brasilien und Bolivien bis nach Argentinien. Das meist grau gefleckte Fell kann von ocker- nach silberfarben variieren.

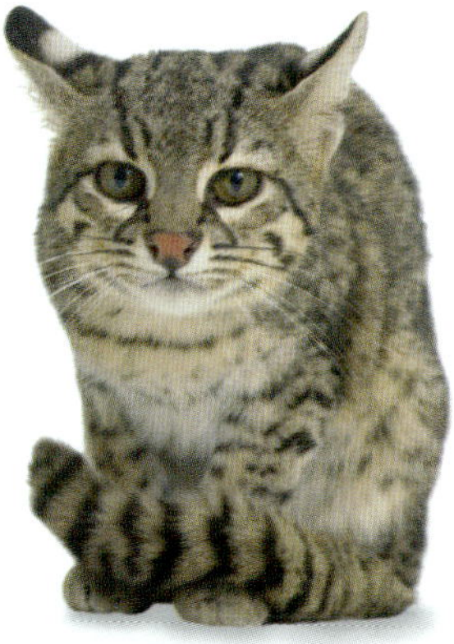

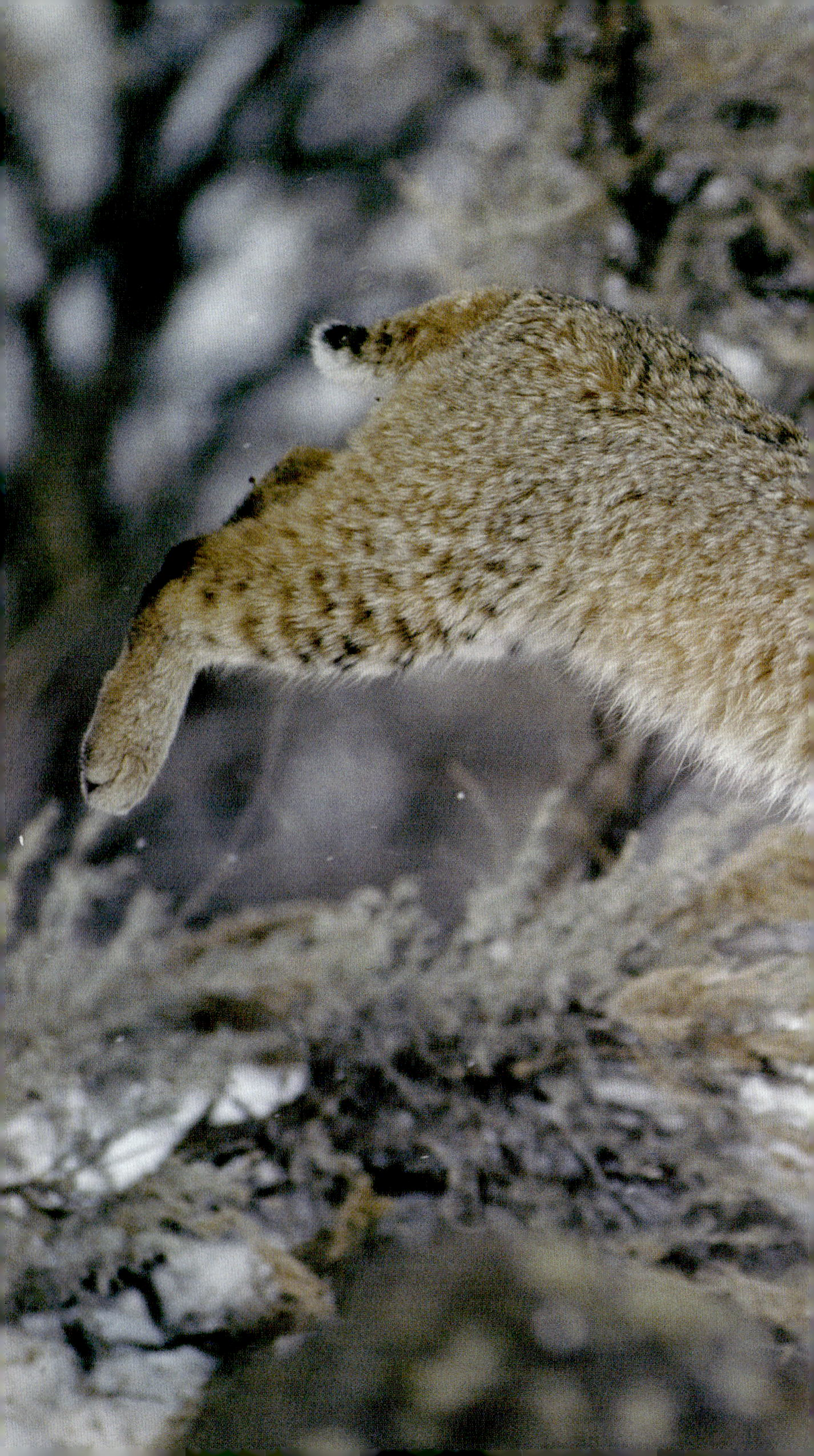

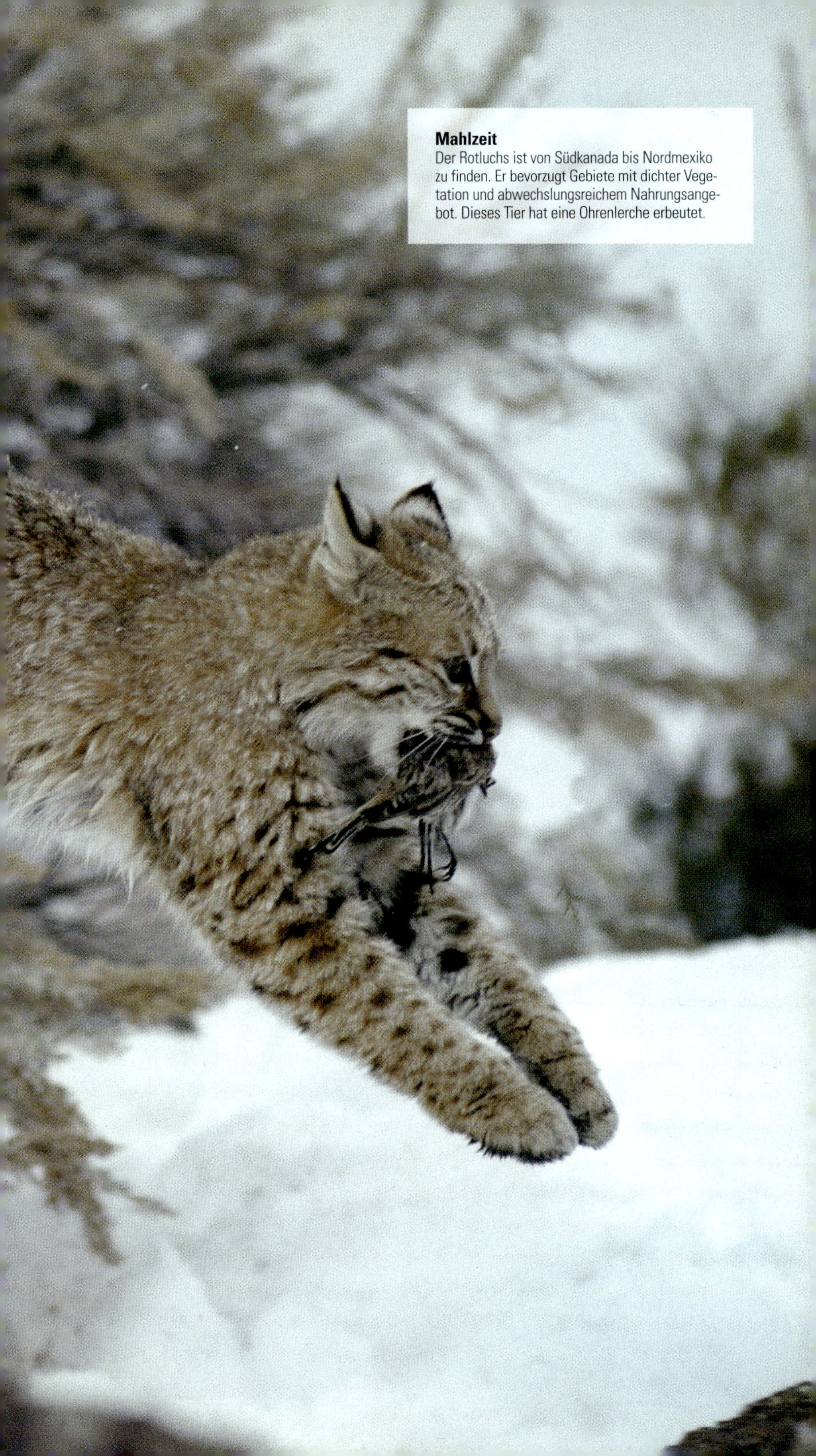

Mahlzeit
Der Rotluchs ist von Südkanada bis Nordmexiko zu finden. Er bevorzugt Gebiete mit dichter Vegetation und abwechslungsreichem Nahrungsangebot. Dieses Tier hat eine Ohrenlerche erbeutet.

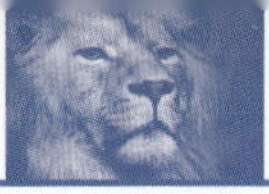

Katzen in Afrika und Eurasien

Die kleinen bis mittelgroßen Katzen Eurasiens und Afrikas haben vieles mit unserer Hauskatze gemein. Doch obschon man bei vielen Arten ähnliche Verhaltensweisen beobachtet hat, lassen sich nur sehr wenige davon in ihrer Naturform zähmen.

ÜBERLEBEN IN DER WILDNIS

Bestimmender Faktor für die Herausbildung anatomischer Merkmale und Verhaltensweisen der Wildkatzenarten ist seit jeher das Nahrungsangebot. Evolutionäre Anpassung hat Arten wie die Fischkatze hervorgebracht, die ihre Beute – Fische, Schlangen oder Nagetiere – durch Ergreifen mit den Tatzen oder sogar durch Eintauchen unter die Wasseroberfläche fangen. Andere Arten, wie z. B. die Graukatze, sind an das Wüstenklima angepasst und machen typischerweise Jagd auf Kleinsäuger.

Tarnung ist überlebenswichtig: Alle Katzen haben charakteristische Fellfarben und -zeichnungen entwickelt, durch die sie sich in ihrer jeweiligen Umgebung vor ihrer Beute verbergen können. Im Allgemeinen leben Katzen mit geflecktem Fell in Wäldern, während weniger auffällig gezeichnete Katzen in hohem Gras oder im Freiland jagen. Unabhängig von ihrem Lebensraum jedoch haben alle nahen Verwandten unserer Hauskatze eine Reihe von Charakteristika gemeinsam. Die meisten Wildkatzen sind Einzelgänger mit eigenem Jagdgebiet, das sie mit Duftstoffen markieren.

KLEINKATZENHYBRIDEN

Kleinkatzen können sich untereinander verpaaren. Genauso wie man durch Kreuzung eines Löwen mit einem Tiger einen »Tigon« oder einen »Liger« erhält, kann man auch Kleinkatzenhybriden züchten. Bei der richtigen Artenkombination ist der Nachwuchs zeugungsfähig und kann die neue Kreuzung weiterführen – was bei den Großkatzen nicht möglich ist. Einige Wildkatzenarten wurden auch erfolgreich mit Hauskatzen gepaart und brachten sehr hübsche »Mischlinge« hervor. Leider waren diese jedoch besonders in den ersten Generationen sehr schwer zu zähmen.

Sandkatze *Felis margarita*
Diese Katze ist von der Sahara bis in die Wüstenregionen Belutschistans zu finden. Ihre dicht behaarten Pfoten verhindern das Einsinken im Sand. Sie braucht nur sehr wenig Feuchtigkeit zum Überleben.

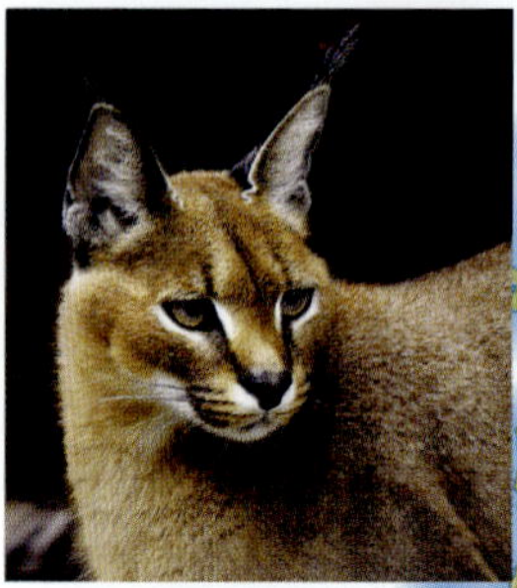

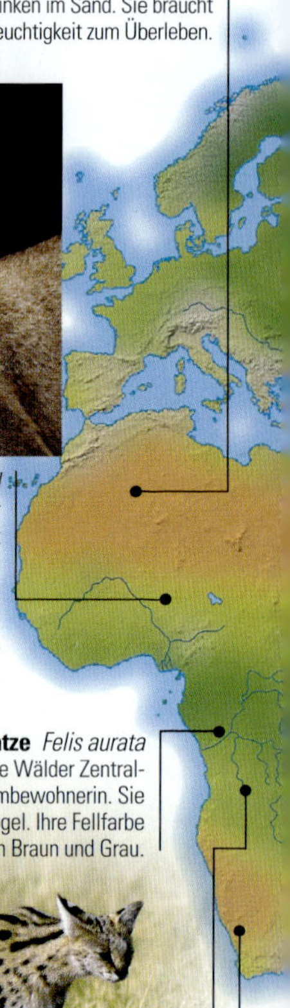

Karakal *Felis caracal*
(oben) Der zur Familie der Luchse gehörende Karakal hat sich dem heißen Wüstenklima angepasst. Typisch sind die auffälligen Ohrpinsel. Sein Verbreitungsgebiet reicht von Afrika bis Arabien und Indien.

Afrikanische Goldkatze *Felis aurata*
Die seltene Art bewohnt die Wälder Zentralafrikas, ist jedoch keine Baumbewohnerin. Sie jagt vor allem Nager und Vögel. Ihre Fellfarbe variiert zwischen Braun und Grau.

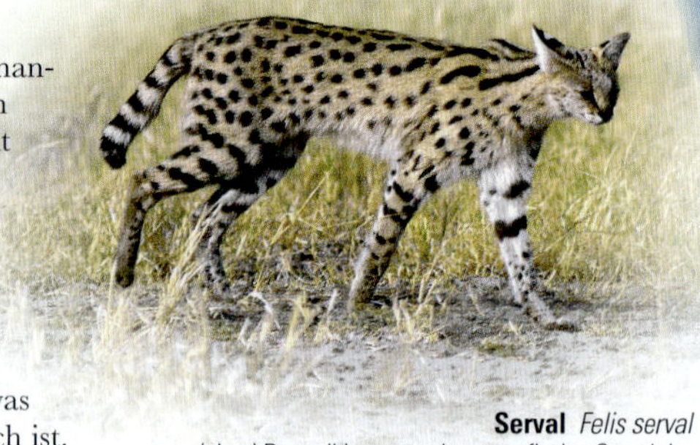

Serval *Felis serval*
(oben) Der gelbbraune, schwarz gefleckte Serval der afrikanischen Savanne kann beim Sprung eine Höhe erreichen, die seiner doppelten Körperlänge entspricht.

Schwarzfußkatze *Felis nigripes*
Die gefleckte Katze ist die kleinste der afrikanischen Arten. Sie jagt in den Savannen des südlichen Afrika Eidechsen und kleine Nager.

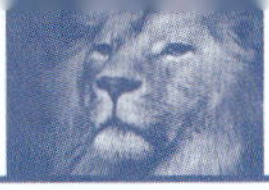

Graukatze *Felis bieti*
Die hauskatzengroße Art mit dichtem Fell und dichtbehaarten Sohlen lebt in den Steppen und Bergen Westchinas und der südlichen Mongolei. In ihrem trockenen Lebensraum ist das gelbbraune Fell eine gute Tarnung.

Luchs *Felis lynx*
Die größte europäische Wildkatze wird bis zu fünfmal so schwer wie eine Hauskatze. Sie lebt von Skandinavien bis Sibirien, ist jedoch in Mitteleuropa fast ausgestorben. Erfreulicherweise hat sie sich im Bayrischen Wald wieder angesiedelt.

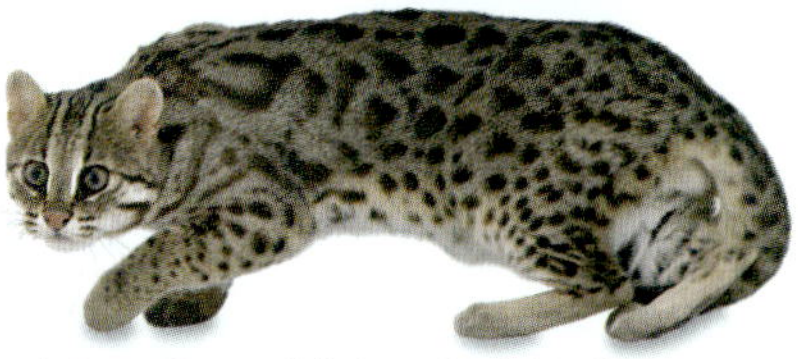

Bengalkatze *Felis bengalensis* (oben)
Das Verbreitungsgebiet der etwa hauskatzengroßen Bengalkatze erstreckt sich von Nordchina bis in den indonesischen Archipel. Dort kann sie sich erfolgreich behaupten, da sie schwimmen und Fische fangen kann. Durch Kreuzungen mit der Hauskatze entstand der Bengal (s. S. 120).

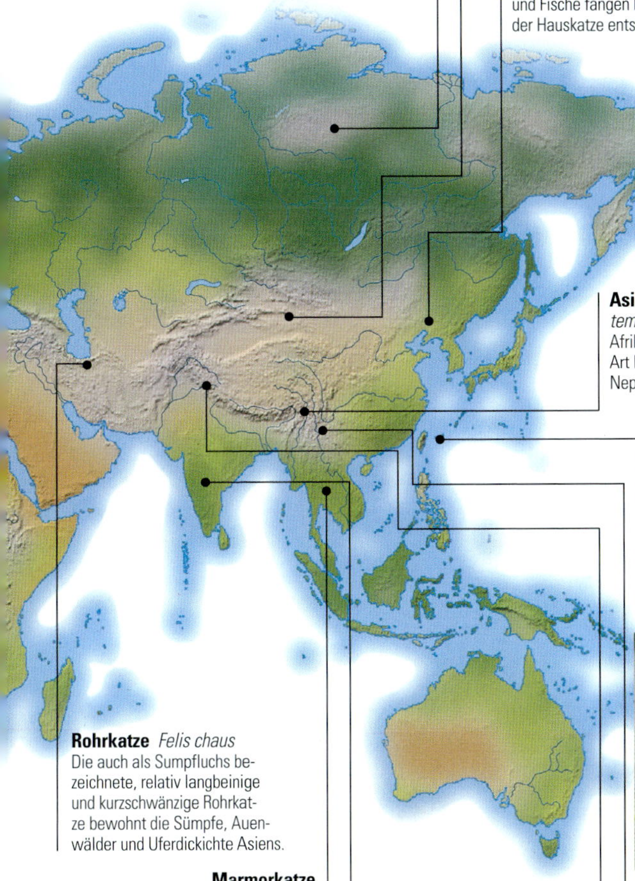

Asiatische Goldkatze *Felis temmincki* Diese eng mit der Afrikanischen Goldkatze verwandte Art lebt in Felslandschaften von Nepal und Südchina bis Sumatra.

Iriomote-Katze *Felis iriomotensis* Von diesen erst 1967 auf der japanischen Insel Iriomote entdeckten Kleinkatzen gibt es vermutlich nur noch rund 100 Stück, jeweils in ihrem eigenen Jagdrevier.

Rohrkatze *Felis chaus*
Die auch als Sumpfluchs bezeichnete, relativ langbeinige und kurzschwänzige Rohrkatze bewohnt die Sümpfe, Auenwälder und Uferdickichte Asiens.

Marmorkatze
Felis marmorata
Die nach ihrer typischen marmorartigen Fellfärbung benannte Katze ist vom östlichen Himalaja bis nach Borneo verbreitet. Sie steht in Indien und Thailand unter Naturschutz.

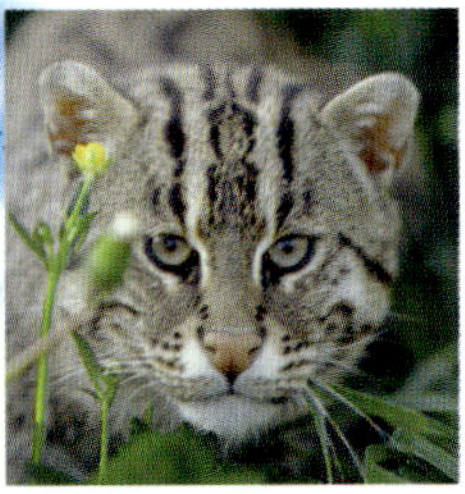

Fischkatze *Felis viverrinus*
(oben) Die Fischkatze hat kleine Schwimmhäute zwischen den Zehen. Sie lebt in den Mangrovensümpfen Indiens, Sri Lankas, Chinas und Myanmars.

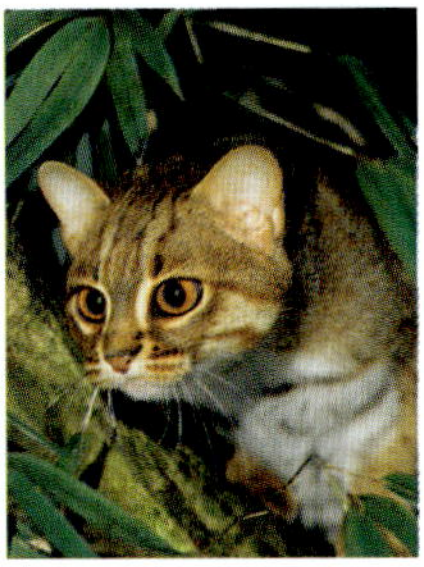

Rostkatze *Felis rubiginosus*
(rechts) Die kleinste der asiatischen Wildkatzen lebt in den trockenen, offenen Gebieten Indiens und den Regenwäldern Sri Lankas. Das nachtaktive Tier lebt von Kleinsäugern, Vögeln und Insekten.

Manul *Felis manul*
Der Manul bewohnt felsiges Terrain von Iran bis Westchina. Er hat als Kälteanpassung kleine Ohren und ein sehr dichtes Fell entwickelt.

Die nächsten Verwandten

Inzwischen weiß man, dass die engsten Verwandten unserer Hauskatze die Wildkatzen Afrikas, Europas und Chinas sind. Mit der Afrikanischen Wildkatze ist sie quasi identisch. Zudem unterscheiden sich diese Art und die Hauskatze wesentlich von ihren Verwandten.

OPTISCH GLEICH, GENETISCH VERSCHIEDEN

Die Wildkatzen der Gattung *Felis silvestris* ähneln sich untereinander derart, dass sich die Taxonomen lange Zeit nicht einig darüber waren, ob es sich bei den verschiedenen Vertretern um eigene Arten oder lediglich um an verschiedene Lebensräume angepasste Varianten oder Unterarten handelte. Der Umstand, dass eine beliebige Verpaarung all dieser Arten untereinander – einschließlich der Hauskatze – fruchtbare Nachkommenschaft hervorbringt, macht die Sache umso schwieriger. Auch über eine definitive Benennung der Unterschiede stritten sich die Experten. Da gab es zum einen die optischen, regional bedingten Unterschiede in Bezug auf Farbe und Textur des Felles und zum anderen das deutlich verschiedene Temperament von afrikanischen und europäischen Wildkatzenarten. In Somalia zum Beispiel stellen Afrikanische Wildkatzen zahme Verhaltensweisen zur Schau, wenn sie sich in der Nähe von Menschen aufhalten, während sich jedoch die Schottische Wildkatze in Großbritannien nach wie vor rar macht. Die Ergebnisse neuester Studien erklären diesen Umstand damit, dass zwischen der Europäischen und der Afrikanischen Wildkatze genetische Unterschiede bestehen.

Schottische Wildkatze *Felis silvestris grampia* (unten) Die einst auf den ganzen britischen Inseln heimischen Wildkatzen haben sich im 19. Jh. nach Schottland zurückgezogen, wo sie nördlich der Linie Glasgow–Edinburgh überdauern. Unter Schutzmaßnahmen beginnt sich der Bestand zu erholen. Die Schottische Wildkatze hat einen breiteren Kopf und einen kürzeren Schwanz als die Hauskatze.

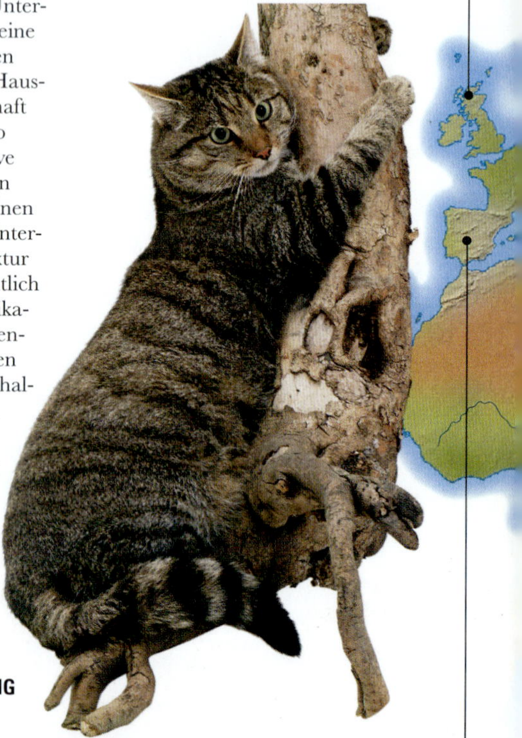

UNVERWECHSELBARER ABKÖMMLING

Obwohl die Hauskatze sehr wahrscheinlich aus Afrika stammt, bestehen zwischen der Afrikanischen Wildkatze und der Hauskatze eine Reihe feiner genetischer Unterschiede. Dadurch ist es möglich, die Individuen einer gemischten Katzenpopulation eindeutig der einen oder der anderen Gruppe zuzuordnen.

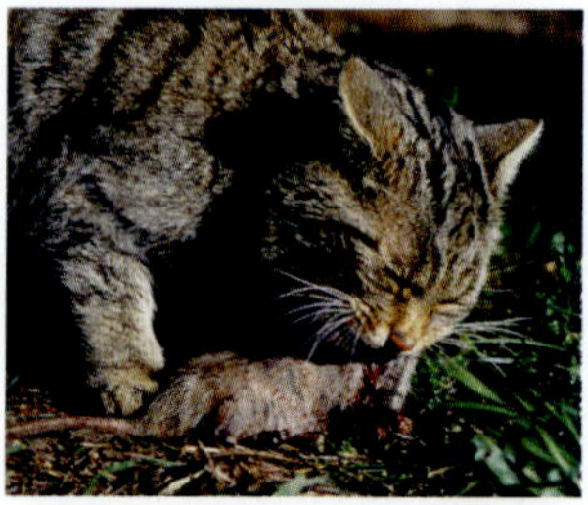

Iberische Wildkatze *Felis silvestris iberia* (links) Die Iberischen Wildkatzen, die wie schwer gebaute Hauskater aussehen, sind die Überreste jener Wildkatzen, die einst ganz Europa bewohnten. Da sie wegen ihres Fells bejagt und zudem als angebliche Haustierdiebe verfolgt werden, haben sie nur in isolierten Gebieten überdauert.

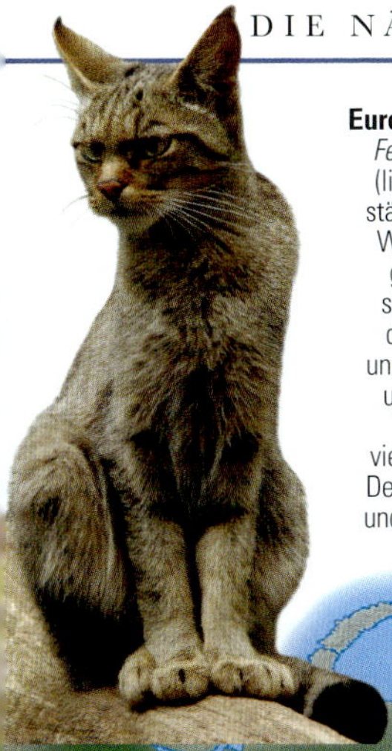

Europäische Wildkatze
Felis silvestris europeus
(links) Nachdem die Bestände der Europäischen Wildkatze beinahe ausgestorben waren, sind sie heute in vielen Ländern wieder stabil. Die unnahbare und praktisch unzähmbare heimische Wildkatze ist heute in vielen Ländern, darunter Deutschland, Tschechien und Slowakei, geschützt.

WILDKATZENKREUZUNGEN

Die Wildkatzen Europas sind bedroht durch die Nachstellungen des Menschen und durch die Ausbreitung der Landwirtschaft. Weniger ins Auge fällt, dass sie wohl auch durch die Vermischung mit Hauskatzen gefährdet worden sind. Es ist möglich, ja wahrscheinlich, dass Wildkater mit weiblichen Hauskatzen Nachwuchs gezeugt haben. Wenn diese Mischlinge heranwachsen, gebärden sie sich so wild wie ihre Väter und meiden menschliche Siedlungen. So ist es unwahrscheinlich, dass Wildkatzen in der Entwicklung der Hauskatze eine Rolle gespielt haben, doch Hauskatzen können sehr wohl die Evolution der Wildkatze beeinflusst haben.

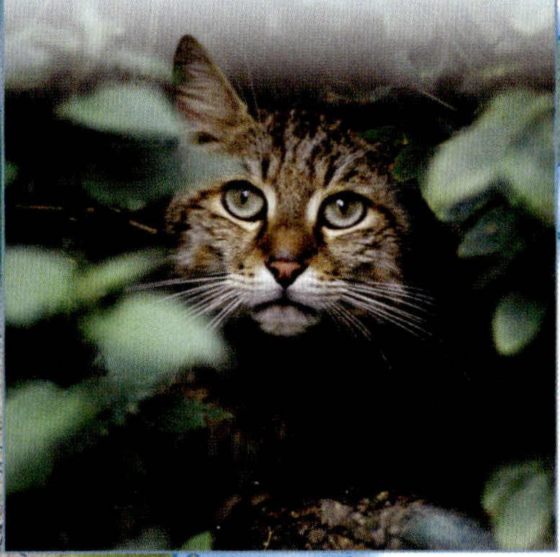

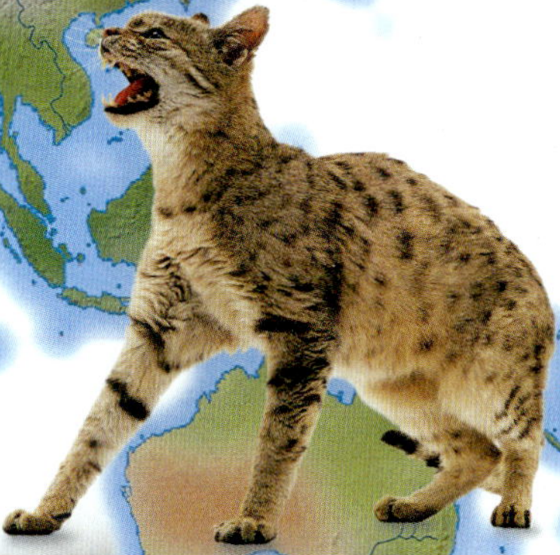

Asiatische Wildkatze *Felis silvestris ornata* (rechts) Das Verbreitungsgebiet dieser auch Steppenkatze genannten Wildkatze erstreckt sich von Russland bis nach Zentralindien. Sie ist kleiner als ihre afrikanischen und europäischen Verwandten und ihr Fell ist nicht gestreift, sondern gefleckt.

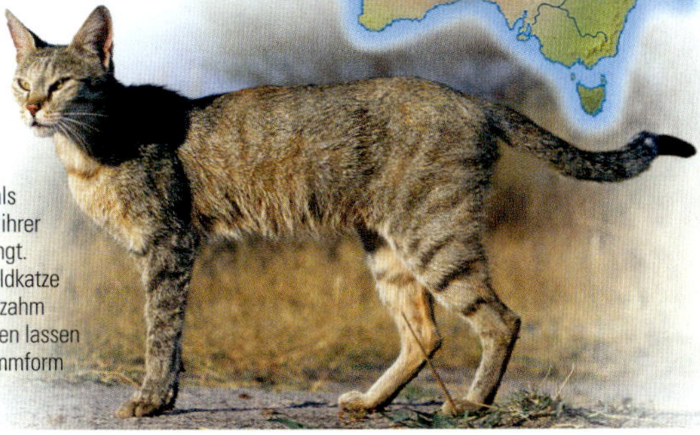

Afrikanische Wildkatze
Felis silvestris lybica
(rechts) Diese auch Falbkatze genannte afrikanische Wildkatzenart hat, wie ihre europäische Verwandten, ein größeres Gehirn als die Hauskatze, was vermutlich mit ihrer Überlebensstrategie zusammenhängt. Im Gegensatz zur Europäischen Wildkatze kann sie in Gefangenschaft relativ zahm werden. Genetische Untersuchungen lassen darauf schließen, dass sie die Stammform der Hauskatze ist.

Von der Wildkatze zur Hauskatze

Unter allen domestizierten Tierarten ist die Katze die einzige, die auf der Jagd seit jeher Einzeljägerin ist. Ursprünglich stand sie mit dem Menschen auf der Jagd nach Vögeln und Kleinsäugern in Konkurrenz, bevor sie sich zögernd in die menschliche Gesellschaft begab.

MÄUSEJÄGER

Die Entwicklung der Landwirtschaft zwischen 9000 und 5000 v. Chr. schuf neue ökologische Nischen für zahlreiche Tierarten. Die hohe Anzahl der Mäuseskelette, die man bei der Ausgrabung altägyptischer Behausungen aus der Zeit um 4000 v. Chr. fand, offenbart, dass die dort heimische Maus eine der allerersten Arten war, die sich die neuen Gegebenheiten zunutze machte. Die vielen Nagetiere in den Kornkammern und Getreidesilos stellten natürlich ein gefundenes Fressen für die Wildkatzen der Gegend dar. Es gelang jedoch nur ganz bestimmten Linien von Wildkatzen, in den Menschensiedlungen heimisch zu werden – nämlich jenen, die die instinktive Flucht-oder-Kampf-Reaktion unterdrücken konnten. Angesichts einer gefährlichen Situation hat das Tier zwei Möglichkeiten: entweder zu bleiben und zu kämpfen oder der Konfrontation durch Flucht auszuweichen. Die Afrikanische Wildkatze *(Felis silvestris lybica)* hatte den Mut, die menschliche Nähe zu ertragen. Es hat wahrscheinlich nur eine vergleichsweise kurze Zeit gedauert, bis diese Art der Selbstbeherrschung sich in der einheimischen Wildkatzenpopulation durch genetische Auslese durchsetzte.

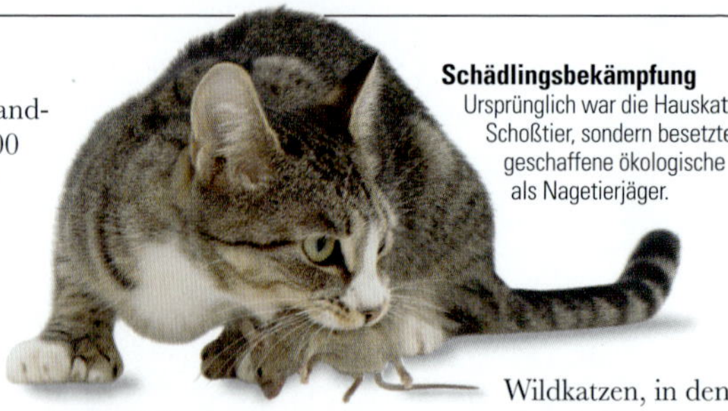

Schädlingsbekämpfung
Ursprünglich war die Hauskatze kein Schoßtier, sondern besetzte eine neu geschaffene ökologische Nische als Nagetierjäger.

Katzen in der Frühgeschichte
Dieser Ausschnitt eines Wandgemäldes aus dem Grab des Nakht (um 1550 v. Chr.) in der altägyptischen Hauptstadt Theben zeigt eine Katze, die mit einem Fisch für ihre Mäusejagd belohnt wird.

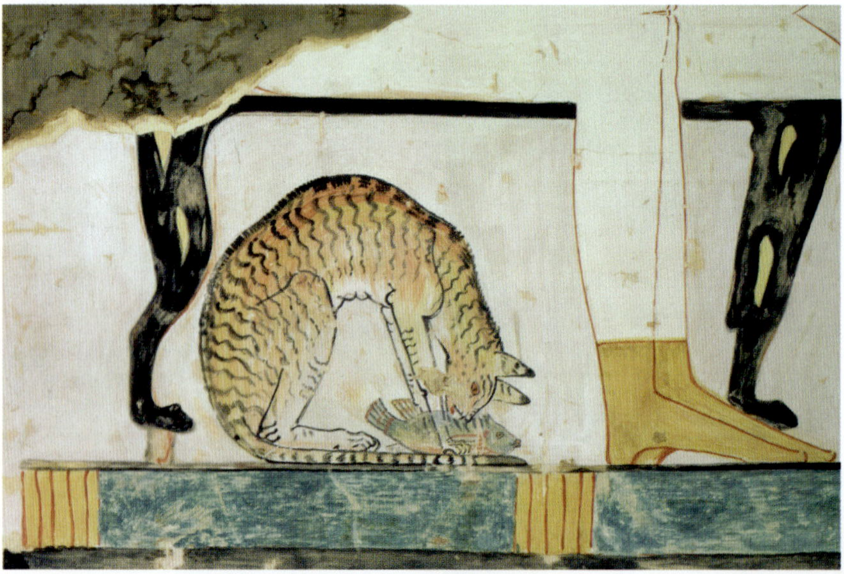

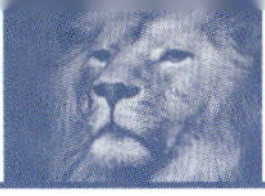

DOMESTIKATION AUCH ANDERSWO?

Die Geschichte der Katze ist in den Relikten des Alten Ägypten am besten belegt, doch mehr als 5000 Jahre alte archäologische Funde aus Pakistan und Indien lassen vermuten, dass es dort bereits Hauskatzen gab. Genetische Tests an Knochenfunden aus dem Indus-Tal und anderen Regionen werden uns darüber Aufschluss geben, ob es sich um heimische Hauskatzen handelte oder ob diese von Kaufleuten mitgebracht wurden, die die Handelsstraßen zwischen Ägypten, Persien, Mesopotamien, Afghanistan und dem indischen Subkontinent bereisten.

Das Ergebnis war der Beginn einer Zweckgemeinschaft von Katzen und Menschen – die Katzen wurden gern geduldet, da sie sich als nützliche Mäusefänger entpuppten.

ZEUGNISSE DER DOMESTIKATION

Man hat frei lebende Afrikanische Wildkätzinnen beobachtet, die sich um die Welpen ihrer Mütter oder Schwestern kümmerten. Diese Fähigkeit zur Nähe ist ein weiterer Faktor, der zur Zähmung der Art beigetragen hat. Die Individuen, die den neuen Lebensraum in den Menschensiedlungen am bereitwilligsten mit anderen Katzen teilten, waren auch diejenigen mit den größten Chancen zur Fortpflanzung. Im Laufe der Zeit waren diejenigen Katzen am erfolgreichsten, die sich kindliche Charakterzüge bis ins Erwachsenenalter bewahrt hatten. Das Verhalten der Katzen wurde nun sowohl von natürlicher Auslese als auch von menschlicher Intervention bestimmt. Das führte sowohl zu physischen als auch zu psychischen Veränderungen. Es war z. B. nicht mehr nötig, ein großes Jagdterritorium abzuschreiten und so wurde die Hirnpartie, die sich mit dem optischen Erfassen eines großen Gebietes befasste, allmählich kleiner. Durch die geruhsamere Lebensweise der Hauskatze verringerte sich das Hirnvolumen schließlich um fast 25 %. Da der Fluchtreflex an Bedeutung verlor, wurden auch Nebenniere und Hypophyse kleiner. Da auch die Tarnung nicht mehr nötig war, konnten sich auch genetisch rezessive Merkmale, z. B. einfarbiges Fell, vererben. Durch diese Veränderungen in Physiologie und Verhalten war aus der Afrikanischen Wildkatze schließlich um 3000 v. Chr. die Hauskatze geworden.

KATZENDARSTELLUNGEN IN DER KUNST

Frühägyptische Kunst illustriert sehr anschaulich die Entwicklung der Katze vom zögernd angenommenen Schädlingsbekämpfer zum vergötterten Hausgenossen. Vor rund 3000 Jahren war die Katze von einer bloßen Randfigur in der ägyptischen Kultur zur Personifikation des Sonnengottes Ra und der Fruchtbarkeitsgöttin Bastet aufgestiegen. Bald war die Katze das populärste Tier in der Religion und Ideologie Ägyptens. Durch diese Verknüpfung mit ägyptischen Gottheiten im Verbund mit der natürlichen Funktion als Schädlingsbekämpfer stieg der kulturelle Wert der Hauskatzen enorm an und sorgte dafür, dass sie sich über Ägypten hinaus zunächst nach Afrika, Europa und Asien und schließlich in der ganzen Welt verbreitete.

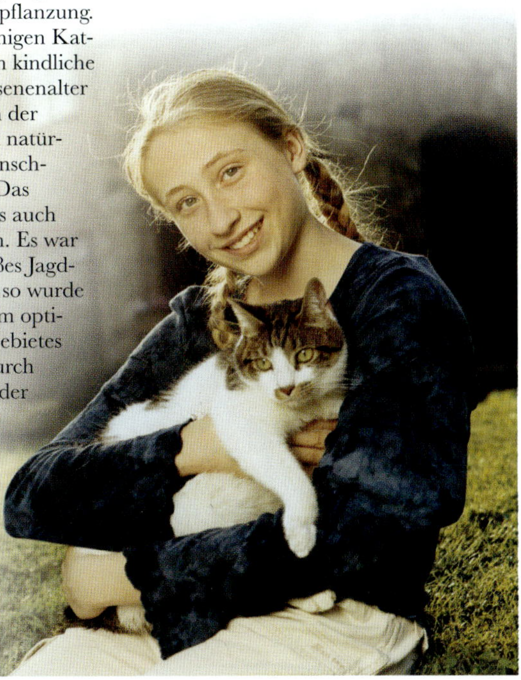

Kammerjäger
Obwohl Hauskatzen sich in ihren Gewohnheiten nicht wesentlich von ihren wilden Verwandten unterscheiden, sind die unabhängigen Jäger in unseren Heimen stets willkommen.

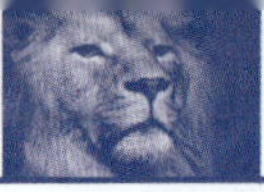

Heute Afrika, morgen die Welt

Phönizische Kaufleute waren die ersten, die Hauskatzen in großen Mengen aus Afrika exportierten. Vor über 3700 Jahren erschienen die Katzen erstmals im heutigen Israel und Palästina, vor etwa 3000 Jahren hatten sie sich im gesamten Mittelmeerraum verbreitet.

ALTE REISENDE

Obwohl die Hauskatze ihren Auszug aus Afrika erst vor etwa 4000 Jahren antrat, wurden Afrikanische Wildkatzen interessanterweise bereits vor rund 6000 Jahren aus Afrika exportiert. Kürzlich fand man auf Zypern bei Ausgrabungen in einem jungsteinzeitlichen Grab ein ca. 9500 Jahre altes Katzenskelett. Da es dort niemals heimische Wildkatzen gab, wird angenommen, dass die Katzen kurz nach den Menschen und Mäusen eintrafen und wahrscheinlich bald als Nagetierjäger gezähmt worden waren. Doch es sollten nach dem Erscheinen der Katzen auf Zypern noch viele Jahrtausende vergehen, bis die Wildkatze endgültig zur Hauskatze geworden war und auf Handelsschiffen als Gefährten, Glücksbringer sowie wertvolles Handelsgut und Tauschartikel um die ganze Welt reisten.

HANDEL UND EROBERUNG

Zur Zeit der Gründung Roms um 800 v. Chr. galten Katzen noch als Attraktionen, doch bereits 700 Jahre später waren sie ein begehrtes Haustier. Womöglich trafen Katzen bereits vor 3000 Jahren in Begleitung von phönizischen Zinnhändlern auf den Britischen Inseln ein – sicher ist

In den Fußstapfen der Menschen
In Begeleitung von reisenden Kaufleuten, Eroberern und Auswanderern verbreiteten sich die Katzen von Afrika aus praktisch auf dem gesamten Globus. In der Frühphase begleiteten sie Kaufleute in den Mittelmeerraum. Im Laufe des nächsten Jahrtausends verbreiteten sie sich bis nach Asien und schließlich bis in die gesamte Neue Welt.

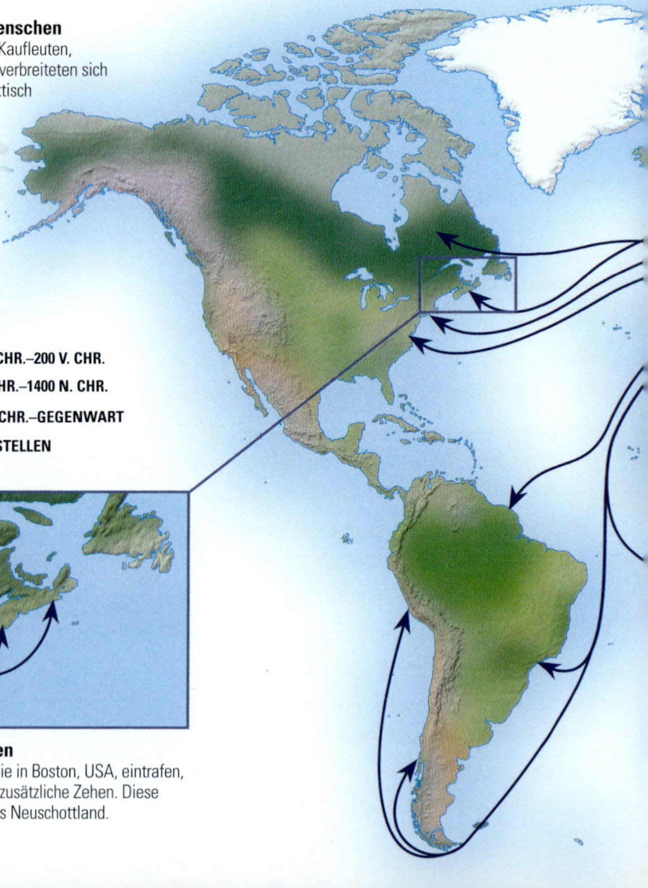

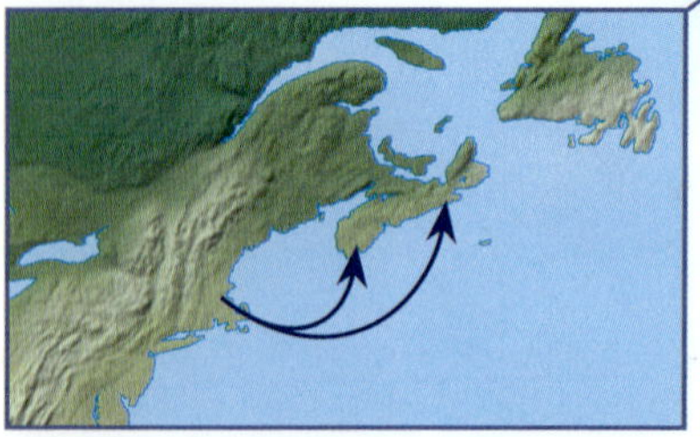

»Digital verstärkte« Katzen
Manche Einwandererkatzen, die in Boston, USA, eintrafen, waren polydaktyl – sie hatten zusätzliche Zehen. Diese Sonderform verbreitete sich bis Neuschottland.

jedoch, dass die Römer Katzen mitbrachten, als sie 1000 Jahre später in Britannien einfielen. In den folgenden Jahrhunderten trat die Katze den Zug nach Norden an und erreichte das südliche Russland und das nördliche Europa um 100 n. Chr. Als sich das Christentum, der Islam und der Buddhismus rund um die Welt verbreiteten, waren Katzen stets mit von der Partie. Sie waren dabei, als sich die Schiffe der europäischen Nationen aufmachten, um Nord- und Südamerika, Südafrika, Australien und Neuseeland zu kolonisieren. Wo immer Menschen waren, ließen auch sie sich nieder. Um 1700 waren Katzen in der Neuen Welt bereits zahlreich und im 19. Jh. schließlich bewohnten sie alle Kontinente mit Ausnahme der Antarktis.

DIE WAHRE HERKUNFT IHRER HAUSKATZE

Biologen stellen sich seit langem die Frage, ob die Hauskatze *(Felis silvestris catus)* von der Afrikanischen Wildkatze *(Felis silvestris lybica)* oder der Europäischen Wildkatze *(Felis silvestris europeus)* abstammt. Eine unlängst in Italien vorgenommene genetische Analyse aller drei Katzenarten zeigte auf, dass, obwohl der Zeitpunkt der Abspaltung nicht genau bestimmt werden kann, die Afrikanische Wildkatze alleiniger Vorfahr der Hauskatze ist.

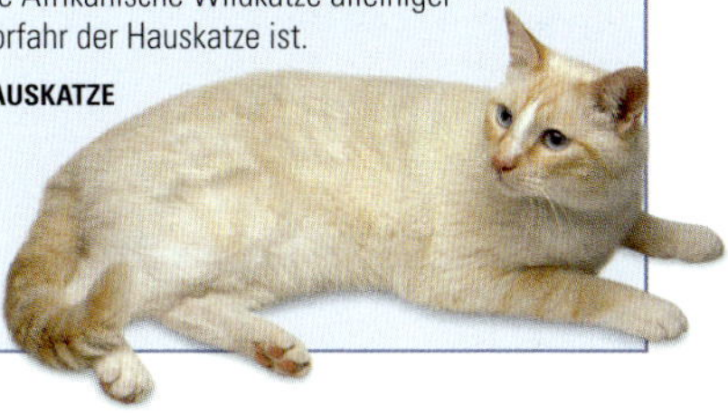

HAUSKATZE

Phase 1
Nur in Ägypten und dem Nahen Osten machten Wildkatzen die Entwicklung von der halbwilden zur voll domestizierten Hauskatze durch. Manche kamen auf Handelsschiffen nach Rom.

Phase 2
Durch die Eroberungszüge der Römer, den Seidenhandel und die Verbreitung der Weltreligionen kamen Katzen nach Europa und Asien. Am Ende dieser Phase waren sie von Irland bis Japan anzutreffen.

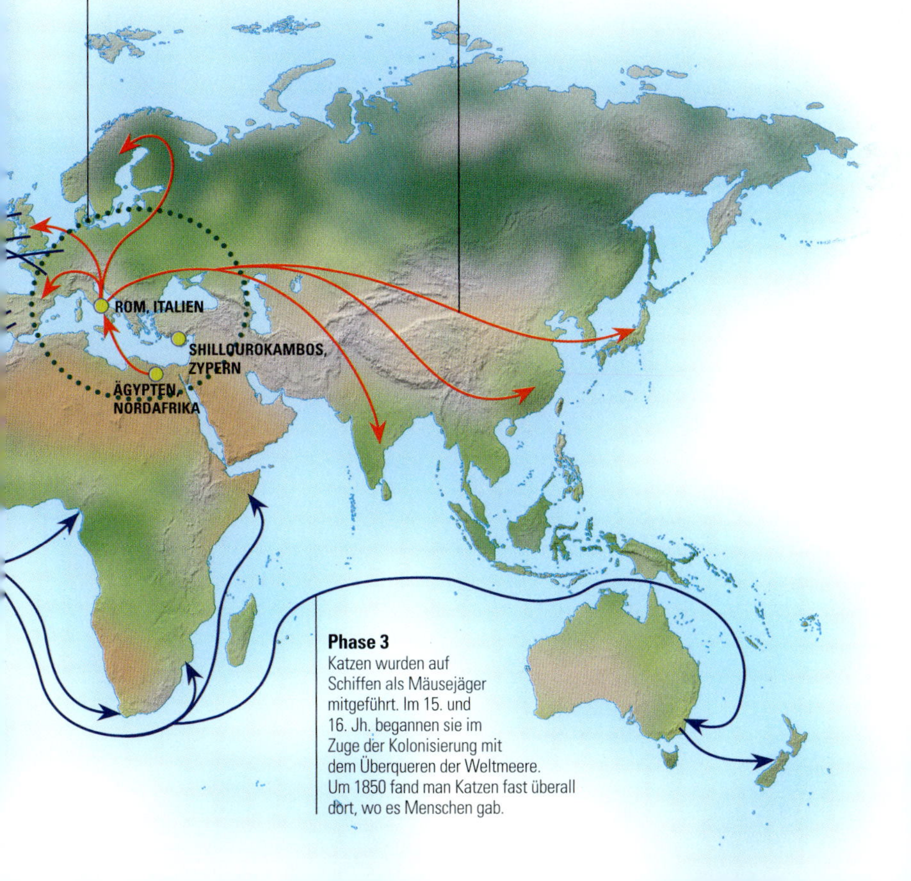

Phase 3
Katzen wurden auf Schiffen als Mäusejäger mitgeführt. Im 15. und 16. Jh. begannen sie im Zuge der Kolonisierung mit dem Überqueren der Weltmeere. Um 1850 fand man Katzen fast überall dort, wo es Menschen gab.

Europäische Katzen

Als die ersten Hauskatzen vor Jahrhunderten aus Ägypten nach Europa kamen, fanden sie den idealen Lebensraum vor. Das gemäßigtere Klima und die einladenden geographischen Bedingungen sorgten dafür, dass sie sich rasch in Europa ausbreiteten.

EMIGRATION NACH NORDEN

Während die nordafrikanischen Katzen sich problemlos an das warme Klima des europäischen Mittelmeerraums gewöhnten, stellten die kühleren nördlicheren Regionen eine größere Herausforderung dar. In großen Höhenlagen und nördlichen Breitengraden konnten nur Individuen mit dichtem, vor Kälte isolierendem Fell überleben. Für die Länge des Fells ist nur ein einziges Gen verantwortlich und diejenigen Katzen, die mit dichtem, weichem Fell und längeren Leithaaren geboren wurden, konnten dem Klima besser standhalten als ihre leichter behaarten Artgenossen. So entwickelten die in die Berglandschaften und Wälder Norwegens oder in die russische Tundra eingewanderten Katzen rasch das in ihrer neuen Heimat lebensnotwendige lange, dichte, wärmende Fell. Erst im 20. Jahrhundert wurden diese regionalen Varietäten wie z.B. die europäischen und asiatischen Arten Norwegische Waldkatze, Türkisch Van, Türkisch Angora und Sibirische Katze als eigenständige, einheimische Rassen anerkannt.

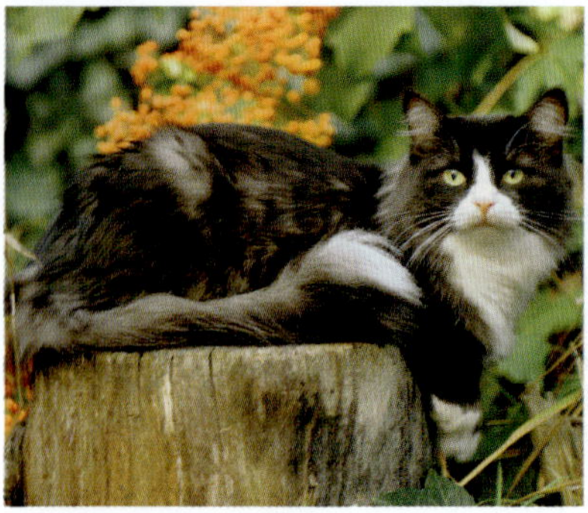

Effizienter Wärmehaushalt
Katzenvarietäten wie die Norwegische Waldkatze haben zum Schutz gegen die kalten Winter Nordeuropas ein langes, dichtes Fell ausgebildet.

INSELRASSE

Vor 30 Jahren entdeckten Experten, dass Katzen mit einer Farbkombination aus Dominant-Weiß und Orange in Europa sehr selten sind – außer an der Nord- und Westküste Schottlands, im ländlichen Gebieten Islands und auf den Färöer Inseln. Die Urahnen der Katzen dieser Regionen wurden von den Wikingern hier eingeführt, die sie wiederum von Händlern aus dem Schwarzmeergebiet erworben hatten. Die Farbkombination Dominant-Weiß und Orange kommt sonst nur in der Van-Region in der Osttürkei vor. Durch die isolierte Lage im Norden Europas haben sich die Abkömmlinge der ersten Katzen bis heute rasserein gehalten.

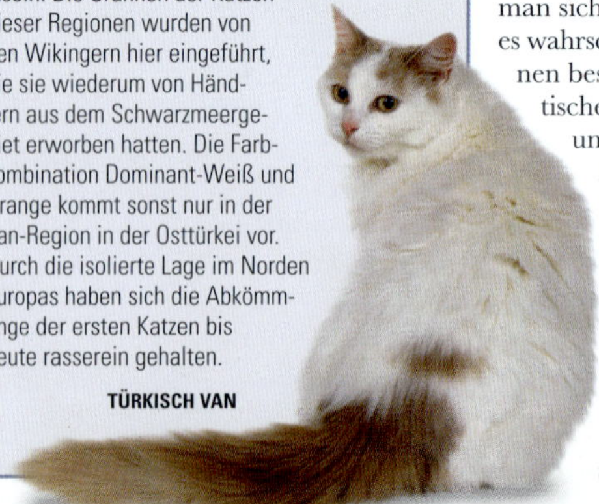

TÜRKISCH VAN

FELLFARBEN

Über die Dichte des Fells hinaus war es auch dessen Farbe, die sich änderte. So entwickelte sich z. B. in Frankreich in der Gegend um Chartres die möglicherweise aus Syrien stammende schieferblaue Chartreux oder Kartäuserkatze. Heute sind Nicht-Agoutifärbungen (*s.* S. 74–77 *Fellfarbe und -zeichnung*) vorherrschend entlang den europäischen Wasserstraßen, wie z. B. der Rhône. Die Häufigkeit der Agoutifärbungen nimmt ab, je weiter man sich von Afrika entfernt. Dafür gibt es wahrscheinlich zwei Gründe. Zum einen besteht möglicherweise eine genetische Koppelung zwischen Fellfarbe und Furchtsamkeit. (Diese Korrelation existiert z. B. beim Fuchs, denn Silberfüchse sind weniger furchtsam als Rotfüchse.) Katzen mit geringen Berührungsängsten hatten entlang der nördlichen Handelsrouten die größten Überlebenschancen, und viele Experten vermuten, dass Nicht-Agoutikatzen weniger scheu sind. Der andere Grund ist der

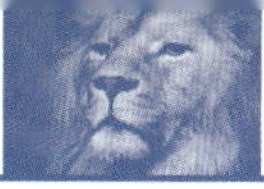

menschliche Geschmack. Wir sind nun einmal von dem Ungewöhnlichen fasziniert und so ist es gut möglich, dass unsere Vorfahren die Katzen mit den auffälligsten Fellfärbungen für den Weiterverkauf ausgewählt haben.

DIE EUROPÄISCHE KATZENFAMILIE

Es gibt auf dem europäischen Kontinent weit über 80 Millionen Hauskatzen. Für jedes dieser geliebten Schmusetiere jedoch existiert auch eine halbwilde Katze (s. S. 36–37) – Individuen, die in der Stadt und auf dem Lande auf sich allein gestellt existieren. Ihre Anzahl variiert je nach verfügbarem Nahrungsangebot. Auf den Hebriden in Schottland z. B. kommen drei halbwilde Katzen auf einen Quadratkilometer – im Mittelmeerraum findet man, besonders in der Nähe einer Fischfabrik, bis zu 300 herrenlose Katzen. Vom Baltikum, Polen und der Ukraine bis nach Ungarn und den Balkanländern, wo die Landwirtschaft vorherrscht, haben herrenlose Katzen eine gute Lebensgrundlage. Am erfolgreichsten haben sie sich jedoch in den warmen Mittelmeerländern etabliert, wo es Nahrung, Schutz und Artgenossen zuhauf gibt. Dort haben sie die Hauskatzen inzwischen zahlenmäßig verdrängt.

KATZENHALTUNG IN EUROPA

Die Katzenhaltung steigt heute buchstäblich in allen europäischen Ländern – vor allem in Großbritannien, Frankreich und Deutschland, wo die Anzahl der Hundebesitzer neuerdings am Sinken ist. Die Zahlen beziehen sich nur auf Katzen »mit Besitzer«. Das ergibt zusammen mit den groben Schätzungen in Ländern, für die keine exakten Ziffern vorliegen, eine Summe von 84 Millionen Katzen in Europa. In vielen Ländern, ist die Anzahl der halbwilden Katzen noch wesentlich höher.

1	**Frankreich**	9,2 Millionen
2	**Großbritannien**	8,3 Millionen
3	**Deutschland**	7,8 Millionen
4	**Italien**	6,6 Millionen
5	**Polen**	5,0 Millionen
6	**Niederlande**	2,4 Millionen
7	**Spanien**	2,3 Millionen
8	**Ungarn**	2,0 Millionen
9	**Tschechien u. Slowakei**	1,6 Millionen
10	**Belgien**	1,5 Millionen
11	**Österreich**	1,4 Millionen
11	**Schweiz**	1,4 Millionen
11	**Baltikum**	1,4 Millionen
12	**Schweden**	1,3 Millionen
13	**Portugal**	1,1 Millionen
14	**Dänemark**	850 000
15	**Griechenland**	800 000
16	**Norwegen**	750 000
17	**Finnland**	650 000
18	**Irland**	450 000

Schätzwerte:
Slowenien, Kroatien, Bosnien, Serbien und Montenegro, Mazedonien 3,5 Millionen

Rumänien, Bulgarien, Ukraine, Weißrussland, Europäisches Russland 24 Millionen

Katzenversammlung
Wie hier in einem Fischerdorf am Mittelmeer leben Katzen häufig in Gruppen von verwandten Katzen zusammen und teilen einträchtig das reiche Nahrungsangebot.

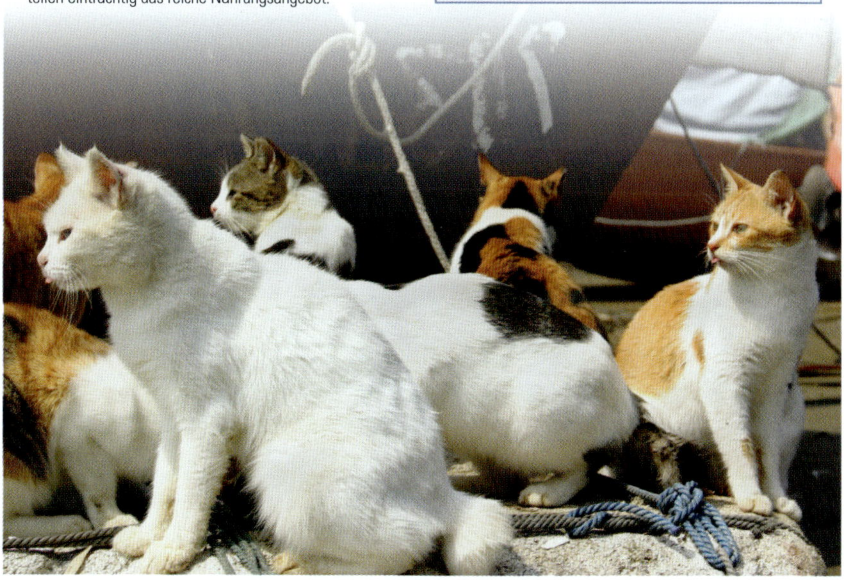

Asiatische Katzen

Katzen verbreiteten sich rasch über die Levante in nördlicher Richtung nach Anatolien und von dort aus nach Osten auf dem indischen Subkontinent. Manche wurden von Kaufleuten mitgeführt, die auf den Seidenstraßen nach China und Japan reisten.

MIGRATION NACH OSTEN

Die Langhaar-Mutation wurde zuerst in Anatolien, dem Kaukasus und Persien (das die heutige Türkei, Teile der Russischen Föderation sowie den Iran umfasste) bewusst gezüchtet. Die ersten so genannten »Perser« kamen vor etwa 400 Jahren nach Europa. In den Bergregionen der westlichen Türkei hatte eine isolierte Katzenpopulation ihre charakteristische Färbung, Dominant-Weiß und Orange, über Generationen weiter vererbt. Diese Zeichnung ist heute das typische Merkmal einer Türkisch Van.

Es gibt historische Belege dafür, dass Katzen schon vor 4000 Jahren durch Handelsbeziehungen im Indus-Tal im heutigen Pakistan ankamen. Man glaubt, dass diese Katzen zusammen mit jenen, die ihnen aus ihrer ursprünglichen Heimat im östlichen Mittelmeerraum nachfolgten, zu den Vorfahren aller heutigen asiatischen Katzen wurden. Mindestens ein Genetiker jedoch vertritt die Meinung, dass Katzen im heutigen Pakistan unabhängig von Ägypten domestiziert wurden und sich später mit den Neuankömmlingen vermischt haben. Von den Seehäfen sowie von den großen Kulturzentren des Indus-Tals und entlang des Ganges gelangten Katzen mit Seidenhändlern und buddhistischen Missionaren nach China und Südostasien, bis sie Siam – das heutige Thailand – erreichten. Dort wurden sie hoch geehrt und erwarben einen legendären Status. Das Ankunftsdatum der Katzen in China und Südostasien wird vage zwischen 2000 v. Chr. und 400 n. Chr. angesiedelt.

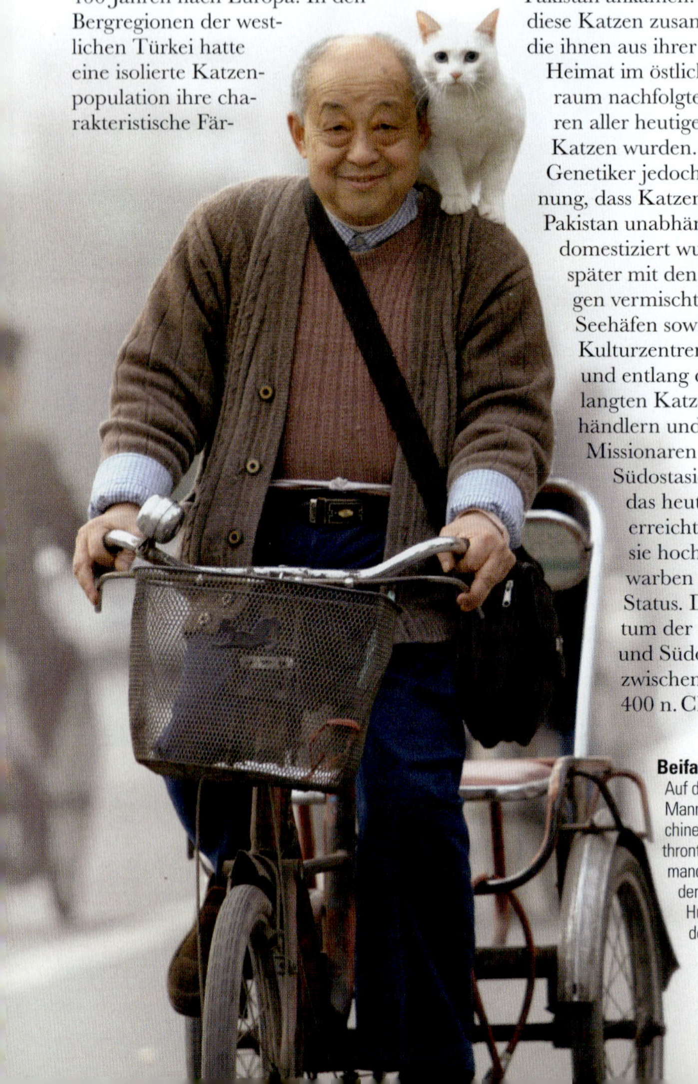

Beifahrer
Auf der Schulter des alten Mannes aus Chengdu in der chinesischen Provinz Sechuan thront stolz seine Katze. In manchen fernöstlichen Ländern gilt die Katzen- und Hundehaltung als Zeichen der Verwestlichung.

RETTUNG ODER FLUCH?

Die Behandlung, die den Katzen in Asien zuteil wird, war schon immer umstritten. Während sie in einigen Nationen hoch verehrt werden, gelten sie in anderen als Nahrungsmittel. Katzen werden gemästet und anschließend wie hier auf dem Xin Yuan-Wochenmarkt in der südchinesischen Stadt Guangzhou zum Verkauf angeboten. Doch die Nachfrage für Katzenfleisch ist neuerdings stark gesunken, allerdings nicht aus sentimentalen Gründen, sondern aufgrund der Vogelgrippe, die sich von Südostasien aus verbreitete. Da Katzen Vögel fressen, können sie sich mit dem Virus anstecken und evtl. eine neue Mutation begünstigen.

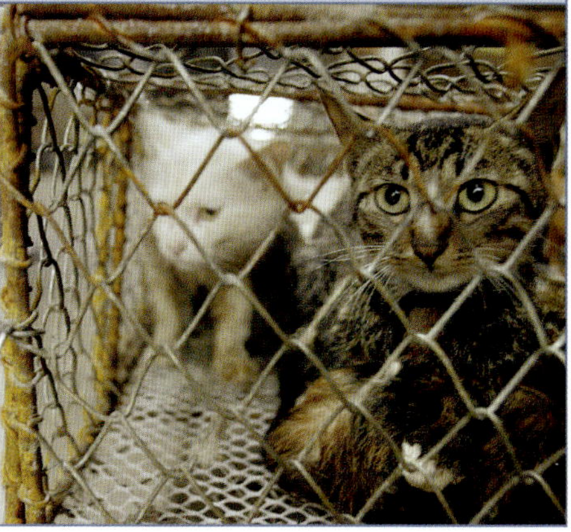

JÄGER UND BEUTE

Katzen wurden im Fernen Osten zwar wegen ihrer Anmut und Schönheit hoch geehrt, doch sie wurden auch hier als Nagetier- und Schlangenjäger eingesetzt. Leider spielten sie bald auch eine weniger glänzende Rolle in der fernöstlichen Kultur: nämlich als Nahrungsmittel. Genau wie Hunde wurden auch Katzen in Zeiten der Not regelmäßig verzehrt. Dass sie diese vielschichtige Rolle – als Schoßtier, Jäger und Beute – heute in Südostasien einnehmen, mag die kulturelle Ambivalenz erklären, die dem Tier in dieser Region heute entgegengebracht wird. Während viele Katzen geliebte Schmusetiere sind oder aufgrund ihrer Jagdkünste geschätzt werden, enden in Südchina, Korea, Vietnam und den Philippinen alljährlich Millionen von ihnen im Kochtopf. In Korea, wo die Nachfrage nach Hundefleisch langsam zurückgeht, ist der Bedarf von Katzensuppe – die als Tonikum für ältere Frauen geschätzt wird – in dem Maße am Ansteigen, wie sich auch die Zahl der Konsumentinnen stetig vergrößert.

ANKUNFT IN JAPAN

Die ersten Katzen kamen im Jahre 999 n. Chr. in Japan an. Sie waren beim Adel sehr beliebt und, weil der Verzehr von Säugetieren in Japan verboten war, vor den Nachstellungen japanischer Köche sicher. Die enge Verbindung der Katze zum Adel führte jedoch zu einem gewissen Misstrauen seitens der Unterschicht. Unter den Erstankömmlingen befanden sich auch kurzschwänzige Katzen. Dieser genetische Zug ist bis heute in Japan zu beobachten, wo es eine große Bandbreite von kurz- bis stummelschwänzigen oder ganz schwanzlosen Katzen gibt. Das Phänomen ist vergleichbar mit dem auf der Isle of Man (*s.* S. 90), wo einige der Erstankömmlinge ebenfalls diese genetische Prädisposition hatten. Die Katzen auf den russischen Kurillen-Inseln haben ebenfalls kurze Schwänze.

Die moderne *Maneki-neko* (*s.* S. 50), die japanische Glückskatze, wird oft mit kurzem Schwanz abgebildet. Jahrhundertelang wurden in Japan künstliche männliche Glieder als Glücksbringer auf Hausaltären ausgestellt. Als diese Tradition um 1870 im Zuge der Verwestlichung abgeschafft wurde, nahm *Maneki-neko* ihre Stelle ein, ihre einladend winkende Pfote gilt als eine versteckte Aufforderung zu sexuellen Vergnügungen.

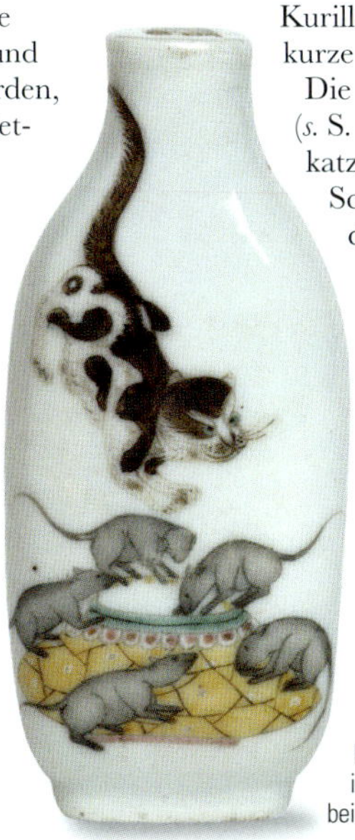

Kunsthandwerk
Der asiatische Schnupftabaksflakon aus Porzellan zeigt eine schwarz-weiße Katze in ihrer Rolle als Schädlingsbekämpfer beim Sprung auf ein paar fette Ratten.

Überquerung des Ozeans

Mit dem Entstehen der europäischen Kolonialreiche verbreiteten sich die Katzen bis nach Südafrika, Nord- und Südamerika, Australien und Neuseeland. Diese Emigrationsrouten können durch ein sorgfältiges Studium der Fellfarben und -zeichnungen zurückverfolgt werden.

REISEGEFÄHRTEN

Katzen haben sozusagen per Anhalter auf menschlichen Transportmitteln die Welt erobert. Sie wurden z. B. auf Einwandererschiffen als effektive Schädlingsbekämpfer in die Neue Welt mitgeführt. Die Katzen in den USA sind ein anschauliches Beispiel dafür, denn am genetischen Profil der heutigen amerikanischen Stadtkatzen kann man ihre europäische Abstammung erkennen. Obwohl New York und Boston sich in geographischer Nähe zueinander befinden, gleichen die New Yorker Katzen eher denen im niederländischen Amsterdam als ihren Artgenossen aus Boston. Die Katzen aus dem kanadischen Halifax stammen aus Südengland und haben noch heute sehr ähnliche Fellfärbungen. Eine kuriose, ebenfalls aus Südengland stammende Eigenheit der Katzenbevölkerung Neuenglands ist die hohe Anzahl von polydaktylen Katzen – Individuen mit zusätzlichen Zehen. Diese Abweichung von der genetischen »Norm« erklärt sich daher, dass die nach Amerika importierten Katzen einen relativ hohen Anteil eines kleinen Genpools ausmachten. Diese »Gründerkatzen« übten einen nachhaltigen Einfluss auf die neuen Generationen aus, der als »Gründereffekt« bezeichnet wird (s. S. 73). Während Polydaktylie in der restlichen Welt sehr selten ist, hat in den Küstenstädten von Massachusetts bis

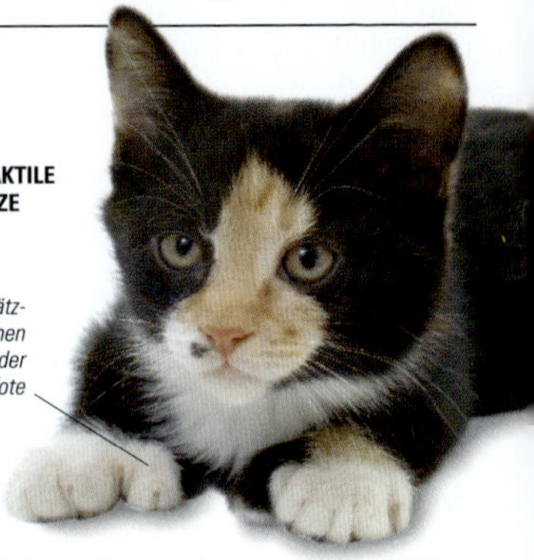
POLYDAKTILE KATZE

Zwei zusätzliche Zehen an jeder Vorderpfote

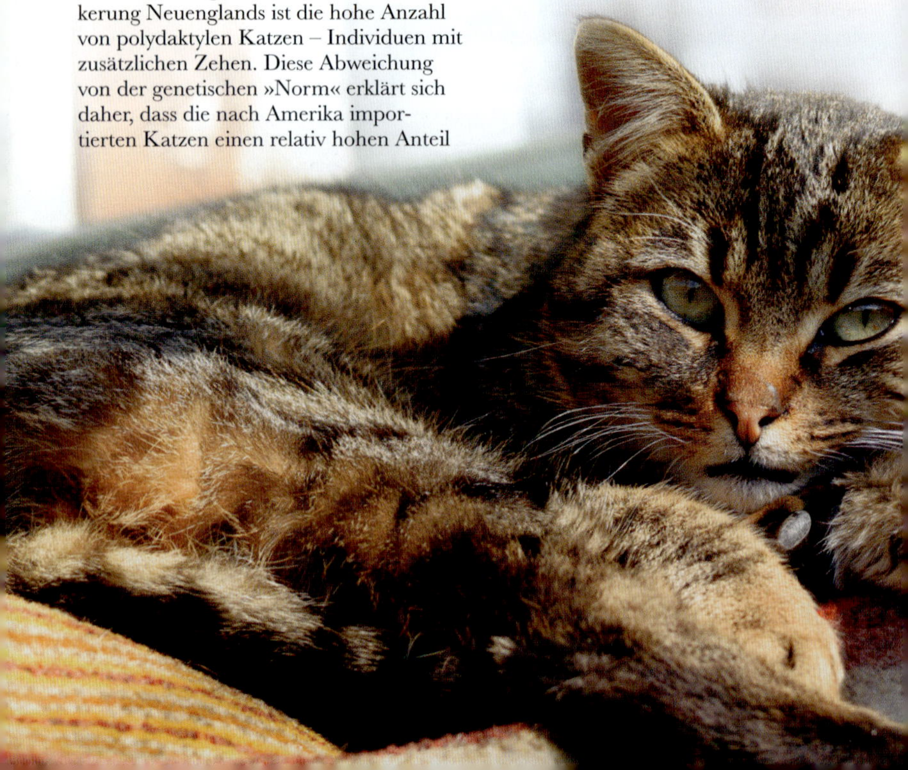

SCHIFFBRÜCHIGE KATZEN

Wenn Schiffe untergehen, haben Menschen oft wenig Überlebenschancen. Es gibt jedoch Katzen, denen es gelang, sich auf einsame Inseln zu retten. Daniel Defoes Roman *Robinson Crusoe* beruht auf der wahren Geschichte des schottischen Seemanns Alexander Selkirk. Als dieser im Jahre 1704 Schiffbruch erlitt und sich auf die unbewohnte, etwa 640 Kilometer vor der chilenischen Küste liegende Juan Fernandez-Insel retten konnte, fand er dort bereits Katzen (und Papageien) vor. Während seines Zwangsaufenthaltes half die Gesellschaft der Tiere ihm dabei, angesichts der völligen Isolation, sein inneres Gleichgewicht zu halten. Diese Zeichnung der amerikanischen Künstlerin Elenore Plaisted Abbott wurde 1933 veröffentlicht.

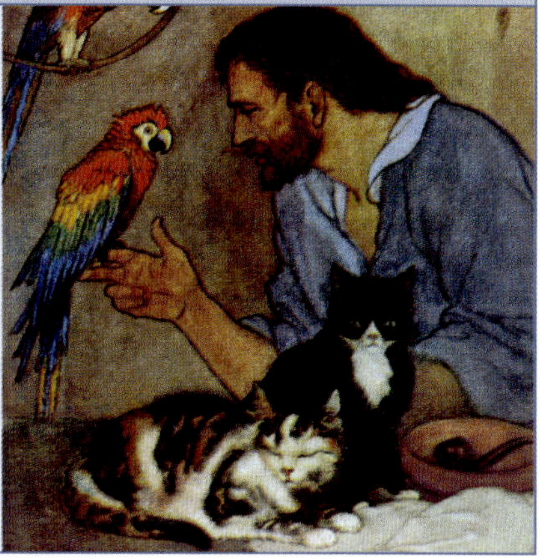

Nova Scotia rund eine von zehn Katzen zusätzliche Zehen.

DIE BEDEUTUNG DER FELLFARBE

Es ist möglich, von der Fellfarbe einer Katze auf ihre Herkunft zu schließen. Brasilianische Katzen z. B. ähneln ihren Vorfahren in Portugal, mexikanische Katzen denen in Spanien und Katzen von Tahiti sieht man ihre französische Herkunft an. Populationsgenetiker sind vor allem dem britischen Imperium zu Dank verpflichtet, denn das Studium von Katzenfellfärbungen ermöglichte es ihnen, die verschiedenen Emigrationsrouten der Menschen nachzuvollziehen. Ein Beispiel für den Export bestimmter Färbungen ist die getigerte Tabbyzeichnung, die in Großbritannien vor mehr als 400 Jahren in geringer Zahl auftauchte und seither ständig anwächst. Aus ungeklärten Gründen hat die getigerte Katze allmählich die einheimische gestromte Katze verdrängt, und zwar so nachhaltig, dass heute acht von zehn in Südengland geborenen Tabbies getigert sind. Getigerte Tabbies kamen um 1650 – etwa 50 Jahre nach ihrem ersten Auftauchen in Großbritannien – in Boston an. Der heutige Anteil beträgt dort etwa 20 % und spiegelt so die südenglischen Verhältnisse zur Zeit der Einführung dieser Katzen in den USA wider. Im australischen Brisbane trafen die Tigertabbies erst um 1850 ein und stellen heute einen Anteil von fast 50 % – was darauf hinweist, dass sie damals in Südengland eine ähnliche Frequenz erreicht hatten.

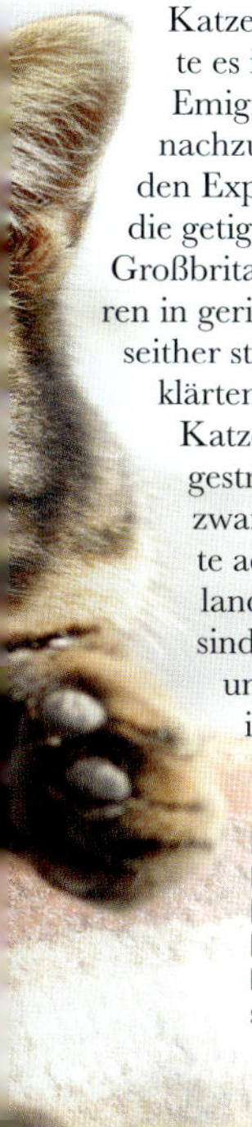

Dominantes Fellmuster
Die getigerte Tabbyzeichnung mit den breiten, dunkel gefärbten Bändern, Wirbeln und Spiralen auf hellem Untergrund hat im Laufe der Zeit die senkrecht gestromte Tabbyzeichnung verdrängt.

UNSICHERER EMPFANG

Ob getigert oder gestromt, so wurde den Katzen in einer Gegend, in der es vorher kein vergleichbares Raubtier gegeben hatte, ein sehr gemischter Empfang zuteil. In manchen Gebieten Australiens und Neuseelands setzte man Katzen auf die heimischen Hasen, Ratten und Mäuse an, mit dem Ergebnis, dass diese Katzen mittlerweile selbst zum Umweltschädling geworden sind. Das ist besonders problematisch in Neuseeland, wo Katzen wenige natürliche Feinde haben und wo die einheimische Fauna kaum entsprechende Verhaltensweisen entwickeln konnte, um sich gegen diese zur Wehr setzen zu können. Auf kleineren, unbewohnten Inseln haben Katzen viele einheimische Tierarten stark dezimiert. So setzte die erstaunlich kleine Katzenart, die sich auf den Macquarie-Inseln in der eiskalten Südsee entwickelt hatte, den dortigen bodennistenden Vögeln derart zu, dass man sie dort wieder ausgerottet hat. Es bestehen auch auf anderen isolierten Inseln solche Tilgungsprogramme, um das Überleben heimischer Arten sicherzustellen.

Verwilderte Hauskatzen

Hauskatzen, die auf sich allein gestellt überleben müssen, stellen mittlerweile über 50 % der Weltbevölkerung domestizierter Katzen. Zwar scheinen diese Katzenpopulationen eigenständig zu sein, doch vermutlich spielen Katzen »mit Besitzer« bei ihrer Erhaltung eine gewisse Rolle.

VERWILDERT ODER WILD?

Verwilderte Katzen werden häufig mit Wildkatzen verwechselt – doch die Ersteren sind domestizierte Katzen *(Felis silvestris catus)*, die von den Letzteren abstammen. Es gibt sie überall auf der Welt in großer Zahl. Afrikanische Wildkatzen sind sehr selten und meiden den Menschen. Dasselbe gilt für die Wildkatzen Europas, z. B. die Schottische *(Felis silvestris grampia)*, die Iberische *(Felis silvestris iberia)* oder die Europäische Wildkatze *(Felis silvestris europeus)*, die Wälder, Steppengebiete und Bergregionen bewohnen.

Die verwilderten Katzen der dünn besiedelten Landregionen gehören zu den unabhängigsten Katzen überhaupt. Sie werfen bis zu zweimal im Jahr. Jeder Wurf hat durchschnittlich vier Junge, von denen nur wenige das Erwachsenenalter erreichen.

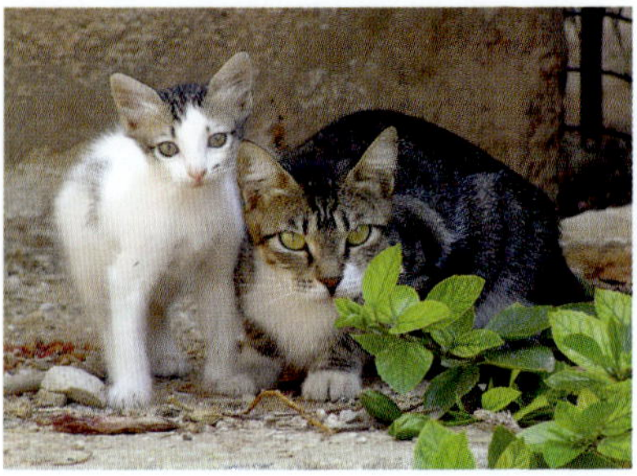

Landkatzen
Verwilderte Landkatzen halten sich gern in der Nähe von Bauernhöfen auf und machen sich dort – wie schon ihre Vorfahren vor Jahrtausenden – als Mäusejäger nützlich.

Verwilderte Katzen der ländlichen Regionen brauchen frisches Fleisch, um zu überleben und um sich fortpflanzen zu können. Natürlich ziehen sie frisch erbeutete Tiere vor, aber sie nehmen auch mit Aas vorlieb. Hauptnahrungsquelle sind Kleinsäuger, daneben auch Vögel, Eidechsen und Insekten.

In den Stadtgebieten dagegen sieht es anders aus. Verwilderte Katzen der Stadt-

Fast Food
Verwilderte Katzen müssen sich allein durchschlagen und können daher bei der Wahl ihrer Mittel nicht wählerisch sein. Diese hungrige Katze fand den Geruch des frisch gefangenen Fisches einfach zu verlockend.

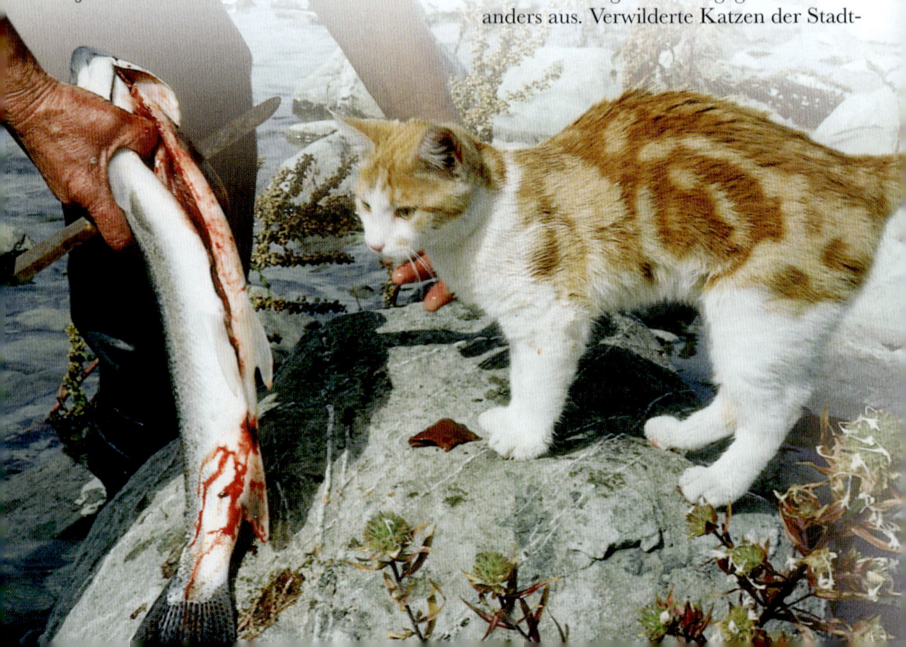

gebiete sind von klein an mit der menschlichen Gesellschaft vertraut und daher weniger scheu. Sie sind jedoch auch wesentlich abhängiger von unseren Nahrungsabfällen und Futtergaben. Stadtkatzen ernähren sich überwiegend von Abfällen. Ihr Fortbestand ist weniger an das Nahrungsangebot als an die Verfügbarkeit von Ruheplätzen und »Nestern« zur Aufzucht der Jungen gekoppelt.

POPULATIONSDICHTE

Ist das Nahrungsangebot knapp, ist das Jagdgebiet der Katzen entsprechend groß – zuweilen kommen auf einen Quadratkilometer nur zwei Tiere. Gibt es jedoch Futter im Überfluss, kommt es zu großen Ballungen von Tieren auf relativ engem Raum. In der Nähe von japanischen Fischfabriken kommen z. B. auf einen Quadratkilometer bis zu 1000 Katzen.

Auf den ersten Blick mögen solche bis zu 1000 Individuen betragenden Katzenpopulationen wie eine einzige riesige Kolonie wirken. Sie setzen sich jedoch aus zahlreichen kleineren, in sich stabilen Katzenkolonien zusammen. Um überleben zu können, muss eine verwilderte Katze Immunität gegen Viruskrankheiten entwickeln, die sich durch den engen Kontakt schnell verbreiten. Studien an australischen Katzen haben ergeben, dass diese weitgehend gegen die durch das Panleukopenie-Virus hervorgerufene Katzenseuche immun sind, während Hauskatzen geimpft werden müssen. Aufgrund der häufigen Territorialkämpfe unter verwilderten Katzen sind diese jedoch Träger des durch Speichel verbreiteten FeLV-Virus, der Katzenleukämie verursacht.

MARKIERUNG DES JAGDGEBIETS

Um Artgenossen fernzuhalten, markieren Katzen ihr Jagdterritorium mit Urin und Kot. Normalerweise sind Katzen peinlich sauber und vergraben ihren Kot sofort nach dem Ausscheiden. Dominante halbwilde Katzen setzen ihren Kot jedoch als Duftmarke und optisches Kennzeichen ein. Sollten Sie in Ihrem Garten Katzenkot finden, legen Sie es nicht gleich Nachbars Katze zur Last: Sehr wahrscheinlich handelt es sich dabei um die Hinterlassenschaft eines Streuners.

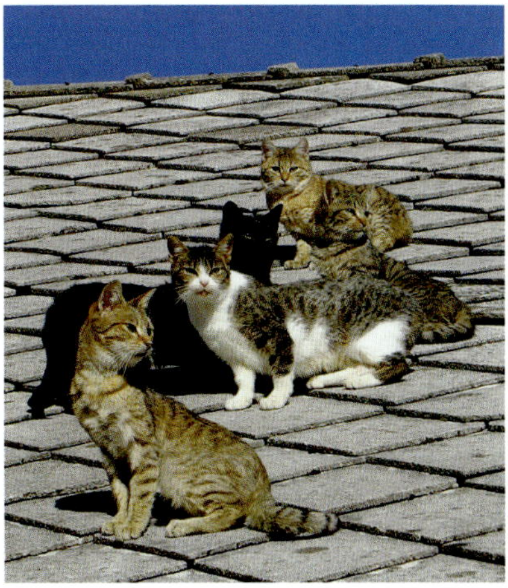

Von oben herab
Obwohl verwilderte Stadtkatzen häufig von der menschlichen Freigebigkeit leben, halten sie sich bei Tage lieber außerhalb unserer Reichweite auf.

EINE MATRIARCHALISCHE GESELLSCHAFT

Verwilderte Katzen leben in einer matriarchalischen Sozialstruktur, die von Müttern, Tanten, Schwestern und deren Jungen bestimmt wird. Italienische Verhaltensstudien in den 1970er-Jahren ergaben, dass die Jungen häufig von den Schwestern der biologischen Mutter gesäugt wurden. In dem Maße, in dem das Verhalten der männlichen Jungen robuster wird, fällt auch die Reaktion der Weibchen aggressiver aus, bis die jungen Männchen nach etwa 10 bis 12 Monaten aus der Gruppe gejagt werden. Weibliche Kätzchen verhalten sich gelassener, und obwohl es zuweilen vorkommt, dass ein Weibchen als Außenseiter vertrieben wird, bleiben gewöhnlich mehrere Generationen von Kätzinnen in einer elastischen und doch erstaunlich homogenen Gemeinschaft zusammen.

DIE BRUDERSCHAFT

Die aus der Frauengemeinschaft vertriebenen Kater werden entweder zu Einzelgängern oder schließen sich zu einer Art »Bruderschaft« zusammen. Innerhalb dieser Gruppe herrscht eine strenge Hierarchie, die bestimmt, wer sich zuerst mit den Weibchen paaren darf. Diese Rangordnung muss zunächst ausgekämpft werden, aber ist sie erst einmal festgelegt, lebt, frisst und schläft die Männergruppe friedlich zusammen.

Schlüsselkatzen

Viele Katzenbesitzer lassen ihre Katzen draußen frei herumlaufen. Diese schließen sich nicht wie ihre verwilderten Artgenossen zu sozialen Gruppen zusammen. Häufig sind sie sogar Eindringlinge im Territorium einer verwilderten Katze.

KULTURELLE BESCHRÄNKUNGEN

Wie viel Freiheit einer Hauskatze gewährt wird, ist nicht zuletzt auch von den kulturellen Zwängen und gesetzlichen Vorschriften ihres Heimatlandes abhängig. In den meisten europäischen Ländern z. B. dürfen Katzen frei umherstreifen, doch oft nur bis zu einem gewissen Grade. In Dänemark und Deutschland z. B. sind Katzen nur in einem Radius von 150 m um ihr Heim herum gesetzlich geschützt. Außerhalb davon darf man sie töten, wenn sie als Ärgernis empfunden werden. In den USA hingegen herrscht, besonders

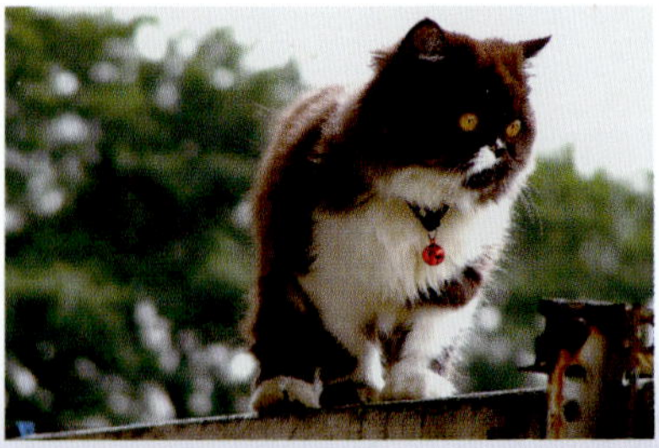

Wache stehen
Hauskatzen verwenden zum Abstecken ihres eigenen Territoriums häufig die Grenzmarkierungen ihres Besitzers, z. B. Zäune. Vor dort aus haben sie einen guten Überblick.

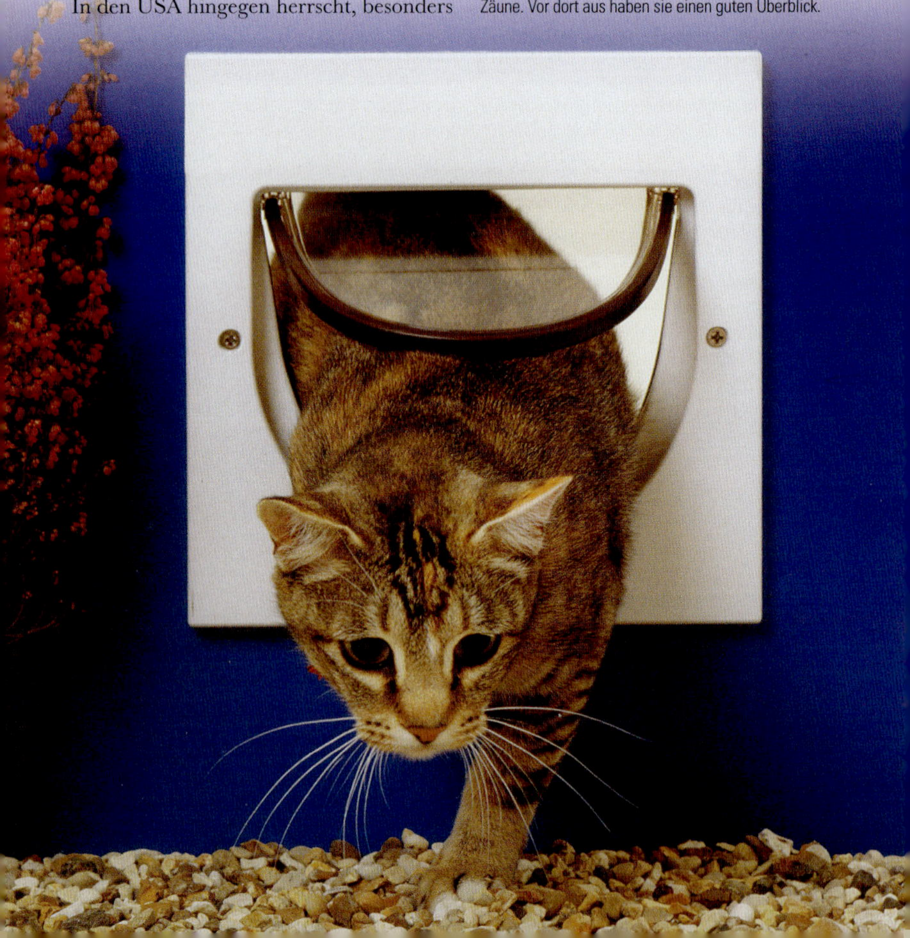

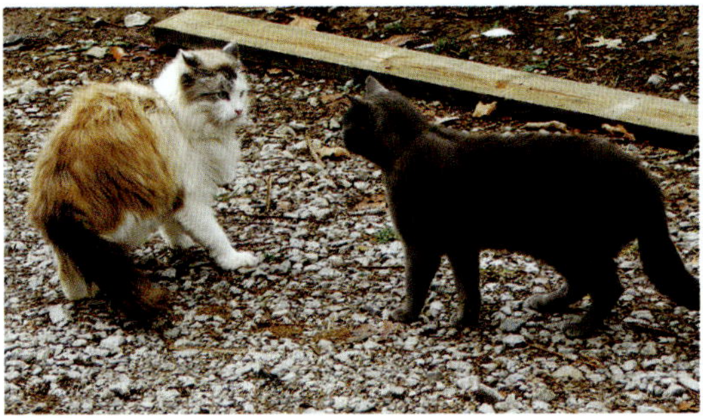

Grenzstreitigkeiten
»Freigänger« begegnen draußen häufig anderen Katzen, die Anspruch auf dasselbe Territorium stellen. Meist geht das unblutig ab, indem sich ein Tier, wie hier das linke, kampflos zurückzieht.

bei vielen Züchtern von Rassekatzen die Meinung, dass die freie Natur für Hauskatzen viel zu gefährlich ist. In Australien und Neuseeland wird auf Katzenbesitzer starker sozialer Druck ausgeübt, damit sie ihre Schützlinge im Haus lassen – nicht nur im Interesse der Katzen, sondern auch, um die einheimischen Wildtiere vor deren Nachstellungen zu schützen.

DAS TERRITORIUM ABSTECKEN

Hauskatzen verwenden häufig menschliche Grundstücksmarkierungen, um ihr eigenes Gebiet abzustecken. Wenn eine Katze durch die Katzenklappe in ihr »Außenterritorium« steigt, schreitet sie häufig zunächst ihre eigenen Grenzmarkierungen und Lieblingsplätze ab. Von diesen meist erhöhten Stellen kann sie ihr Gebiet gut überblicken. Durch Studien an Londoner Hauskatzen wissen wir, dass die Größe des Territoriums nicht nur vom Geschlecht des Tiers abhängt, sondern auch davon, ob es sterilisiert ist oder nicht. Während Hauskatzen in Südeuropa nicht automatisch kastriert oder sterilisiert werden, wird diese Operation bei rund 80 % ihrer nordeuropäischen Artgenossen vorgenommen. Die Londoner Studien zeigten auf, dass das Territorium einer nicht sterilisierten Kätzin etwa der Größe von drei Hintergärten entspricht. Nach der Operation hingegen gibt sich dasselbe Tier mit einem Garten zufrieden. Nicht kastrierte Kater beanspruchen sieben Gärten für sich, während sie sich nach der Kastration auf drei Gärten beschränken.

Das Territorium einer Hauskatze dient zum Ausruhen und Jagen, obwohl die Jagd eher zum Vergnügen als zum Stillen des Hungers stattfindet. Wenn das Haus mit einer anderen Katze geteilt wird, ist das wahrscheinlich auch mit dem Außenterritorium der Fall. Zu dieser zahlenmäßigen Verstärkung gesellt sich häufig der menschliche Besitzer hinzu: Der große Vorteil einer Hauskatze besteht darin, dass »ihr Mensch« das Territorium genauso energisch gegen Eindringlinge verteidigt wie sie selbst!

Zugang nach draußen
Durch eine Katzenklappe kann die Katze kommen und gehen, wann sie will. Die besten Modelle lassen sich darauf programmieren, nur die eigene Katze durchzulassen.

GEFÄHRLICHE AUSEINANDERSETZUNGEN

Während die Kastration allein schon aus Verantwortungsgefühl zu befürworten ist, kann sie bei Auseinandersetzungen mit Streunern von Nachteil sein. Die verwilderten Katzen der Umgebung betrachten nämlich die Hauskatzen als Bedrohung ihres Jagdgebiets, ihrer Nahrungsquellen sowie ihres sozialen und sexuellen Status. Befindet sich ein »Freigänger« im Revier eines Streuners, wird er angegriffen. Zuweilen wird er von diesem durch die Katzentür hindurch bis ins eigene Haus gejagt. Aus diesem Grunde haben manche Hersteller eine magnetisch gesteuerte Katzenklappe entwickelt, die nur die zum Haus gehörige Katze durchlässt.

KATZE IM BAUM

Man liest sie immer wieder in der Zeitung – die alte Geschichte von der Katze im Baum. Es ist jedoch keineswegs so, dass Katzen zum Abstieg nicht fähig sind – sie sind jedoch von Kindesbeinen an vorwiegend auf Springen und Klettern trainiert. Eine Wildkatze lernt durch ständige Übung, wie man aus großer Höhe wieder herunterkommt, während eine Hauskatze oft erst aus Schaden klug werden muss. Wenn sich unten eine Schar von Zuschauern aufhält, kann man lange auf ihren Abstieg warten.

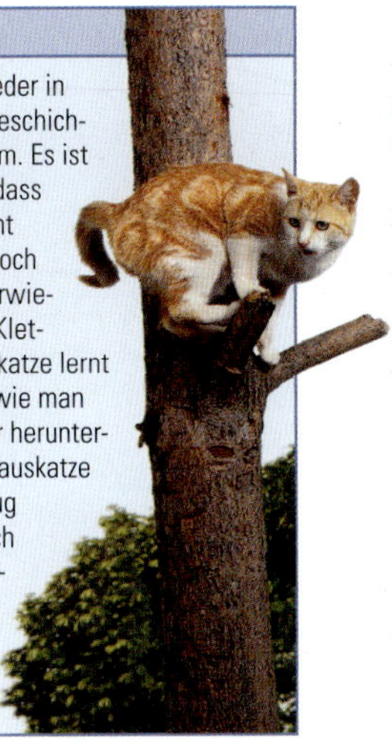

Katzen in der Wohnung

»Wohnungskatzen« leben zwar einerseits weniger gefährlich. Auf der anderen Seite jedoch haben sie weniger Gelegenheit, sich ihrer Natur entsprechend zu verhalten – z. B. das Ergebnis sind oft so genannte »Verhaltensstörungen«.

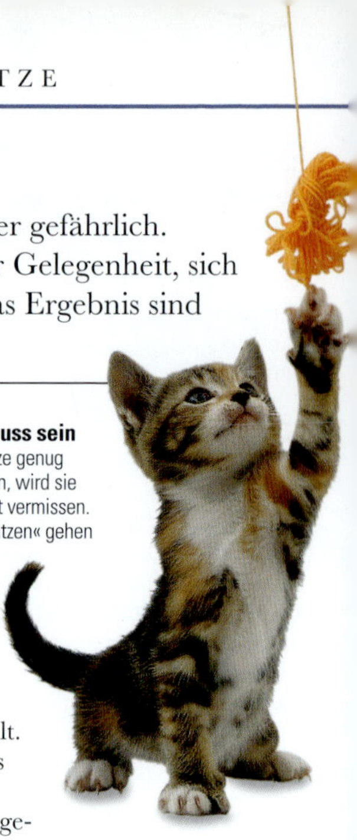

Abwechslung muss sein
Wenn Sie Ihrer Katze genug Abwechslung bieten, wird sie die freie Natur nicht vermissen. Viele »Wohnungskatzen« gehen später nicht einmal freiwillig nach draußen.

LEBENSBESCHRÄNKUNGEN

Die Lebenserwartung von Hauskatzen ist in den letzten 20 Jahren enorm angestiegen. Das liegt vor allem daran, dass sie in der Wohnung weniger Gefahren ausgesetzt sind als in der freien Natur. In städtischen Ballungsgebieten werden nicht sterilisierte Katzen, die sich draußen aufhalten, oft nur etwa zwei Jahre alt. Die häufigste Todesursache sind Autounfälle. Im Haus gehaltene Katzen werden hingegen durchschnittlich 15 Jahre alt. Durch das völlige Entfallen von Kampf- oder Unfallverletzungen sowie Ansteckungen erreichen sie nicht selten auch ein Alter von über 20 Jahren. Nicht alle Katzen jedoch ertragen das Leben in der Wohnung gleich gut. Manchen fällt es sehr schwer, auf das Herumstreifen und Jagen zu verzichten – also darauf, sich wie eine Katze zu verhalten. Darum ist Spielen für eine Katze einfach lebenswichtig (s. S. 254–255).

TYPISCHE VERHALTENSWEISEN

Auch »Wohnungskatzen« haben viele Verhaltensweisen ihrer frei lebenden Artgenossen behalten. Sie sind abends und frühmorgens am aktivsten und wecken nicht selten ihren Besitzer, damit er sie füttert und mit ihnen spielt. Sie suchen das Haus routinemäßig auf Nagetiere ab und machen in deren Abwesenheit Jagd auf Fliegen und Motten. Wir Menschen sind von Katzen so verschieden, dass sich diese ein relativ kleines Territorium bereitwillig mit uns teilen. Kommt jedoch eine neue Katze hinzu, wird diese in den meisten Fällen als Bedrohung angesehen.

»Wohnungskatzen« sind sehr erfinderisch darin, ihre natürlichen Veranlagungen in der Wohnung auszuleben – ihr Territorium zu erforschen und zu markieren, sich zu verstecken, zu jagen, zu klettern und die Sinne wach zu halten. In Abwesenheit anderer Beute machen manche Katzen Jagd auf die Knöchel ihres

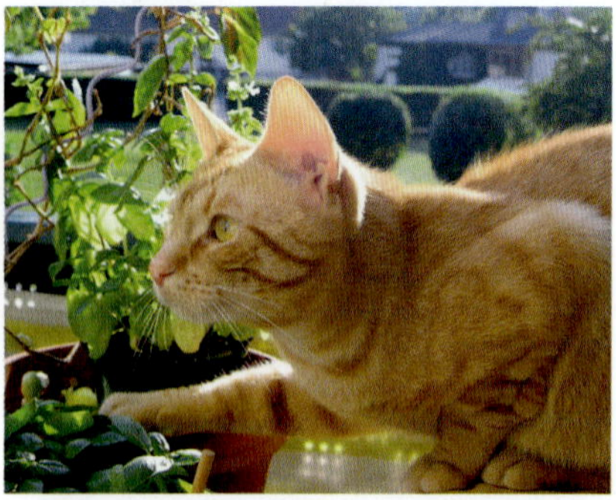

Kammerjäger
Eine Katze kann nun einmal nicht anders: Da das Territorium dieser Katze sich in einer geschlossenen Veranda befindet, macht sie nicht Jagd auf Vögel, sondern auf Fliegen.

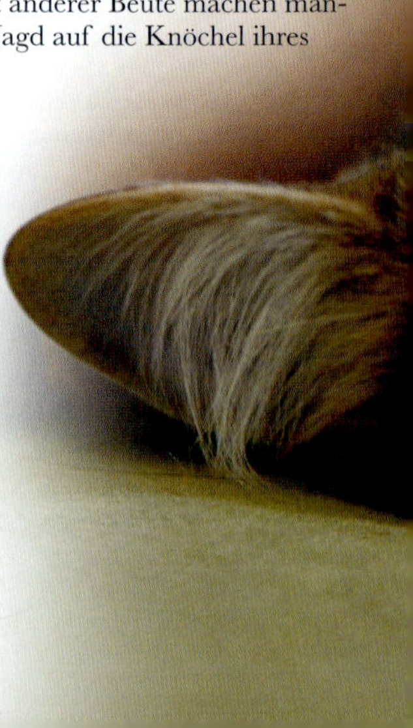

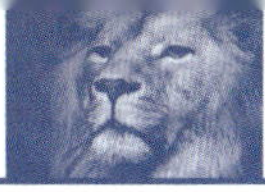

Besitzers – sie schleichen sich an, springen, »töten« und entfernen sich wieder. Manche sind sehr kreativ, wenn es um Gebietsmarkierungen geht. Kratzspuren an Möbeln z. B. werden ganz bewusst weithin sichtbar angelegt. Und wo es keine Bäume zum Erklettern gibt, müssen eben Gardinen und Kühlschränke herhalten.

KEIN GRUND FÜR STRAFEN

Jagen, Kratzen und Klettern sind ganz natürliche Verhaltensweisen einer Katze. Wir nennen sie oft irrtümlich »Verhaltensstörungen«, weil uns manche Gewohnheiten unserer vierbeinigen Mitbewohner nicht gefallen.

Vernünftige Besitzer hingegen verstehen, dass es kein Problem ist, Katzen ihr Leben lang in der Wohnung zu halten, solange wir bereit sind, dabei Kompromisse einzugehen und ihnen ein paar Freiheiten zuzugestehen. Anstatt die Katze für unerwünschte Verhaltensweisen zu bestrafen, sollte man lieber andere Strategien anwenden (s. S. 284–287).

WOHNUNGSKATZEN DRAUSSEN

Vielen Besitzern ist bewusst, welch starke Beschränkungen ihrer Katze durch das Leben in der Wohnung auferlegt wurden. Besonders in den USA und Australien haben daher Besitzer und Hersteller eine ganze Reihe von Wegen erdacht, wie Katzen an die frische Luft gelangen können, ohne dass die Gesetze des betreffenden Landes verletzt werden. Ideal ist es, einen abgeschlossenen Bereich zu schaffen, in dem die Katzen frei herumstreifen können – mit viel Platz zum Klettern, Ausschau halten und Verstecken. Es gibt eine Auswahl von fertigen Modellen zu kaufen.

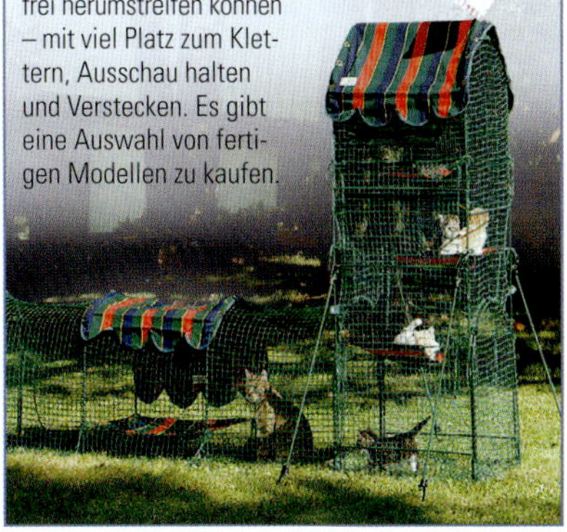

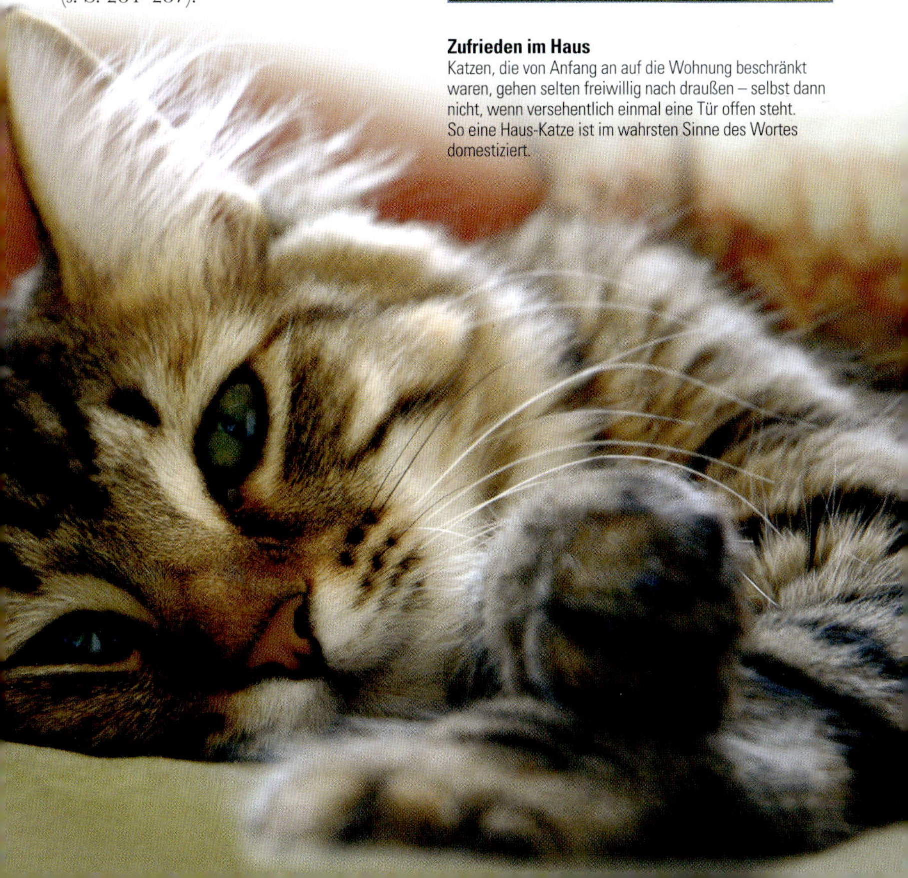

Zufrieden im Haus
Katzen, die von Anfang an auf die Wohnung beschränkt waren, gehen selten freiwillig nach draußen – selbst dann nicht, wenn versehentlich einmal eine Tür offen steht. So eine Haus-Katze ist im wahrsten Sinne des Wortes domestiziert.

Katzenfreunde

Seit über 100 Jahren gibt es auf der ganzen Welt gemeinnützige Vereine, die sich um die Belange von Katzen kümmern. Viele Menschen versorgen die großen Mengen von streunenden Katzen mit Nahrung, Schutz und, wenn nötig, medizinischer Betreuung.

DAS TIERHEIM

Das örtliche Tierheim ist Herz und Seele der Katzenfürsorge. Es ist die Mission solcher Institutionen, streunenden und unerwünschten Katzen Pflege und medizinische Versorgung angedeihen zu lassen und sie an neue Besitzer abzugeben. Die besten Tierheime sind oft Non-Profit-Vereine, die von ehrenamtlichen Mitarbeitern wie eine gut organisierte Firma geführt werden. Sie finanzieren sich ausschließlich aus Spendengeldern und Adoptionsgebühren – denn die Katzen werden nicht verschenkt, weil man sich darüber klar ist, dass allem, was kostenlos ist, meist wenig Achtung und Respekt entgegengebracht wird. Alle Spendengelder werden für Futter, Pflegebedarf und ärztliche Versorgung verwendet. Zuweilen werden Hersteller von Tiernahrung sowie Firmen und Privatpersonen zu Spenden aufgerufen. Seriöse Tierheime kennzeichnen die neu aufgenommenen Katzen routinemäßig per Mikrochip, lassen sie tierärztlich untersuchen und, wenn nötig, behandeln. Dann werden die Katzen sterilisiert, auf mögliche Verhaltensauffälligkeiten untersucht und anschließend für eine Gebühr abgegeben.

Oft weigern sich diese Vereine, Tiere zu töten. Eine Katze in ihrer Obhut wird nur dann eingeschläfert, wenn sie so krank oder verletzt ist, dass die Tötung nach Ansicht des Tierarztes der einzig vertretbare Ausweg ist. Das Tierheim ist ein Verbindungsglied zwischen verwilderten Katzen und Hauskatzen und daher ein idealer Ansprechpartner für Menschen, die aktiv etwas für unsere Katzenfreunde tun wollen.

HINGEBUNGSVOLLE KATZENLIEBHABER

Während sich manche Katzenfreunde darauf konzentrieren, gut funktionierende Tierheime zu führen oder zu unterstützen, gehen andere noch einen Schritt weiter. Manche widmen den geliebten Tieren ihr ganzes Leben und ihr ganzes Geld.

Da gibt es die »Fütterer«, die Kolonien von Streunern tagtäglich aus freien Stücken mit Nahrung versorgen. Die »Retter« fangen verwilderte Katzen ein, oft in pfiffig konstruierten Käfigfallen, bringen diese dann zum Tierarzt und lassen sie auf eigene Kosten sterilisieren, impfen, gegen innere und äußere Parasiten behandeln und markieren. Anschließend werden diese Katzen am Fundort wieder ausgesetzt. Manche Retter bemühen sich auch darum, Besitzer für ihre Schützlinge zu finden.

VON KATZEN BESESSEN

Katzensammler, auch als Katzenhorter bekannt, sind da etwas problematischer. Diese durchaus wohlmeinenden »Tierfreunde« nehmen eine Katze nach der anderen bei sich auf, bis sie schließlich an den Punkt gelangen, wo sie damit überfordert sind. Dieses Phänomen beschränkt sich nicht nur auf

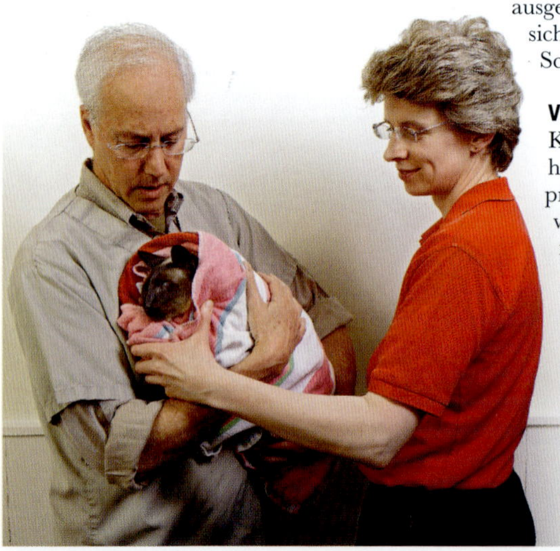

Streuner müssen zum Tierarzt
Aufgegriffene Streuner sollten sofort zum Tierarzt gebracht werden, wo sie auf Kennzeichnungen überprüft und, wenn nötig, gegen Krankheiten behandelt werden können.

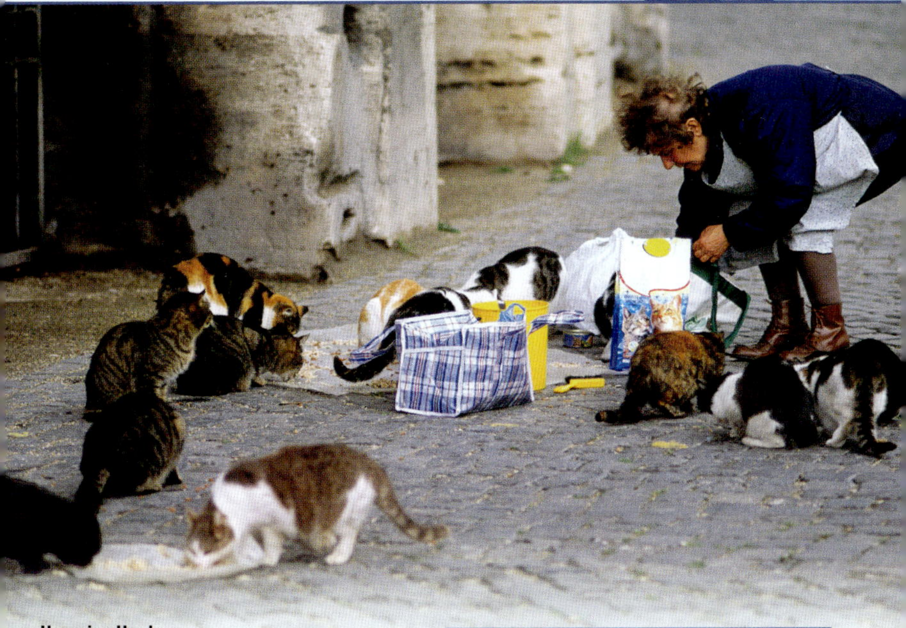

Hungrige Horden
Viele Katzenkolonien, so wie diese in Rom, leben von der Freigebigkeit selbst ernannter »Fütterer«. Solche Tiere sollten unbedingt routinemäßig kastriert werden, damit sie nicht überhandnehmen.

Katzen – man liest oder hört oft in den Nachrichten, dass Hunde oder andere Tiere gesammelt wurden. Neueste Forschungsergebnisse in den USA weisen darauf hin, dass es sich bei diesen Sammlern häufig um Zwangsneurotiker handelt.

Im Falle der Katzen vermuten die Psychologen, dass der Sammler sich mit den »vernachlässigten« oder »verlassenen« Tieren identifiziert. Solche Menschen sind sehr häufig unverheiratete, kinderlose Frauen, deren Kollektion sich auf bis zu 35 Katzen belaufen kann. Obwohl diese Tiere oft gut versorgt sind, vernachlässigt deren Besitzer häufig die eigene Ernährung und Hygiene. Grund zur Sorge besteht, wenn die Tiere auf engem Raum zusammengepfercht und unter unhygienischen Bedingungen und ohne ärztliche Betreuung leben müssen. Tier um Tier wird der Sammlung zugefügt, bis sich die Nachbarn über Lärm oder Gestank beschweren. Wenn es erst so weit kommt, ist es für viele der Katzen oft zu spät: Zahllose solcher Tiere sterben an Infektionen oder müssen getötet werden.

Das Problem ist – eine Strafverfolgung der Missetäter geht den Ursachen nicht auf den Grund.

HIGH SOCIETY-KATZEN

Einige der größten Stars und Politiker des letzten Jahrhunderts waren stolze Katzenbesitzer. Die schwarzweiße Langhaarkatze Humphrey war in den frühen 1990er-Jahren erster Mäusefänger in No. 10, Downing Street, während die schwarzweiße Kurzhaarkatze Socks sich mit Präsident Clinton das Weiße Haus in Washington teilte. Auch das Showgeschäft hatte schon immer eine Schwäche für Katzen, wie man auf diesem Foto gut erkennen kann: Im Jahre 1961 waren Tierpässe noch in weiter Ferne, und so konnten Elizabeth Taylor und Ehemann Eddie Fisher ihren geliebten Perser-Siamkater Ali-Khan überallhin mitnehmen.

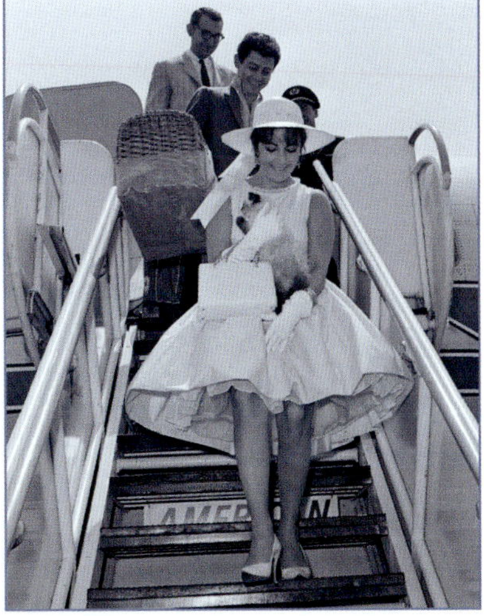

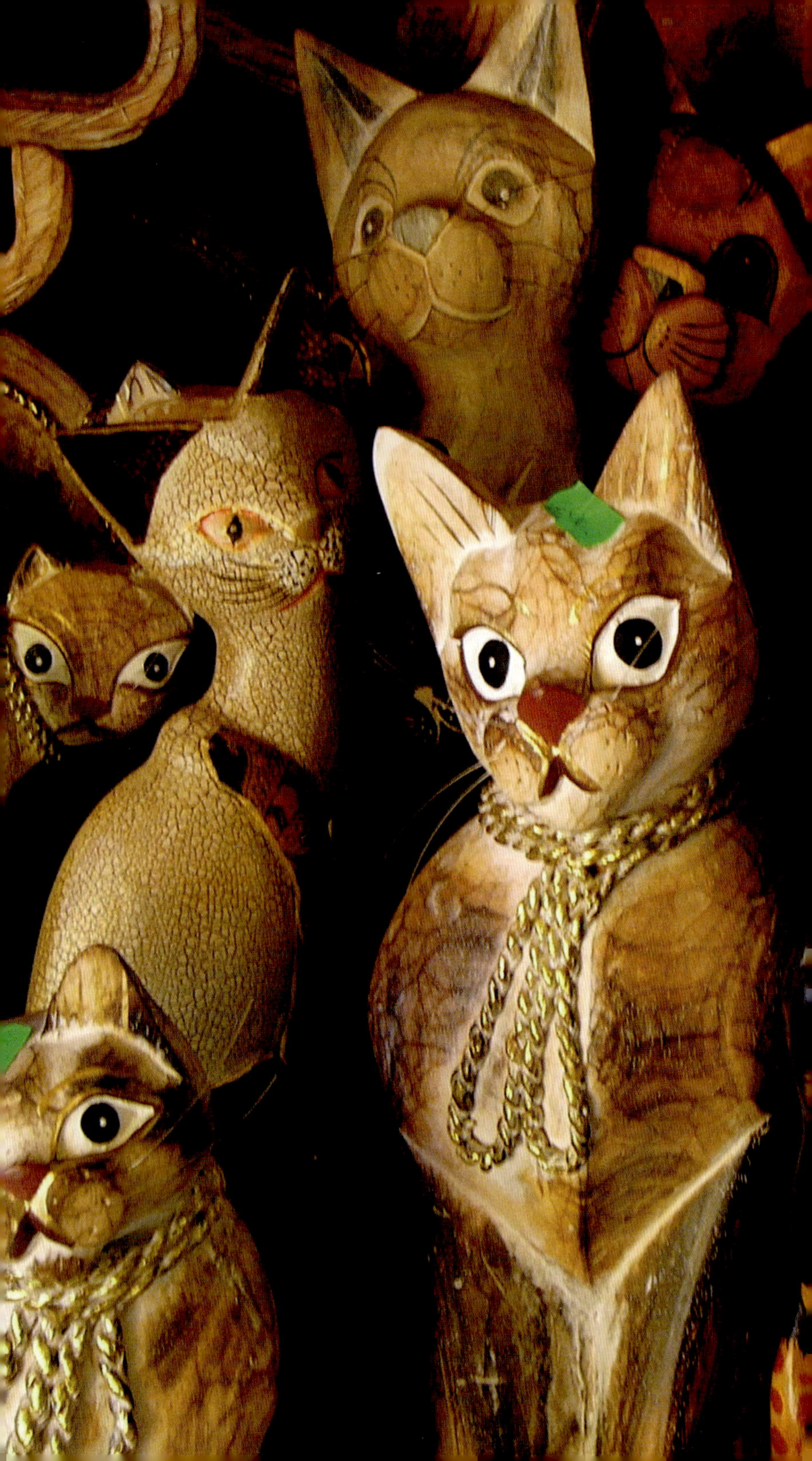

KATZEN IN DER KULTUR

Während der gesamten menschlichen Geschichte wurden den Katzen starke und oft widersprüchliche Gefühle entgegengebracht. In manchen Epochen wurden sie verehrt. Noch häufiger galten sie als Verkörperung des Bösen. Im 20. Jh. schließlich waren Katzen aus der östlichen und westlichen Kultur – und damit auch aus Kunst und Showbusiness – nicht mehr wegzudenken.

WECHSELHAFTER STATUS

Das zuweilen rätselhaft anmutende Verhalten der Katzen ist zweifellos der Grund, warum sich in so vielen Kulturen Mythen und Märchen um sie ranken. Katzen wurden im Alten Ägypten als Gottheiten verehrt und durften nicht exportiert werden – was sie natürlich für andere Länder erst recht interessant machte. Hunderttausende von ihnen wurden dort als Mumien bestattet. Jenseits des Mittelmeers, in Rom, stellte man die Liebesgöttin Venus oft in Begleitung einer Katze dar. Als sich die Katzen nordwärts verbreiteten, wurden sie von ihrem legendären Ruf begleitet. Im nordischen Mythos etwa symbolisierten sie Wildheit und Fruchtbarkeit und das Gefährt der Fruchtbarkeitsgöttin Freya wurde daher folgerichtig von Katzen gezogen.

Problematischer war der Status der Katzen jedoch in den monotheistischen Religionen, die sich im Nahen Osten entwickelten. Im Judentum wird die Katze nicht einmal erwähnt, aber in islamischen Regionen ist ihr sogar das Betreten von Moscheen gestattet. Daher verbanden die aus dem Heiligen Land zurückkehrenden Kreuzzügler sie mit dem Islam. Dies ist einer der Gründe, warum die katholische Kirche die Katzen so erfolgreich zum Symbol der Ketzerei und später der Hexerei und des Teufels erklären konnte. Im Mittelalter wurden Katzen in ganz Europa als Verkörperung des Bösen verfolgt. Erst im 19. Jh. begann man, sie wieder positiver zu sehen. Diese neue Wahrnehmung spiegelte sich in der amerikanischen und europäischen Kunst sowie in Folklore und Märchen wider. Im 20. Jh. war die Katze zur vertrauten Kulturfigur geworden.

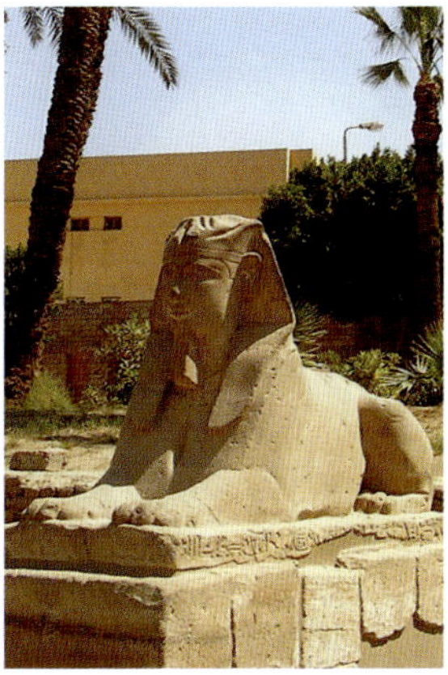

Von den Ägyptern verehrt
Diese Sphinx – ein sitzender Löwe mit Menschenkopf – stammt aus der Zeit um 380–362 v. Chr.

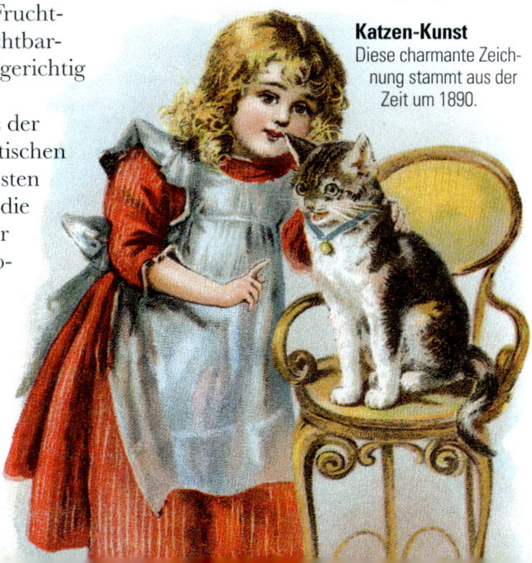

Katzen-Kunst
Diese charmante Zeichnung stammt aus der Zeit um 1890.

Überall beliebt
Die Katze ist auf der ganzen Welt beliebt. In diesem Geschäft auf Bali in Indonesien werden bemalte Holzkatzen feilgeboten.

Katzen und Religion

In vielen Kulturen wurden Tiere als Gottheiten verehrt. Katzen galten weltweit als Symbol des Schutzes und der Fruchtbarkeit. Ihre nächtliche Aktivität machte sie jedoch auch zur Zielscheibe für zwiespältigere Gefühle.

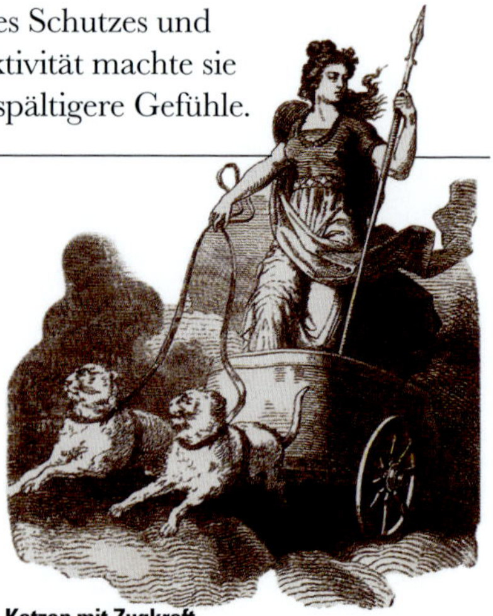

Katzen mit Zugkraft
Der Wagen der nordischen Fruchtbarkeitsgöttin Freya wird von Katzen gezogen – vielleicht von den Vorfahren der Norwegischen Waldkatze.

FRÜHE KATZENKULTE

Da die Hauskatze höchstwahrscheinlich aus Afrika stammt, finden die ersten Belege für einen Katzenkult erwartungsgemäß in Ägypten. Die katzenköpfige Bastet stand im Zentrum eines großen Kultes, wie der Tempel der Katzengöttin in Beni Hassan beweist. Bei Ausgrabungen im späten 19. Jahrhundert fand man dort über 300 000 Katzenmumien. Katzen wurden rituell betrauert, mumifiziert und als Opfergabe im Tempel bestattet. Das Töten einer Katze stand im Alten Ägypten unter Todesstrafe.

In der römischen Kunst war die Liebesgöttin Venus oft von einer Katze begleitet, dem Sinnbild der liebenden Mutter, die ihre Kinder notfalls mit Gewalt verteidigt. Auch im vorchristlichen Europa galt die Katze als Symbol der leidenschaftlichen Beschützerin. So wurde der Wagen der nordischen Fruchtbarkeitsgöttin Freya von Katzen gezogen. Anderenorts stand die Schutz- und Wächterfunktion stärker im Vordergrund. In der keltischen Mythologie befindet sich eine Katze unter den Wächtern des Tores zur Unterwelt. Auf dem amerikanischen Kontinent waren Puma und Jaguar

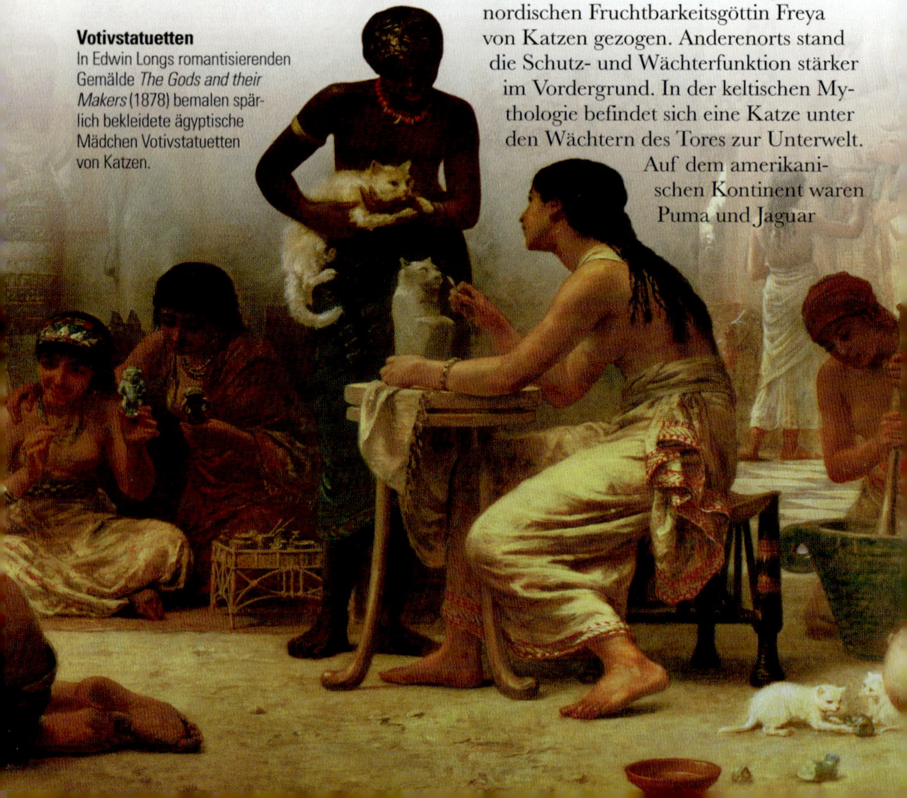

Votivstatuetten
In Edwin Longs romantisierenden Gemälde *The Gods and their Makers* (1878) bemalen spärlich bekleidete ägyptische Mädchen Votivstatuetten von Katzen.

fester Bestandteil der Mythologien. Der Puma wurde in Peru seit 600 v. Chr. verehrt. Später erhielt er den Beinamen *amigo del christiano*, Freund des Christen, nachdem ein Puma angeblich das Leben eines spanischen Mädchens gerettet hatte. In Südamerika glaubte man, dass die Schamanen sich nach ihrem Tod in Jaguare verwandelten.

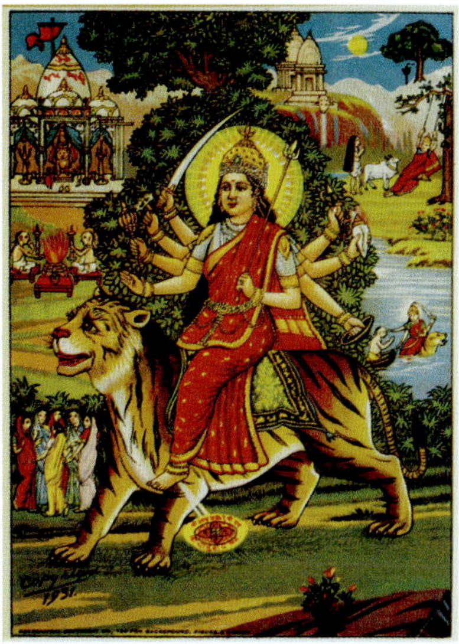

Muttergottheit
Die hinduistische Muttergöttin Durga ist hier auf ihrem traditionellen Reittier, dem Tiger, abgebildet. In ihren acht Armen hält sie verschiedene Symbole.

HEILIGE KATZEN

Im Islam wurde die Katze sehr verehrt, da der Prophet von einer Katze vor einem Schlangenbiss bewahrt wurde. Östliche Religionen haben im Allgemeinen den Katzen gegenüber eine tolerante Einstellung: So betrachtet ein Parse das Töten einer Katze als schweres Verbrechen. Im chinesischen Buddhismus gilt das in-sich-ruhende Naturell des Tieres als Inbegriff der Meditation. Ein japanischer Buddhist bietet im Tempel nach dem Tod seiner Katze eine Katzenfigur dar, damit seiner Familie ein glückliches Leben beschieden wird.

Das Christentum stand der Katze eher zwiespältig gegenüber, es hatte zunächst eine teils bewundernde, teils abergläubische Einstellung wie viele heidnische Religionen. So wurden frühchristliche Heilige häufig in Begleitung von Katzen dargestellt. Vom 6. Jh. an begann man, Katzen mit Ketzerei in Verbindung zu bringen. Der Teufel wurde oft in Gestalt einer schwarzen Katze dargestellt. Jahrhunderte der Verfolgung schlossen sich an, in denen man den Katzen u. a. den Ausbruch der Pest zur Last legte. Erst mit der Abschaffung der Hexengesetze im 18. Jh. nahm die Feindseligkeit gegenüber Katzen ab.

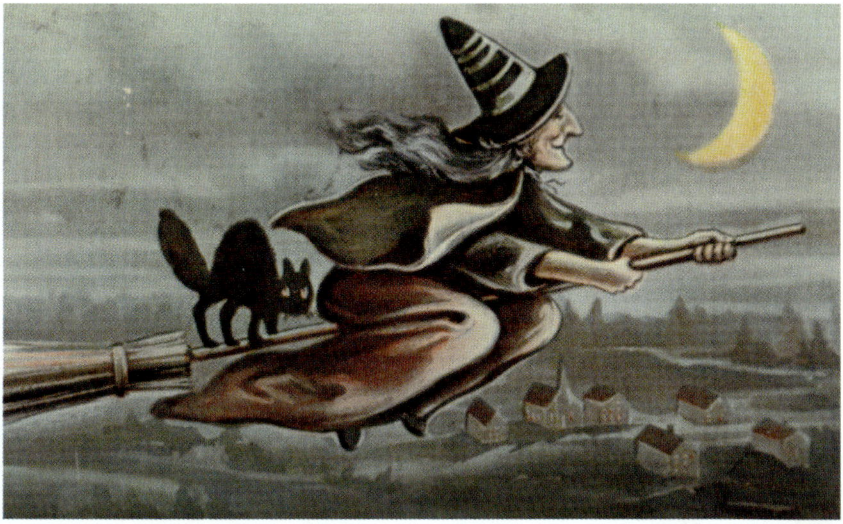

Hexenjagd auf Katzen
Zur Zeit der hysterischen Hexenverfolgungen des 15. Jh.s galten Katzen und Hexen als unzertrennliche Freunde. Da Katzen nachts aktiv sind, wenn Christenmenschen schlafen, folgerte man, dass sie mit dem Teufel im Bunde sein mussten.

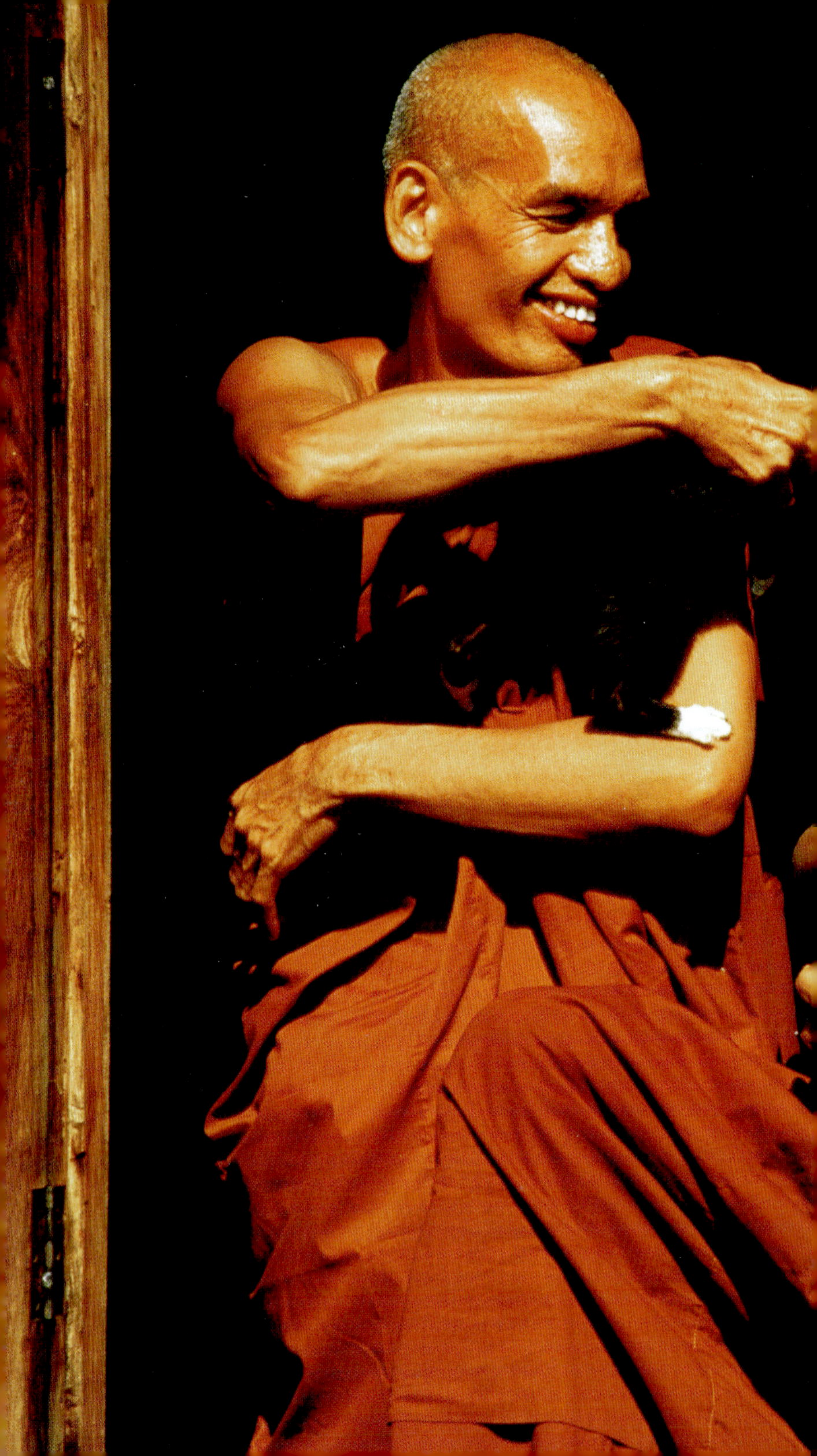

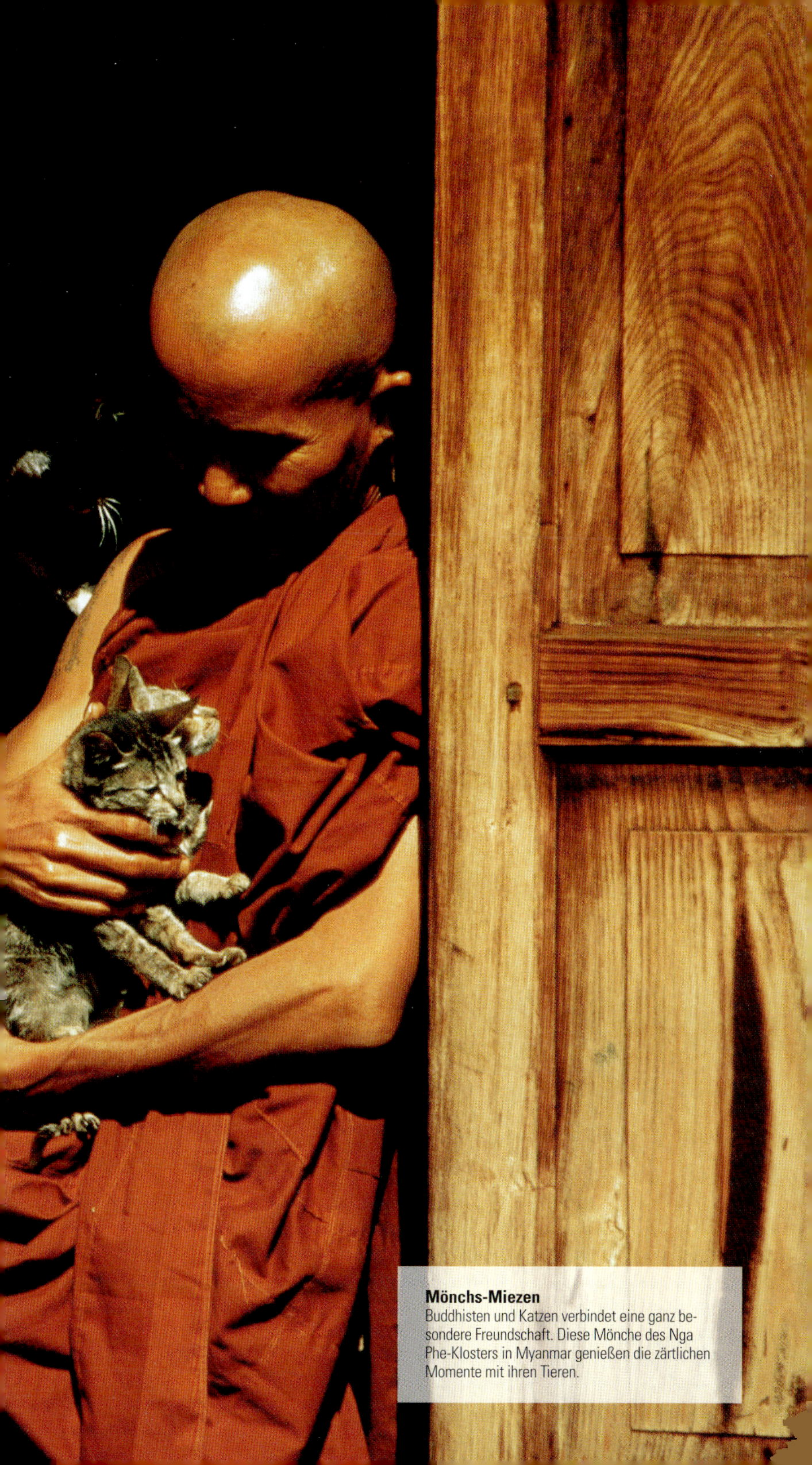

Mönchs-Miezen
Buddhisten und Katzen verbindet eine ganz besondere Freundschaft. Diese Mönche des Nga Phe-Klosters in Myanmar genießen die zärtlichen Momente mit ihren Tieren.

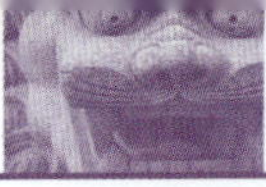

Der Ursprung der Mythen

Katzen waren wegen ihrer großen, reflektierenden Augen, ihrer diskreten Art und der nächtlichen Streifzüge schon immer von Geheimnissen umrankt. Von der Katze als Symbol der weißen Magie war es leider nur ein sehr kleiner Schritt bis zu ihrer Assoziation mit dunklen Mächten.

GLÜCKSBRINGER

Im Bastet-Kult galt die Katze als Symbol der Fruchtbarkeit. Von etwa 950 v. Chr. an begann sie eine zentrale Rolle bei Erntefesten und -opfern zu spielen. Diese Entwicklung erreichte etwa 600 Jahre später in der ptolemäischen Epoche (332–330 v. Chr.) ihren Höhepunkt. Auch in späteren Jahrhunderten wurden in verschiedenen Ländern der Erde Katzen z. B. zum Erntefest entweder feierlich geschmückt, rituell zu Tode »gedroschen« oder mit der neuen Ernte begraben, um die Fruchtbarkeit des Bodens zu erhalten. Während das Christentum der Katze göttlichen Status absprach, spielte sie eine Rolle in religiösen Ritualen. So wurden mancherorts an Halloween und am Osterfest lebende Katzen über dem – Reinheit und Fruchtbarkeit symbolisierenden – Feuer verbrannt.

Das Erscheinen einer Katze wird je nach Land oder Zeitalter als gutes oder schlechtes Omen betrachtet. In Japan gelten Katzen als besonders Glück verheißend. Der Legende nach kam die allererste Katze im Jahre 999 als Geschenk des chinesischen Mandarins an den Kaiser Ichijo nach Japan. In einer anderen Legende wird erzählt, wie eine winkende Katze eine Gruppe von Samurai während eines Sturms in einen Tempel lotste. Dieser Tempel wurde später zum Katzenheiligtum und die Menschen kamen von weither, um ihre Katzen dort zu begraben. *Maneki-neko*, eine winkende Katzenstatuette, erinnert noch heute an diese Legende. Auch die japanische Stummelschwanzkatze gilt als Glück bringend, da ihr eigenartig kurzer Quastenschwanz an das kaiserliche Emblem, die Chrysantheme, erinnert.

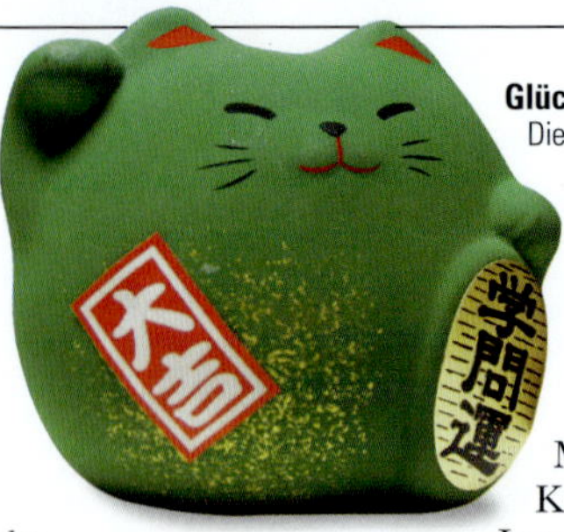

Glückssymbol
Die winkende Katze *Maneki-neko* ist ein in ganz Japan verbreitetes, Wohlstand und Glück verheißendes Symbol.

SCHWARZE KATZEN

Besonders um die schwarzen Katzen rankt sich viel Aberglaube. In Großbritannien soll es Glück bringen, wenn einem eine schwarze Katze über den Weg läuft –

NEUN LEBEN

Man sagt der Katze nach, dass sie neun Leben hat. Im Alten Ägypten hatte die Zahl Neun magische Bedeutung. Im 17. Jh. verband sich bei uns dieser Aberglaube mit dem Vorwurf der Hexerei. Man glaubte, dass eine Hexe sich neunmal in eine Katze verwandeln konnte – wodurch diese Katze neunmal wiedergeboren wurde. In Wirklichkeit sorgen ihr schnelles Reaktionsvermögen, die messerscharfen Sinne und der außerordentliche Gleichgewichtssinn dafür, dass Katzen vor dem Tod gefeit zu sein scheinen.

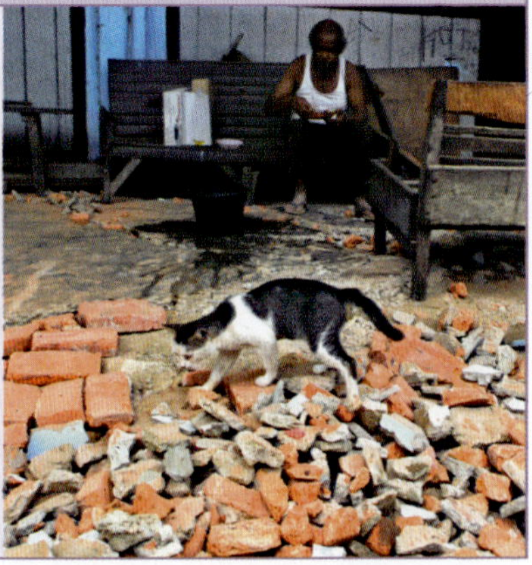

Noch einmal davongekommen
Eine Katze begutachtet das durch ein Erdbeben im April 2005 auf der indonesischen Insel Nias hinterlassene Trümmerfeld, bei dem 1000 Menschen starben.

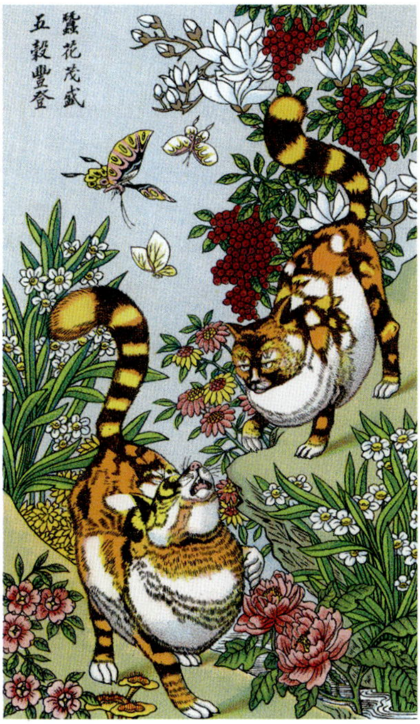

Magische Katzen Chinas
In dieser chinesischen Zeichnung verkörpern Katzen freundliche Geister, die Ratten von den wertvollen Seidenraupen fernhalten.

vermutlich als Symbol für das Böse, das vorbeizieht, ohne Schaden anzurichten. In Deutschland jedoch gilt die schwarze Katze als Unheil bringender Geist. Durch den Kontrast zwischen dem nachtschwarzen Fell und den leuchtenden Augen wurden diese Tiere mit Zauberei in Verbindung gebracht. Im Mittelalter galten sie als Verbündete von Hexen und Teufel.

MAGISCHE KRÄFTE

Katzen werden nicht nur mit schwarzer, sondern auch mit weißer Magie assoziiert. So sollen sie z. B. das Wetter beeinflussen können. In Kambodscha wird eine Katze in feierlicher Prozession durch die Dörfer getragen und rituell mit Wasser besprengt, um den Gott Indra um Regen für die Saat zu bitten. Der Glaube an die Wetterkundigkeit der Katzen hat reale Hintergründe: Man nimmt heute an, dass Katzen Luftdruckveränderungen früher als Menschen spüren und daher vor Stürmen warnen können. Die ihnen angedichtete Fähigkeit zur Vorhersage der Zukunft führte im der frühchristlichen Ära zu einigen grausamen Ritualen, die allesamt mit dem Tod der Katze endeten.

BESTATTUNGSRITUALE

Überall in Europa zeugen Funde von Katzenskeletten von dem weit verbreiteten Glauben, dass ein – meist lebendig – in das Fundament eingemauertes Tier das Gebäude vor Nagetieren schützen soll. In Thailand geschah das Einmauern aus einem anderen Grund: Man glaubte, dass die Seele eines Verstorbenen in die Katze einfuhr und zum Himmel aufstieg, während das Tier durch einen eingebauten Fluchtweg entkam.

Diese Thai-Zeremonie wird heute nicht mehr praktiziert, ebenso wenig wie die anderen erwähnten Rituale. Dennoch stirbt der Aberglaube nicht aus. Tatsächlich ist eine Katze harmlos – wenn man nicht gerade eine Maus ist.

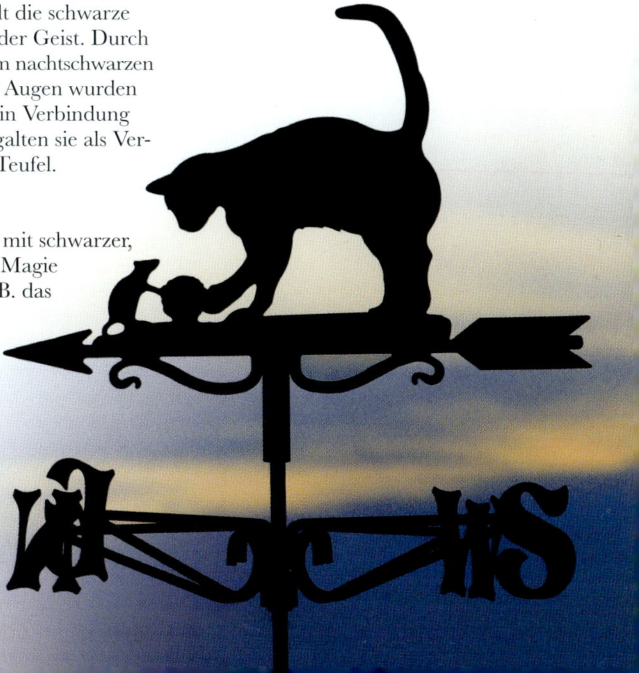

Wetterkatze
In der ganzen Welt wird den Katzen Wetterkundigkeit zugesprochen. Der Ursprung von Sprichwörtern wie »Wenn die Katzen sich putzen, gibt es gutes Wetter« ist jedoch unklar.

Katzen in der asiatischen Kunst

Die Künstler Asiens hielten die Katze schon immer in Ehren. Von Persien und Indien bis nach China waren Großkatzen seit jeher Sinnbild der Macht und Führungskraft. Mit ihrer Verbreitung nach Osten trat die Hauskatze schließlich aus dem Schatten der großen Verwandten.

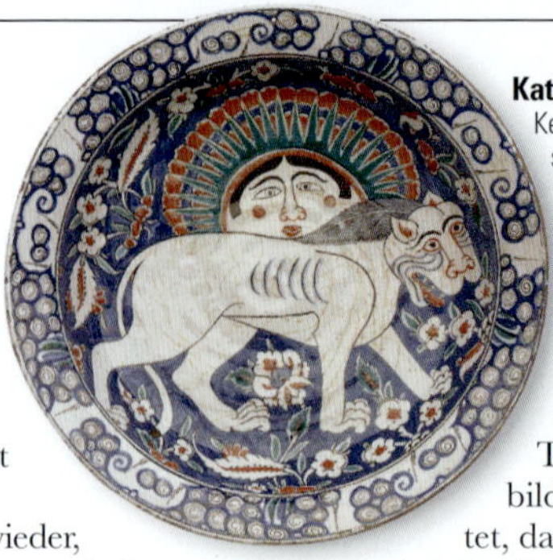

Katzenteller
Kein Zweifel – auf diesem persischen Keramikteller steht die mächtige weiße, löwenartige Katze mit der wallenden Mähne im Vordergrund.

PERSISCHE KUNST

Moslems haben großen Respekt vor den Lieblingstieren ihres Propheten (*s.* S. 47). Doch obwohl Katzen im Nahen Osten schon damals zahlreich vertreten waren und die Langhaarkatzen von dort stammen, findet man sie sehr selten in der Kunst wieder, denn bildliche Darstellungen sind im Islam verpönt. Erst in den Gemälden europäischer Reisender kann man sehen, wie Katzen sich im Schoß eines Schriftgelehrten räkeln oder von arabischen Frauen gestreichelt werden. Zuweilen jedoch tauchen bei anonymen ottomanischen Künstlern des 14. Jh.s hier und da Katzen in Illustrationen zu Volksmärchen oder biblischen Geschichten auf. Am häufigsten werden in Asien übrigens Bi-Colours und Tortie-and-White abgebildet, was entweder bedeutet, dass diese Farben schon bei den Importeuren dieser Tiere oder später bei den Einwohnern Asiens selbst am beliebtesten waren.

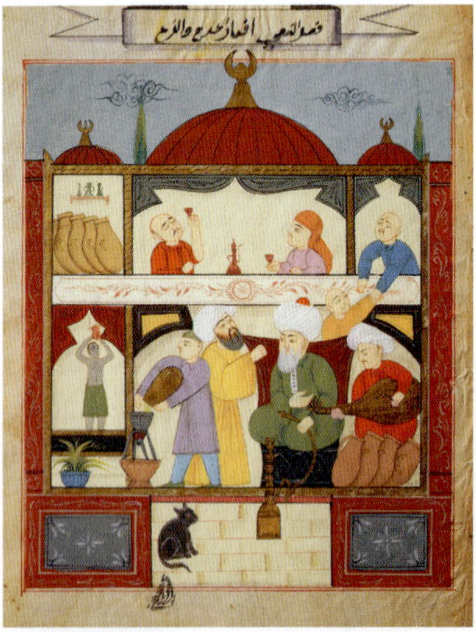

Persische Mieze
Selbst die Katze im Vordergrund lauscht den Lehren des großen persischen Mediziners Avicenna (980–1037). Das Gemälde stammt aus dem 17. Jh. In dieser Epoche kamen die ersten Langhaarkatzen von Persien nach Italien.

INDISCHE UND FERNÖSTLICHE KUNST

In Indien symbolisieren Katzen Reichtum und Status. Die frühesten Katzendarstellungen findet man auf religiösen Kunstwerken – etwa eine Fruchtbarkeitsgottheit, die auf einer Katze reitet. Straßenkatzen in indischen Gemälden ähneln den verwöhnten Tieren höfischer Portraits, was darauf hinweist, dass dort wenig Gewicht auf die Züchtung gelegt wurde.

Weiter östlich, in Thailand, hielt man Katzen in sehr hohen Ehren. Es gibt große Mengen von Papyruszeichnungen, auf denen die vielen verschiedenen Fellfarben und Körperhaltungen der dortigen Katzen wiedergegeben sind. Die Illustrationen von Manuskripten der *Cat-Book-Poems* (Katzengedichte) aus dem 16. Jh. zeigen Katzen mit Abzeichen (die Vorfahren der Siam), kupferbraune »Sopalaks«, blaue silver-tipped »Si-Sawat« sowie Tabbbies, Bi-Colours und eine ganze Palette von weiteren Färbungen, die heutige Züchter und Genetiker in helle Verwirrung stürzen würden.

In China waren Katzen erst in der Song-Dynastie (960–1279) häufiger Gegenstand von Kunstwerken. Wie in Indien, so erschienen sie auch hier in höfischen Portraits. Chinesische Katzendarstellungen sind überwiegend naturalistisch. Das dem chinesischen Kaiser Xuan

Zong, der von 1426–1435 regierte, zugeschriebene Gemälde *Frühlingsspiele in einem Tang-Garten* zeigt zwischen Blumen spielende Kätzchen. Im 16. Jh. waren *Cloisonneé*-Figurinen von Katzen sehr beliebt. Aufgrund ihrer Fähigkeit, im Dunkeln zu sehen, war die Katze ein häufiges Schmuckmotiv auf Porzellanlampen.

KATZENRASSEN ALS INSPIRATION

Die Idee der Züchtung ist eine westliche Tradition, die Ende des 19. Jh.s im Großbritannien ihren Anfang nahm. Aus Asien stammende Katzen wurden von westlichen Zuchtverbänden als eigene Rassen anerkannt und mit neuen »Bezeichnungen« versehen. Diese wiederum wurden in die Ursprungsländer rückimportiert und dort übernommen. In der japanischen Kunst herrschten die »Tortie-and-White« sowie die »Stummelschwanzkatze« vor. Die in Thailand gezeichneten heimischen Katzen trugen später weltweit übliche Namen wie »Siam«, »Burma« oder »Korat«.

JAPANISCHE KUNST

In der japanischen Kunst ist die Katze besonders beliebt. Die meisten Gemälde und Holzschnitte zeigen die typische Tortie-and-White »Mi-ké«-Katze, die man auch heute in der japanischen Stummelschwanzkatze wiederfindet. In früheren Zeiten hatten solche Katzen meist längere Schwänze. Im Laufe des 18. und 19. Jh.s sah man immer häufiger schwanzlose sowie überwiegend weiß gefärbte Katzen.

Bei Utamaro (1753–1806) waren Katzen oft die Begleiterinnen schöner Frauen, während Ando Hiroshige (1797–1858) sie in lebendigen, realistischen Details portraitierte. Doch es war vor allem Utagawa Kuniyoshi (1797-1861), der sich durch die Detailgenauigkeit und Lebensnähe seiner Katzendarstellungen auszeichnete. Kuniyoshis berühmtestes Werk ist die Holzschnitt-Serie *53 Stationen der Tokaido-Straße*, in der auch viele Katzen abgebildet sind.

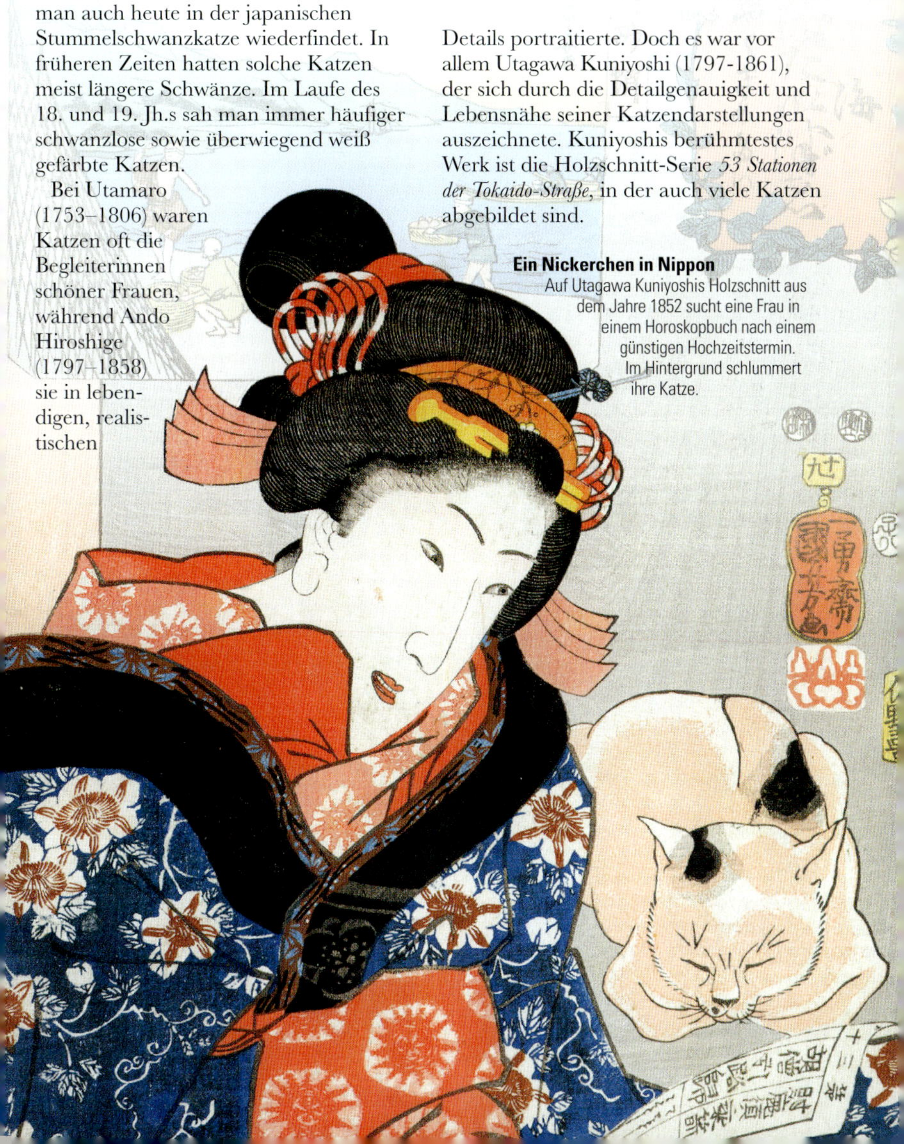

Ein Nickerchen in Nippon
Auf Utagawa Kuniyoshis Holzschnitt aus dem Jahre 1852 sucht eine Frau in einem Horoskopbuch nach einem günstigen Hochzeitstermin. Im Hintergrund schlummert ihre Katze.

Katzen in der europäischen Kunst

Trotz der Beliebtheit der Katzen in der ägyptischen und asiatischen Kunst zogen griechische und römische Künstler Löwen und Tiger vor. Da Katzen seit dem Mittelalter verteufelt wurden, entwickelten sie sich in Europa erst seit dem 18. Jh. zum beliebten Kunstmotiv.

SYMBOL UND ALLEGORIE

Wohl aufgrund des tiefen Misstrauens, das die Kirche der Katze gegenüber hegte, gibt es wenige mittelalterliche Katzendarstellungen. Man findet sie noch in den Illustrationen der Evangeliare von Lindisfarne und Kells, in einigen, im Privatauftrag hergestellten Psalmenbüchern sowie auf Schnitzereien in keltischen Kirchen – wobei Letztere möglicherweise heidnischen Ursprungs sind. Normalerweise stehen Katzendarstellungen im Christentum stets mit Lüge und Sünde im Zusammenhang. Italienische Maler der Renaissance wie Domenico Ghirlandaio (1449–1494) und Jacopo Tintoretto (1518–1594) stellten Judas Ischariot bei Abendmahlsszenen mit einer Katze zu Füßen dar, um den geplanten Verrat zu symbolisieren. Auch Albrecht Dürer (1471–1528) verwendet in seinem Holzschnitt *Adam und Eva* eine Katze, um Evas Sündhaftigkeit zum Ausdruck zu bringen. Noch deutlicher wird der Niederländer Hieronymus Bosch (ca. 1450–1516) mit den katzenhaften Dämonen in seinen Schreckensvisionen, etwa der *Versuchung des hl. Antonius*.

DIE VIELEN GESICHTER DER KATZE

Im 18. Jh. begann sich die Wahrnehmung der Katze als Vertraute des Teufels zu verlieren. Statt dessen konzentrierte man sich auf andere Aspekte ihrer Persönlichkeit: Jean-Baptiste Chardin (1699–1779) zeigt die Katze in seinen Stillleben, z. B. *Der Rochen*, als schlaue Diebin. In seiner

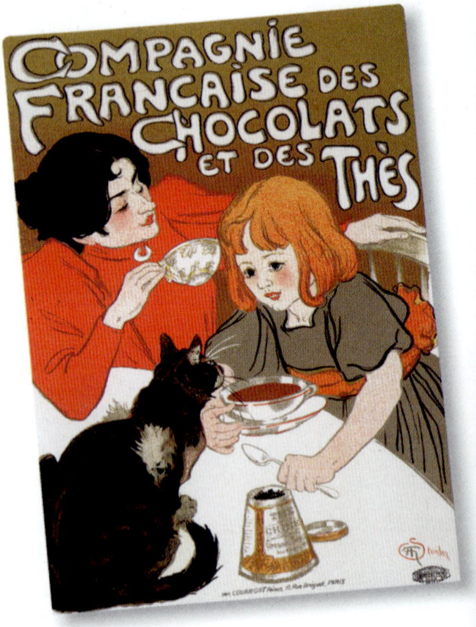

Werbewirksam
Fast jeder kennt wohl das Werbeplakat des Schweizer Jugendstilkünstlers Théophile Steinlen, auf dem eine Katze begehrlich an der Schokoladentasse schnuppert.

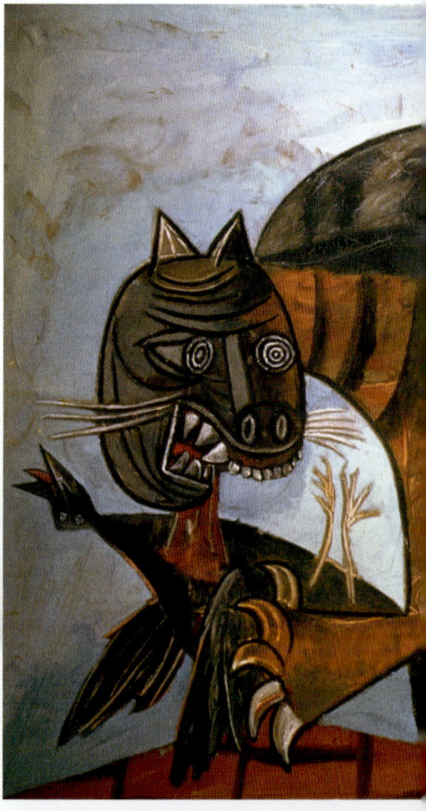

Holzschnittserie »Die vier Szenen der Grausamkeit« prangert William Hogarth (1697–1764) u. a. Tierquälerei an, während die Franzosen Antoine Watteau (1684–1721) und Jean Fragonard (1732–1806) sowie der Italiener Giovanni Tiepolo (1696–1779) Katzen für ihre Ausstrahlung entspannter Sinnlichkeit und Verspieltheit schätzten. Leonardo da Vinci (1452–1519) bahnte den Weg zur realistischen Darstellung in seinen wunderbaren Katzenstudien. Doch erst die Popularität des französischen Naturalisten Jean-Baptiste Oudry (1686–1755) machte den Realismus zum wichtigen Faktor in der Katzenkunst.

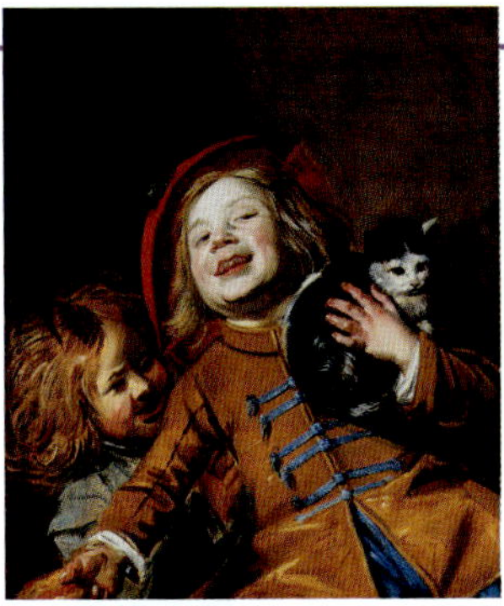

Holländische Meisterin
Auf den Gemälden der holländischen Barockmalerin Judith Leyster (1609–1660) kommen häufig Katzen vor, wie hier in *Lachende Kinder mit einer Katze.*

KATZENPORTRAITS
Im 19. Jh. begannen sich Künstler wie die Niederländerin Henrietta Ronner (1821–1909) und der Schweizer Gottfried Mind (1768–1814) für lebensnahe Katzendarstellungen zu interessieren. Auch der Schweizer Maler und Grafiker Théophile Steinlen (1859–1923) war ein unermüdlicher Katzenmaler mit scharfer Beobachtungsgabe. Die sinnlichen Aspekte der Katzen wurden besonders von den französischen Expressionisten wie Pierre-Auguste Renoir (1841–1919) und Edouard Manet (1832–1883) thematisiert. Auf Manets provokantem Portrait einer Prostituierten, Olympia, ist auch eine Katze zu sehen.

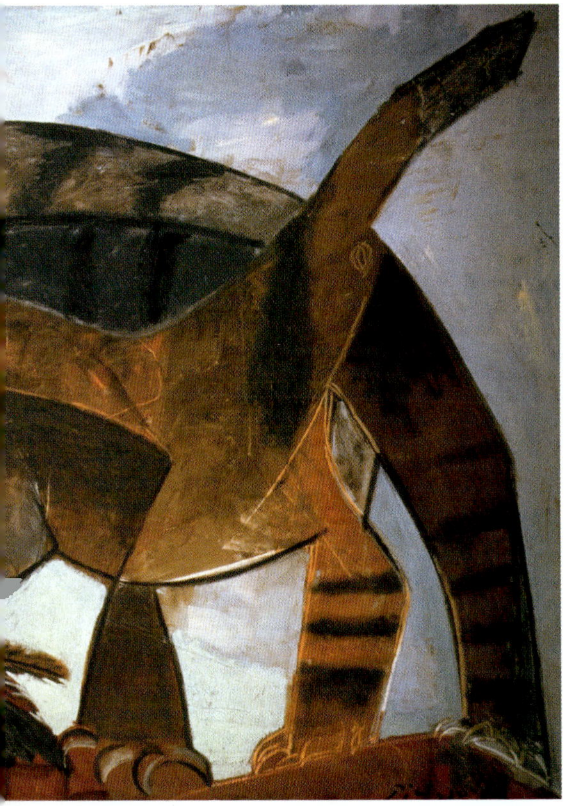

MODERNE KUNST
Im 20. Jh. hat sich die Katze mit Künstlern wie z. B. Gwen John (1876–1939) einen Platz in der Kunst erobert. Der deutsche Expressionist Franz Marc (1880–1916)) strich Aspekte des kätzischen Verhaltens karikaturistisch hervor, während sich Pablo Picasso (1881–1973) gern mit der Wildheit der Katze beschäftigte. Surrealisten wie die Britin Leonora Carrington (*1917) liebten ihre geheimnisvolle Aura, während Marc Chagall (1887–1985) den folkloristischen Stil seiner russischen Heimat mit dem Einfluss seiner Pariser Wahlheimat vereinte. Eine der berühmtesten Katzen ist der weiße Kater Percy auf dem Gemälde *Mr. and Mrs. Clark and Percy* des Briten David Hockney (*1937).

Kubistische Katze
Der Spanier Pablo Picasso war der Vorreiter des Kubismus. Sein ausdrucksvolles Gemälde *Katze, einen Vogel verzehrend* entstand 1939.

Katzen in der amerikanischen Kunst

In der frühen amerikanischen Kunst waren Katzen eher eine Randfigur, die nur gelegentlich in naiven Malereien vorkam. Das ausgehende 19. Jh. jedoch läutete eine neue Epoche ein, in der amerikanische Künstler die Katze zunehmend in ihre Arbeit einbezogen.

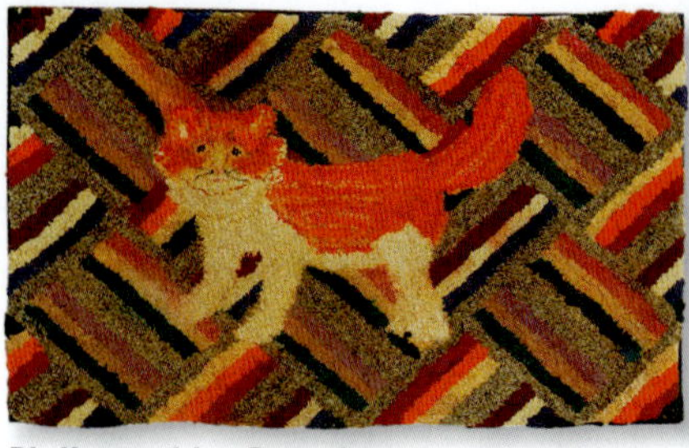

Die Katze auf dem Bettvorleger
Ein wunderschönes Beispiel naiver Volkskunst: Auf dem in der »Rug-hooking«-Technik hergestellten Vorleger prangt eine leuchtend weiß-orangefarbene Katze.

VOLKSKUNST

Ende des 19. Jh.s befand sich das Zentrum der amerikanischen Kunst in Paris. Bis dahin waren amerikanische Katzendarstellungen vornehmlich einigen aus dem »Land der Freiheit« stammenden Autodidakten zu verdanken gewesen. Nachdem sie von der Assoziation mit dem Heidentum und dem Teufel befreit war, hatte sich die Katze nun zum modernen Symbol für Schönheit und friedfertige Zivilisiertheit gemausert. In den Portraits amerikanischer Wandermaler trifft man Katzen häufig als Begleiter von Kindern an. Oft wurden Katzen auch ganz allein gemalt. Ein solches Beispiel ist das 1883 von einem unbekannten Künstler geschaffene Gemälde *Twinkle, eine Katze*. Twinkle ist eine schneeweiße Kurzhaarkatze, die auf einem mit schwarzer und goldener Litze verzierten Samthocker thront. Sie ist offensichtlich ein innig geliebtes Haustier, denn sie trägt ein Halsband mit zwei goldenen Glöckchen.

Wohl das berühmteste Katzenportrait der amerikanischen Volkskunst ist das um 1872–1883 ebenfalls von einem anonymen Künstler gemalte *Katze mit Jungen*. Man sieht darauf eine Katzenmutter, die uns mit eindringlichem und ziemlich ernstem Blick ansieht, während ihre beiden Kätzchen damit beschäftigt sind, sich in ein rotes Wollknäuel zu verstricken.

EIN NEUER MORGEN

Das neue Einverständnis zwischen Künstlern und Katzen war nirgendwo offenbarer als im Amerika des angehenden 20. Jh.s Aus dieser Zeit stammen eine ganze Reihe von Katzeninterpretationen. Zwar machte der Amerikaner Will Barnet (*1911) die Katze nicht zum Zentralthema seines Werkes, doch seine geliebte Katze, Madame Butterfly, taucht in mehreren seiner Familienportraits auf.

Die Künstlerin Judy Chicago (*1939) ist zwar vor allem durch ihre Installation *The*

DER EINFLUSS DER EUROPÄISCHEN KUNST

Die europäische Kunst übte einen starken Einfluss auf die Künstler Amerikas aus. Viele von ihnen reisten nach Europa, um sich dort weiterzubilden, um später in der Heimat einen ganz eigenen Stil zu entwickeln. Dies war die Ära des Ölgemäldes und der Portraitmalerei. Die Idee einer Cartoonfigur wie *Felix* oder *Garfield* lag noch in ferner Zukunft.

Beaux' schwarze Katze
Die amerikanische Malerin Cecilia Beaux (1863–1942) malte *Sita* und *Sarita* 1896. Sarita war der Spitzname ihrer Mutter, Sita ist die geheimnisvolle Katze.

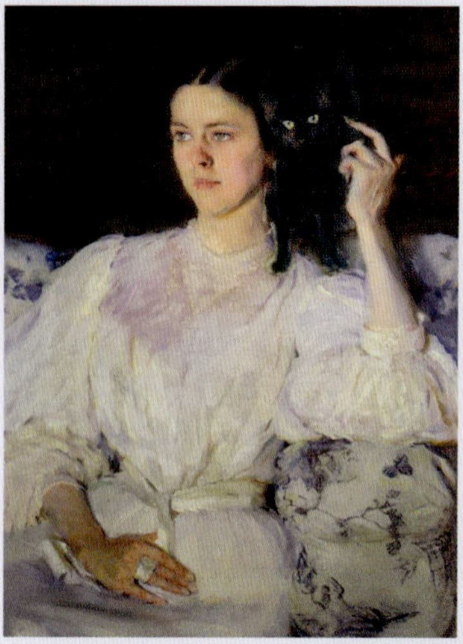

Dinner Party bekannt, das als Hauptwerk der feministischen Kunst gilt. Doch sie ist zudem auch eine sehr produktive Katzenzeichnerin. In ihrem 1993 erschienenen Buch *Autobiography of a Year* treffen wir *Little Veronica* und *Poppy*. 2005 erschien *Kitty City: A Feline Book of Hours*.

Das Werk Frank Romeros (*1941), eines kalifornischen Künstlers hispanischer Abstammung, besteht aus Gemälden in leuchtenden Farben und bemalten und mit Neonröhren versehenen Skulpturen, in denen man nicht selten auch seine schwarzweiße Studiokatze Scamp antrifft – so z. B. in seinen Acrylgemälden *Cat in a Corner* und *Green Teapot*.

Joan Brown (1939–1990) war das jüngste Mitglied des Bay Area Figurative Movement in den 50er- und 60er-Jahren des 20. Jh.s Sie versuchte, figurative Darstellung mit Abstraktion zu vereinen. In ihrem Gemälde *The Adolescent Cat* von 1983 ist der verwegene schwarzweiße Kater eher metaphysisches Symbol als dekorative Darstellung. Auch ihr eigener grau gestromter Kater Donald kam in vielen ihrer späteren Werke vor.

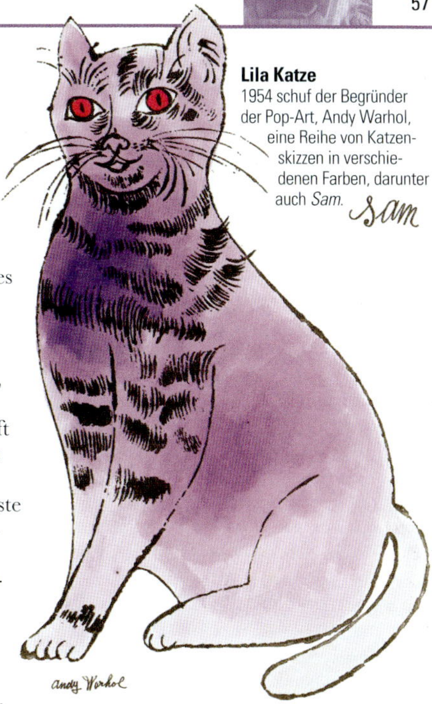

Lila Katze
1954 schuf der Begründer der Pop-Art, Andy Warhol, eine Reihe von Katzenskizzen in verschiedenen Farben, darunter auch *Sam*. Sam

Der medienbewusste Pop-Künstler Andy Warhol (1928–1987) liebte seine Katzen sehr. Er machte Hunderte von Skizzen seiner vierbeinigen Freunde in den verschiedensten frivolen Posen. Diese zieren nun Geschenkbücher, T-Shirts und Kaffeetassen.

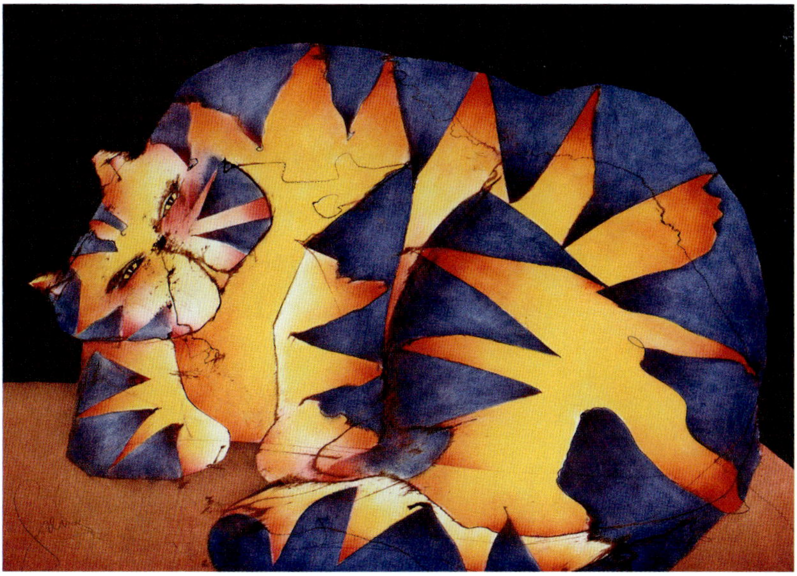

Gerrit-Greve-Katze
Der von niederländischen Kolonialisten abstammende, in Indonesien geborene Gerrit Greve wanderte 1957 nach Amerika aus und ließ sich bei Chicago nieder. Er zeichnet gern groteske, überdimensionale, kunterbunte Katzen – wie die *Yellow Cat with Blue Stripes* von 1979.

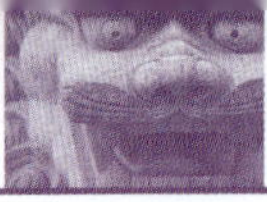

Katzen in Märchen und Folklore

Seit frühester Zeit waren Geschichtenerzähler von den besonderen Qualitäten der Katzen fasziniert: von ihrer Unabhängigkeit, Anhänglichkeit – und ihrer geheimnisvollen Aura. In allen Kulturen entstanden Erzählungen, die von Katzen und indirekt von uns Menschen handeln.

REDENSARTEN UND ERZÄHLUNGEN

In vielen Sprichwörtern und Redensarten ist die Faszination, die Katzen auf uns ausüben, festgehalten. Von der italienischen Redensart »Alte Katzen bedeuten junge Mäuse« bis zu dem deutschen Spichwort »Die Katze lässt das Mausen nicht« werden die Eigenschaften der Katze herbeigezogen, um Licht auf das menschliche Verhalten zu werfen.

Unter den frühesten Beispielen von Katzengeschichten befinden sich die berühmten Fabeln des griechischen Dichters Aesop aus dem 6. Jh. v. Chr. Hier verkörpert die Katze die menschlichen Schwächen Verschlagenheit und Gier. Es ist dem französischen Dichter Jean La Fontaine (1621–1695) zu verdanken, dass diese bis dato mündlich überlieferten Fabeln erhalten geblieben sind, indem er sie in seinem eigenen spritzigen Stil niederschrieb. In vielen Burlesken, deren Themen aus Märchen und Erzählungen stammen, kommt eine schlaue Katze vor, die ihre menschlichen Freunde mit Rat und Tat unterstützt. Der *Gestiefelte Kater* des französischen Märchendichters Charles Perrault (1623–1703) und sein Kollege in dem englischen Klassiker *Dick Whittington* sind uns mit ihrem Mutterwitz heute ein Begriff. In der italienischen Originalversion des Märchens vom *Aschenputtel* ist die gute Fee übrigens eine Katze.

AUF SAMTPFÖTCHEN?

Kaum ein anderes Tier gab Anlass zu so vielen Sprichwörtern wie die Katze. Wenn es »draußen Katzen und Hunde regnet«, sollten Sie vielleicht drinnen bleiben, denn »Neugier ist der Katze Tod« – und »wenn die Katze aus dem Haus ist, tanzen die Mäuse auf dem Tisch«. Sie sollten nicht »wie die Katze um den heißen Brei« reden, aber auch nicht »die Katze aus dem Sack« lassen. Denn niemand mag es, wenn man mit ihm »Katz und Maus spielt«. Hüten soll man sich »vor Katzen, die vorne lecken und hinten kratzen« (die freundlich tun und doch schlecht reden).

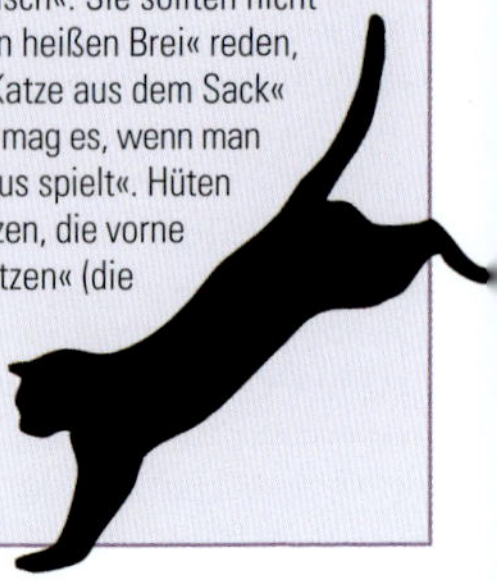

SCHWARZER GLÜCKSKATER

MÄRCHEN UND VOLKSERZÄHLUNGEN

Während der gestiefelte Kater durch seine Kleidung menschliche Eigenschaften annimmt, verwandeln sich viele Katzen vollständig in Menschen. In der japanischen Mythologie gibt es einen gefährlichen Katzendämon, der einer Jungfrau das Blut heraussaugt und dann in ihren Körper schlüpft. Dann sucht er als Vampir den Geliebten des Mädchens heim. Dieser wird in letzter Minute von einem treuen Diener gerettet. In der spanisch-

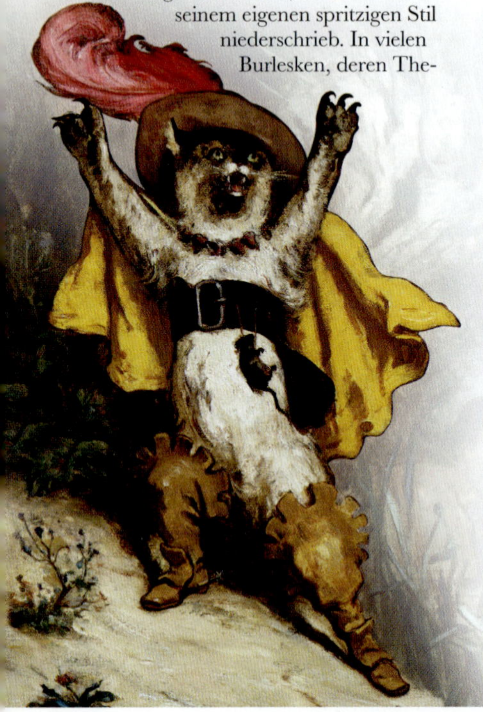

Mantel und Katze
Eines der bekanntesten Katzengeschichten ist wohl *Der gestiefelte Kater* des Franzosen Charles Perrault – ein liebenswerter, schlitzohriger Charakter. Diese Illustration stammt von Perraults Landsmann, Gustave Doré (1832–1883).

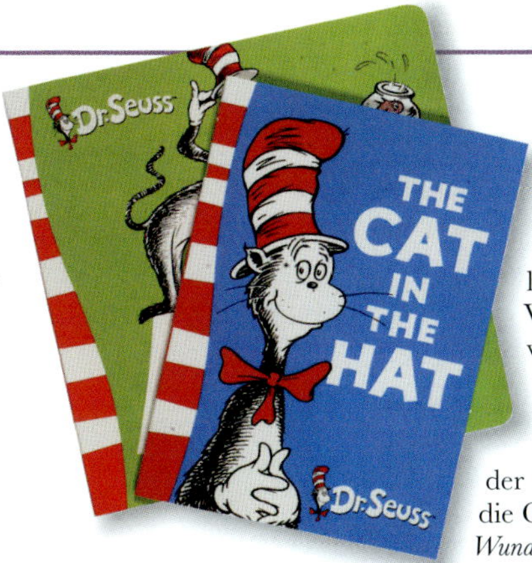

Hattrick
Das 1957 erschienene Versbuch *The Cat in the Hat* von Dr. Seuss erzählt von einem ziemlich anarchischen, doch auch liebenswerten Kater, der aus dem Nichts erscheint, um die kleine Sally und ihren Bruder zu unterhalten.

jüdischen Folklore wird erzählt, dass Adams erste Frau Lilith sich in eine schwarze Vampirkatze verwandelte und schlafenden Babys das Blut aussaugte. Diese grausige Geschichte mag dem Aberglauben zugrunde liegen, dass Katzen schlafende Babys ersticken könnten.

KINDERGESCHICHTEN

Kindergeschichten haben oft ihren Ursprung in Märchen. In den wunderschön illustrierten Tiergeschichten von Beatrix Potter (1866–1943) begegnen uns mehr oder weniger liebenswerte Tiergestalten mit menschlichen Stärken und Schwächen, darunter das ungezogene, aber niedliche Kätzchen Tom. Kathleen Hale (1898–2000) nahm für ihre überaus erfolgreichen Geschichten vom liebenswerten Orlando ihre eigenen Katzen zum Vorbild. In der Geschichte *The Cat that Walked by Himself* des Briten Rudyard Kipling (1865–1936) wird erzählt, dass sich die Katze niemals wirklich zähmen ließ, sondern sich mit dem Menschen arrangierte.

ODEN AN DIE KATZE

Einige der beliebtesten Kindergedichte handeln von Katzen. In *The Owl and the Pussycat* des britschen Humoristen Edward Lear (1812–1888), nahm dieser seine eigene Tabby-Katze Foss zum Vorbild. Der Lyriker T. S. Eliot (1888–1965) brachte seine Liebe zu Katzen in *Old Possums Katzenbuch* zum Ausdruck. Es handelt von sehr eigenwilligen Katzen in sehr menschlichen Situationen. Das Versbuch wurde 1981 von Andrew Lloyd Webber als Musical *Cats* vertont.

Die berühmteste Katze der Kinderliteratur ist wohl die Grinsekatz aus *Alice im Wunderland* von Lewis Carroll (1832–1898). Diese rätselhafte Gestalt, die langsam verblasst und nur ihr breites Lächeln zurücklässt, beschwört die der Katze seit jeher angedichtete Magie herauf.

Grinsekatz
Die Grinsekatz in Lewis Carrolls Kinderbuch *Alice im Wunderland* (hier illustriert von ML Kirk, 1910) kann sich unsichtbar machen – das Grinsen verschwindet zuletzt.

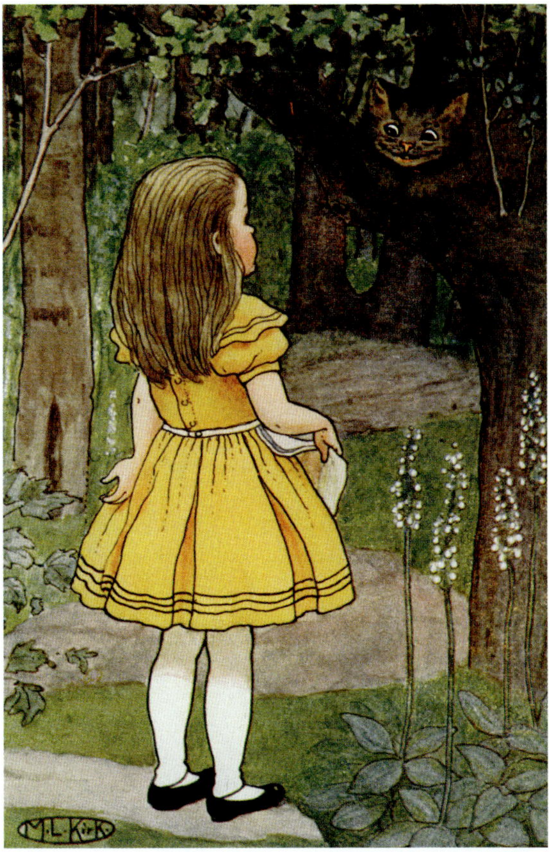

Katzen in Literatur und Unterhaltung

Zwar sind Katzen seit einigen Jahrhunderten ein beliebtes Thema in Literatur, Poesie, Märchen und Sprichwörtern. Katzen mit Karrieren im Entertainment sind dagegen eher eine Seltenheit – doch wenn sie sich erst einmal auf die Bühne begeben, dann in einer Hauptrolle.

SPRICHWÖRTER UND GEFLÜGELTE WORTE

Katzensprichwörter findet man in allen Sprachen. In China z. B. sagt man: »Eine lahme Katze ist besser als ein schnelles Pferd, wenn im Palast Ratten sind.« Im Süden der USA hingegen weiß man, dass »eine Katze mächtig würdevoll auftritt, bis der Hund vorbeikommt.«

Viele berühmte Katzenfans haben wunderbar treffende Kommentare zu ihren Lieblingstieren abgegeben. Der britische Premierminister Sir Winston Churchill, dem 1953 der Nobelpreis für Literatur verliehen wurde, sagte: »Hunde sehen zu uns auf. Katzen schauen auf uns herab. Nur das Schwein betrachtet uns als seinesgleichen.« Théophile Gautier bemerkte einmal: »Eine Katze ist eine Liebhaberin im Pelz.« Berühmte Dichter von Baudelaire bis Wordsworth haben ebenfalls das Loblied ihrer vierbeinigen Freunde gesungen.

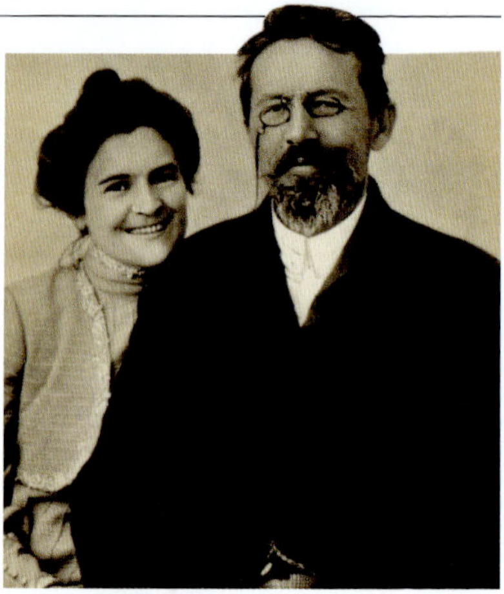

Katzen machen Geschichten
Der russische Bühnenschriftsteller und Kurzgeschichtenschreiber Anton Tschechow, hier mit seiner Frau Olga Knipper, schrieb mehrere Katzengeschichten, darunter *Der Kater* und *Ein Ereignis.*

KATZEN IN DER LITERATUR

Viele Schriftsteller haben ihre Erlebnisse mit Katzen in ihren Werken verewigt. So berichtet Anton Tschechow (1860–1904) von dem vergeblichen Versuch seines Onkels Pjotr, Antons Kätzchen das Mäusefangen beizubringen und den Konsequenzen dieser Begebenheit für Antons Lateinstudium. In ihrer Kurzgeschichte *Die Katze* erzählt Sidonie-Gabrielle Colette (1873–1954) die Geschichte des Russisch Blau-Katers Saha. Dieser wuchs seinem Besitzer ans Herz, nachdem die eifersüchtige Ehefrau versucht hatte, ihn zu töten. Der englische Satiriker Saki alias HH Munro (1870–1916) erschuf die legendäre Tobermory, eine Katze, die mit verheerendem Erfolg das Sprechen lernte.

Zu Beginn des 20. Jh.s verfasste der australische Schriftsteller Guy Boothby (1867–1905) eine Reihe von Kriminalromanen mit den

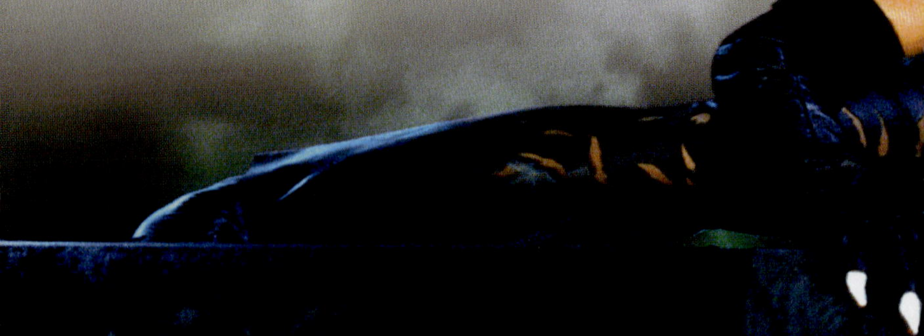

Helden Dr. Nikola und der schwarzen Katze Apollyon. Der Detektiv in den Romanen von Dorothy Sayers (1893–1957) hat in seinem Wappen eine Katze. Für Liebhaber von Katzen und Krimis gibt es mittlerweile geradezu ein eigenes Genre mit den Büchern von Akif Pirinçci (*1959) und Rita Mae Brown (*1944).

Um 1980 entdeckten Herausgeber das hohe Verkaufspotenzial von Katzenbüchern. Nun drängen sich in den Regalen verschiedenste Werke wie *Memoiren eines Wunderkaters* sowie *Katzenpsychologie oder Yoga für Katzen*.

DAS MOSKAUER KATZENTHEATER

Die Katzentruppe des russischen Clowns Yuri Kuklachev leistet Erstaunliches: Die Tiere machen Handstand, klettern auf dem Hochseil, balancieren Bälle auf der Nase, springen aus großer Höhe herab und durchwandern sogar komplizierte Irrgärten. Heute treten mehr als 120 Katzen in dem vor 25 Jahren gegründeten Moskauer Kuklachev-Theater auf. Sie führen sechs verschiedene Stücke in sechs verschiedenen Wochenendvorstellungen auf. Kuklachevs Geheimnis? Er weiß, »dass man Katzen zu nichts zwingen kann.«

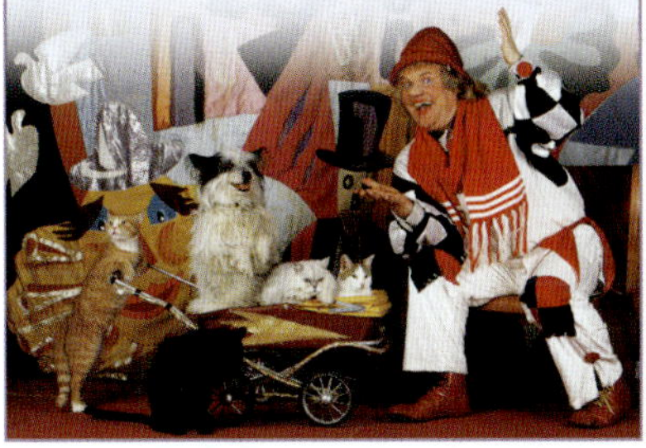

KATZEN ALS ENTERTAINER

Im Laufe ihrer Geschichte hatten Katzen im Zirkus nur einen Kurzauftritt. Im frühen 19. Jh. reiste Pietro Capellis Katzentruppe quer durch Europa. Die Katzen turnten am Trapez und jonglierten mit den Hinterbeinen. Erst im 20. Jh. schafften Katzen den Durchbruch auf der internationalen Bühne, darunter die Siam-Katze Pyewacket in dem 1958 erschienenen Film *Meine Braut ist übersinnlich* und »Katze«, Audrey Hepburns enge Vertraute in dem Film *Frühstück bei Tiffany* (1961). Batmans Kollegin »Catwoman« feierte 1950 ihr Fernsehdebüt.

Auch die Werbung machte viele Katzen berühmt. In Großbritannien kennt man den schneeweißen Arthur. Arthurs amerikanischer Kollege Morris gewann 1973 sogar einen PATSY (einen Oscar für Tiere). Katzen repräsentieren in der Werbung Sinnlichkeit, Reinlichkeit und die so genannten »weiblichen« Werte wie Wärme, Schönheit, Kapriziosität und Eleganz. Mit diesen Qualitäten ist die Zukunft für Katzen in der Unterhaltungsindustrie gesichert!

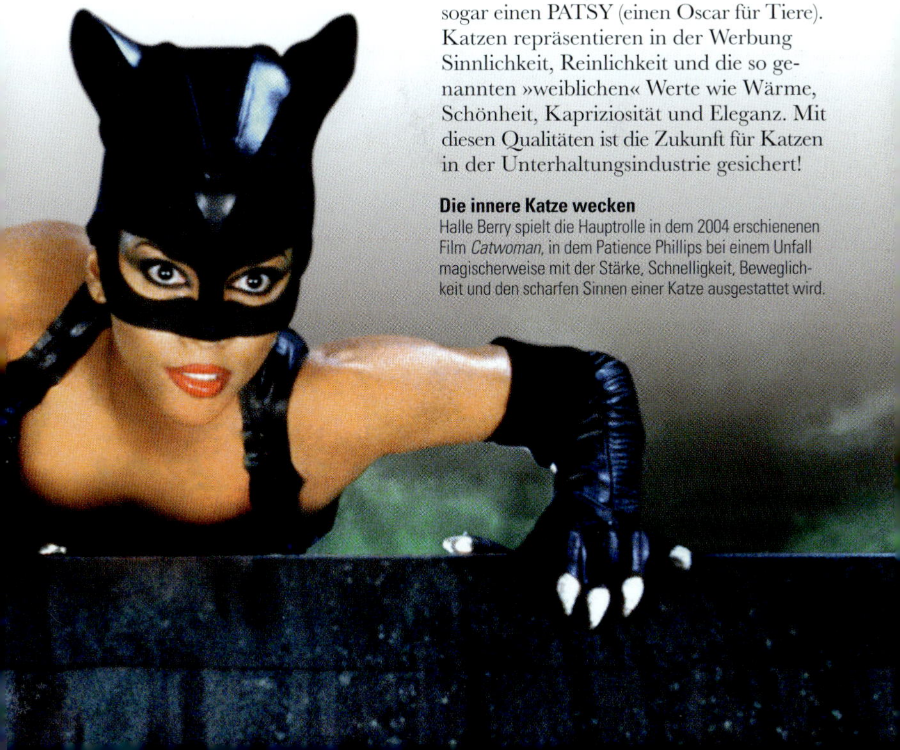

Die innere Katze wecken
Halle Berry spielt die Hauptrolle in dem 2004 erschienenen Film *Catwoman*, in dem Patience Phillips bei einem Unfall magischerweise mit der Stärke, Schnelligkeit, Beweglichkeit und den scharfen Sinnen einer Katze ausgestattet wird.

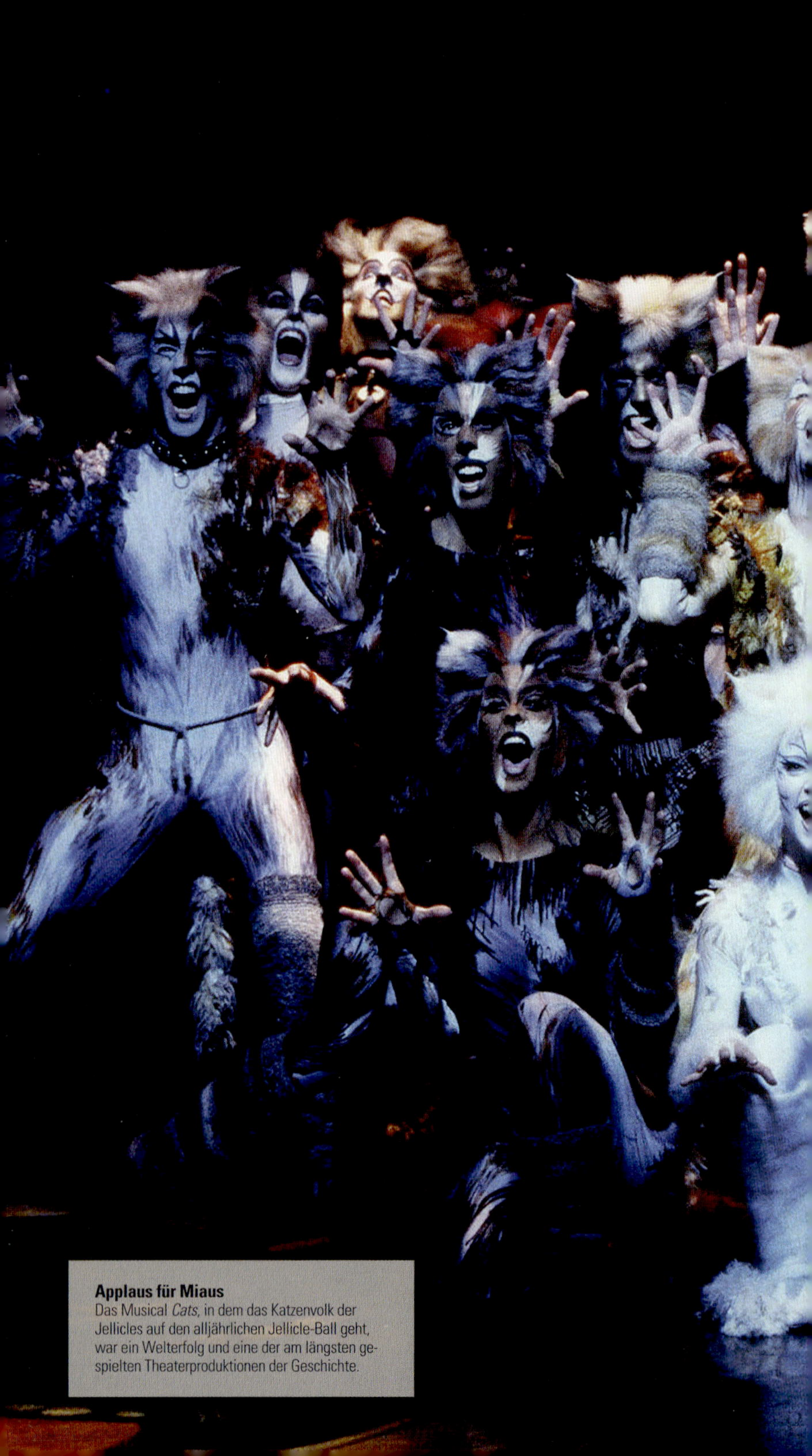

Applaus für Miaus
Das Musical *Cats*, in dem das Katzenvolk der Jellicles auf den alljährlichen Jellicle-Ball geht, war ein Welterfolg und eine der am längsten gespielten Theaterproduktionen der Geschichte.

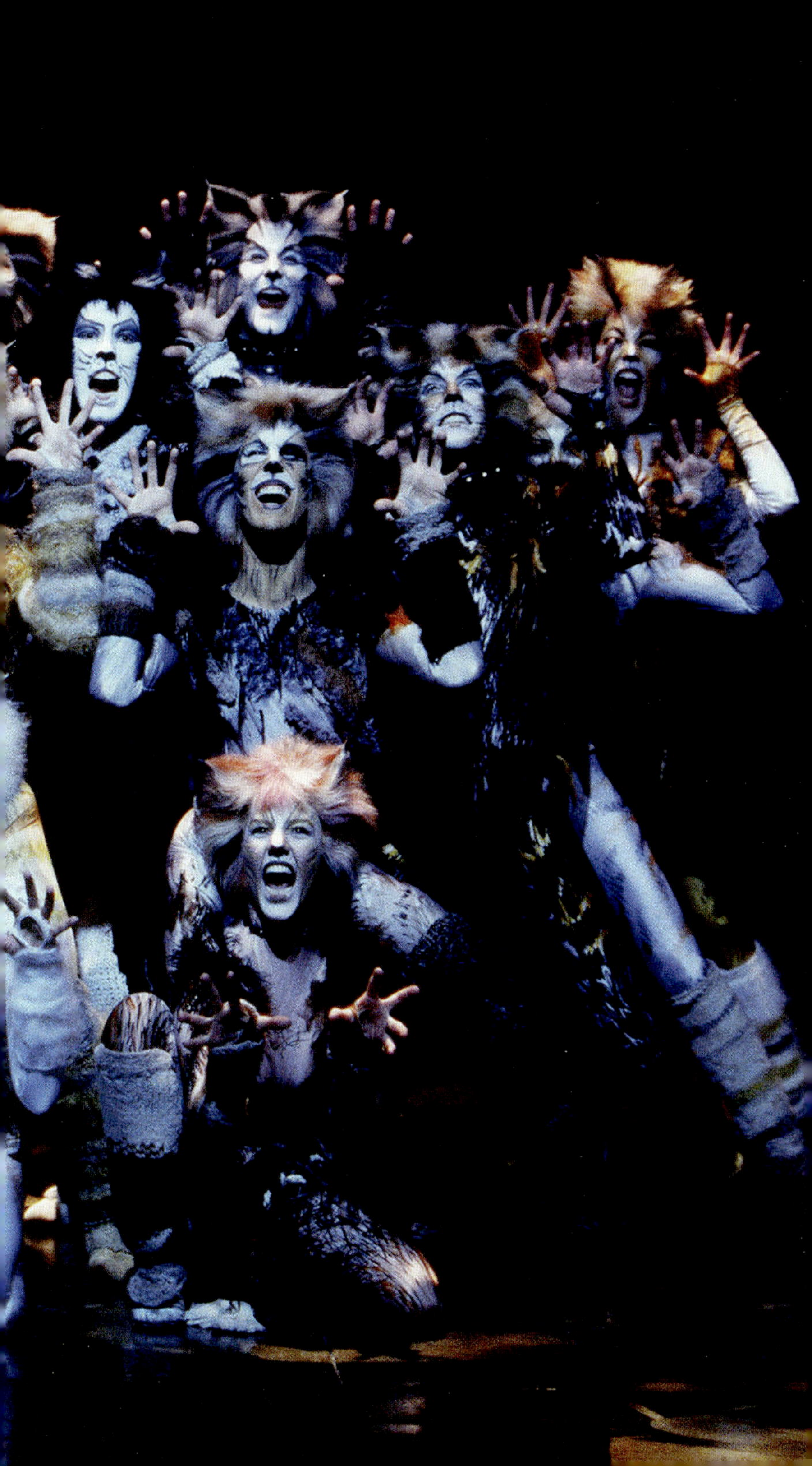

Katzen-Cartoons

Die Katze ist ein dankbares Motiv für Cartoonisten und Satiriker. Vom Alten Ägypten bis heute wurde die Figur der Hauskatze in politischen und gesellschaftlichen Kommentaren verwendet und ist heute ein beliebtes Motiv in Zeichentrickfilmen und Fernsehshows.

DIE KATZE IM CARTOON

Katzen spielen im Cartoon häufig eine Doppelrolle, indem sie sowohl Eigenschaften von Katzen als auch von Menschen besitzen. Während sich die Anmut und Eleganz der Katze besonders in den Bewegungen zeigt, sind es vor allem die Gesichtszüge, in denen sich die menschlichen Charaktere widerspiegeln.

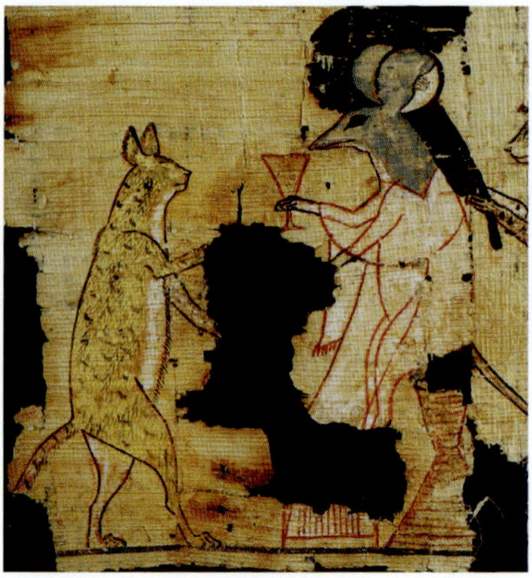

Die allerersten Cartoons
Diese satirische Szene auf einem altägyptischen Papyrus stellt die natürliche Ordnung des Tierreiches auf den Kopf, denn hier bedienen zwei Katzen eine Maus in königlichen Gewändern.

HISTORISCHE KARIKATUREN

Die »Cartoonkatze« kann man im Grunde bis ins Alte Ägypten zurückverfolgen. Dort wurde die Katzenfigur von Steinmetzen, Bildhauern und Malern nicht nur in der Dekoration von Gräbern des Neuen Königreiches eingesetzt, sondern man findet sie auch in Papyruszeichnungen aller Art – von der einfachen Skizze bis hin zu bissigen Kommentaren über das tägliche Leben im Alten Ägypten.

Zar Peter der Große (1672–1725) war in Russland so unbeliebt, dass er von einem unbekannten Satiriker als große, plumpe Katze dargestellt wurde. Die Abwesenheit jedweden Raffinements in diesem so eleganten Tier war hier eine besonders wirkungsvolle satirische Waffe.

Seit Jahrhunderten haben japanische Künstler Katzen gemalt und nicht selten deren Wildheit und Launenhaftigkeit als Symbol für menschliche Schwächen verwendet. Der beliebte Künstler Ando Hiroshige (1797–1858) zeichnete sehr anthropomorphe Katzen, die sich zwar ganz wie Menschen benahmen, jedoch ihre Katzenform behielten. Moderne japanische Katzenzeichnungen, wie z. B. der beliebte *Doreamon*-Cartoon, sind oft stark vom westlichen Stil beeinflusst.

KATZEN-CARTOONS FÜR DIE WERBUNG

Die Katze mit menschlichen Zügen wurde lange Zeit überwiegend in der Satire eingesetzt, bis im viktorianischen Großbritannien der Sentimentalismus in Mode kam. Der Künstler Louis Wain (1860–1939) war zweiter Vorsitzender des »National Cat Club« und zeichnete viele Karikaturen von halb menschlichen Katzen, die sich in den beliebtesten Vergnügungen der damaligen

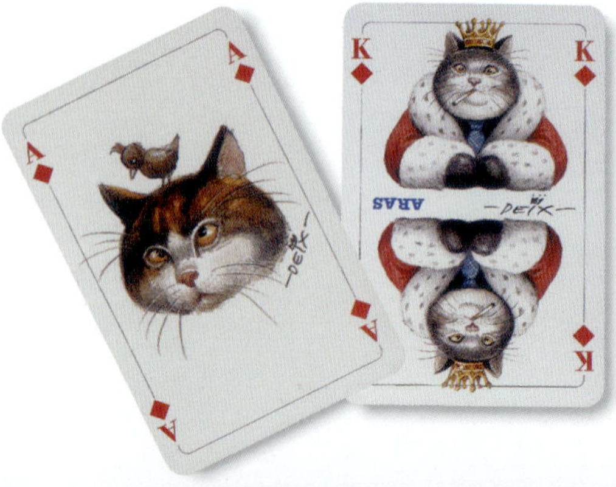

Bube, Dame, Kater, As
Die liebevoll gezeichneten Spielkarten des österreichischen Karikaturisten Manfred Deix sind inzwischen Sammlerstücke. Die humorvollen Zeichnungen laden zum genauen Hingucken und zum Schmunzeln ein.

Zeit ergingen. Sein Schweizer Kollege Théophile Steinlen (1859–1923), ebenfalls ein Liebhaber von Katzen, setzte diese in vielen Werbeplakaten ein, z. B. für Tee, Milch, Kaffee und Tierkliniken.

LIEBLINGSKATZEN

Die Zeichnungen von Way und Steinlen bereiteten den Weg für eine ganze Generation neuer Cartoonkatzen. Deren Urahn war der freche Vagabund *Krazy Kat*, eine Schöpfung des amerikanischen Zeichners George Herriman (1880–1944). Ihm folgte der damals wie heute sehr populäre Cartoon *Felix the Cat* von Otto Messmer (1892–1983). Sowohl Felix als auch Krazy Kat wurden per Zeichentrick zum Leben erweckt. Dieses Medium war der Wegbereiter für eine ganze Schar von so viel geliebten Figuren wie *Tom und Jerry*, *Top Cat* und *Sylvester und Tweety*.

Der französische Cartoonist Siné (*1928) ist vor allem für seine feinsinnig illustrierten Katzen-Wortschöpfungen bekannt. Der Amerikaner Bernard Kliban (1935–1990) schuf die rundäugige, breit gestreifte, sofort erkennbare Kliban-Katze. Die Katzen-Cartoons des Engländers Ronald Searle (*1920) sind nicht weniger charakteristisch. Doch keine Cartoonkatze ist wohl je so erfolgreich gewesen wie der faule, gierige, kampflustige, egoistische und natürlich fette Kater *Garfield* des amerikanischen Cartoonisten Jim Davis (*1945). Menschen in der ganzen Welt erkennen in Garfields Charakter nicht nur sich selbst, sondern auch ihre Katzen, was den rot gestreiften Nörgler natürlich nur umso beliebter macht.

DAS AUFKOMMEN DER DIGITALKUNST

Am Anfang waren die Cartoon-Katzen. Dann wurden sie zu den Stars des Zeichentrickfilms. Nun erobern sie ein neues Medium: die Digitalkunst, die digitale Medien wie Computer und Internet nutzt. Früher schauten Sie zu, wie Jerry Tom eine Bratpfanne über den Kopf schlug – heute können Sie ihm interaktiv dabei helfen.

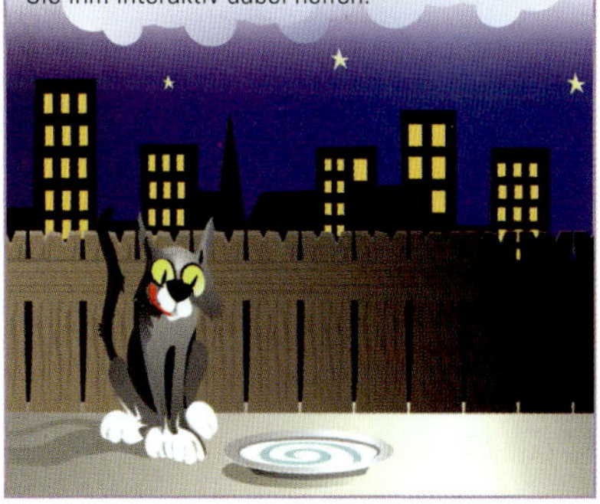

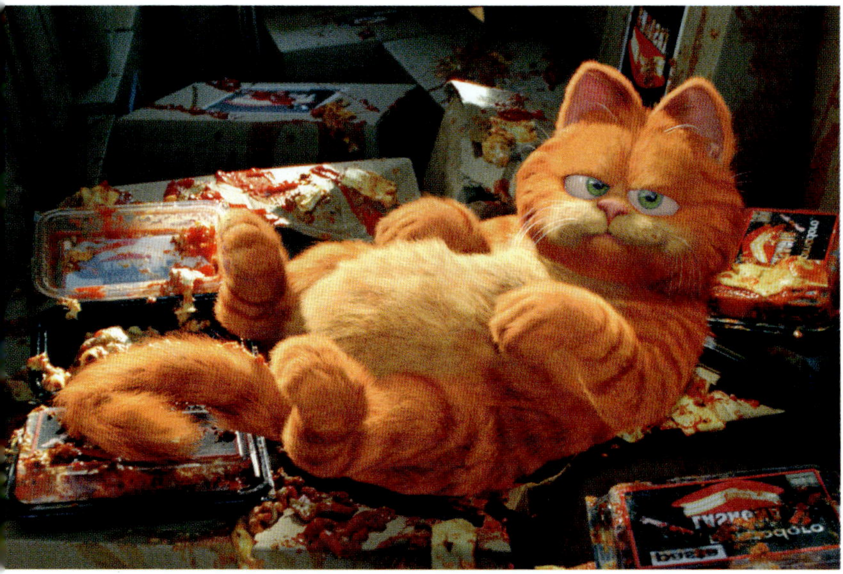

Korpulenter Kater
Der fette, faule Garfield mauserte sich vom einfachen Cartoon zum Zeichentrickfilm. Seit 2004 ist er nun auch unter die Filmschauspieler gegangen: In *Garfield, der Film* rettet er seinen Hundefreund Odie aus den Klauen eines Entführers.

Sammelobjekte

Viele Menschen sind ganz vernarrt in das Sammeln von Katzenfiguren. Seit Mitte des 19. Jh.s das Ansehen der Katze stieg, erkannten Hersteller und Werbung das kommerzielle Potenzial der Tiere. So entstand ein breit gefächertes Angebot von Sammlerobjekten.

MASSENARTIKEL

Normalerweise findet man Gegenstände, die die kulturelle Rolle der Katze in der Weltgeschichte demonstrieren, in Museen, Kunstgalerien oder Auktionshäusern – wodurch sie für Otto Normalsammler unerreichbar werden. Das ist vielleicht der Grund, warum die Katze als Sammelobjekt ein solch kommerzieller Erfolg geworden ist. Modernste Produktionstechniken haben ein ganzes Heer von Sammlerobjekten rund um die Katze geschaffen.

Die Ära der Katzen-Sammelleidenschaft begann bereits im 17. Jh. Damals waren Katzenfigurinen beliebte Dekorationsstücke für den Kaminsims. Die im 19. Jh. von Émile Gallé und Peter Carl Fabergé geschaffenen Stücke erfreuten sich großer Beliebtheit und sind heute äußerst wertvoll. Museen wie Sammler wetteifern um chinesische Ch'ing-Katzen oder Figurinen aus Delfter oder Meißener Porzellan oder aus schottischer Wemyss-Keramik. Möglicherweise ist die Popularität von Katzenfiguren darauf zurückzuführen, dass auf den aus Asien importierten Damenfächern des 17. Jh.s nicht selten Katzen abgebildet waren. In dem Maße, wie sich die Sammelleidenschaft institutionalisierte, entstanden auch eine ganze Reihe neuer Produkte wie etwa schwarze Steiff-Katzen, viktorianische Metallkatzen mit beweglichen Gliedern oder Katzenuhren aus Europa, Japan und China sowie frühe Brettspiele aus den Vereinigten Staaten.

POSTKATZEN

Eines der beliebtesten Sammlerobjekte ist die Briefmarke. Im späten 19. Jh. hatten sich die meisten Länder dem Postsystem angeschlossen und Postkarten ent-

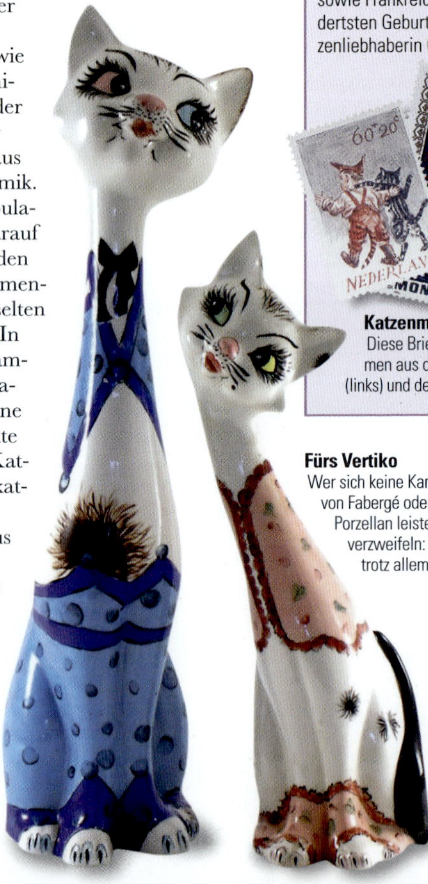

Fürs Vertiko
Wer sich keine Kaminsimsfiguren von Fabergé oder aus Meißener Porzellan leisten kann, muss nicht verzweifeln: Die Auswahl ist trotz allem groß.

BRIEFMARKEN

Zur Katzenpostkarte gibt es mit etwas Glück auch die passende Briefmarke. Die erste Briefmarke mit Katzenmotiv kam 1930 in Spanien heraus, die erste komplette Katzenserie 1964 in Polen. Inzwischen brachte fast jedes Land eine Katzenserie heraus, darunter Großbritannien mit Katzenportraits von Elisabeth Blackadder, Schweden mit der nordischen Göttin Freya sowie Frankreich zum hundertsten Geburtstag der Katzenliebhaberin Colette.

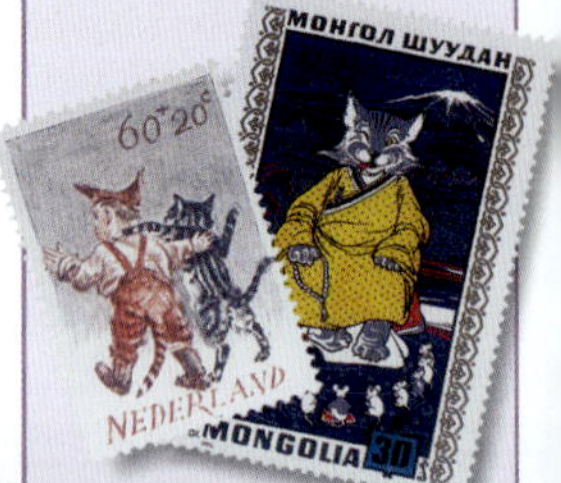

Katzenmotive
Diese Briefmarken stammen aus den Niederlanden (links) und der Mongolei.

wickelten sich schnell zu einer der populärsten Formen der schriftlichen Kommunikation. Die Beliebtheit der Katze zeigte sich auch in der Häufigkeit der Katzenmotive, die sich stilistisch von den zarten Illustrationen einer Helena Maguire (1860–1909) über die Karikaturen Arthur Thieles (1841–1919) bis zur vermenschlichten Darstellung Louis Wains (1860–1939) bewegten. Es gab auch verschiedene Phasen, in denen z. B. Katzen in Menschenkleidung, Rassekatzen oder sentimentale Darstellungen in Mode waren.

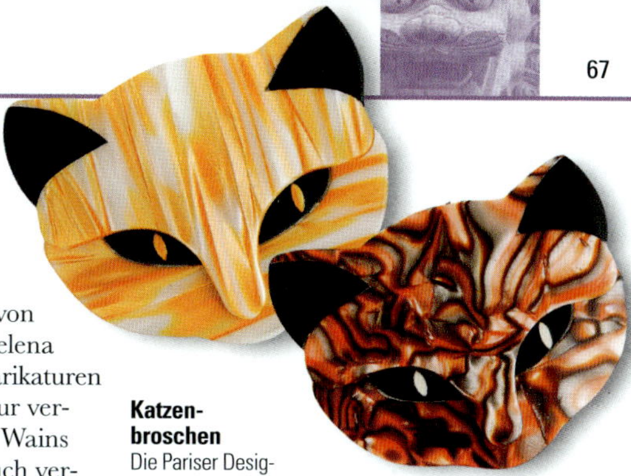

Katzenbroschen
Die Pariser Designerin Lea Stein entwirft seit etwa 1960 innovativen Schmuck. Diese »Bacchus the Kitty Cat«-Broschen aus schichtweise verleimtem Zelluloid stammen aus den frühen 1990er-Jahren.

HALLOWEEN

In den Ländern, die Halloween besonders feiern, freuen sich Katzensammler auf den 31. Oktober. Katzen gehören dazu, sei es als Postkarte oder Festdekoration. Seit Jahrhunderten verbindet man schwarze Katzen mit Hexen und schwarzer Magie. Heute sind diese negativen Assoziationen jedoch zumeist vergessen.

WERBUNG

Seit über einem Jahrhundert spielen Katzen und Kätzchen in der Champagnerwerbung eine herausragende Rolle. Ursprünglich wurden sie nicht wegen ihrer Popularität eingesetzt, sondern weil ihre Farbe leicht und preiswert massenproduziert werden konnte.

Besonders die schwarze Katze tat sich hervor, sodass heute Werbeartikel für Black Cat Zigaretten, Strümpfe und andere Artikel ein begehrtes Sammlerobjekt sind. Manche Hersteller erkannten das Verkaufspotenzial von Katzen-Sammelserien und verwendeten verschiedene Katzen für dasselbe Produkt. Die Kellerei *Zeller Schwarze Katz* erhob die schwarze Katze frühzeitig zu ihrem Markenzeichen. Industrieller Fortschritt und wechselnde Modeströmungen haben dazu beigetragen, dass viele Katzenrassen zu ihrem Recht kamen.

Es ist sehr leicht, eine kleine Themensammlung anzulegen, doch es gibt auch Menschen, bei denen die Sammelleidenschaft alles andere verdrängt hat. Heute gibt es eine Reihe von Spezialmuseen in Großbritannien, den USA, der Schweiz, den Niederlanden und Malaysia, in denen man Privatsammlungen von Katzenobjekten bewundern kann.

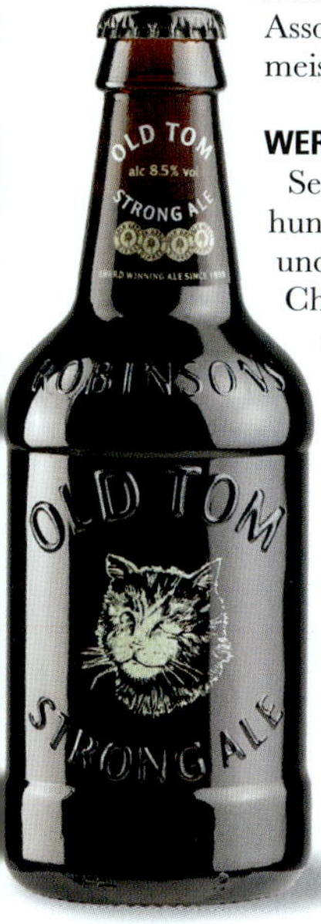

Für den Kater
Die Flaschen des »Old Tom Strong Ale« der Frederic Robinsons-Brauerei in Stockport, England, ziert der Kopf eines zwinkernden Katers – auf englisch »Tomcat«. Ein Kater ist bei dem immerhin 8,5-prozentigen Bier wohl auch vorprogrammiert.

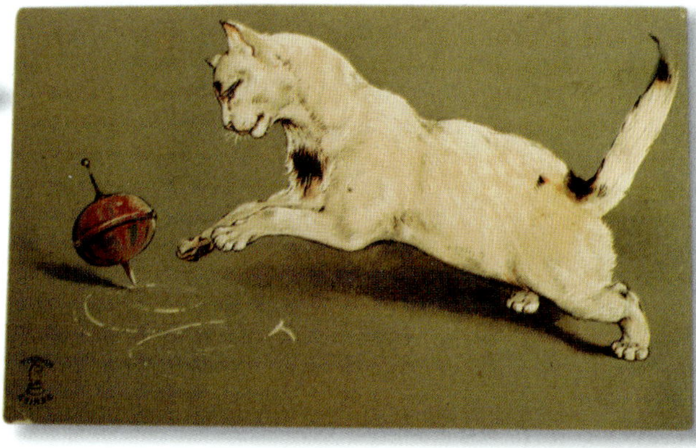

Für die Katz
Eine Katze jagt allem hinterher, das sich bewegt. Diese Postkarte aus dem frühen 20. Jh. zeigt eine Katze mit einem Brummkreisel.

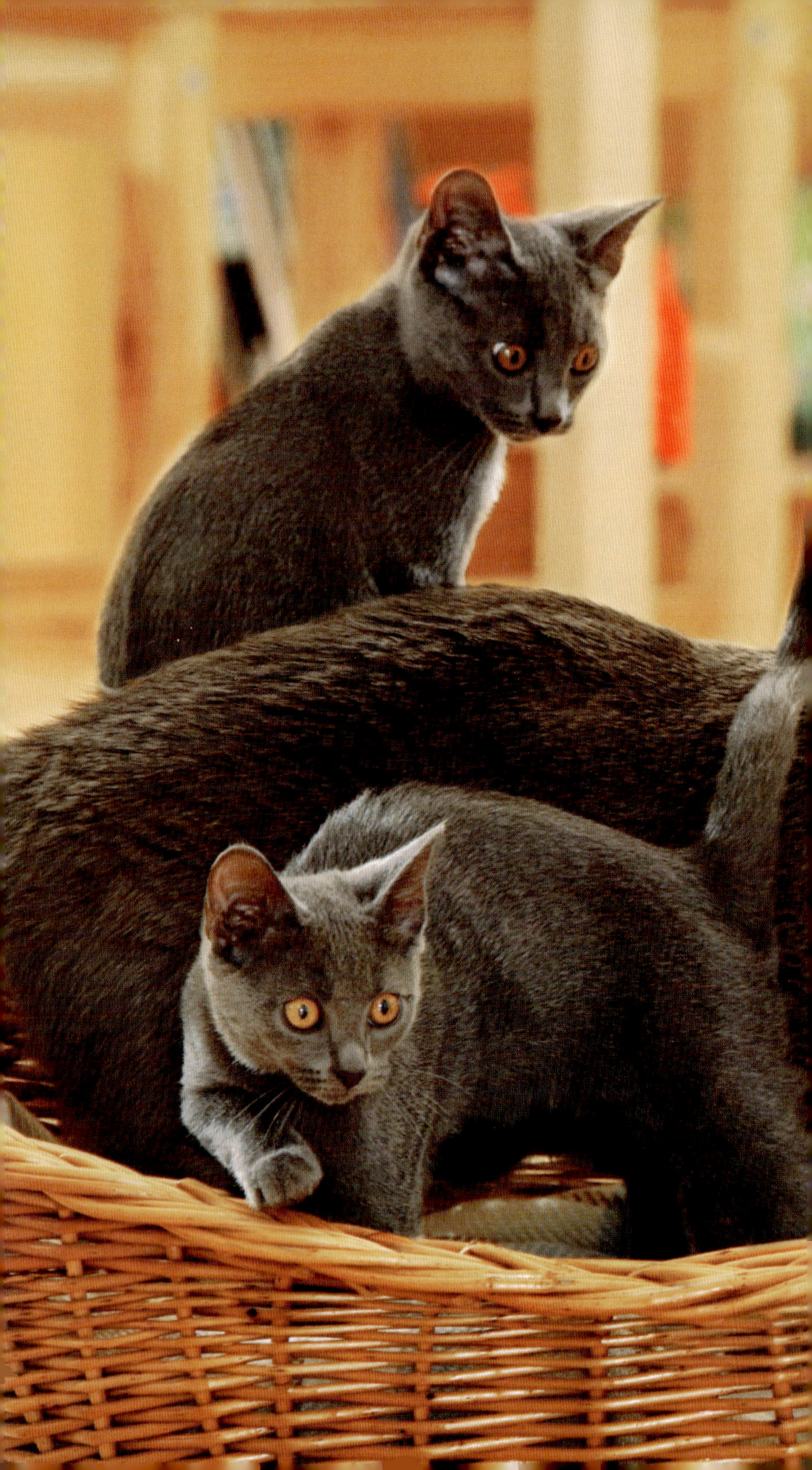

KATZENRASSEN

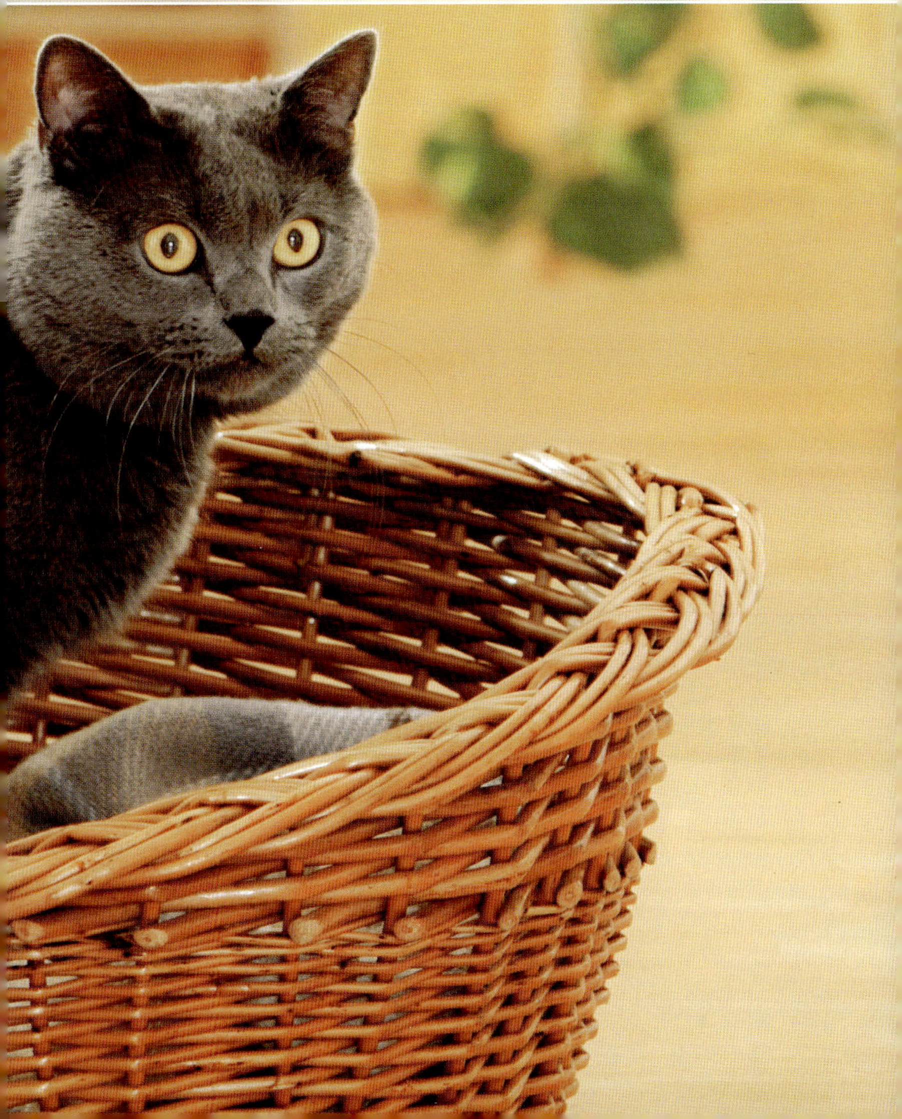

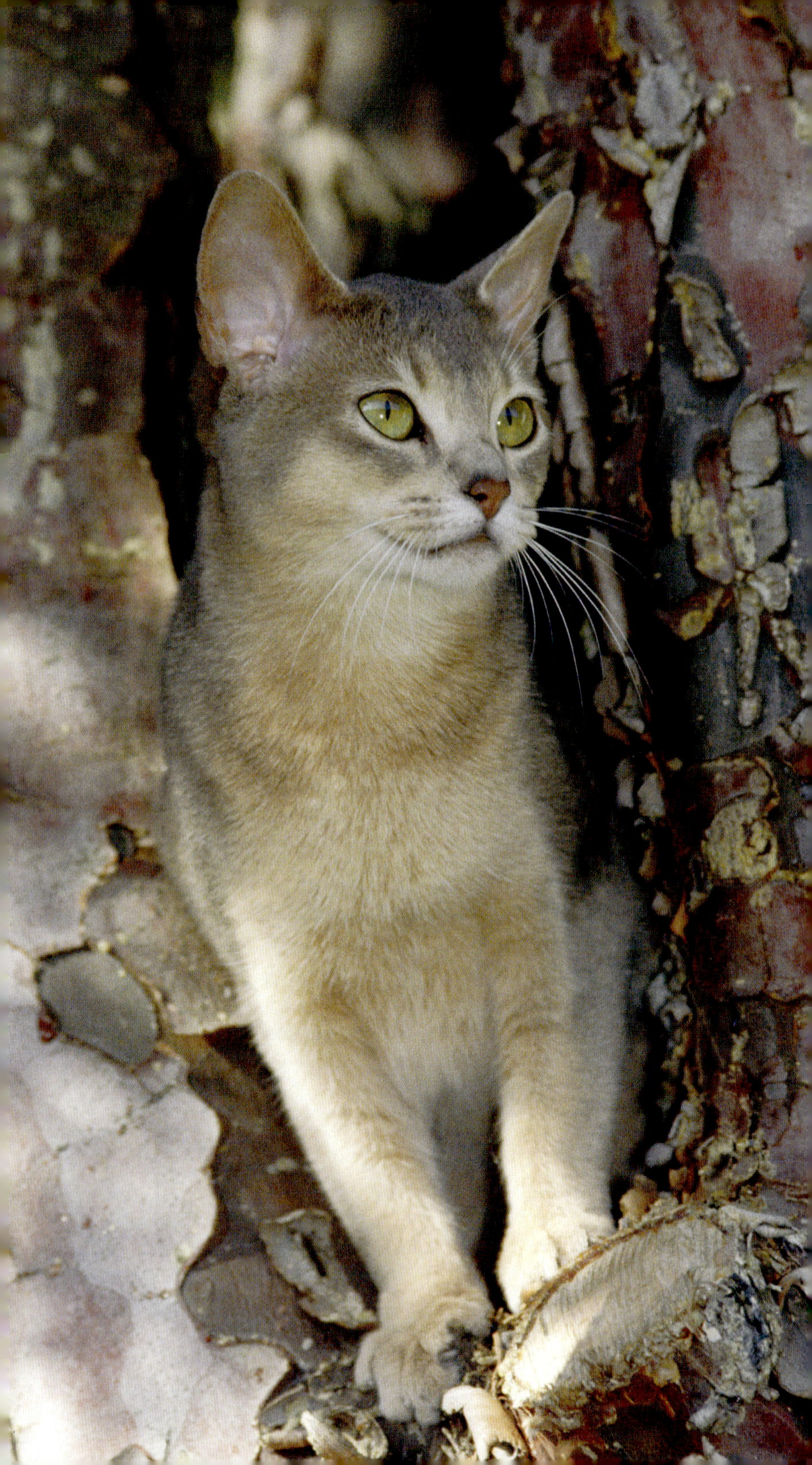

DEFINITION »RASSE«

Erst Mitte des 19. Jahrhunderts begann man mit der gezielten Zucht von Katzenrassen und mit Katzenausstellungen (*s.* S. 264–265). Heute gibt es über 100 weltweit anerkannte Rassen von *Felis silvestris catus*. Manche haben sich als Anpassung an einen bestimmten Lebensraum entwickelt, während andere gezielt gezüchtet wurden.

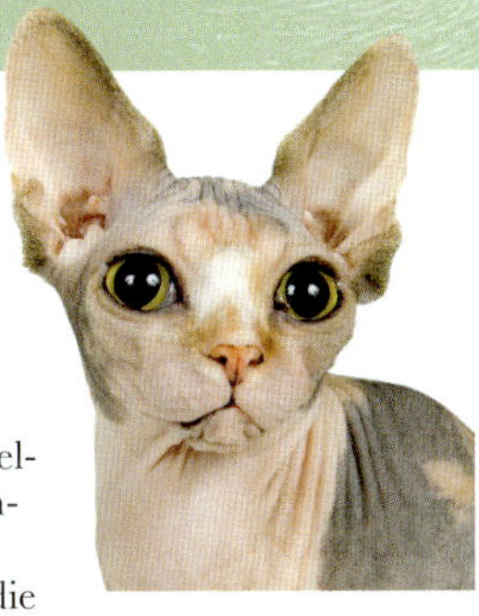

Kahlheit vorgetäuscht
Die Canadian Sphynx wird auch Nacktkatze genannt, ist aber in Wahrheit mit einem feinen Flaum bedeckt.

RASSE ALS MODE

Es ist schwer zu sagen, was genau eine Rasse ist. Nicht alle Rassen werden von denselben Zuchtverbänden anerkannt und es kommt vor, dass ein und dieselbe Rasse in einzelnen Verbänden unterschiedliche Namen trägt. Auch heute entstehen die meisten Hauskatzen eher zufällig, indem die Eltern ihre Geschlechtspartner ohne menschliches Zutun auswählen. Rassekatzen hingegen werden von ihren Haltern bewusst nach ausgewählten Kriterien gezüchtet. Hinter einer Katze mit gutem Stammbaum steht meist eine ganze Reihe von Ahnen, die auf Ausstellungen Preise gewonnen haben.

Professionelle Züchter kennen den Unterschied zwischen dominanten und rezessiven Genen – so ist z. B. die Tabbyzeichnung dominant über die schwarze Färbung. Sie arbeiten mit dem so genannten Gründereffekt, d. h., dem starken genetischen Einfluss, den die ersten Tiere eines Zuchtprogramms auf die Nachfolgegenerationen haben. Das ermöglichte die Zucht von kurzschwänzigen oder ganz schwanzlosen Katzen, Tieren mit verkürzten Gliedmaßen oder ganz ohne Fell.

Die einzelnen Rassen unterscheiden sich wohl am augenfälligsten durch die Gesichts- und Körperform. So haben manche Perser flache Gesichter, viele Orientalen dagegen lang gezogene Gesichter. Ein Nebeneffekt selektiver Zuchtwahl, den man sich mittlerweile zunutze macht, ist die Verstärkung bestimmter Charaktereigenschaften. So ist die friedfertige Ragdoll vor allem wegen ihres angenehmen Wesens beliebt.

Durch den Fortschritt der Wissenschaften stehen den Züchtern mehr und mehr Möglichkeiten zuweilen zweifelhafter Natur zur Verfügung. So hat man bereits Katzen geklont. Das alles trägt dazu bei, dass sich der Begriff der Rasse nach wie vor einer festen Definition entzieht.

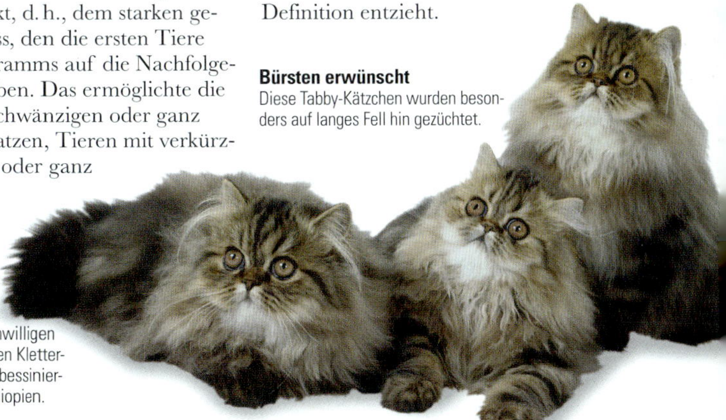

Bürsten erwünscht
Diese Tabby-Kätzchen wurden besonders auf langes Fell hin gezüchtet.

Aus Afrika
Die Vorfahren der eigenwilligen und zu halsbrecherischen Klettermanövern neigenden Abessinierkatze stammen aus Äthiopien.

Katzengenetik

Genetik ist das Studium der Merkmale und Qualitäten, die Eltern aller Arten von Lebewesen an ihre Kinder vererben. So gilt für Katzen wie für Menschen, dass alle lebenswichtigen Informationen in den Genen der Körperzellen enthalten sind.

DAS ABC DER DNS

Die Entdeckung der DNS, also des genetischen Speichersystems aller lebenswichtigen Informationen, führte zu einem neuen Verständnis der Rolle, die die Genetik in Bezug auf körperliche Merkmale, Charaktereigenschaften und Krankheiten spielt. Jede Körperzelle hat einen Zellkern, der – im Falle der Katze – 38 in 19 Paaren angeordnete Chromosomen enthält. Jedes Chromosom besteht aus Desoxyribonukleinsäure (DNS), die sich wiederum aus Tausenden von Genen zusammensetzt. Ein Gen setzt sich aus einer bestimmten Abfolge der vier Basen – A, T, C und G – zusammen. Die Kombination dieser Basen liefert die Informationen für alle Lebensäußerungen der Katze.

KOPIEREN UND VERERBEN

Jedes Mal, wenn eine Zelle, z. B. eine Hautzelle, abstirbt und ersetzt wird, werden ihre Chromosomen kopiert. Von einer Generation auf die andere werden Informationen anders weitergegeben. Eizellen wie Spermien enthalten nämlich je 19 Chromosomen, also die Hälfte eines Paares. Bei der Paarung vereinigen sich diese wieder zu einer vollständigen und neuartigen Folge von 19 Paaren. Wenn sich die Chromosomen »paaren«, ordnen sich auch die Gene für jedes Merkmal nebeneinander an. Diese Genpaare nennt man Allele. Sind die Informationen identisch, ist die Information homozygot, anderenfalls heterozygot. Zuweilen treten im Erbmaterial Fehler (so

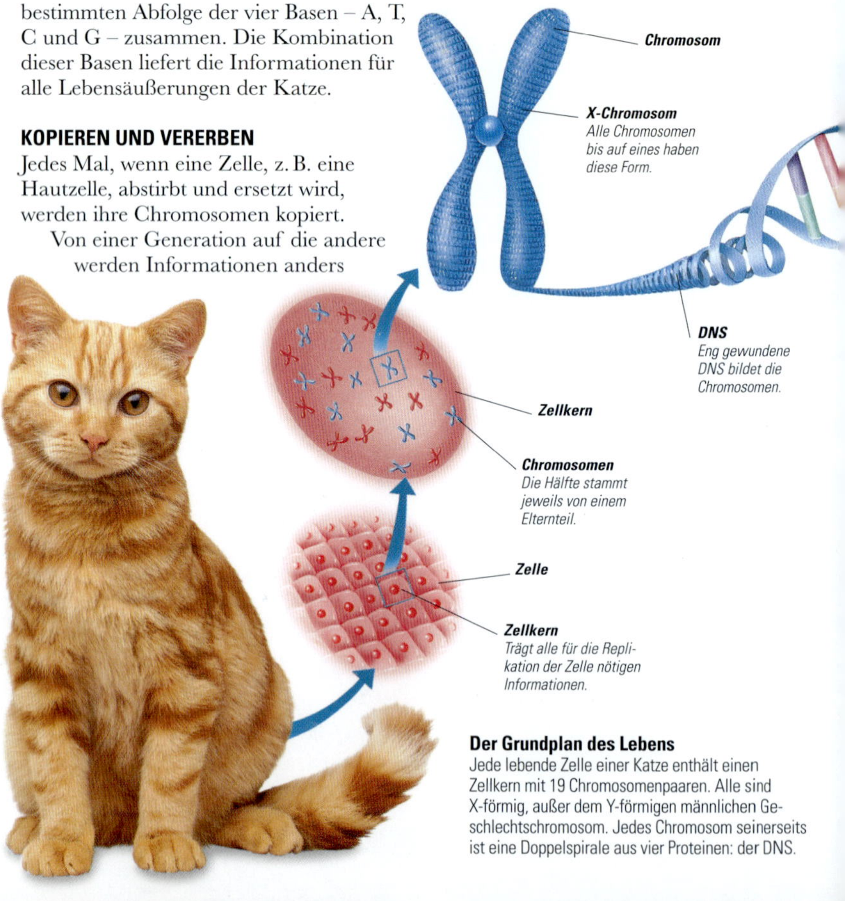

Der Grundplan des Lebens
Jede lebende Zelle einer Katze enthält einen Zellkern mit 19 Chromosomenpaaren. Alle sind X-förmig, außer dem Y-förmigen männlichen Geschlechtschromosom. Jedes Chromosom seinerseits ist eine Doppelspirale aus vier Proteinen: der DNS.

genannte Mutationen) auf, wodurch ganz neue Merkmale entstehen.

DOMINANTE UND REZESSIVE MERKMALE

Genetische Abweichungen von Merkmalen, z. B. Haarlänge, werden dominant genannt, wenn nur eine Hälfte eines allelen Genpaares nötig ist, um sie sichtbar zu machen und rezessiv, wenn es dazu beider Allele bedarf. Üblicherweise sind neue Mutationen rezessiv.

DER GRÜNDEREFFEKT

In großen Katzenpopulationen verlieren sich Mutationen oft sehr schnell. In kleinen, isolierten Gruppen haben sie eine größere Überlebenschance. Der Langzeiteffekt der ersten Generationen auf eine Katzenpopulation wird »Gründereffekt« genannt. Die Gründer bestimmen das Aussehen einer neuen Population nachhaltig, wodurch sich z. B. das gehäufte Vorkommen der Polydaktylie (Mehrfingrigkeit) unter den Katzen von Neuengland erklärt.

RASSE UND ERBKRANKHEITEN

Züchter setzen diese Gesetzmäßigkeiten gezielt ein, um besondere Merkmale hervorzuheben. Leider spielen dort zuweilen versteckte Gene mit gefährlichen Auswirkungen hinein. Daher sind besonders Rassekatzen anfällig für Erbkrankheiten.

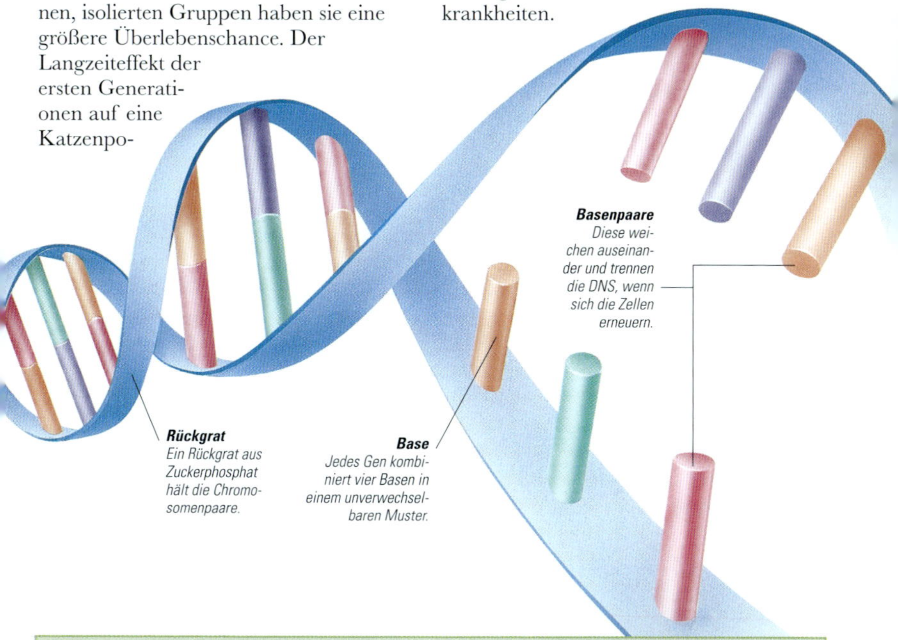

Basenpaare *Diese weichen auseinander und trennen die DNS, wenn sich die Zellen erneuern.*

Rückgrat *Ein Rückgrat aus Zuckerphosphat hält die Chromosomenpaare.*

Base *Jedes Gen kombiniert vier Basen in einem unverwechselbaren Muster.*

GENE VERSTEHEN

Ein Katzenjunges erhält von jedem Elternteil ein Gen. Wenn eines davon Tabbyzeichnung vorsieht, das andere jedoch schwarzes Fell, könnte man meinen, dass das Kätzchen eine Mischung aus beiden sein wird. Das ist aber nicht der Fall. Das Studium der Vererbung dominanter Gene zeigt, warum in einem Wurf von Katzenjungen so viele verschiedene Fellfärbungen vorkommen können. Das Tabby- oder Agouti-Gen (A) ist gegenüber dem Nicht-Agouti-Gen (a) dominant. Das Tier wird also nur dann schwarzes Fell haben, wenn es zwei rezessive Gene erhält. So werden in dem Beispiel rechts alle Tabby/Schwarz-Kreuzungen Tabbys. Kreuzt man sie später miteinander, produzieren sie durch das rezessive Gen schwarzes Fell im Verhältnis 3:1.

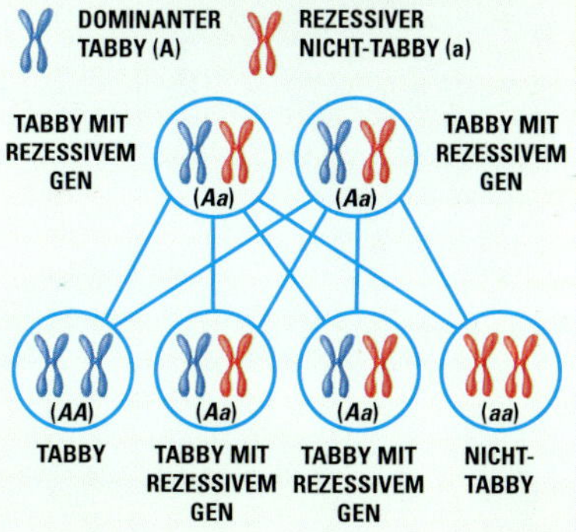

Fellfarbe und -zeichnung

Welche Farbe auch immer ihr Fell hat, jede Katze ist im Grunde ein »verkleideter« Tabby. Durch die Domestikation war die getigerte Camouflage des Fells nicht mehr lebensnotwendig und so begann sich allmählich die breite Farbpalette des Katzenfells herauszubilden.

HAARFARBE – EINE WISSENSCHAFT FÜR SICH

Ein farbiges Haar enthält zwei Pigmente: Phäomelanin, das für eine blonde bis rötliche Färbung sorgt und Eumelanin, das in schwarzem und braunem Haar dominiert. Die Haarfarbe hängt von der Zusammensetzung dieser Pigmente ab. Ursprünglich war das Katzenhaar abwechselnd hell und dunkel gebändert, was die so genannte Tabby- oder »Agouti«-Zeichnung ergab (*s.* Kasten rechts). Einfarbige Katzen (engl. »solid« oder »self«) haben zwei rezessive Nicht-Agouti-Gene geerbt, die die Tabbyzeichnung völlig maskieren.

Das Fell mancher Katzen ist besonders intensiv schwarz, schokoladenbraun, zimtbraun oder orange gefärbt. Das ist auf das dominante »Nicht-Verdünnungsgen« (*D*) zurückzuführen. Katzen in den blasseren Versionen dieser Farben – Blau, Lilac, Karamell oder Creme – haben zwei rezessive »Verdünnungsgene« (*d*).

DAS ORANGE-GEN

Die Farbe Rot liegt bei Katzen auf dem geschlechtsbestimmenden X-Chromosom. In seiner dominanten Form (*O*) führt es zu einer roten Fellfarbe, in der rezessiven Form (*o*) zeigt sich die andere genetisch angelegte Farbe. Ein Kater (hat die Geschlechtschromosomen XY) hat stets nur ein Gen: Handelt es sich um (*O*), ist er rot – bei (*o*) kann er irgendeine andere Farbe haben. Die Kätzin (besitzt die Geschlechtschromosomen XX) hingegen kann zwei Gene haben. Bei (*OO*) ist sie rot und bei (*oo*) andersfarbig. Im Gegensatz zum Kater kann die Kätzin jedoch auch heterozygot (*Oo*) sein. Diese Kombinati-

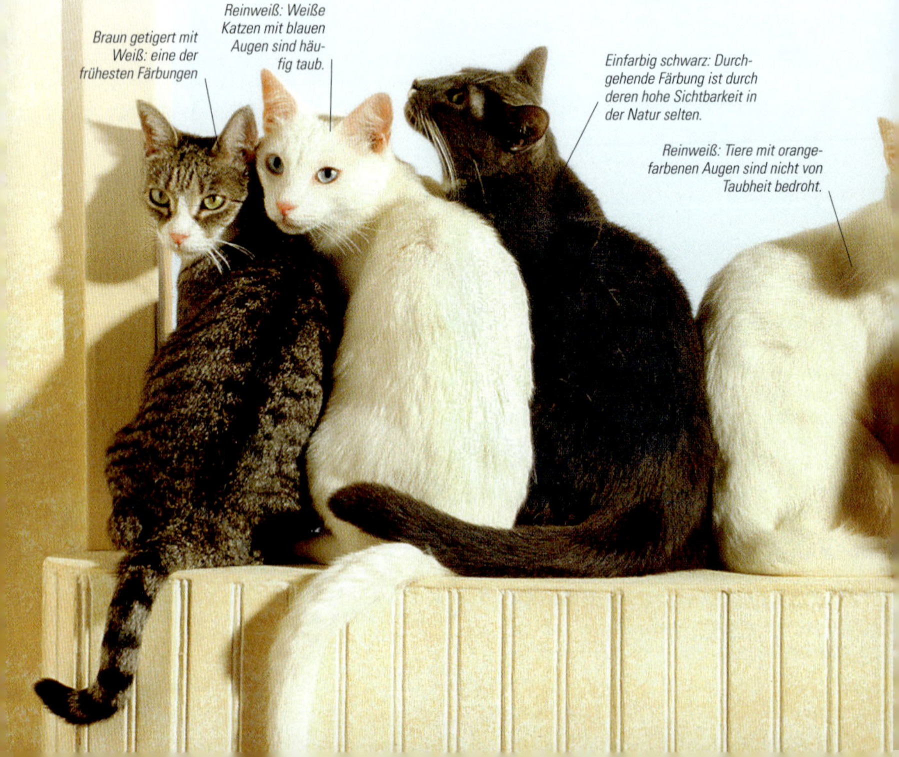
Braun getigert mit Weiß: eine der frühesten Färbungen
Reinweiß: Weiße Katzen mit blauen Augen sind häufig taub.
Einfarbig schwarz: Durchgehende Färbung ist durch deren hohe Sichtbarkeit in der Natur selten.
Reinweiß: Tiere mit orangefarbenen Augen sind nicht von Taubheit bedroht.

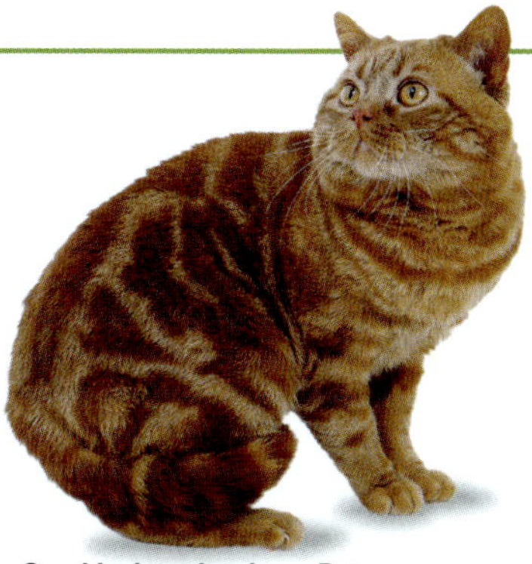

Geschlechtsgebundenes Rot
Das Gen für die rote Färbung dieses klassischen Britisch Kurzhaar ist dominant. Bei Katzen liegt dieses Gen auf dem geschlechtsbestimmenden X-Chromosom. Fast alle roten Katzen haben eine leichte Geisterzeichnung.

on führt zu einem Mosaikmuster aus Rot und Schwarz, dem so genannten Schildpatt (Tortie). Da die (*Oo*)-Kombination mit allen anderen Farbgenen interagiert, gibt es Schildpattkatzen in jeder Farbtiefe.

WESTLICHE UND ÖSTLICHE FARBEN

Traditionell sind die westlichen Katzenfarben Schwarz und dessen Verdünnung Blau, Rot und dessen Verdünnung Creme, Bi-Colourversionen daraus sowie einfarbig Weiß. Westliche Rassen wie Europäisch Kurzhaar (*s.* S. 92–93), Maine Coon (*s.* S. 168–171) und Norwegische Waldkatze (*s.* S. 172–175) gab es ursprünglich ausschließlich in diesen Farben. Die traditionellen Farben des Ostens sind Schokoladenbraun und dessen Verdünnung Lilac sowie Zimtfarben und dessen Verdünnung Karamell. Manche Farben

AGOUTI-VORFAHREN

Die Afrikanische Wildkatze, von der unsere Hauskatze abstammt, ist eine getigerte Tabby – ihre Fellfarbe sorgt für die Tarnung in der Wildnis. Die Fellhaare zwischen den Streifen und Punkten sind gebändert, und zwar hell an der Basis und dunkel zur Spitze hin. Auch andere Tiere haben solches Fell – darunter Mäuse und das Aguti, ein Nagetier, das der Färbung ihren Namen gab.

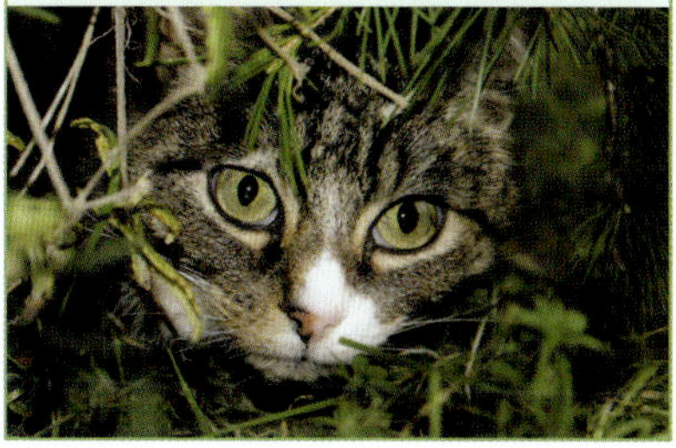

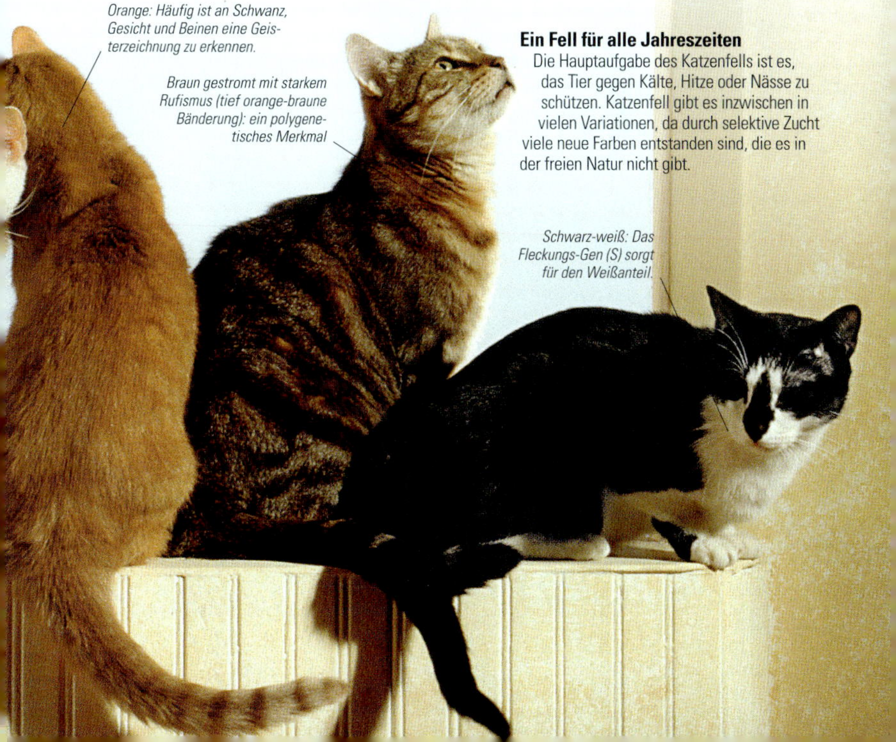
Orange: Häufig ist an Schwanz, Gesicht und Beinen eine Geisterzeichnung zu erkennen.
Braun gestromt mit starkem Rufismus (tief orange-braune Bänderung): ein polygenetisches Merkmal
Schwarz-weiß: Das Fleckungs-Gen (S) sorgt für den Weißanteil.

Ein Fell für alle Jahreszeiten
Die Hauptaufgabe des Katzenfells ist es, das Tier gegen Kälte, Hitze oder Nässe zu schützen. Katzenfell gibt es inzwischen in vielen Variationen, da durch selektive Zucht viele neue Farben entstanden sind, die es in der freien Natur nicht gibt.

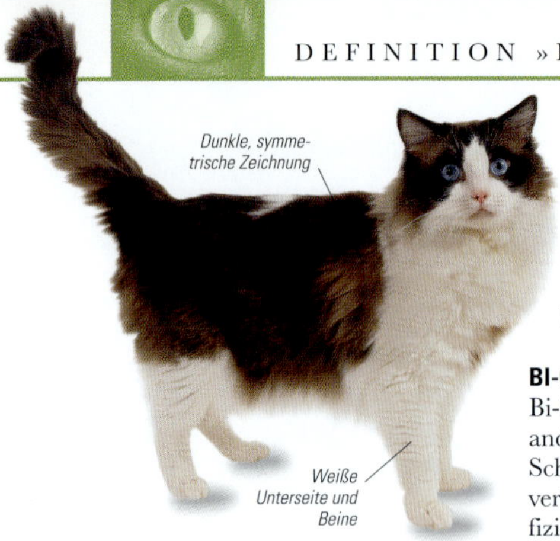

Bi-Colour
Bi-Colour-Fell ist immer weiß mit einer anderen Farbe. Diese Ragdoll ist ein gutes Beispiel für eine Standard-Bi-Colour, denn der Weißanteil des Fells beträgt zwischen einem Drittel und der Hälfte.

haben sich von einer Gruppe auf die andere übertragen.

WEISSE KATZEN

Weiß dominiert über alle anderen Farbgene – entweder als Weiß (*W*) oder weiße Fleckung (*S*). Weißes Haar enthält keine Farbpigmente. Selbst, wenn eine weiße Katze das dominante, alle anderen Farben unterdrückende (*W*)-Gen trägt, ist sie genetisch dennoch farbig und vererbt dieses Farbpotenzial weiter.

Eine Andeutung der zugrunde liegenden Farbe kann man bei neugeborenen weißen Katzen manchmal noch im Kopfhaar sehen.

BI-COLOUR

Bi-Colour-Katzen sind in Weiß und einer anderen Farbe gefleckt. Die Kombination Schildpatt-und-Weiß wird je nach Zuchtverband als zwei- oder dreifarbig klassifiziert. Es gibt Bi-Colours in zwei Typen: Üblicherweise besteht der Weißanteil aus einem Drittel bis der Hälfte, wobei dieser sich auf den Unterkörper und die Beine konzentriert. Bei der Van-Zeichnung, die ursprünglich auf die aus der Türkei stammenden Tiere konzentriert war, sind die Tiere fast völlig weiß mit Schildpatt- oder einfarbigen Flecken im Kopf- und Schwanzbereich.

ZÄHMBARKEIT

Die große Farbpalette der Hauskatzen ist vermutlich nicht nur reine Geschmackssache. Forschungen weisen auf einen engen Zusammenhang zwischen Zähmbarkeit und Nicht-Agouti-Färbung hin. Der Populationsgenetiker Dr. Neil Todd stellte beim Studium der Verbreitung von Katzenfellfärbungen fest, dass die Nicht-Agouti-Farben entlang der alten Handelsstraßen von Afrika bis in die Flusstäler Europas stetig abnahmen. Todd führt dies darauf zurück, dass die Menschen entlang der Handelsstraßen die zahmeren Tiere vorzogen. In gewisser Weise fand also schon früh eine Farbwahl statt.

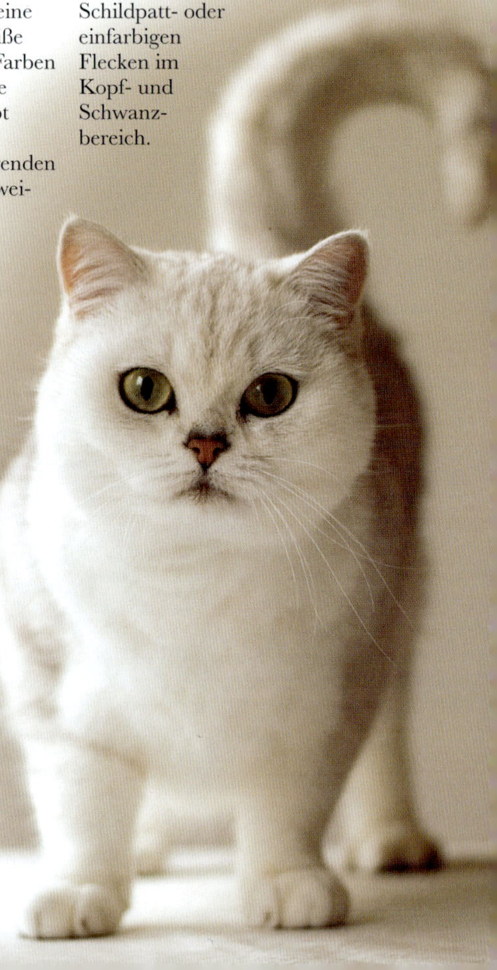

Risikofaktor Weiß
Das dominante Weiß-Gen (*W*) hat zuweilen einen negativen Effekt auf das Innenohr – viele weiße Katzen sind taub. Ohren- und Nasenspitze sind außerdem sonnenbrandgefährdet.

DOMINANTE FELLZEICHNUNG

Bei jeder Katze, die das dominante Agouti-Gen (*A*) von mindestens einem Elternteil geerbt hat, ist eine Fellzeichnung sichtbar. Ein Tier, das das rezessive Nicht-Agouti-Gen (*a*) von beiden Eltern geerbt hat, ist allem Anschein nach einfarbig, doch bei genauem Hinschauen ist manchmal eine Geisterzeichnung erkennbar.

Es gibt vier Grundformen der Agouti-Zeichnung, die allesamt Varianten des Agouti-Gens sind:

- Getigert: Schmale, parallele Streifen laufen vom Rückgrat über die Flanken zur Unterseite.
- Classic oder gestromt: Breite Streifen, die an den Flanken Wirbel mit dunklem Zentrum formen.
- Getickt oder Abessinier: Deutlich sichtbare Abzeichen nur auf Kopf, Beinen und Schwanz, feine Salz-und-Pfeffer-Zeichnung.
- Getupft: getupfter Körper, oft mit gestreiften Beinen.

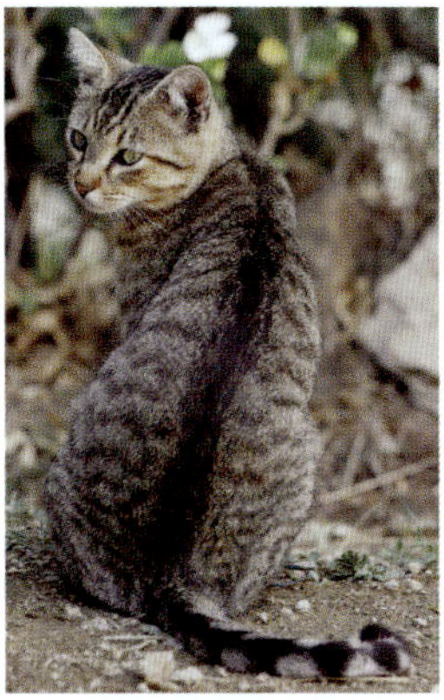

GETIGERT

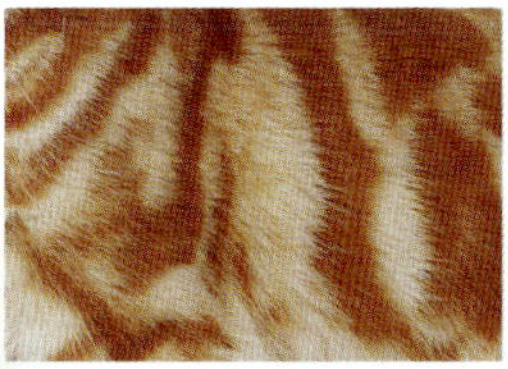

CLASSIC (GESTROMT)

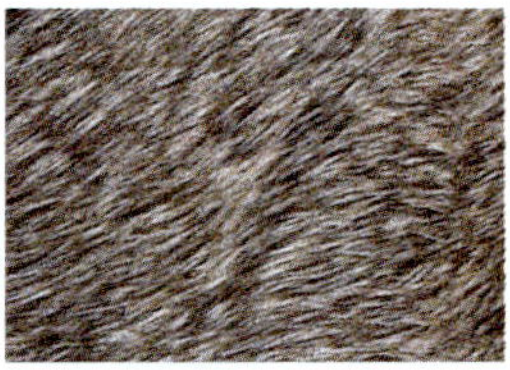

GETICKT (AGOUTI)

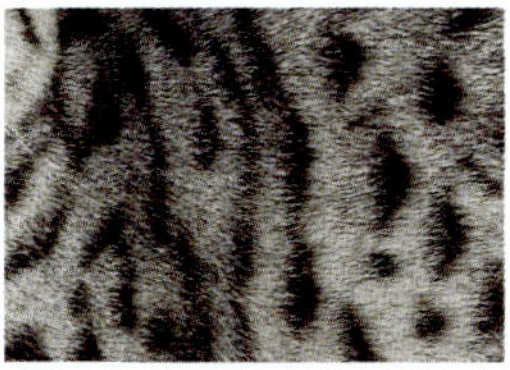

GETUPFT

ZARTE SCHATTIERUNG

Haarfarbe wird von Pigmenten erzeugt. Durch das Inhibitorgen (*I*) wird nur der erste Teil des wachsenden Haares farbig. Bei einfarbigen Katzen ergibt sich eine Smoke-Färbung mit weißer Unterwolle. Bei Agoutifärbung entstehen je nach Farbdichte schattierte und Silbertabbys mit deutlichen Farben sowie solche mit Spitzenfärbung, die mit Farbe nur überhaucht sind.

COLOURPOINT ZEICHNUNG

Das *I*-Gen (*s.* Kasten links) ist nicht das einzige Inhibitorgen. Die Beschränkung farbiger Abzeichen auf die Extremitäten wird Pointing genannt. Solche Katzen haben einen helleren Körper und dunkle Ohren, Pfoten, Schwanz und Nase. Diese Zeichnung wird von einem hitzeempfindlichen Enzym in den Pigmentzellen gesteuert. Bei normaler Körpertemperatur wird die Pigmentproduktion unterbunden, in Körperbereichen mit niedrigeren Temperaturen findet sie statt. Durch diese Temperaturempfindlichkeit werden Colourpoint-Kätzchen weiß geboren und färben sich mit zunehmendem Alter dunkler.

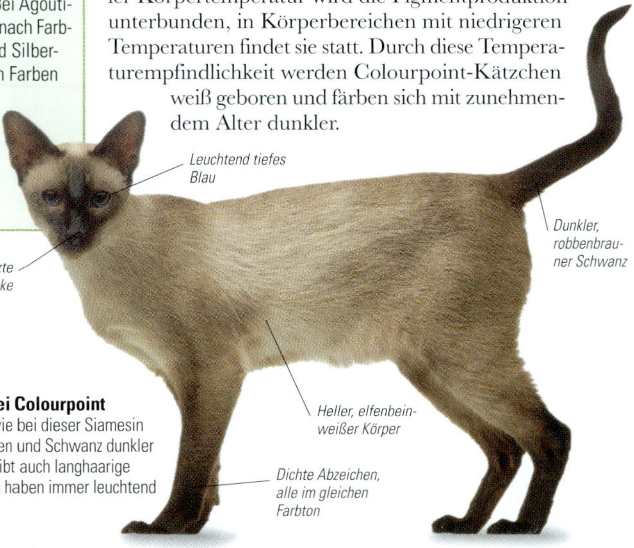
Leuchtend tiefes Blau
Dunkler, robbenbrauner Schwanz
Klar abgegrenzte Maske
Heller, elfenbeinweißer Körper
Dichte Abzeichen, alle im gleichen Farbton

Die Farbverteilung bei Colourpoint
Bei Colourpoint-Katzen wie bei dieser Siamesin sind Gesicht, Ohren, Pfoten und Schwanz dunkler gefärbt als der Rest. Es gibt auch langhaarige Variationen. Colourpoints haben immer leuchtend tiefblaue Augen.

Körperbau

Die meisten Katzenrassen werden durch die Form des Gesichts und des Körpers unterschieden. Eine Rassentypologie zeigt zudem auch die Herkunft der Rasse auf. Das Wesen einer Katze ist oft mit ihrem Körperbau gekoppelt: Schlanke Rassen sind oft lebhafter.

KALTWETTERKATZEN

Die schwersten und kompaktesten Hauskatzen entstanden durch natürliche Auslese in kalten Klimazonen. Rassen wie die Britisch Kurzhaar (*s.* S. 88-89) und die Amerikanisch Kurzhaar (*s.* S. 96-97) haben einen großen, runden Kopf, ein kurzes, breites Maul, einen kräftigen Körper mit breiter Brust, stämmige Beine mit runden Pfoten und einen kurzen bis mittellangen, dicken Schwanz. Dadurch kann ihr Körper möglichst viel Wärme halten.

Die ursprünglichen Langhaarkatzen, die Perserkatzen (*s.* S. 154–157), waren ebenfalls gedrungen und muskulös, um die strengen Winter in der Türkei und dem Iran zu überstehen. Andere Langhaarkatzen entwickelten sich in kalten Regionen aus Bauernkatzen, die größtenteils im Freien lebten. Die Norwegische Waldkatze (*s.* S. 172–175) und die Maine Coon (*s.* S. 168–171) haben ein mäßig langes Gesicht.

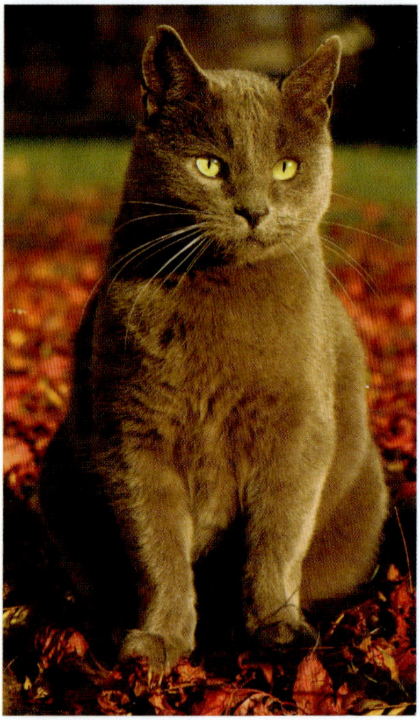

Für die Kälte gebaut
Die Britisch Kurzhaar musste sich in den kühlen Vorstadtstraßen Großbritanniens allein durchschlagen und hat einen robusten, kompakten Körperbau entwickelt.

SEMI-FOREIGN

Eine zweite Gruppe von Katzen besitzt Körpermerkmale, die eine Zwischenform zwischen den kompakten Katzen Nordeuropas und den schlanken Katzen Nordafrikas darstellen. Diese drahtigen, muskulösen Katzen werden als »Semi-foreign« bezeichnet. Rassen wie die Türkisch Angora (*s.* S. 183–185) und die Abessinier (*s.* S. 112–115) haben leicht ovale, schräg gestellte Augen, einen mäßig keilförmigen Kopf, schlanke, aber muskulöse Beine, ovale Pfoten und einen langen, sich verjüngenden Schwanz.

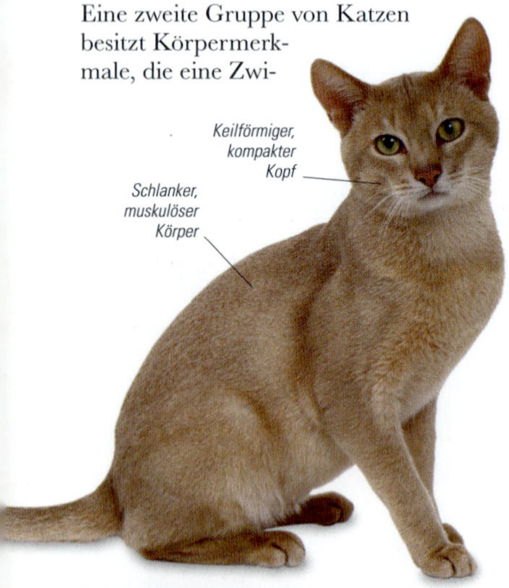

Auswärtige Angelegenheit
Abessinier (oben) und Türkisch Angora werden als »Semi-foreign« bezeichnet, da deren Körperbau eine Kombination aus dem europäischen und asiatischen darstellt.

ASIATISCHE KATZEN

Fernöstliche Rassen, die sich in warmen Klimaregionen entwickelten, wo die Abgabe von Körperwärme wichtig war, fallen durch ihre Schlankheit auf. Mit ihren

GESICHTSFORMEN

Bevor die gezielte Zucht von Katzenrassen begann, war der vorherrschende Gesichtstyp rundlich und leicht keilförmig – ideal für den Beutefang. Bei einigen asiatischen Rassen hat sich eine längere Nase herausgebildet – in letzter Zeit auf geradezu übertriebene Weise. Das Gegenteil ist bei manchen Persern der Fall, deren flaches Gesicht an Pekinesenhunde erinnert.

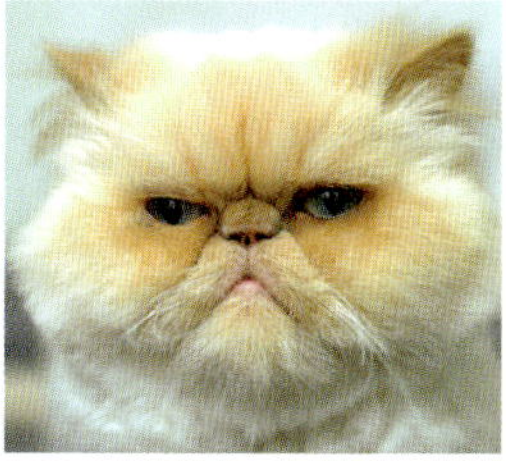

FLACHES GESICHT (PERSER)

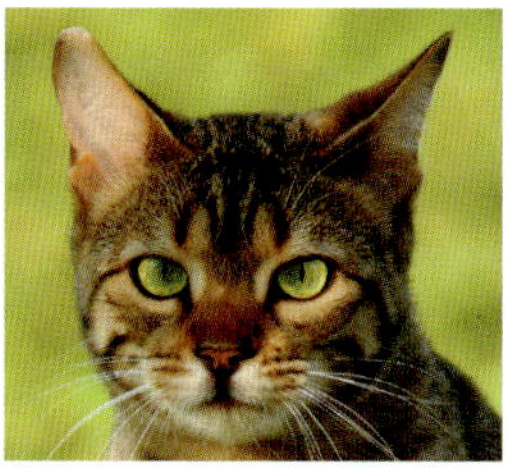

GERUNDETE KEILFORM (BENGAL)

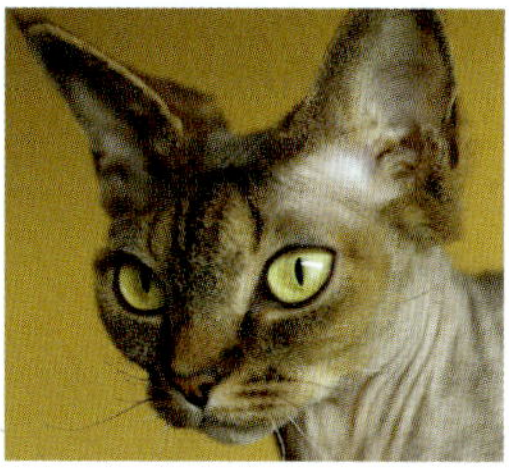

EXTREME KEILFORM (DEVON REX)

großen Ohren, dem keilförmigen Gesicht, den feingliedrigen Beinen, dem langen, schlanken Rumpf und dem langen, dünnen Schwanz besitzen sie eine für ihre Größe maximale Körperoberfläche, die für eine effektive Abfuhr der überschüssigen Wärme sorgt. Asiatische Katzen wie die Siamkatze (*s.* S. 124–127) haben schräg gestellte Augen.

Im Westen hat man neue Rassen geschaffen, die den asiatischen Typ kopieren. Die Orientalisch Kurzhaar (*s.* S. 128–129), die einfarbige Version der Siam, entstand im Westen, nachdem die abzeichenlosen kurzhaarigen Katzen innerhalb der ursprünglichen Siamesenimporte ausgestorben waren.

NEUE KÖRPERFORMEN

Im Gegensatz zum Hund hat die Hauskatze offenbar ein genetisch festgelegtes, begrenztes Größenspektrum. Bei Versuchen, größere oder kleinere Tiere zu züchten, schlug bereits die nächste Zuchtgeneration wieder zur ursprünglichen Größe zurück.

VORTEIL ODER DEFEKT?

Manche Rassen zeichnen sich durch ein einziges anatomisches Merkmal aus – oft im Grunde eine Missbildung. Die Schwanzlosigkeit der Manx ist z. B. ein Erbfehler – reinerbige Föten sind nicht überlebensfähig. Die auffälligste Erscheinung in der Katzenwelt ist die »Liliputaner«-Rasse Munchkin (unten). Dabei handelt es sich um eine gezüchtete Kurzbeinigkeit: Das Tier ist bis auf die extrem verkürzten Beinknochen normal gebaut. Die Hauskatze hat ihre Form in Jahrtausenden der natürlichen Auslese perfektioniert – derartige Eingriffe seitens des Menschen sind eher verstiegen.

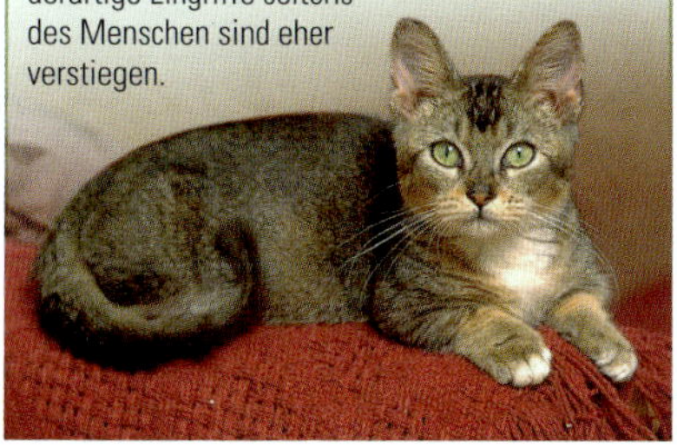

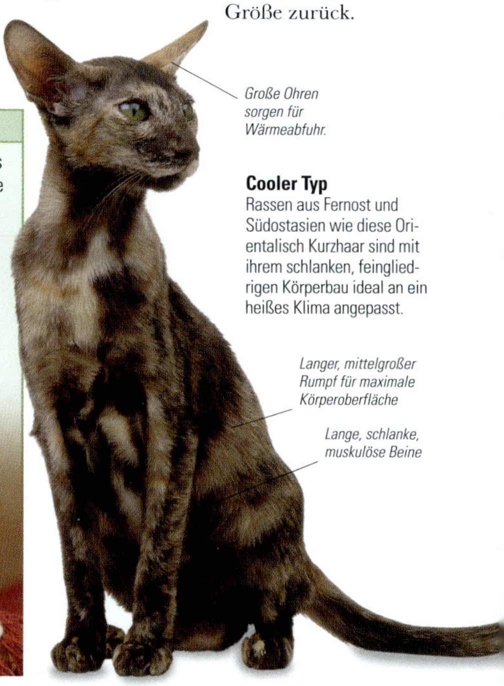
Große Ohren sorgen für Wärmeabfuhr.
Langer, mittelgroßer Rumpf für maximale Körperoberfläche
Lange, schlanke, muskulöse Beine

Cooler Typ
Rassen aus Fernost und Südostasien wie diese Orientalisch Kurzhaar sind mit ihrem schlanken, feingliedrigen Körperbau ideal an ein heißes Klima angepasst.

Farbe und Form der Augen

Das Schöne an den Katzen sind nun einmal ihre lebhaften, unerschrockenen, im Verhältnis zum Kopf ungewöhnlich großen Augen. Aus diesem Grunde bemühen sich Katzenzüchter darum, besonders schöne und interessante Augenfarben hervorzubringen.

AUGENFARBE

Durch gezielte Züchtung gibt es Hauskatzen mit sehr verschiedenen Augenfarben – von Blau über Grün bis Orange. Ihre wilden Verwandten haben haselnuss- oder kupferfarbene, zuweilen auch gelbe oder grüne Augen.

In den meisten Fällen ist die Augenfarbe nicht an die Fellfarbe gekoppelt, obwohl manche Rassestandards dies vorschreiben: So sind z. B. bei Silvertabbys häufig grüne Augen vorgeschrieben. Blau ist die einzige Farbe, die mit der Fellfarbe gekoppelt ist. Blaue Augen werden durch eine Art Albinismus hervorgerufen, der sich durch Pigmentmangel in Fell und Iris äußert. Blauäugige weiße Katzen sind häufig taub, da das den Pigmentmangel verursachende Gen ebenfalls bewirkt, dass die Flüssigkeit im Corti-Organ – dem Schallrezeptor in der Schnecke – austrocknet.

Die blauen Augen der Siamkatzen (*s.* S. 124–127), die im 19. Jh. von dem Naturforscher Peter Pallas im Kaukasus entdeckt wurden, sind zwar nicht mit Taubheit gekoppelt, evtl. aber mit einem schlechten dreidimensionalen Sehen.

AUGENFORM

Wildkatzenaugen sind oval und leicht schräg gestellt. Rassen, die angeblich der »natürlichen« Katze nahestehen – etwa die Maine Coon (*s.* S. 168–171) – haben solche »wilden« Augen. Die natürliche Augenform ist in zweierlei Weise verändert worden: So können die Augen runder oder schräger gestellt sein. Alte westliche Rassen, z. B. die Kartäuser (*s.* S. 94) haben generell runde, vorstehende Augen. Manche östlichen Katzen, etwa die Amerikanische Burma (*s.* S. 132–135) haben runde Augen, doch bei asiatischen Rassen sind schräg gestellte Augen die Regel. Extreme Augenformen können problematisch sein, denn vorstehende Augen in flachen Gesichtern neigen zu übermäßigem Tränenfluss und Entzündungen, während allzu schräg gestellte Augen Schleim zurückhalten, was das Infektionsrisiko ebenfalls erhöht.

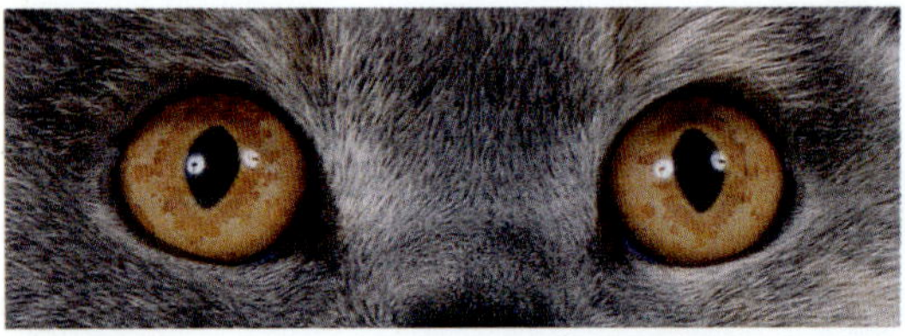

Wilde Blicke
Die Augen dieser Hauskatze ähneln den haselnussbraunen oder kupferfarbenen Augen der Wildkatzen. Diese Farben, die wohl ursprünglich im Verbund mit der Fellfarbe und -zeichnung für Tarnung gesorgt haben, kommen auch heute noch bei Hauskatzen am häufigsten vor.

Runde Augen
Durch entspannte Lidränder wirken die Augen dieser Britisch Kurzhaar kreisrund. Alle Katzenaugen sind jedoch rund, unabhängig von der Lidform.

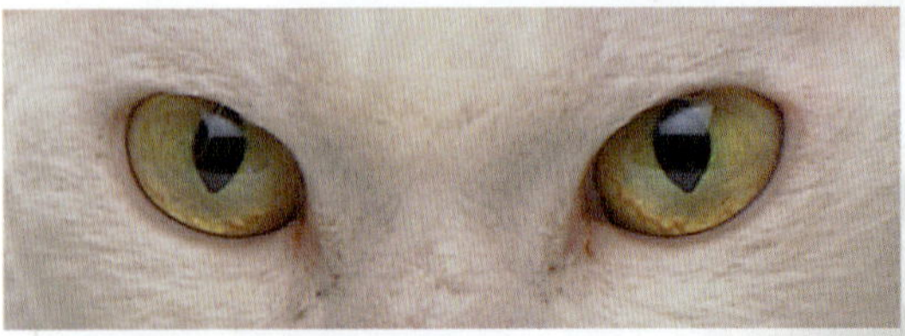

Mandelaugen, schräg gestellte Augen
Durch ein lang gezogenes Gesicht spannt sich das Oberlid. Die Augen dieser weißen Devon Rex sind dadurch mandelförmig.

FARBVARIATIONEN

Die Augenfarbe ist genetisch angelegt. In den Pigmentzellen der Iris lagern sich braune, schwarze oder gelbliche Partikel ein. Blaue und grüne Augen entstehen durch Lichtreflexion.

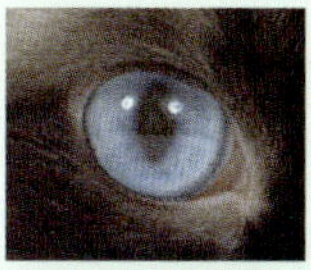

Blaue Augen
Der Körper braucht Sonnenlicht, um Vitamin D zu produzieren. Blaue Augen absorbieren durch den Pigmentmangel mehr Licht, weshalb diese in Regionen mit geringem Lichteinfall häufiger vorkommen.

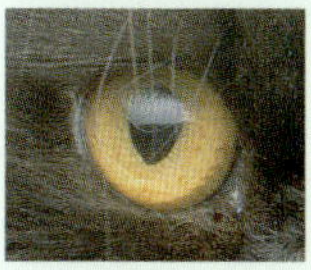

Gelb getönte Augen
Diese Augenfarbe kommt der der Wildkatze am nächsten. Viele grüne Augen durchlaufen eine braune oder gelbe Phase. Kupferfarbene können im Alter verblassen, während Goldgelb je nach Licht sehr variiert.

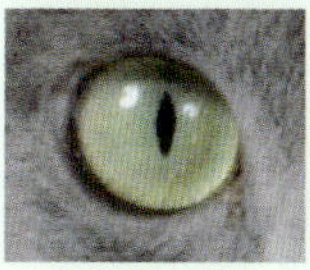

Grün getönte Augen
Grüne Augen sind bei rasselosen Katzen immer häufiger, doch klare Grüntöne sind das Kennzeichen mehrerer Rassen. Die seegrünen Augen der Chinchilla-Langhaar weisen evtl. einen neuen Weg zu blauen Augen.

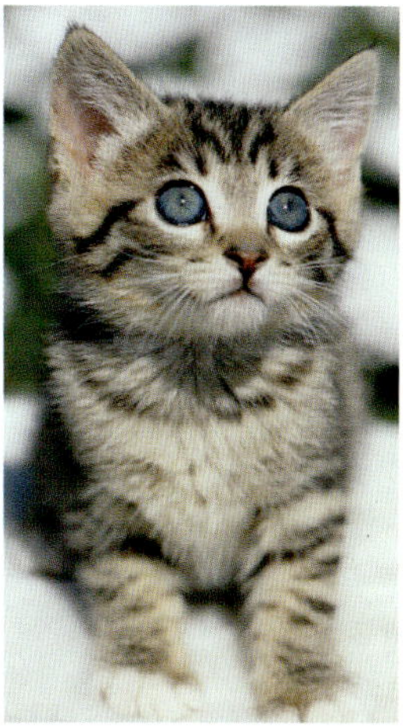

Farbwechsel
Alle Kätzchen kommen mit blauen Augen zur Welt, die mit zunehmendem Alter manchmal ihre Farbe verändern – je nach Rasse zu Kupferbraun, Orange, Gelb oder Grün.

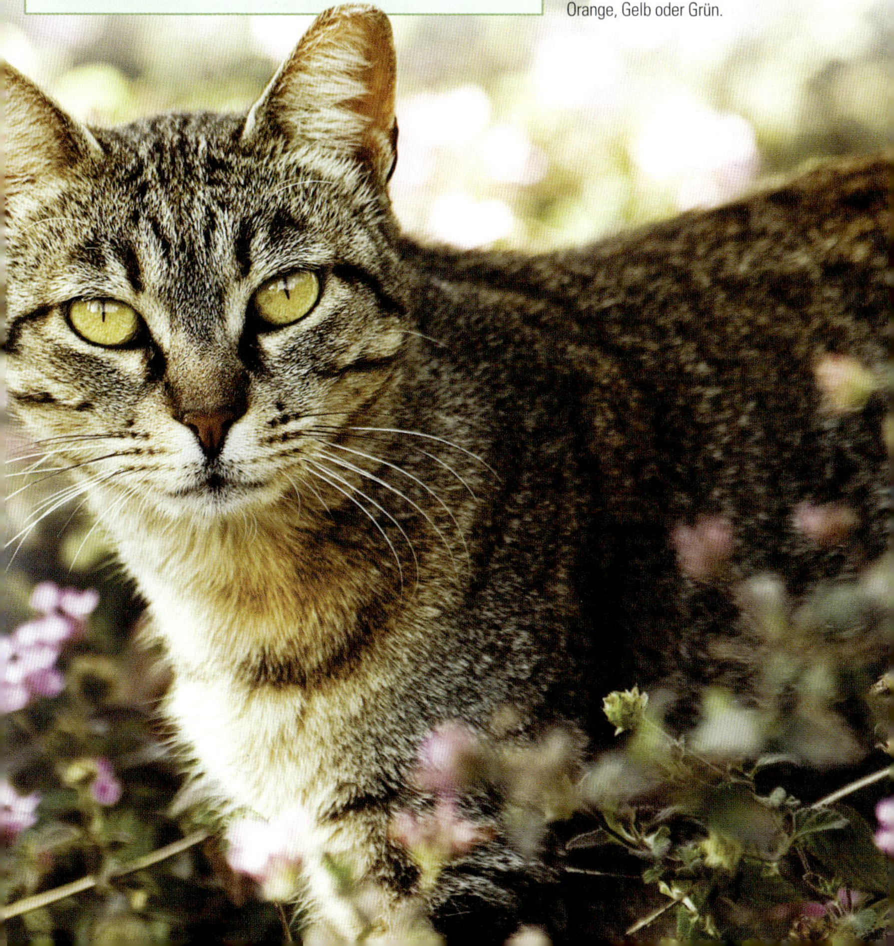

Perspektiven der Zucht

Mehr und mehr Züchter zielen mittlerweile darauf ab, besonders schöne und pflegeleichte Katzen zu züchten. Das umstrittene Klonen ist bereits Wirklichkeit geworden und durch die Fortschritte in der Genetik können Katzen wohl bald auf Bestellung gezüchtet werden.

KATZEN – DIE NEUEN HUNDE?

Zwar haben Katzen die Hunde aus der Führungsposition des beliebtesten Haustiers verdrängt, was jedoch nicht bedeutet, dass diese nicht mehr populär sind. Die Veränderungen in unserem Lebensstil machen die Hundehaltung jedoch immer schwerer und Katzenzüchter haben sich dieser Situation bewusst oder unbewusst angepasst. Inzwischen gibt es einen Trend, Katzen mit hundeähnlichen Eigenschaften zu züchten. Die Katze der Zukunft begrüßt Sie beim Heimkommen, lässt sich an der Leine spazieren führen oder braucht gar keinen Auslauf – kurz und gut, die Katze von morgen ist ein kleiner, träger Haushund, der miaut statt zu bellen.

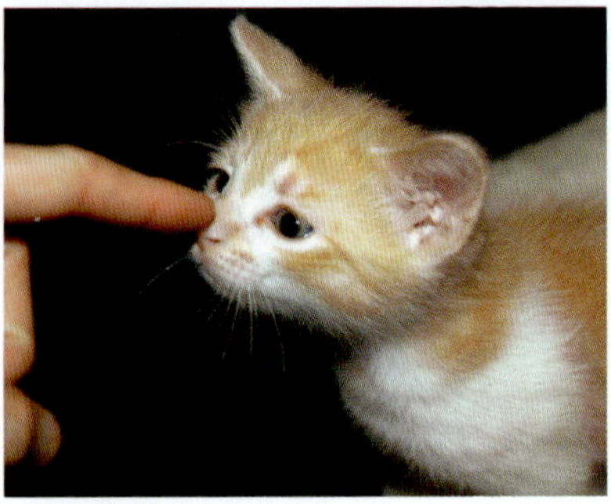

Retortenbaby
Peaches, ein Klon der zwei Jahre alten roten Tabby Mango, erblickte im August 2004 das Licht des Labors. Solche Zuchtpraktiken sind noch immer stark umstritten.

GENETIK UND ZUCHT

Das Konzept des Vaterschaftstest und des DNS-Fingerabdrucks (durch einen einfachen Mundabstrich) bei Katzen wurde ursprünglich von Havana Brown-Züchtern entwickelt, die die genetische Herkunft dieser Rasse erforschen wollten. Das Feline Genome Project, eine Organisation, die sich mit der Erforschung von Erbkrankheiten von Katzen und Menschen beschäftigt, bringt eine stetig anwachsende Masse von Daten heraus. Aufgrund der Forschungsergebnisse des Projekts können Züchter auf neueste genetische Erkenntnisse zurückgreifen, um Katzen speziell auf besondere körperliche Eigenschaften hin zu züchten. Polydaktylie z. B. ist ein

Klon-Schau
Das zweijährige Bengalweibchen Tahini (rechts) und ihr einjähriger Klon Baba Ganoush (links) auf dem Präsentierteller. Baba Ganoush ist eine der ersten Katzen, die mithilfe des Chromatin-Transfer-Verfahrens (CT) erzeugt wurde.

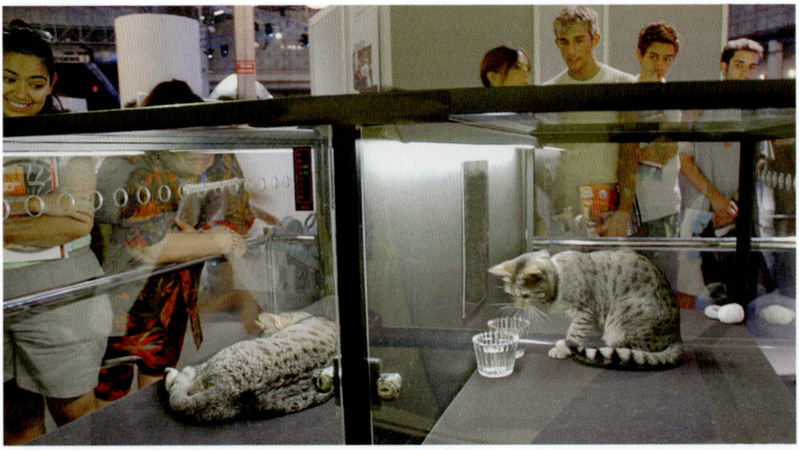

einfaches, genetisch dominantes Merkmal, das Züchter in Zukunft durch genetische Tests an ihrem Zuchtmaterial gezielt weiterführen können. Leider ist es dadurch auch möglich, schädliche Eigenschaften wie Haarlosigkeit und Zwergwuchs, die sich normalerweise durch natürliche Auslese rasch verlieren würden, vorsätzlich weiterzuzüchten.

DAS PROBLEM MIT DEM KLONEN

Seit 2004 ist es möglich, Katzen kommerziell zu klonen. Alles, was dafür benötigt wird, ist eine Gewebeprobe des Tieres. Die Zellkerne der lebenden Zellen in dieser Probe enthalten DNS. Die Zellkerne werden entfernt und in flüssigem Stickstoff eingefroren. Zur Befruchtung wird ein Zellkern aufgetaut und in ein Katzenei eingepflanzt, dem zuvor die eigene DNS entnommen wurde. Durch einen chemoelektrischen Schock werden Ei und DNS »verschweißt«. Das Ei wird im Labor zur Zellteilung angehalten, sodass es sich schließlich zu einem Embryo entwickelt. Der Unterschied zwischen einem so »befruchteten« und einem auf natürlichem Wege befruchtetem Ei ist, dass die DNS des Labor-Eis von nur einem Elternteil statt von Vater und Mutter stammt. Wenn sich der Embryo planmäßig entwickelt, wird er in den Uterus einer »Leihmutter« eingepflanzt. So wird zwar eine exakte genetische Kopie erzeugt, doch charakterlich sind Klone nicht identisch.

KATZENHYBRIDEN

Inzwischen werden mehr und mehr Fälle bekannt, in denen die Kreuzung von Hauskatzen mit Wildkatzenarten gesunde, fortpflanzungsfähige Junge hervorgebracht hat. Der Bengal, der durch eine Kreuzung der Hauskatze mit der Bengalkatze entstanden ist, hat sich inzwischen zu einer beliebten britischen Katzenrasse entwickelt.

HYPOALLERGENE KATZEN?

Viele Menschen sind gegen Katzen allergisch. Diese Allergie wird vor allem durch das so genannte FEL d1-Allergen hervorgerufen, dass die Katzen im Speichel, im Fell und auf der Haut tragen. Doch dies soll sich nun ändern. Ab 2007 will man mithilfe der so genannten RNA-Interferenz-Methode (RNAi) Katzen züchten, die keine Allergien mehr hervorrufen. Während dies uns Menschen zweifellos zugutekäme, stellen sich Wissenschaftler jedoch inzwischen die Frage, welche Rolle FEL d1 für die Tiere selbst spielt.

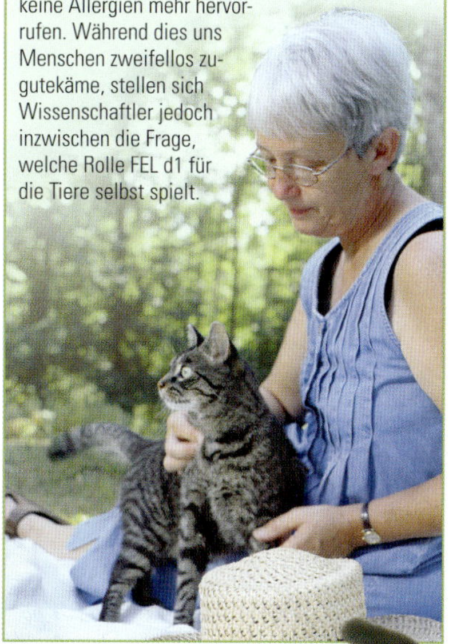

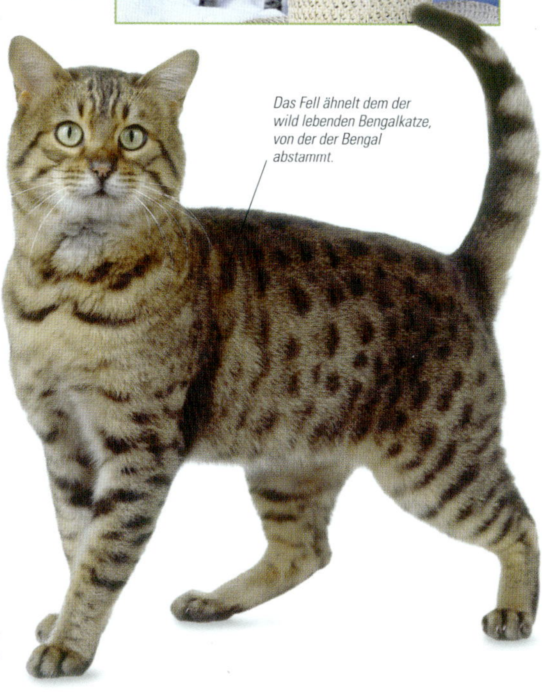
Das Fell ähnelt dem der wild lebenden Bengalkatze, von der der Bengal abstammt.

Im Herzen wild
Viele neue Rassen ähneln Wildkatzen. Der Bengal war die erste Rasse, die aus der Kreuzung einer Hauskatze mit einer wilden Art entstand. Die Chausie war eine der nächsten.

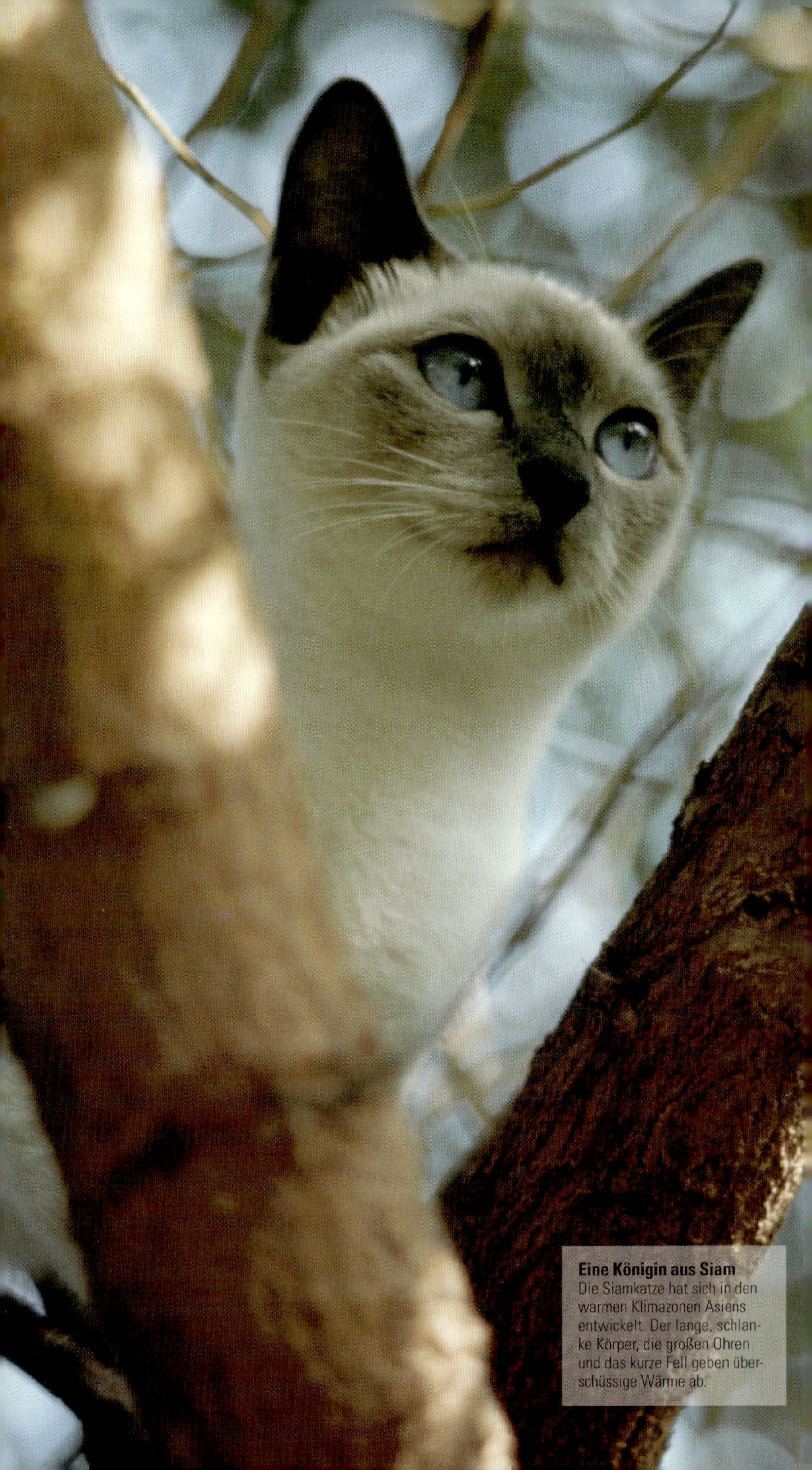

Eine Königin aus Siam
Die Siamkatze hat sich in den warmen Klimazonen Asiens entwickelt. Der lange, schlanke Körper, die großen Ohren und das kurze Fell geben überschüssige Wärme ab.

KURZHAARKATZEN

Die frühesten Katzentypen waren mittelgroß und schlank mit feinem, kurzem Fell – ganz wie die Falbkatze, von der sie abstammten. Auch heute noch ist das für warme Klimazonen ideale kurze Fell weltweit am häufigsten vertreten. Die Dichte jedoch variiert beträchtlich – von plüschig-dicht bis praktisch nackt ist alles zu finden.

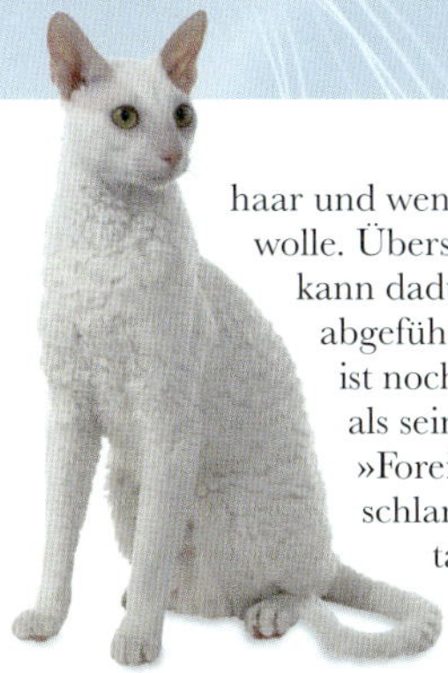

Der Rex-Effekt
Das lang- oder kurzhaarige Rexfell, wie dieser Cornish Rex, ist eigentlich eine Missbildung: Es fehlen die Leithaare.

DER SIEGESZUG DER KURZHAARKATZE

Das Katzenfell besteht aus dickem, glänzendem Leithaar und dichter, isolierender Unterwolle. Je weiter sich die Katzen aus dem heimatlichen Ägypten in die kälteren Klimazonen Zentralasiens und Nordeuropas fortbewegten, desto härter war die natürliche Auslese, denn nur Individuen mit dichtem, vor Kälte und Nässe schützendem Unterhaar, dichtem Leithaar und gedrungenem, »plumpem« Körperbau hatten eine Überlebenschance. Diese Katzen entwickelten sich später zu den britischen und europäischen Kurzhaarrassen (*s.* S. 88–89 und 92–93). Ihre Nachkommen wiederum begleiteten die europäischen Siedler in die Neue Welt und begründeten dort neue Rassen wie Amerikanisch Kurzhaar (*s.* S. 96–97).

Im wärmerem Klima entwickelte sich ein schlankerer Typ mit dünnem Deckhaar und wenig bis gar keiner Unterwolle. Überschüssige Körperwärme kann dadurch sofort nach außen abgeführt werden. Dieser Typ ist noch leichter und schmaler als seine Vorfahren und wird »Foreign« oder, bei extrem schlanken Varianten, »Orientalisch« genannt. Die beliebteste Vertreterin dieses Typs ist die Siam (*s.* S. 124–127).

Erst durch bewusste Züchtung konnten sich Rassen wie American Wirehair (*s.* S. 98) oder die Rex-Varianten (*s.* S. 144–147) etablieren. Auch haarlose Katzen (*s.* S. 148–149) gehören zu den Kurzhaar-Rassen.

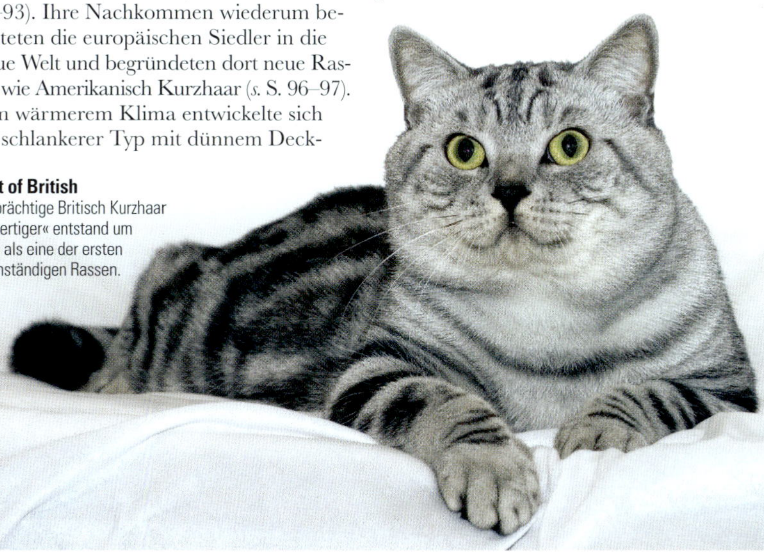

Best of British
Die prächtige Britisch Kurzhaar »Silbertiger« entstand um 1880 als eine der ersten eigenständigen Rassen.

EXOTISCH KURZHAAR

ENTSTEHUNGSZEIT: um 1960
URSPRUNGSLAND: USA
VORFAHREN: Perser, Amerikanisch Kurzhaar
GEWICHT: 3,5–7 kg
FARBSCHLÄGE: Alle Farben und Zeichnungen, einschließlich Abzeichen, Sepia und Mink
ZUCHTVERBÄNDE: GCCF, FIFé, CFA, TICA

Die Exotisch Kurzhaar ist das Resultat eines fehlgeschlagenen Experiments: Beim Versuch, eine Amerikanisch Kurzhaar (*s.* S. 96–97) zu züchten, die das glänzende Fell und die grünen Augen einer Perserkatze (*s.* S. 154) haben sollte, entstand stattdessen eine kurzhaarige Perserkatze. Zunächst wollte man die Rasse unter dem Namen »Sterling« weiterentwickeln – ein Name, der auch für die silberfarbenen Perserkatzen vorgeschlagen worden war – doch dann erschienen weitere Farbschläge, sodass man sich für »Exotisch Kurzhaar« entschied. Inzwischen werden außerhalb der USA auch Britisch Kurzhaar (*s.* S. 88–89), Burma (*s.* S. 132–135) und sogar Russisch Kurzhaar (*s.* S. 95) mit in die Zuchtprogramme aufgenommen, doch sowie die Kurzhaarigkeit erreicht ist, werden diese Kreuzungen immer wieder zum Persertypus zurückgezüchtet. Nach anfänglichem Widerstand seitens der Perserzüchter ist die Rasse nun bei allen größeren

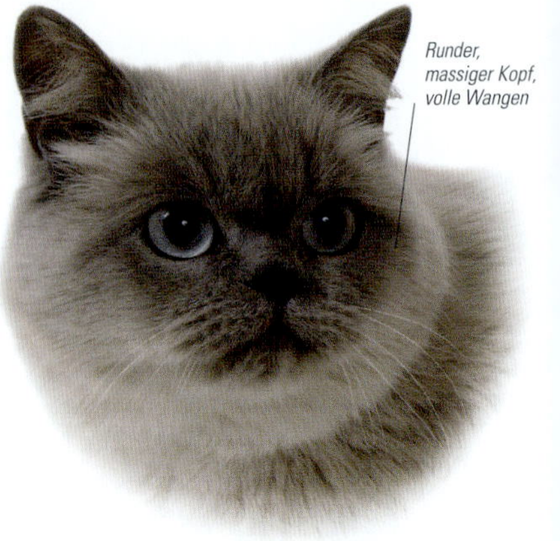
Runder, massiger Kopf, volle Wangen

BLUE-POINT COLOURPOINT

VERWECHSLUNG

Die Exotisch Kurzhaar ist das klassische Beispiel für eine Rasse, die sozusagen aus Versehen entstand. Doch obwohl es sich im Grunde um eine »Fehlzüchtung« handelt, ist die Nachfrage – und entsprechend auch der Preis – inzwischen sehr gestiegen. Daher kommt es immer wieder vor, dass unseriöse Züchter diese Rasse mit anderen, besonders schönen Tieren kreuzen und die Jungen mit falschen Papieren weiter verkaufen. Der Betrug wird häufig erst bemerkt, wenn aus einem Wurf dieser Tiere plötzlich völlig anders aussehende Junge hervorgehen.

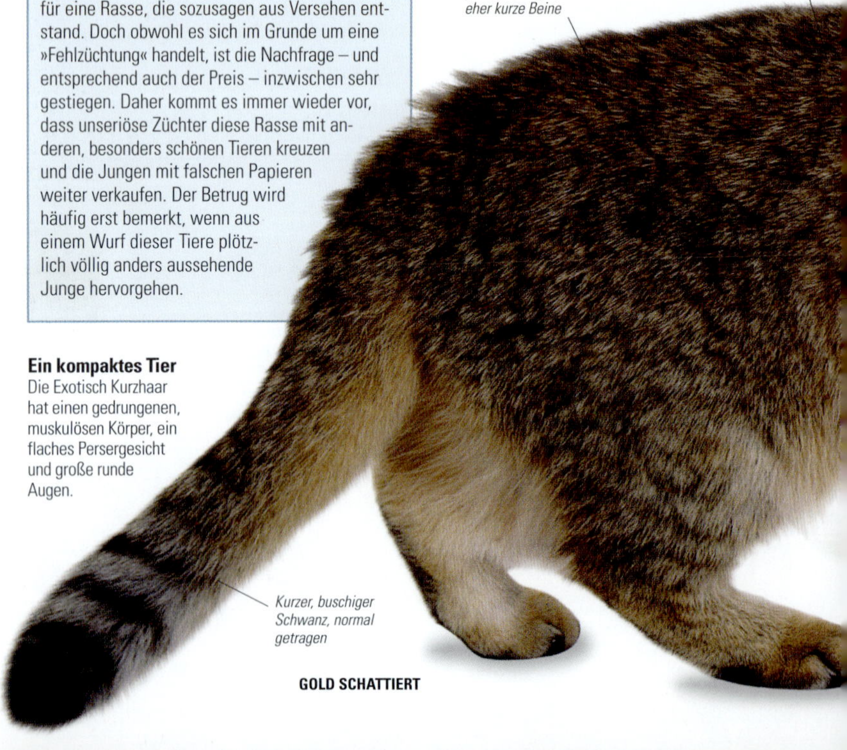
Körper mittelgroß bis groß, gedrungen, eher kurze Beine
Dichtes, plüschiges, leicht abstehendes Fell
Kurzer, buschiger Schwanz, normal getragen

GOLD SCHATTIERT

Ein kompaktes Tier
Die Exotisch Kurzhaar hat einen gedrungenen, muskulösen Körper, ein flaches Persergesicht und große runde Augen.

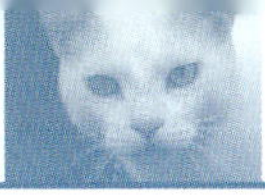

Verbänden anerkannt und in den USA und Nordeuropa äußerst populär.

KÖRPERBAU UND CHARAKTER

Da Langhaarigkeit rezessiv ist, kommen immer wieder Langhaarvarianten der Exotisch Kurzhaar (*s.* S. 167) vor. Durch das flache Gesicht treten hier dieselben Atemprobleme auf wie bei den Langhaarpersern und durch die verkürzten Nasenlöcher verstopfen die Tränendrüsen schnell und fließen über. Auf dem Gesicht oxidiert die Tränenflüssigkeit und färbt sich bräunlich, was jedoch eher ein ästhetisches als ein medizinisches Problem ist. Auch die polyzystische Nierenkrankheit ist weit verbreitet.

Das weiche, plüschige Fell ist dichter als bei vielen anderen Kurzhaarrassen und sollte daher gelegentlich gebürstet werden.

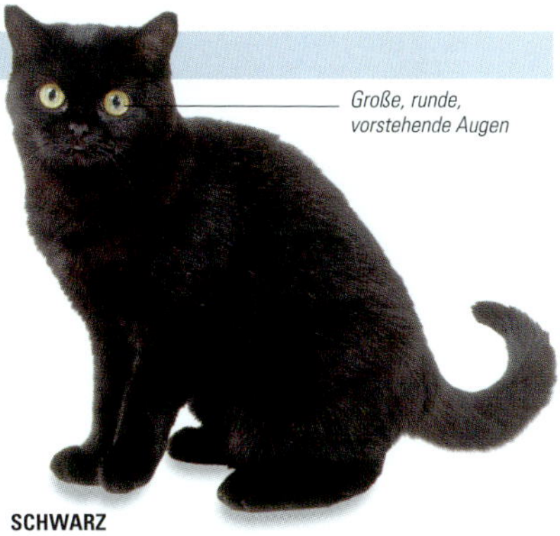
Große, runde, vorstehende Augen

SCHWARZ

Durch die rundliche, gedrungene Körperform, das flache Gesicht und das dichte, flauschige Fell wird die Exotisch Kurzhaar oft mit Teddybären verglichen. Dieses Image hat zu ihrer Popularität noch beigetragen. Die sanften, pflegeleichten Tiere haben leise, weiche Stimmen und sind im Allgemeinen lebhafter als Perserkatzen, jedoch auch sehr genügsam.

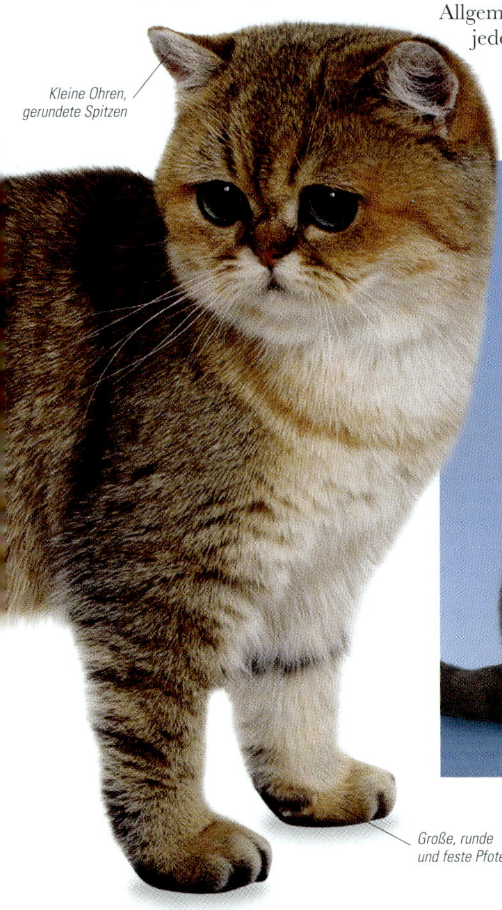
Kleine Ohren, gerundete Spitzen
Große, runde und feste Pfoten

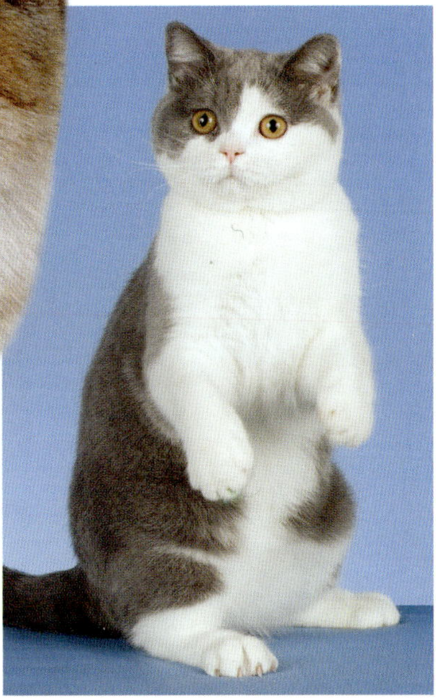

CREAM UND BLAU

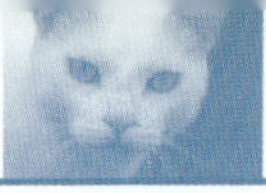

BRITISCH KURZHAAR

Entstehungszeit: um 1880
Herkunftsland: Großbritannien
Vorfahren: Haus-, Straßen- und Bauernkatzen
Gewicht: 4–8 kg
Farbschläge: Einfarbig, Schildpatt und Bicolour in allen Farben, Smoke und Tipped, mit Abzeichen und den westlichen Tabbymustern
Zuchtverbände: GCCF, FIFé, CFA, TICA

Die Britisch Kurzhaar wurde Ende des 19. Jh.s aus den robusten englischen Bauern-, Straßen- und Wohnungskatzen gezüchtet, als Katzenrassen und Ausstellungen in Mode kamen. Obwohl Harrison Weir, der Gründer des Katzenzuchtwesens, selbst »Britisch Blau« züchtete, erlebte die Rasse um die Jahrhundertwende einen Niedergang und wäre in den 50er-Jahren des 20. Jh.s beinahe erloschen. Sie wurde durch die vereinten Bemühungen von Züchtern des gesamten Commonwealths erneuert. In den 70er-Jahren hatte sich die Rasse konsolidiert und die Britisch Blau war besonders in den USA sehr beliebt. Heute ist die Britisch Kurzhaar in ihrem Heimatland wieder die beliebteste Rassekatze. Eine Eigentümlichkeit unterscheidet diese Rasse von den meisten anderen Kurzhaarkatzen: Fast die Hälfte aller Tiere hat die in Katzenpopulationen seltene Blutgruppe B.

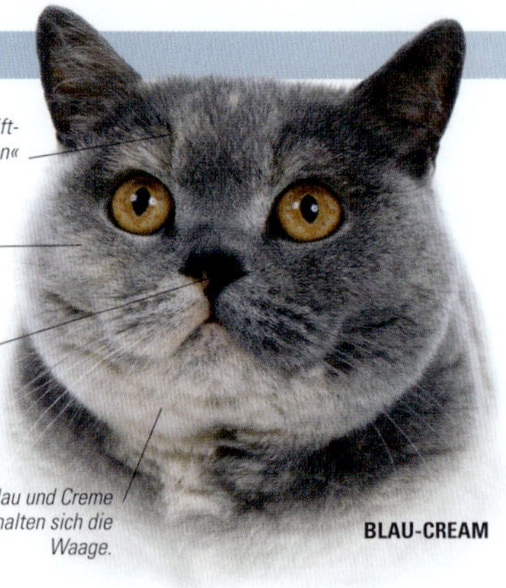
»Bleistift-linien«
Rundes Gesicht, volle Wangen
Breite Nase
Blau und Creme halten sich die Waage.

BLAU-CREAM

KÖRPERBAU UND CHARAKTER

Die Britisch Kurzhaar fällt vor allem durch ihren stämmigen Körperbau auf, den sie ihren robusten Vorfahren verdankt – den flinken Mäusefängern und Straßenkämpfern in Großbritanniens Städten und Gehöften. Der kräftige, muskulöse Körper steht auf niedrigen, stämmigen Beinen und das volle, runde Gesicht hat eine breite, gerade Nase. Das dichte, drahtige Fell ist praktisch und wasserabstoßend, braucht jedoch von Zeit zu Zeit ein paar Bürstenstriche. Die klassischen Farbschläge Blau, Schildpatt und Tabby stehen nach

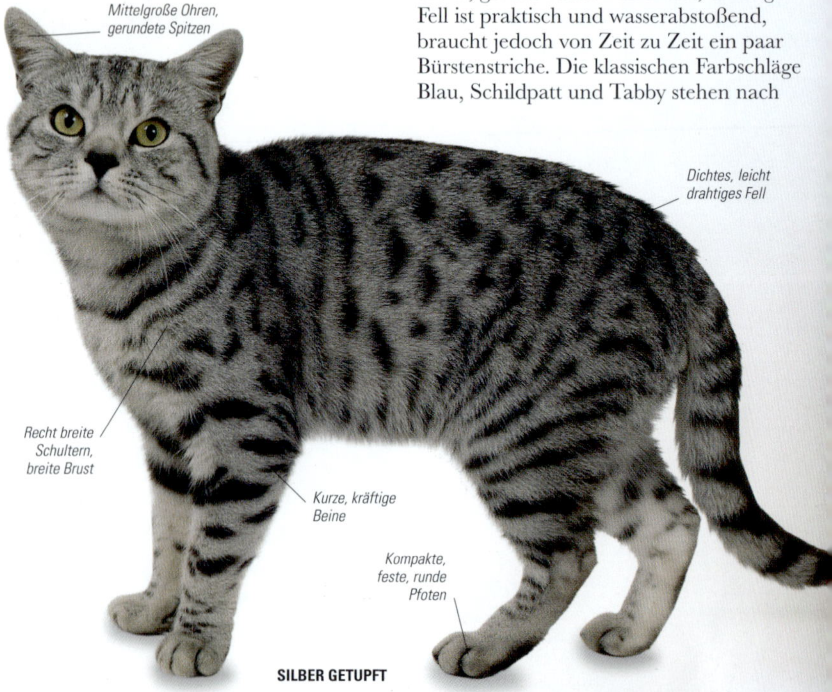
Mittelgroße Ohren, gerundete Spitzen
Dichtes, leicht drahtiges Fell
Recht breite Schultern, breite Brust
Kurze, kräftige Beine
Kompakte, feste, runde Pfoten

SILBER GETUPFT

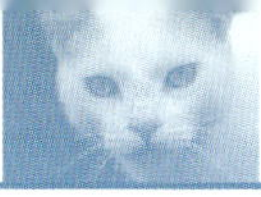

wie vor hoch im Kurs, doch inzwischen sind durch Einkreuzungen neue Varianten entstanden. Heute werden auch viele exotische Farben von den britischen Zuchtverbänden anerkannt, wodurch der immer größeren Diversifikation der heimischen Katzenpopulation Rechnung getragen wird. Diese Tiere sind von Grund auf britisch: Sie sind zwar freundlich und ungezwungen, haben aber gern ihre Ruhe. Auf Akrobatik wird mit typischem »Understatement« verzichtet.

EINFARBIGE KATZEN

In Europa haben »Nicht-Agouti-« oder einfarbige Katzen, wie diese weiße Britisch Kurzhaar, im Laufe der Zeit die an Salz und Pfeffer erinnernde, getickte Agouti-Färbung der ägyptischen Falbkatze verdrängt. Der höchste Prozentsatz von einfarbigen Katzen findet sich heute in Großbritannien. Der Grund dafür ist noch unklar, doch nach Ansicht des Populationsgenetikers Dr. Neil Todd sind Nicht-Agouti-Katzen weniger scheu und wurden daher stets ihren wilden Vorfahren vorgezogen.

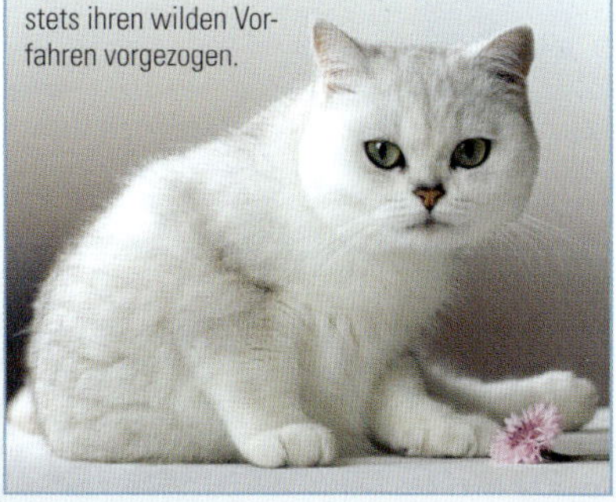

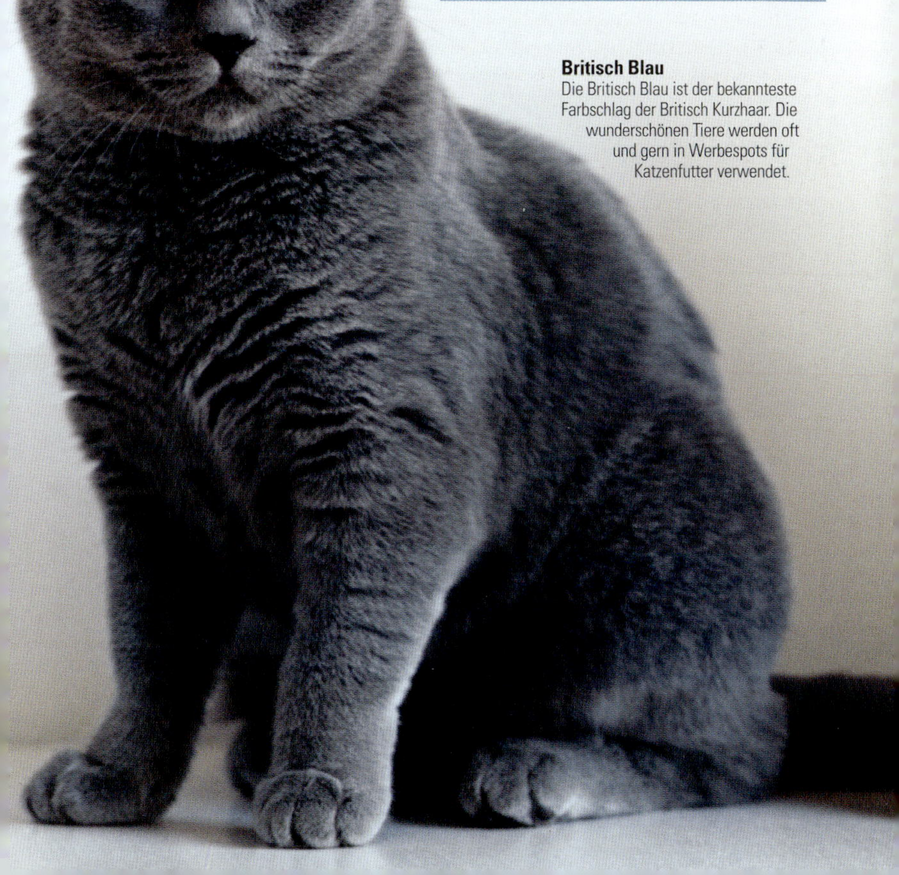

Britisch Blau
Die Britisch Blau ist der bekannteste Farbschlag der Britisch Kurzhaar. Die wunderschönen Tiere werden oft und gern in Werbespots für Katzenfutter verwendet.

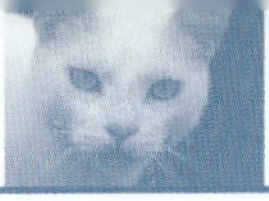

MANX

Entstehungszeit: Vor dem 18. Jh.
Herkunftsland: Isle of Man
Vorfahren: Hauskatzen
Gewicht: 3,5–5,5 kg
Farben: Einfarbig, Schildpatt und Bi-Colour in allen Farben, Smoke und Tipped, mit Abzeichen und den westlichen Tabbymustern
Zuchtverbände: GCCF, FIFé, CFA, TICA

Schwanzlosigkeit verschwindet bei Katzen normalerweise rasch wieder. Auf der Isle of Man setzte sich diese dominante, mit der asiatischen nicht verwandte Mutation jedoch durch. Die Manx wird seit dem 19. Jh. ausgestellt und seit dem 20. Jh. exportiert. Heute ist sie international als Rasse anerkannt, obwohl die CFA nur traditionelle westliche Farben erlaubt. Die langhaarige Manx oder Cymric (*s.* S. 177) wird nicht überall akzeptiert. Man unterscheidet »Taillies« oder »Longies« mit fast natürlichem, doch meist geknicktem Schwanz, »Stumpies« mit kurzem Schwanz, »Risers« mit einer Knorpelerhebung sowie »Rumpies«, deren Hinterteil völlig glatt ist oder sogar eine leichte Eindellung aufweist. Showkatzen sind allesamt Rumpies (außer bei der FIFé), werden jedoch mit Schwanzkatzen verpaart, um das Auftreten des tödlichen Manxsyndroms zu vermeiden, da das Manx-Gen ein potenzieller Letalfaktor ist. Die langen Hinterbeine der Manx führten zu der Legende, dass sie eine Katzen-Kaninchenkreuzung sei.

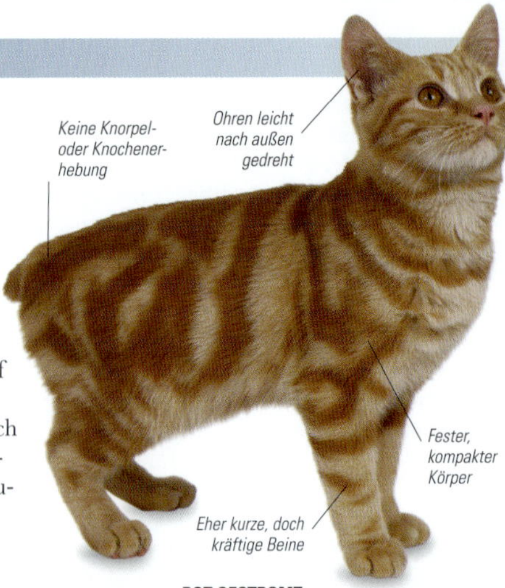
Keine Knorpel- oder Knochenerhebung
Ohren leicht nach außen gedreht
Fester, kompakter Körper
Eher kurze, doch kräftige Beine

ROT GESTROMT

CABBITS

In seiner 1854 erschienenen Schrift *An Historical und Statistical Account of the Isle of Man* berichtet Joseph Train von einem Tier namens »cabbit«, der Kreuzung einer Kätzin mit einem Rammler (Kaninchenbock). Die Vermutung liegt jedoch nahe, dass es sich dabei in Wahrheit um eine Manxkatze handelte.

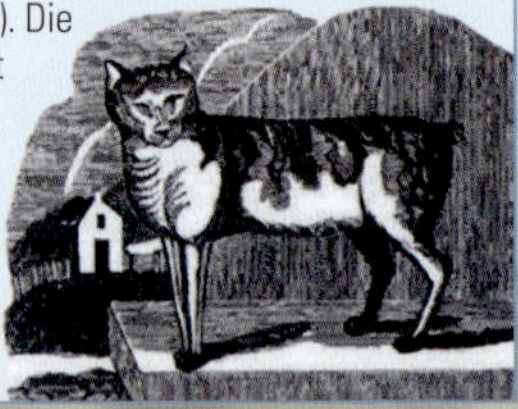

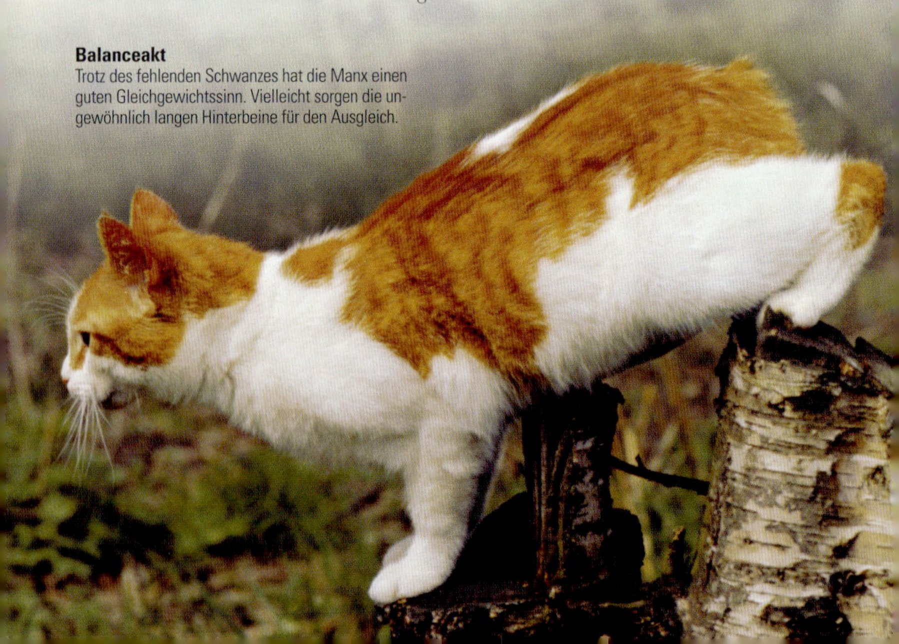

Balanceakt
Trotz des fehlenden Schwanzes hat die Manx einen guten Gleichgewichtssinn. Vielleicht sorgen die ungewöhnlich langen Hinterbeine für den Ausgleich.

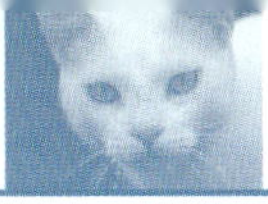

SCOTTISH FOLD

ENTSTEHUNGSZEIT: 1961
HERKUNFTSLAND: Schottland
VORFAHREN: Bauernkatzen, Britisch und Amerikanisch Kurzhaar
GEWICHT: 2,5–6 kg
FARBEN: Einfarbig, Schildpatt und Bi-Colour in traditionellen westlichen Farben, Smoke, Schattiert und Tipped, mit Abzeichen und den traditionellen Tabbymustern
ZUCHTVERBÄNDE: CFA, TICA

Die Falt- oder Hängeohrenmutation wurde zuerst an Susie, einer Bauernkatze aus Tayside, beobachtet. William und Mary Ross verpaarten ihr Kätzchen Snooks mit einem Kater der Rasse Britisch Kurzhaar (*s.* S. 88–89) und schickten 1971 einige Faltohrkatzen in die USA, wo die Zuchtentwicklung mit Amerikanisch Kurzhaar (*s.* S. 96–97) fortgeführt wurde. Nordamerikanische Zuchtverbände erkennen mittlerweile Kurz- und Langhaarvarianten (*s.* S. 177) an und TICA erlaubt traditionelle asiatische Farben sowie Abzeichen. Die Rasse wird in Europa jedoch aufgrund der Probleme mit deformierten homozygoten Tieren nicht anerkannt. Die Ohren können sehr verschieden aussehen, von einer lockeren, »einfachen« Faltung mit vorwärts geneigten Ohren bis zu der eng am Kopf anliegenden »dreifachen« Faltung der Ausstellungskatzen. Die kompakten, robusten Tiere sind eher leise und zurückhaltend.

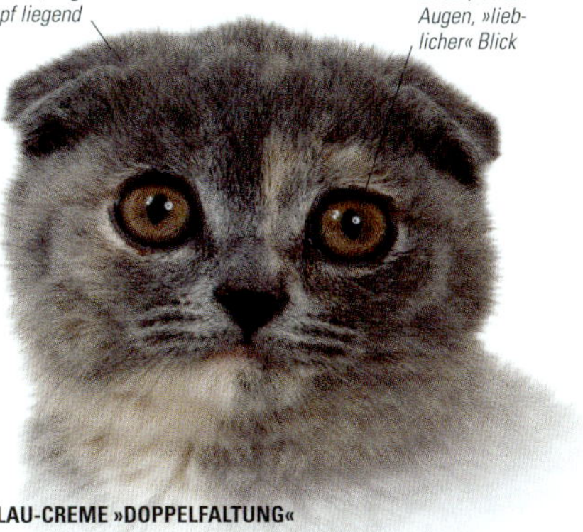
Kleine Ohren, eng am Kopf liegend
Große, runde Augen, »lieblicher« Blick

BLAU-CREME »DOPPELFALTUNG«

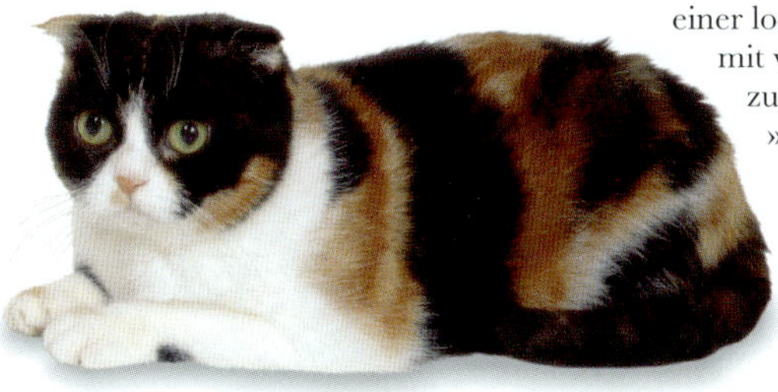

TORTIE UND WEISS »EINFACHFALTUNG«

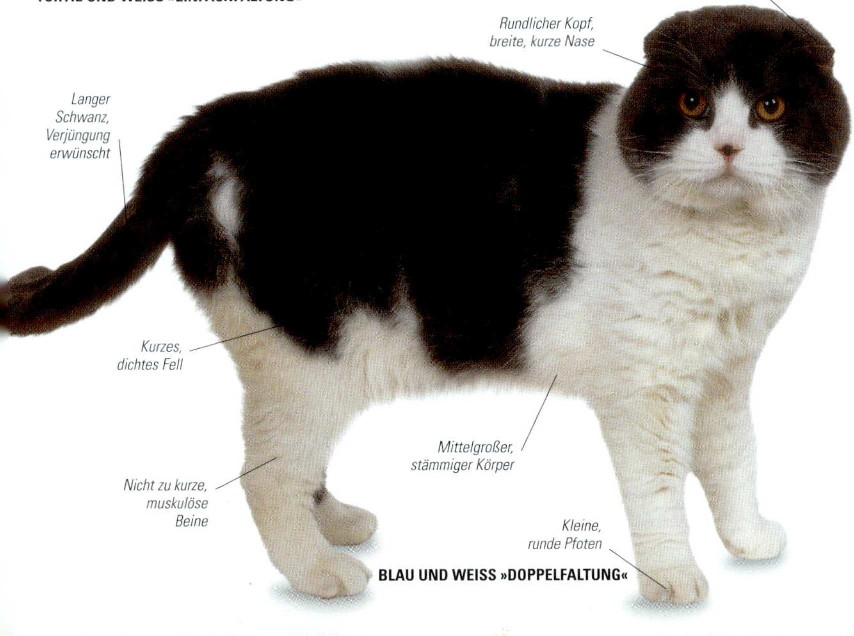
Gefaltete Ohren, gerundete Spitzen
Rundlicher Kopf, breite, kurze Nase
Langer Schwanz, Verjüngung erwünscht
Kurzes, dichtes Fell
Mittelgroßer, stämmiger Körper
Nicht zu kurze, muskulöse Beine
Kleine, runde Pfoten

BLAU UND WEISS »DOPPELFALTUNG«

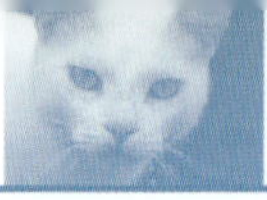

EUROPÄISCH KURZHAAR

Entstehungszeit: 1982
Herkunftsland: Kontinentaleuropa
Vorfahren: Hauskatzen, Britisch Kurzhaar
Gewicht: 3,5–7 kg
Farben: Einfarbig, Schildpatt und Bi-Colour in traditionellen westlichen Farben, Smoke, schattiert und westliche Tabbymuster.
Zuchtverband: FIFé

Obwohl es in Kontinentaleuropa seit über 2000 Jahren Kurzhaarkatzen gibt, wurde die Europäisch Kurzhaar zunächst zur Britisch Kurzhaar (*s.* S. 88–89) gestellt. 1982 gab ihr die FIFé einen eigenen Standard, obwohl sie bereits eine »fertige« Rasse war und über Zuchtmaterial mit bekannter Vorgeschichte verfügte. Inzwischen wird die Rasse selektiv gezüchtet und Einkreuzungen von Britisch Kurzhaar sind nicht mehr erlaubt. Vom GCCF und anderen Verbänden außerhalb Europas ist sie nicht anerkannt – vermutlich, weil die Europäisch Kurzhaar keine neuen oder außergewöhnlichen Merkmale aufweist.

KÖRPERBAU UND CHARAKTER

Die Europäisch Kurzhaar ist die Verkörperung des Katzentyps, der ganz Europa seit Jahrhunderten bevölkert. Obwohl exotischere Farben und Zeichnungen aus den Stammbäumen immer noch nicht ganz verschwunden sind, werden diese nicht anerkannt. Die Europäisch Kurzhaar ist sozusagen in jeder Hinsicht durchschnittlich: Ihr Körper ist mittelgroß bis groß und muskulös, jedoch nicht

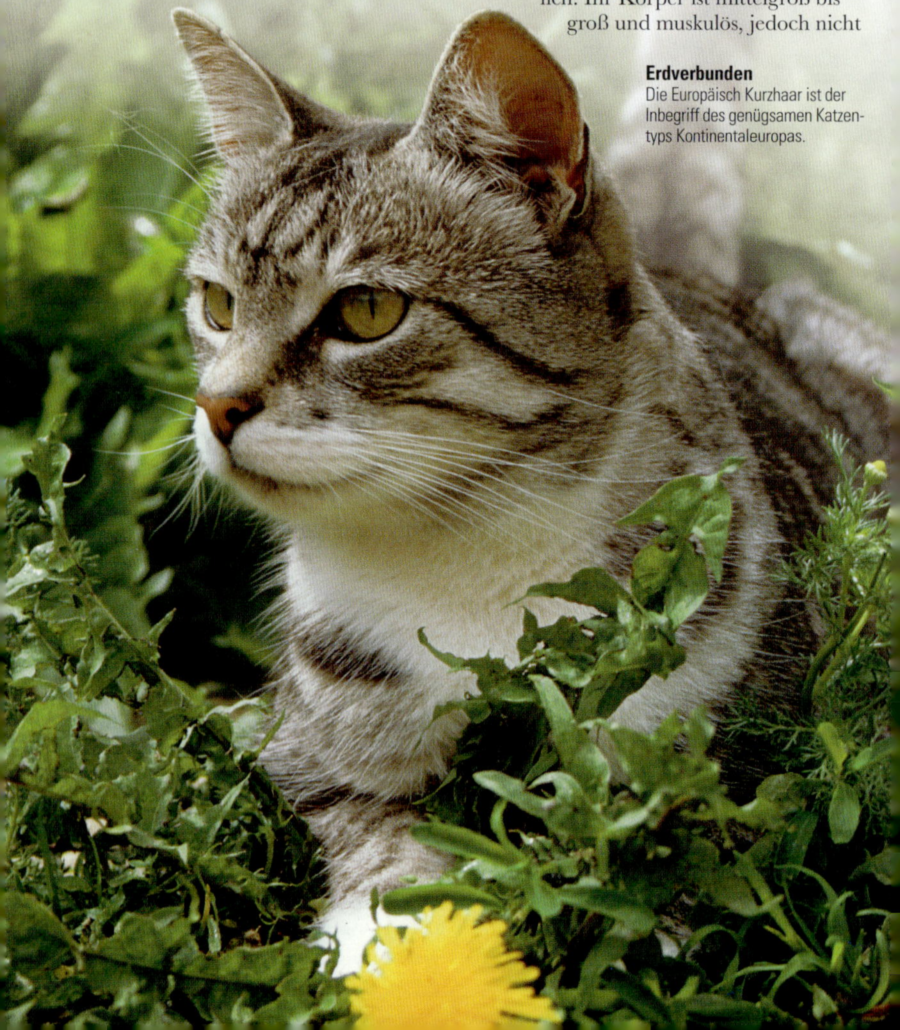

Erdverbunden
Die Europäisch Kurzhaar ist der Inbegriff des genügsamen Katzentyps Kontinentaleuropas.

ganz so stämmig wie die Britisch Kurzhaar. Der breite Kopf ist keilförmig bis rund mit großen, runden Augen und mittelgroßen, aufrechten Ohren. Das warme, kurze und dichte, leicht abstehende Fell macht sie zu einer robusten, widerstandsfähigen Allwetterkatze. Auch der Charakter ist typisch für eine europäische Durchschnittskatze: Sie ist intelligent, doch ruhig, zurückhaltend und genügsam. Kurz: ein wunderbarer Hausgenosse, doch nichts, was einen ehrgeizigen Züchter zu Begeisterungsstürmen hinreißen würde.

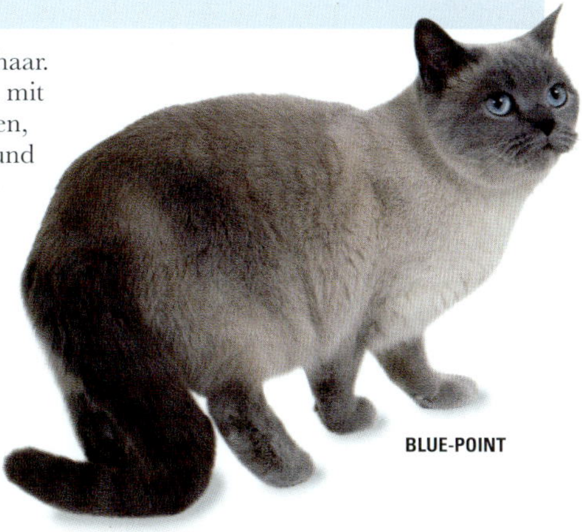

BLUE-POINT

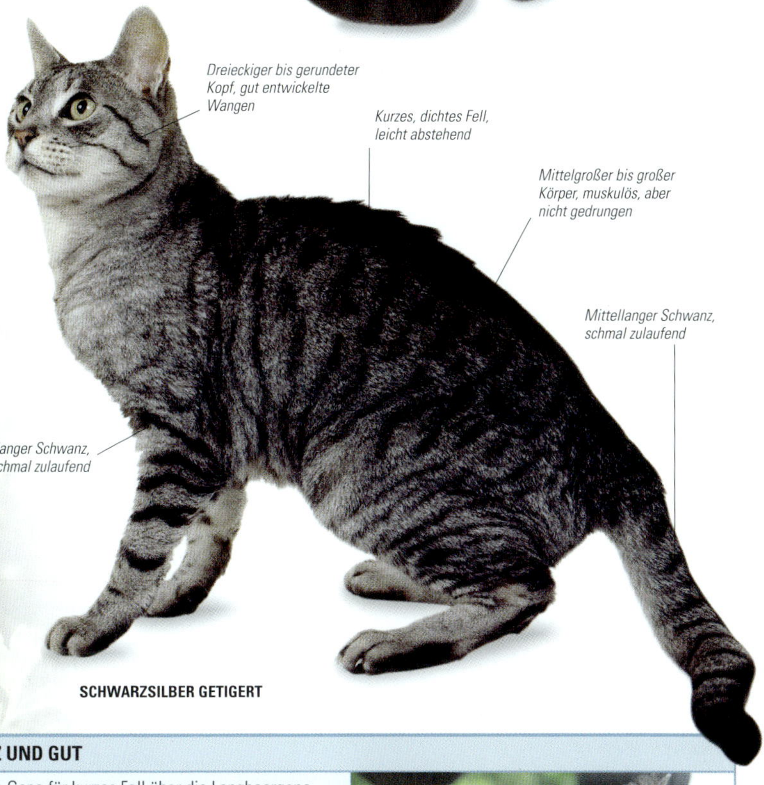

SCHWARZSILBER GETIGERT

KURZ UND GUT

Da die Gene für kurzes Fell über die Langhaargene dominieren, haben unsere Feld-, Wald- und Wiesenkatzen fast immer kurzes Fell. Aus evolutionärer Sicht ist dies vorteilhaft, denn kurzes Fell verfilzt nicht und bleibt nirgendwo hängen, Wunden können bequem sauber geleckt werden und Parasiten setzen sich nicht so leicht fest. Bei den Menschen genießen Katzen mit langem Fell zwar hohes Prestige, doch in der freien Natur hat kurzes Fell eindeutig den höheren »Wohlfühlfaktor«.

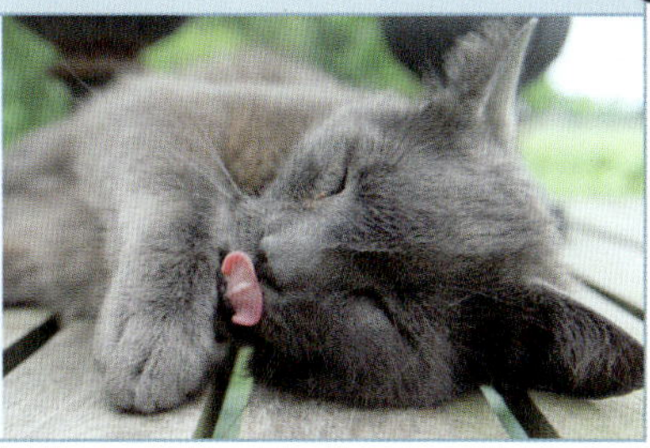

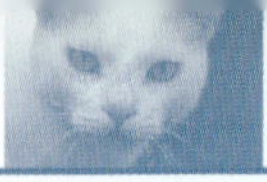

KARTÄUSER

Entstehungszeit: Vor dem 18. Jh.
Herkunftsland: Frankreich
Vorfahren: Hauskatzen
Gewicht: 3–7,5 kg
Farbschläge: nur einfarbig blau
Zuchtverbände: FIFé, CFA, TICA

Die blauen oder grauen Vorfahren der Kartäuserkatzen sollen zur Zeit der Kreuzzüge aus Syrien nach Europa gekommen sein. Im 18. Jh. bezeichnete sie der Naturforscher Georges-Louis Leclerc, Comte de Buffon als »Katze Frankreichs« und gab ihr den wissenschaftlichen Namen *Felis catus coeruleus*.

Es gab natürliche, jedoch zahlenmäßig kleine Katzenpopulationen in ganz Frankreich, doch gegen Ende des 2. Weltkriegs war die Kartäuserkatze fast ausgestorben. Die Rasse wurde durch Verpaarungen mit blauen Farbschlägen, z. B. der Britisch Kurzhaar (s. S. 88–89) wiederbelebt. Daher stellte die FIFé sie anfänglich zur Britisch Kurzhaar, doch inzwischen ist es eine eigene Rasse.

Wie die meisten europäischen Rassen ist auch die Kartäuser eine genügsame, tolerante, eher leise Katze. Der stämmige Körper steht auf überraschend schlanken Beinen. Gut gepflegtes Fell hat einen plüschigen, samtigen Schimmer.

KATZEN-FUTTER

Während des 2. Weltkrieges wurde die Kartäuserkatze immer seltener. Sie teilte damit das Schicksal aller ihrer Artgenossen, besonders der rasselosen – denn Katzen sind in Größe und Körperbau den Kaninchen leider nur allzu ähnlich. Aus diesem Grunde werden diese beim Schlachter traditionell mit Pfoten feilgeboten, damit man sprichwörtlich »keine Katze im Sack« kauft. In der »schlechten Zeit« waren die Leute jedoch nicht so wählerisch, sodass damals mancher »Dachhase« im Kochtopf landete.

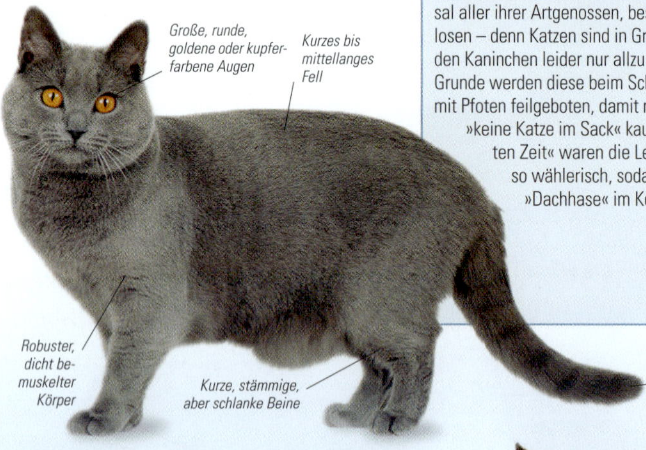
Große, runde, goldene oder kupferfarbene Augen
Kurzes bis mittellanges Fell
Robuster, dicht bemuskelter Körper
Kurze, stämmige, aber schlanke Beine
Dicker, sich verjüngender Schwanz

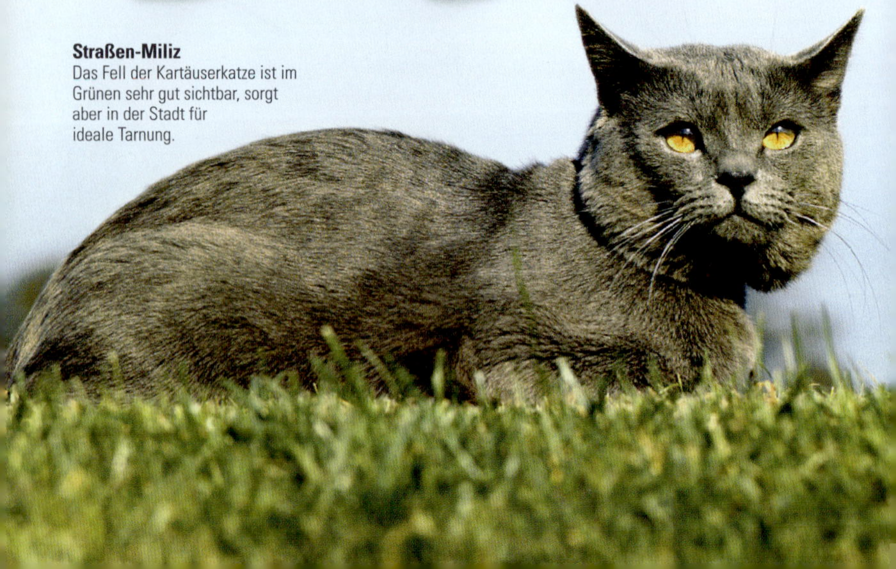

Straßen-Miliz
Das Fell der Kartäuserkatze ist im Grünen sehr gut sichtbar, sorgt aber in der Stadt für ideale Tarnung.

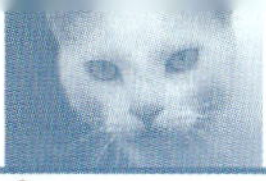

RUSSISCH KURZHAAR

Entstehungszeit: Vor dem 19. Jh.
Herkunftsland: Russland
Vorfahren: Hauskatzen
Gewicht: 3–5,5 kg
Farbschläge: Einfarbig schwarz, blau, weiß
Zuchtverbände: GCCF, FIFé, CFA, TICA

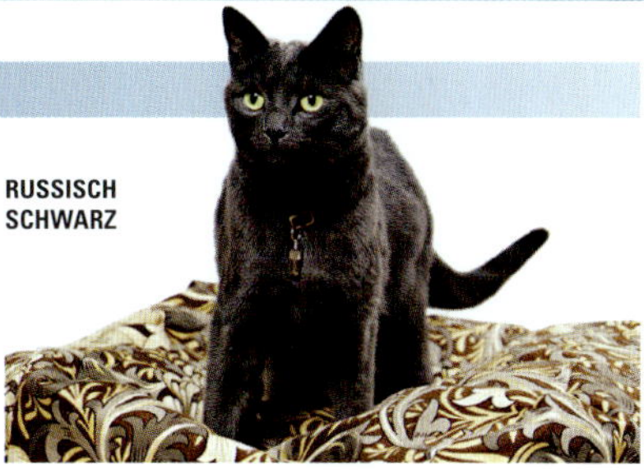

RUSSISCH SCHWARZ

Wie die Kartäuser (*s.* S. 94) und die Korat (*s.* S. 142–143) ist auch Russisch Blau als auf natürlichen Wege entstandene Rasse anerkannt. Ihre Zahl nahm im frühen 20. Jh. ab und wurde um 1950 wieder belebt. Neuerdings wird bestritten, dass die blaue Farbe das zentrale Merkmal russischer Katzen ist. Die Amerikanerin Mavis Jones züchtete Nachkommen einer weißen russischen Katze mit schwarzen und Tabbygenen. Heute werden schwarze und weiße Spielarten in Australien, Neuseeland und Großbritannien anerkannt, doch selten anderswo.

Die Tiere sind muskulös und elegant mit langem Gesicht, großen Ohren und leuchtend grünen Augen. Sie sind ideale Wohnungskatzen: Sanftmütig, aber reserviert, und mögen weder Stress noch Veränderungen.

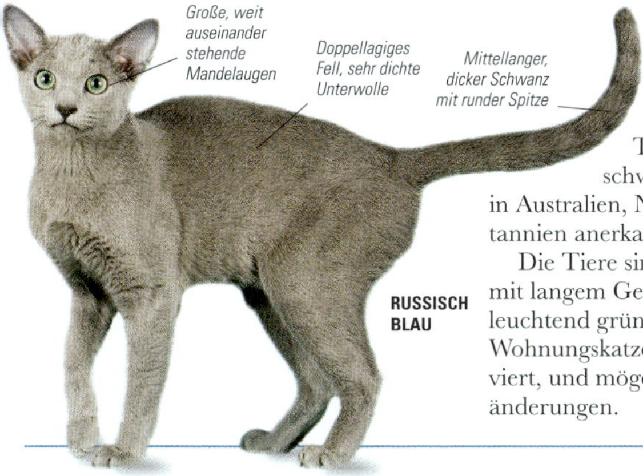
Große, weit auseinander stehende Mandelaugen
Doppellagiges Fell, sehr dichte Unterwolle
Mittellanger, dicker Schwanz mit runder Spitze

RUSSISCH BLAU

SELKIRK REX (KURZHAAR)

Entstehungszeit: 1987
Herkunftsland: USA
Vorfahren: Tierheimkatze, Perser, Exotisch, Britisch und Amerikanisch Kurzhaar
Gewicht: 3–5 kg
Farbschläge: Alle Farben und Muster
Zuchtverbände: GCCF, CFA, TICA

Der Name dieser neuesten Rex-Rasse klingt zwar schottisch und auch der Körperbau ähnelt dem der Britisch Kurzhaar (*s.* S. 88–89), aber sie entstand im US-Bundesstaat Montana. Das gelockte Kätzchen Miss DePesto of NoFace wurde in Kitty Browns Tierheim For Pet's Sake geboren und von Perserkatzenzüchter Jeri Newman adoptiert. Bei Zuchtversuchen zeigte sich, dass das Locken-Gen dominant war. Die neue Rasse wurde nach den nahen Selkirk-Mountains benannt. Kurz- und Langhaarversionen sind nun bei fast allen Zuchtverbänden anerkannt.

Das dichte Fell der Selkirk bildet lockere Löckchen statt regelmäßige Wellen. Im Gegensatz zu den anderen Rex-Rassen hat sie ein breites, volles Gesicht und ist stabil gebaut, mit kräftigen Beinen, die an die Britisch Kurzhaar erinnern. Sie ist eine typisch westliche Katze – ruhig, unabhängig und genügsam.

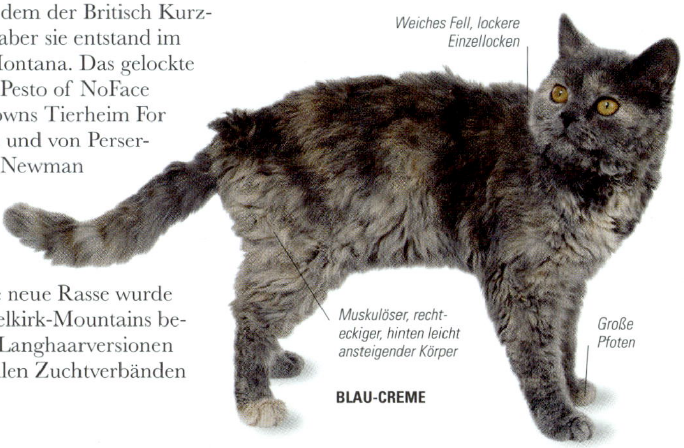
Weiches Fell, lockere Einzellocken
Muskulöser, rechteckiger, hinten leicht ansteigender Körper
Große Pfoten

BLAU-CREME

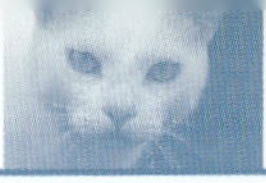

AMERIKANISCH KURZHAAR

Entstehungszeit: Um 1900
Herkunftsland: USA
Vorfahren: Hauskatzen
Gewicht: 3,5–7 kg
Farben: Einheitlich, Schildpatt und Bi-Colour in traditionellen westlichen Farben sowie Smoke, schattiert und spitzengefärbt, getigert und gestromt
Zuchtverbände: CFA, TICA

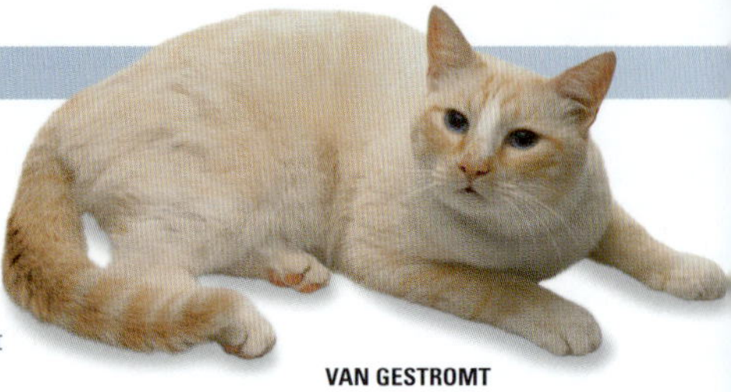

VAN GESTROMT

Die Amerikanisch Kurzhaar entwickelte sich aus Britisch und Europäisch Kurzhaar-Katzen, die mit den ersten Siedlern in Nordamerika eintrafen. Hauskatzen gibt es in Nordamerika schon seit dem frühen 16. Jh. und im 18. Jh. hatten sie sich als Schädlingsbekämpfer auf den Höfen und in den Siedlungen etabliert. Erst gegen Ende des 19. Jh.s, als Katzenausstellungen und selektive Zuchtwahl an Bedeutung gewannen, erkannten amerikanische Züchter, das sich die amerikanische Hauskatze gut in einer Rasse verfestigen ließ. Der erste Wurf von 1904 entstammte einer Kreuzung von Britisch und Amerikanisch Kurzhaar mit stabilen genetischen Merkmalen. Da lange Zeit jede Hauskatze registriert werden konnte, die den Kriterien gerecht wurde, verfügt diese Rasse über einen großen Genpool. Sie hieß bis 1965 Domestic Shorthair, danach erhielt sie ihren heutigen Namen. Sie ist vor allem in den USA und Kanada beliebt.

FRÜHE KATZENAUSSTELLUNGEN

Obwohl Katzen bereits seit Jahrhunderten zur Schau gestellt wurden, gibt es regelrechte »Schönheitskonkurrenzen« erst seit Ende des 19. Jh.s. Die erste große Katzenausstellung wurde 1971 in Großbritannien abgehalten, die erste amerikanische Show 1895 im Madison Square Garden in New York. Von Anfang an erzielten die Katzen hohe Preise und schon bei der zweiten Ausstellung im Folgejahr wechselte eine braun getigerte Amerikanisch Kurzhaar für 2500 $ den Besitzer. 1905 wurde die Cat Fancier's Association (CFA) gegründet – die Amerikanisch Kurzhaar war eine der ersten fünf registrierten Rassen.

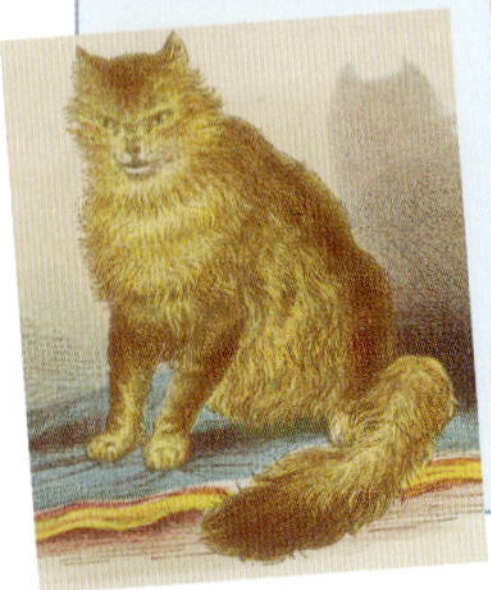

Hauptattraktion
Schönheit ist nicht alles – das zeigt diese um 1870 entstandene Skizze einer preisgekrönten Wildkatzenkreuzung.

KÖRPERBAU UND CHARAKTER

Die Palette sowohl der natürlichen Feinde als auch der Beute der Hauskatze ist in Nordamerika sehr viel breiter als bei uns – daher sind amerikanische Tiere heute meist größer und muskulöser als ihre Vorfahren in der Alten Welt. Kater werden nicht selten doppelt so groß wie Katzen. Diese massigen Tiere neigen besonders nach der Kastration zu

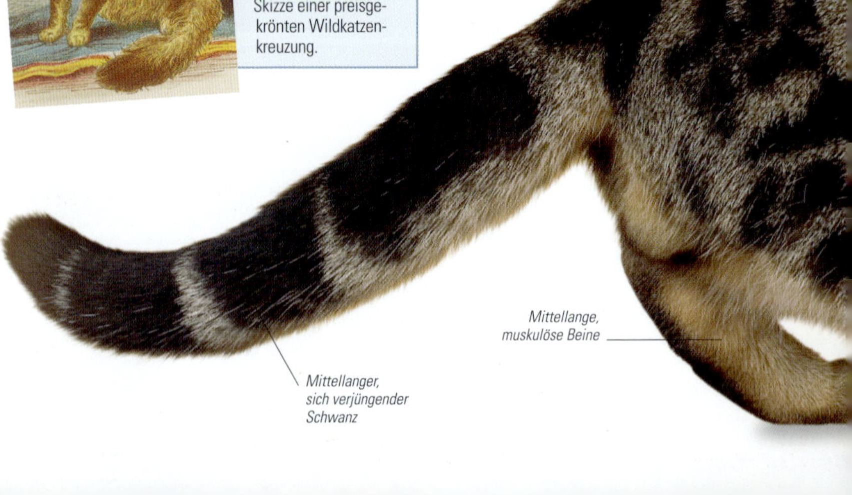

Mittellange, muskulöse Beine

Mittellanger, sich verjüngender Schwanz

Übergewicht, daher sollte ihre Ernährung sorgfältig überwacht werden. Das kurze, dichte, recht drahtige Fell dieser Rasse ist ein idealer Schutz gegen Kälte, Nässe und Verletzungen. Der Zuchtstandard verlangt noch heute, dass »alle Merkmale, die so übertrieben sind, dass sie Schwäche begünstigen«, zur Disqualifikation führen. Die Tiere sind nicht sehr lebhaft oder lautfreudig, jedoch ausgeglichene, anhängliche und wenig anspruchsvolle Hausgenossen.

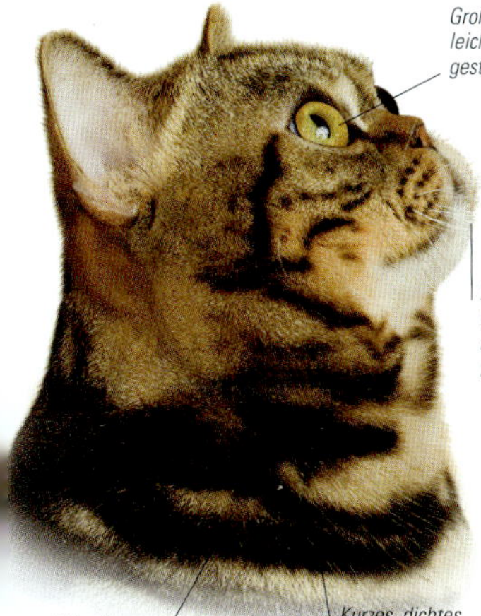
Große, runde, leicht schräg gestellte Augen
Kinn und Nase bilden eine senkrechte Linie.
Mittellanger, muskulöser Hals
Kurzes, dichtes Fell von harter Textur

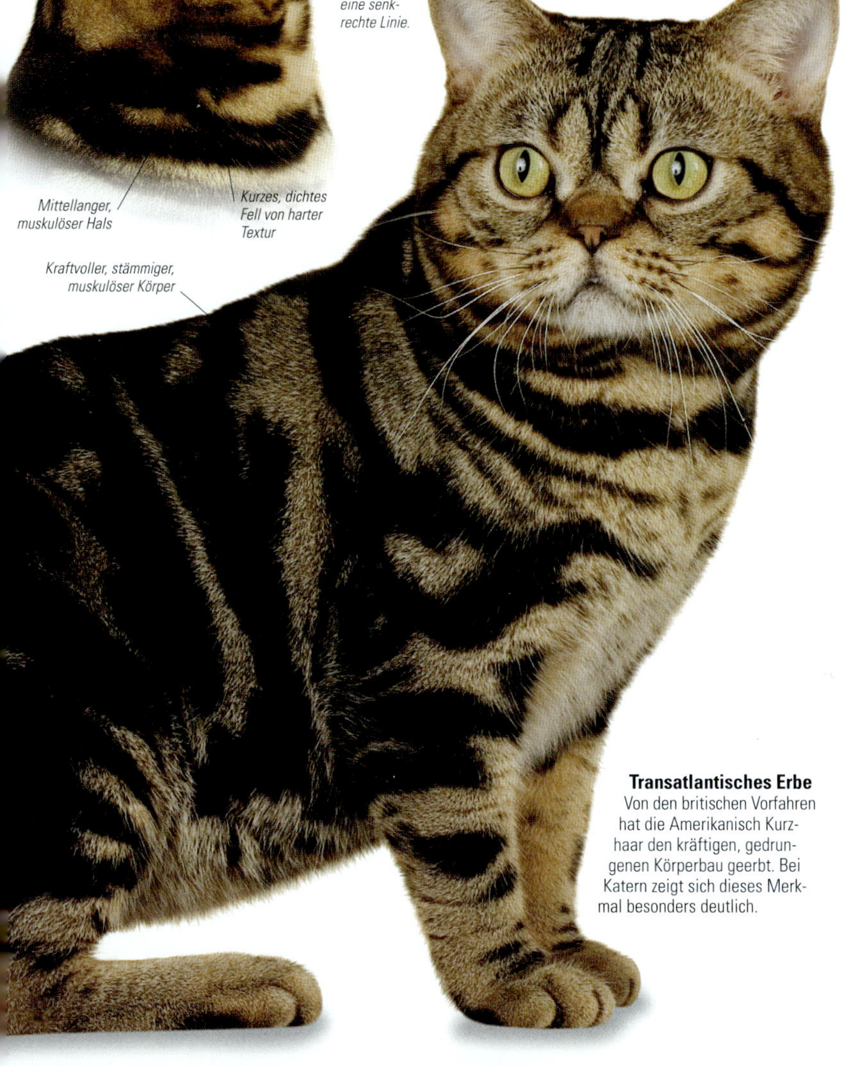
Mittelgroße Ohren, gerundete Spitzen
Kraftvoller, stämmiger, muskulöser Körper

Transatlantisches Erbe Von den britischen Vorfahren hat die Amerikanisch Kurzhaar den kräftigen, gedrungenen Körperbau geerbt. Bei Katern zeigt sich dieses Merkmal besonders deutlich.

AMERICAN WIREHAIR

Entstehungszeit: 1966
Herkunftsland: USA
Vorfahren: Bauernkatzen
Gewicht: 3,5–7 kg
Farbschläge: Einfarbig, Schildpatt und Bi-Colour in traditionellen westlichen Farben, Smoke, schattiert und spitzengefärbt, getigert und gestromt.
Zuchtverbände: CFA, TICA

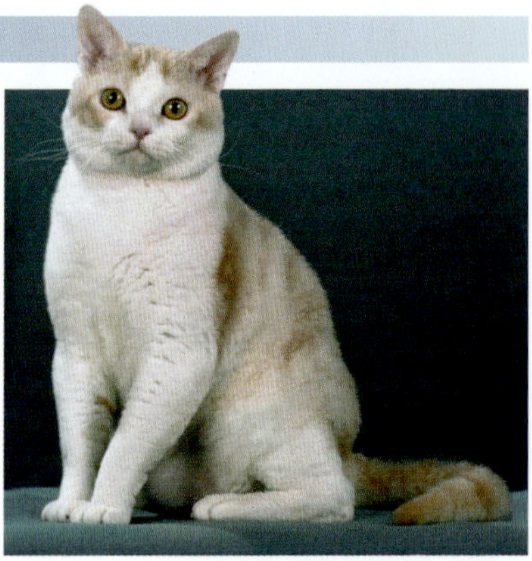

CREME UND WEISS

Das namengebende »Wirehair« (Drahthaar) ist eine dominante Mutation, die zuerst 1966 bei einem Kätzchen namens Council Rock Farm Adams of Hi-Fi in Verona im Bundesstaat New York auftrat. Die Rasse ging aus Kreuzungen mit Amerikanisch Kurzhaar (*s.* S. 96–97) hervor und wird bei der TICA immer noch als Variante dieser Rasse geführt. Alle Farben und Zeichnungen sind dort ebenfalls akzeptiert. In der CFA jedoch hat die Wirehair nun einen eigenen Standard.

Das Fell der Wirehair ist hart und elastisch und zugleich geknickt oder gebogen. Am schönsten ist besonders drahtiges Fell, doch dies ist oft sehr brüchig und empfindlich. Gelegentlich werden langhaarige Katzen geboren, doch diese so genannten »Staubfänger« werden nicht anerkannt. Die nicht sehr lautfreudigen Tiere sind jedoch freundlich, lebhaft und zudem sehr anschmiegsam.

Schildpatt und Weiß
Die weißen Farbpartien der Schildpattzeichnung (auch Tri-Colour oder Calico) werden offenbar von dem dominanten Fleckungs-Gen (*S*) gesteuert.

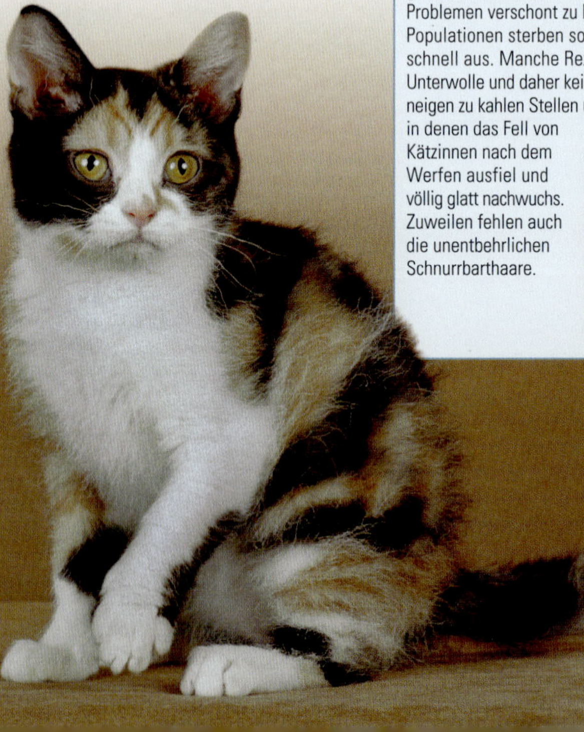

REX-PROBLEME

Gelockte oder Rex-Felle (*s.* Abb.) bringen Probleme mit sich. Die Wirehair neigt zu Allergien und brüchigem Fell, scheint jedoch von schwerwiegenderen Problemen verschont zu bleiben. In frei lebenden Populationen sterben solche Anomalien meist schnell aus. Manche Rexfelle haben nur wenig Unterwolle und daher keine Isolierwirkung. Andere neigen zu kahlen Stellen und es sind Fälle bekannt, in denen das Fell von Kätzinnen nach dem Werfen ausfiel und völlig glatt nachwuchs. Zuweilen fehlen auch die unentbehrlichen Schnurrbarthaare.

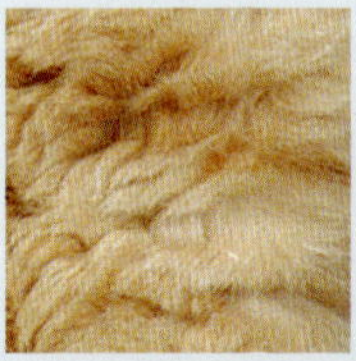

LAPERM (KURZHAAR)

ENTSTEHUNGSZEIT: 1982
HERKUNFTSLAND: USA
VORFAHREN: Bauernkatzen
GEWICHT: 3,5–5,5 kg
FARBSCHLÄGE: Alle Farben und Muster
ZUCHTVERBÄNDE: GCCF, CFA, TICA

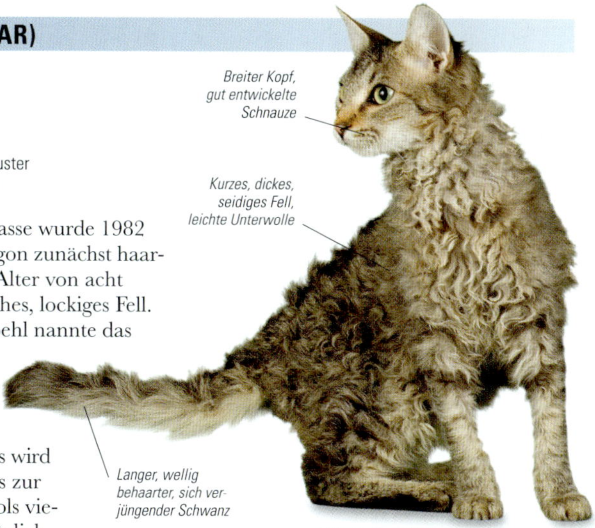
Breiter Kopf, gut entwickelte Schnauze
Kurzes, dickes, seidiges Fell, leichte Unterwolle
Langer, wellig behaarter, sich verjüngender Schwanz
CHOCOLATE TABBY

Die Gründerin dieser Rasse wurde 1982 im US-Bundesstaat Oregon zunächst haarlos geboren, bekam im Alter von acht Wochen jedoch ein weiches, lockiges Fell. Die Besitzerin Linda Koehl nannte das Tier Curly und züchtete mit ihr in den nächsten fünf Jahren weitere Jungtiere mit solchen »Rexfellen«. Dies wird dominant vererbt, sodass zur Erweiterung des Genpools vielerlei Einkreuzungen möglich sind und dennoch genügend Rex-Nachkommen anfallen. Die Rasse ist nun wenigstens vorläufig weltweit anerkannt. Einkreuzungen von rasselosen Katzen – in Großbritannien auch Orientalen – sind erlaubt.

Diese erste langhaarige Rex-Rasse hatte erstaunlichen Erfolg mit ihrer Etablierung. Es gibt auch andere langhaarige Rex-Mutationen anerkannter Rassen – wie z. B. die aus der Perserkatze (*s.* S. 154–157) hervorgegangene Bohemian Rex oder die Maine Wave, eine Variante der Maine Coon (*s.* S. 168–171) – denen die Anerkennung, teils aus politischen, teils aus gesundheitlichen Erwägungen nicht zuteil wurde.

Die LaPerm wirkt durch ihren keilförmigen Kopf und die langen, schlanken Beine zwar sehr elegant, ist jedoch robuster als ihre Kollegen Cornish Rex (*s.* S. 144–145) und Devon Rex (*s.* S. 146–147). Ihr kurzes, seidiges Fell ist im Gegensatz zu diesen recht dicht und hat eine leichte Unterwolle. Sie ist nicht sehr lautfreudig, doch neugierig und anhänglich.

Arbeitstier
Da die LaPerm von robusten Bauernkatzen abstammt, wurden in früheren Standards auch »gute Jäger« verlangt. Und ein Schoßtier ist diese Katze immer noch nicht.

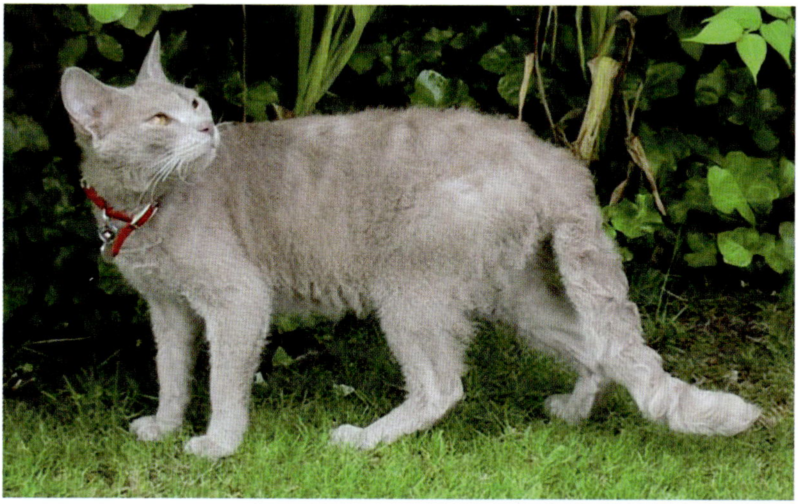

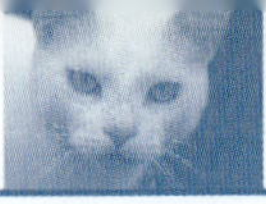

AMERICAN CURL (KURZHAAR)

Entstehungszeit: 1981
Herkunftsland: USA
Vorfahren: Hauskatzen
Gewicht: 3–5 kg
Farbschläge: Einfarbig, Schildpatt und Bi-Colour in allen Farben, Smoke und Tipped, alle Abzeichen und Tabbymuster
Zuchtverbände: FIFé, CFA, TICA

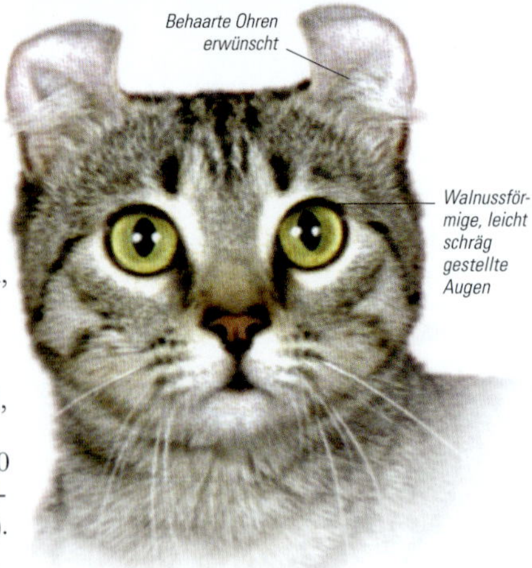

SILBER GETIGERT

Die erste American Curl war Shulamith, eine kalifornische Straßenkatze, die 1981 von Joe und Grace Ruga aufgenommen wurde. Bei der Zucht erwiesen sich die »Kräuselohren« als dominantes Merkmal, wobei bisher keine schädlichen Nebenerscheinungen festgestellt wurden. Um 1990 war die Rasse in Nordamerika in zwei Felllängen voll anerkannt (Langhaar s. S. 181). Seit 1995 gibt es American Curls auch in Europa, obwohl sie hier von der GCCF immer noch nicht akzeptiert sind.

Das herausragende Merkmal dieser Rasse sind die nach hinten zur Kopfmitte hin gedrehten Ohren. Sie sind bei neugeborenen Kätzchen noch normal geformt und drehen sich mit zunehmendem Alter – manche nur leicht, während andere schließlich mit den Spitzen zum Hinterkopf weisen.

American Curls sind extrovertiert, verspielt, neugierig und anhänglich, was möglicherweise auf einen leichten Orientalen-Einschlag zurückzuführen ist.

NEUE MUTATIONEN

Während es schon seit Jahrhunderten eine riesige Auswahl von Hunderassen gibt, sind Rassen bei Hauskatzen sehr neu. Erst im 19. Jh. begann man mit der selektiven Zucht und da Katzen im Gegensatz zu Hunden nie für einen bestimmten Zweck gezüchtet wurden, unterscheiden sich Katzenrassen im Wesentlichen durch bestimmte Farben oder Körperformen. In den letzten Jahren jedoch zeichnet sich ein deutlicher Trend zur Erhaltung, zur Suche nach neuen Mutationen und zur Selektion bestimmter Mutationen ab, z. B. Rexfell, Faltohren und andere auffallende Körpermerkmale. Die gezielte Zucht solcher Merkmale sorgt für heftige Debatten bei Züchtern – doch die daraus resultierenden Rassen erfreuen sich großer Beliebtheit.

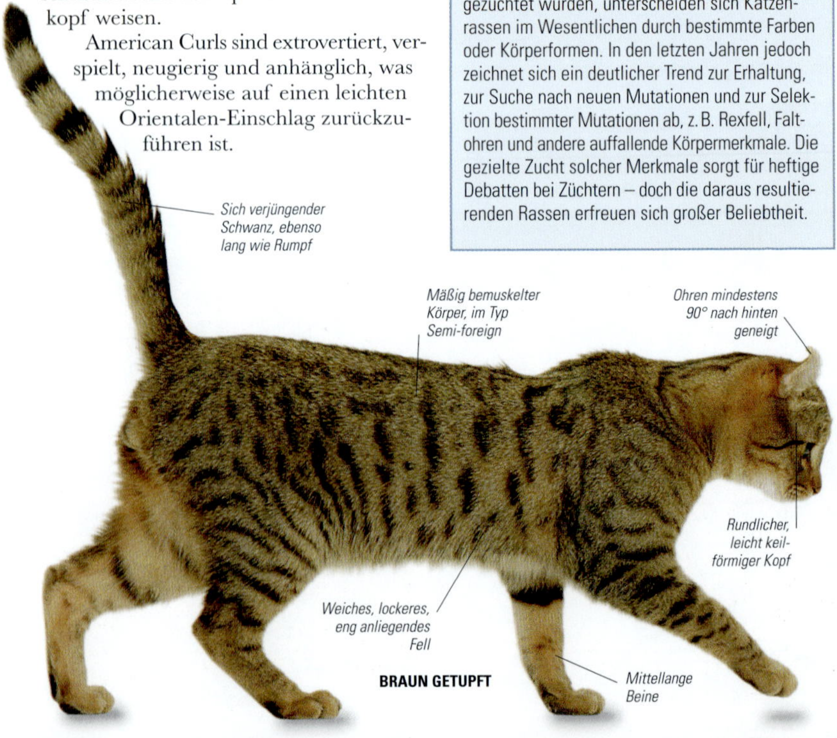
Sich verjüngender Schwanz, ebenso lang wie Rumpf
Mäßig bemuskelter Körper, im Typ Semi-foreign
Ohren mindestens 90° nach hinten geneigt
Rundlicher, leicht keilförmiger Kopf
Weiches, lockeres, eng anliegendes Fell
Mittellange Beine

BRAUN GETUPFT

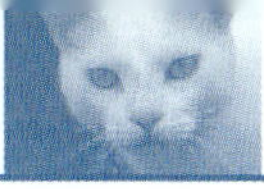

MUNCHKIN (KURZHAAR)

ENTSTEHUNGSZEIT: 1980er-Jahre
HERKUNFTSLAND: USA
VORFAHREN: Hauskatzen
GEWICHT: 2,5–4 kg
FARBSCHLÄGE: Alle Farben und Zeichnungen
ZUCHTVERBAND: TICA

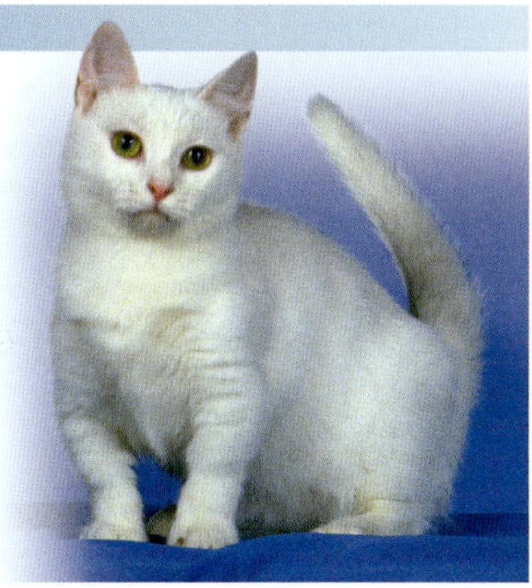

WEISS

Kurzbeinige Katzen sind vereinzelt schon im 19. Jh. vorgekommen, doch normalerweise verschwindet dieses Merkmal rasch wieder. Das wäre wohl auch 1983 in Louisiana geschehen, wenn Sandra Hochenedel hier nicht eingegriffen hätte, indem sie einen kurzbeinigen schwarzen Streuner mit ihren Katzen verpaarte. Durch das dominant vererbte Gen werden die langen Gliedmaßenknochen mehr oder weniger verkürzt – die niedrigsten Typen heißen bezeichnenderweise »Teppichkehrer«.

Die elastische Wirbelsäule der Katzen könnte die Rasse jedoch vor den Rücken- und Hüftproblemen der Zwerghunderassen bewahren und die Züchter versichern, dass die als lebhaft und neugierig beliebten Munchkins gesund und zufrieden sind. In Europa gewährte einzig die TICA dem Munchkin 1995 den Status einer eigenen Rasse, doch die Tiere unterstehen dort einem rigorosen Gesundheitsstandard.

Abgesehen von den kurzen Beinen ist die Rasse in jeder Hinsicht »durchschnittlich«: der Kopf ist mittelgroß, weder rund noch keilförmig, mit großen, leicht schräg gestellten walnussförmigen Augen und der mittellange Körper ist rundlich, aber nicht plump. Es gibt auch eine Langhaarversion (s. S. 180).

Besitzer sagen, dass ihre rennende Munchkin an einen Sportwagen erinnert – doch solche Rennen sollten besser in der Wohnung stattfinden.

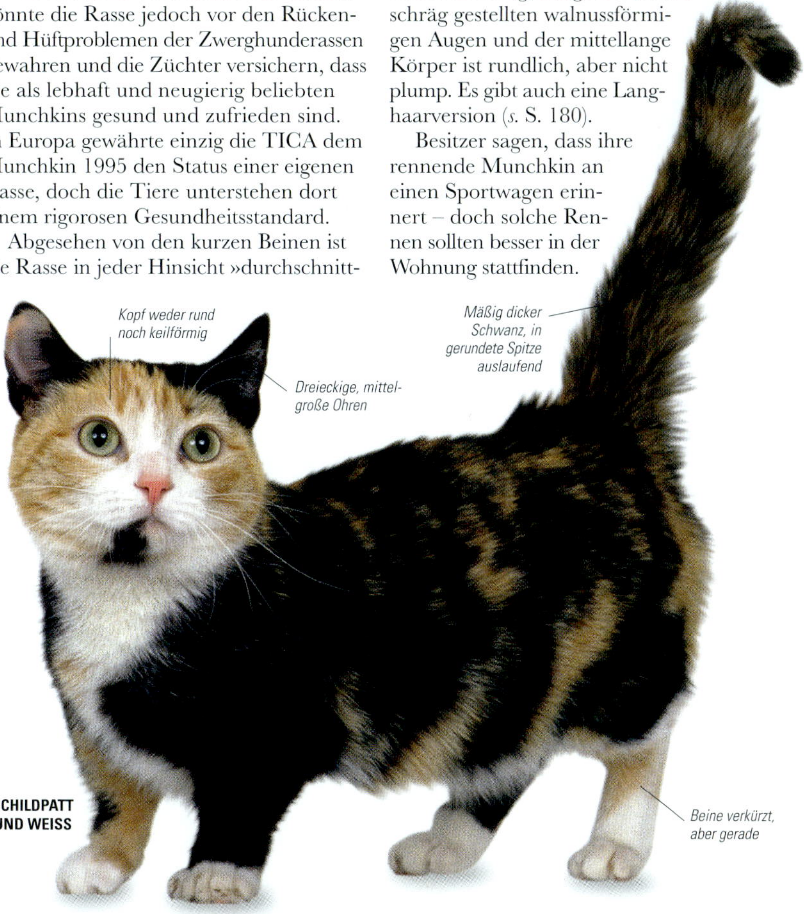
Kopf weder rund noch keilförmig
Dreieckige, mittelgroße Ohren
Mäßig dicker Schwanz, in gerundete Spitze auslaufend
Beine verkürzt, aber gerade

SCHILDPATT UND WEISS

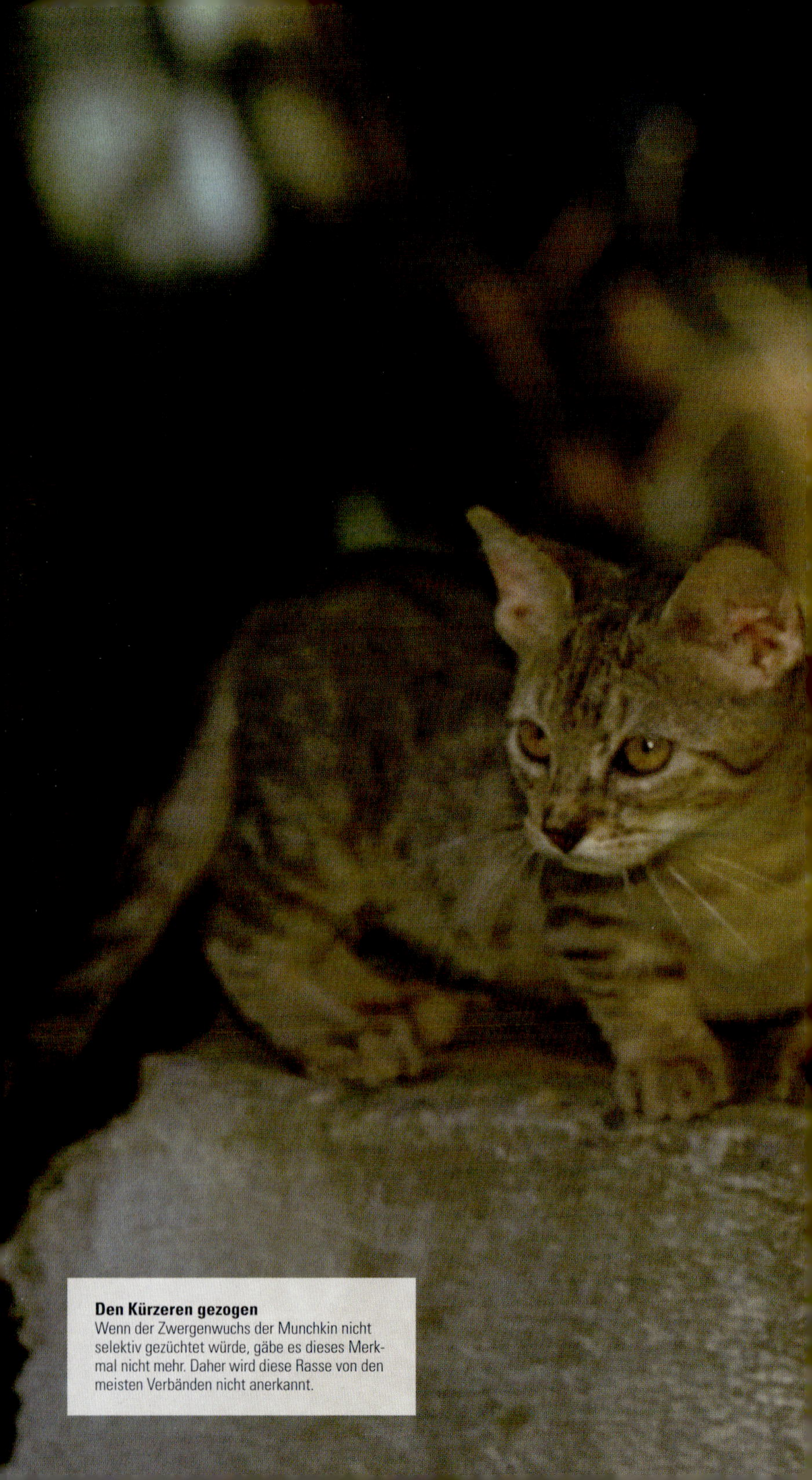

Den Kürzeren gezogen
Wenn der Zwergenwuchs der Munchkin nicht selektiv gezüchtet würde, gäbe es dieses Merkmal nicht mehr. Daher wird diese Rasse von den meisten Verbänden nicht anerkannt.

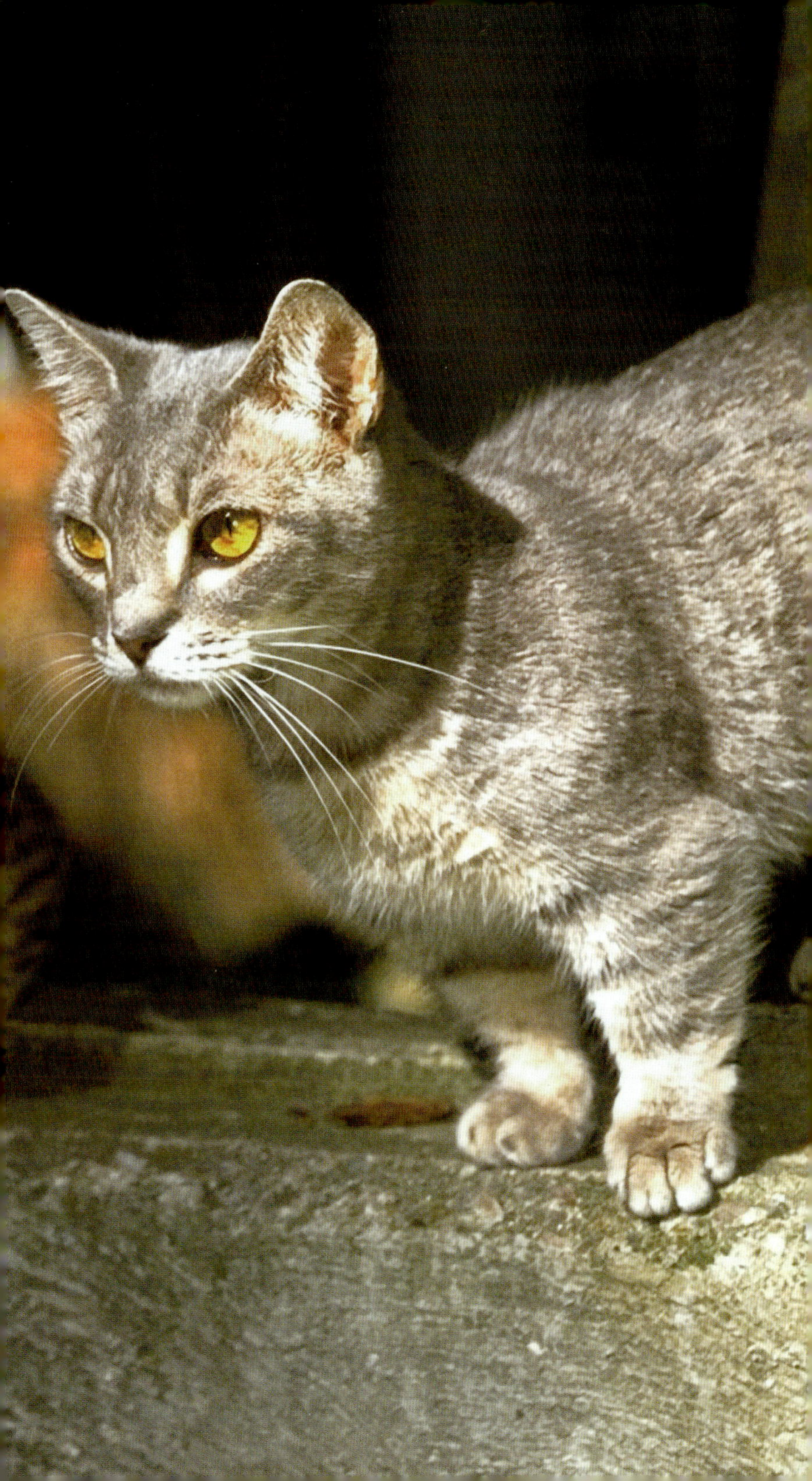

AMERICAN BOBTAIL (KURZHAAR)

Entstehungszeit: um 1960
Herkunftsland: USA
Vorfahren: Unsicher
Gewicht: 3–7 kg
Farbschläge: Alle Farben und Zeichnungen
Zuchtverbände: CFA, TICA

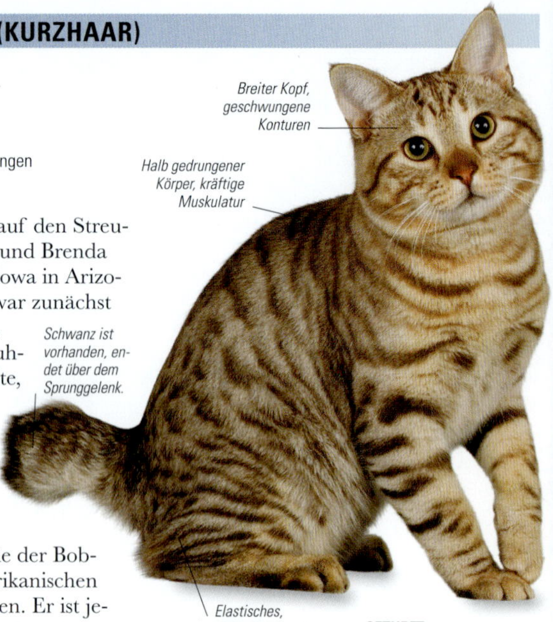
Breiter Kopf, geschwungene Konturen
Halb gedrungener Körper, kräftige Muskulatur
Schwanz ist vorhanden, endet über dem Sprunggelenk.
Elastisches, doppellagiges Fell
GETUPFT

Die American Bobtail geht auf den Streuner Yodie zurück, den John und Brenda Sanders aus dem US-Staat Iowa in Arizona auflasen. Das Zuchtziel war zunächst eine Stummelschwanzkatze, deren Fell an die Schneeschuhkatze (*s.* S. 139) erinnern sollte, doch durch Inzucht litt die Gesundheit der Katzen. Zuchtarbeit in den 1980er-Jahren konzentrierte sich mehr auf Yodies halbwildes Tabbymuster und schließlich wurde der Bobtail in die größten nordamerikanischen Zuchtverbände aufgenommen. Er ist jedoch noch immer selten. Die Langhaarversion (*s.* S. 197) wurde zuerst als Rasse akzeptiert.

Wie die Manx (*s.* S. 90) hat auch der Bobtail verschiedene Schwanzlängen. Ganz schwanzlose Tiere kommen vor, sind aber selten und beruhen offenbar auf einer separaten Mutation. Die langsam heranwachsenden Tiere sind muskulös und haben ein relativ hartes, leicht zerzaust wirkendes Fell. Trotz ihres halbwilden Aussehens sind sie sanftmütige und anhängliche Hausgenossen.

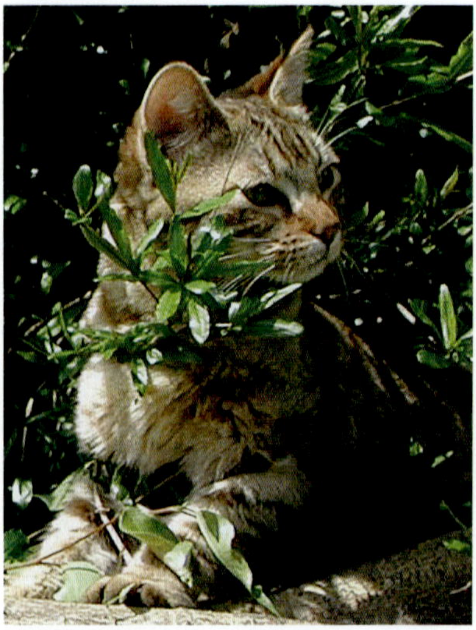

Anpassungsfähig
Bobtails sehen zwar verwegen aus, sind aber verspielte, freundliche Zeitgenossen. Ihrer wilden Herkunft gemäß sind sie sehr leise und lassen nur gelegentlich ein zartes Maunzen hören.

KATZENHYBRIDEN IN FREIER NATUR

Sowie in Nordamerika eine kurzschwänzige Katze geboren wird, munkelt man, dass diese ein Bastard des dort heimischen Rotluchses (unten) sei. Solche Kreuzungen sind jedoch unwahrscheinlich, denn die Nachkommen sind überwiegend oder vollständig steril. Katzenhybriden sind das Ergebnis von langwierigen Zuchtprogrammen und würden in freier Natur nicht überdauern. Ausnahmen sind die europäischen Wildformen wie z. B. die Schottische Wildkatze, die mit der Hauskatze eng verwandt sind. Die Nachkommenschaft ist nicht zähmbar, sodass diese Mischlinge niemals bei den Hauskatzen, wohl aber bei den Wildkatzen zu finden sind.

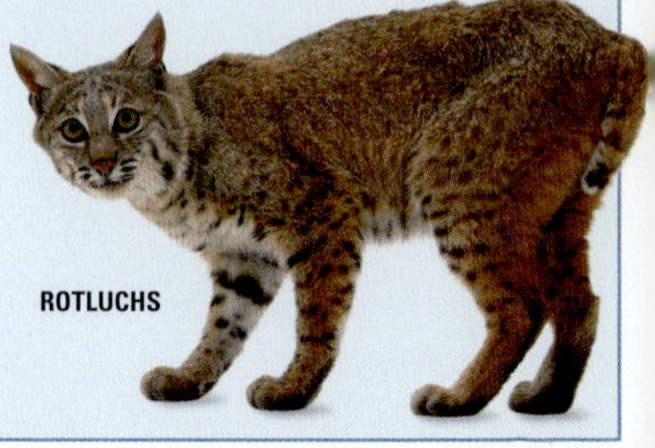

ROTLUCHS

PIXIEBOB (KURZHAAR)

Entstehungszeit: um 1980
Herkunftsland: USA
Vorfahren: Bauernkatzen
Gewicht: 4–8 kg
Farbschläge: Braun getupft
Zuchtverband: TICA

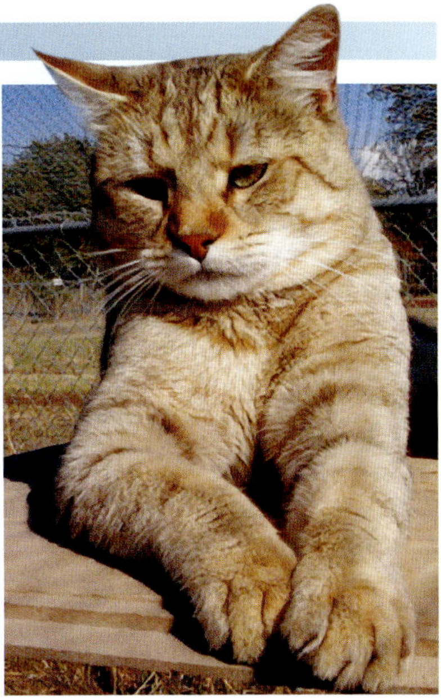

BRAUN GETIGERT

In den USA wird so hartnäckig immer wieder von Kreuzungen zwischen Rotluchs und Hauskatzen erzählt, dass man solche Tiere mittlerweile »Legendenkatzen« nennt. Auch der erste kurzschwänzige Pixiebob galt zunächst als Wildkatzenmischling, denn er geht auf zwei »Legendenkatzen« und deren Tochter Pixie zurück, die 1985 von Carol Ann Brewer im US-Staat Washington erworben wurden. Zur Weiterzucht wurden weitere solcher Legendenkatzen verwendet. Die Rasse wurde in den 90er-Jahren von der TICA anerkannt, ist jedoch auf Nordamerika beschränkt. Es gibt auch eine Langhaarversion (*s.* S. 197).

Zuchtziel ist das wilde Erscheinungsbild des Rotluchses. Der Schwanz muss vorhanden, aber kurz und möglichst nicht geknickt sein. Eine weiße »Brille« um die Augen und Luchspinsel sind ebenfalls vorgeschrieben. Trotz des wilden Aussehens soll die Pixiebob das Wesen eines treuen Hundes haben. Sie zieht nicht gern um und fühlt sich als Einzeltier am wohlsten und übernimmt gern das Regiment.

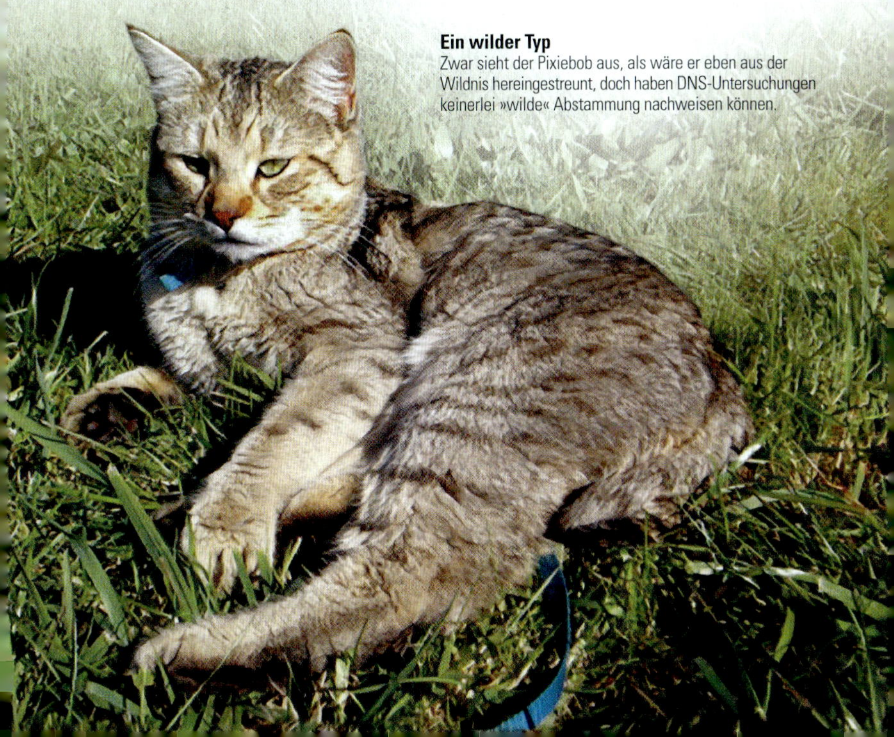

Ein wilder Typ
Zwar sieht der Pixiebob aus, als wäre er eben aus der Wildnis hereingestreunt, doch haben DNS-Untersuchungen keinerlei »wilde« Abstammung nachweisen können.

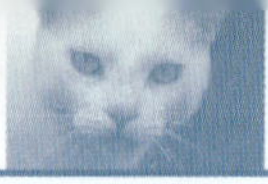

AMERICAN RINGTAIL

Entstehungszeit: 1999
Herkunftsland: USA
Vorfahren: Hauskatzen
Gewicht: 3–7 kg
Farbschläge: Alle Farben und Zeichnungen
Zuchtverband: Im Gespäch bei TICA

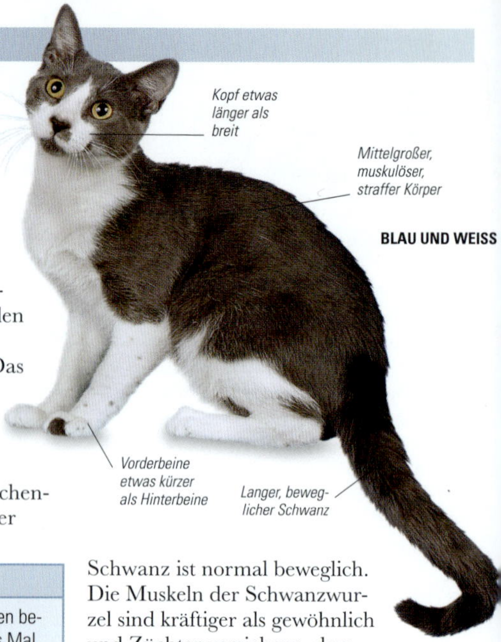
Kopf etwas länger als breit
Mittelgroßer, muskulöser, straffer Körper
Vorderbeine etwas kürzer als Hinterbeine
Langer, beweglicher Schwanz

BLAU UND WEISS

1998 bekam Katzenzüchterin Susan Manley ein zwei Tage altes Kätzchen geschenkt, das im kalifornischen Fremont aufgefunden worden war. Solomon trug seinen Schwanz hoch über dem Rücken geringelt. Das Merkmal, das gelegentlich auftritt, war typisch für die Gegend und wurde auch an Solomons Nachkommen vererbt.

Die Ringelung ist nicht auf Knochenverwachsungen zurückzuführen, der Schwanz ist normal beweglich. Die Muskeln der Schwanzwurzel sind kräftiger als gewöhnlich und Züchter versichern, dass die Katzen den Schwanz wie Affen um Gegenstände legen.

Ringtails sind schlank und muskulös mit kurzem, plüschigem Fell – eine Langhaarversion ist geplant. Die Tiere sind lebhaft, gesellig und neugierig und sollten daher in einer Wohnung ausreichend Beschäftigungsmöglichkeiten haben.

RINGELSCHWÄNZE

Ringelschwänze sind schon seit Jahrzehnten bekannt. Es ist noch nicht klar, ob dabei jedes Mal dieselben Gene mit im Spiel sind. Im Gegensatz zu den auf Knochenverwachsungen beruhenden geknickten Schwänzen von Rassen wie der Japanischen Stummelschwanzkatze scheint das Merkmal jedoch harmlos. Viele Halter betrachten es jedoch als Missbildung und lassen daher den Schwanz ihrer Tiere amputieren. Bei den meisten Katzenrassen ist ein Ringelschwanz nicht zugelassen, doch seit dem Entstehen der American Ringtail wird diesem Merkmal mehr Interesse zuteil.

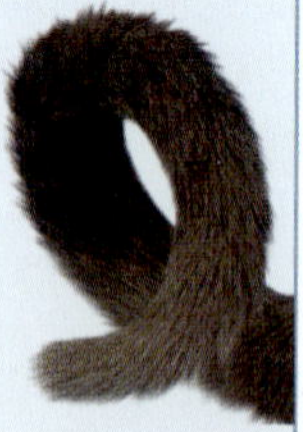

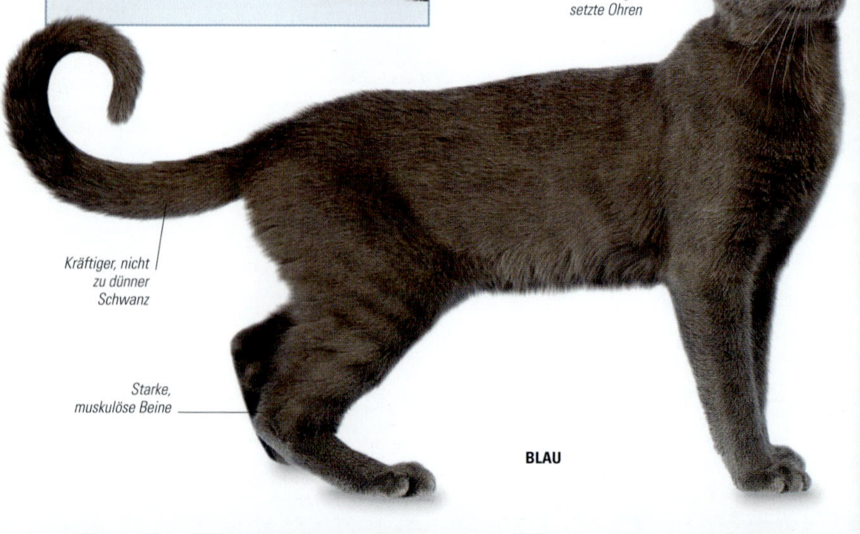
Große, tief angesetzte Ohren
Kräftiger, nicht zu dünner Schwanz
Starke, muskulöse Beine

BLAU

ANTIPODEAN

Entstehungszeit: 1990er-Jahre
Herkunftsland: Neuseeland und Australien
Vorfahren: Hauskatzen
Gewicht: 3,5–7 kg
Farbschläge: Einfarbig, Schildpatt und Bi-Colour in traditionellen westlichen Farben, Smoke, schattiert, Abzeichen und westliche Tabbymuster.
Zuchtverband: CATZ Inc.

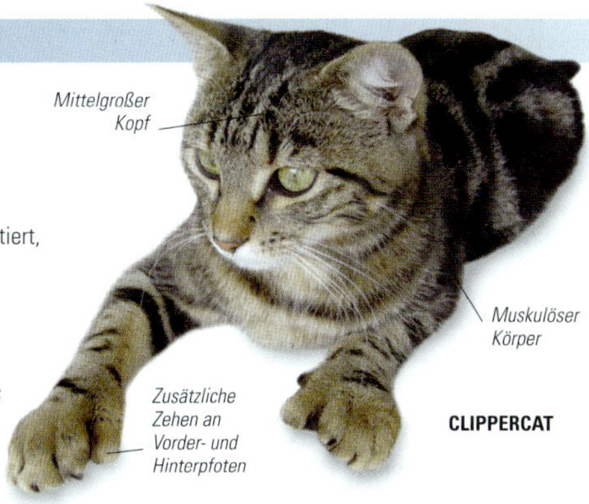

CLIPPERCAT

Die Rasse wurde zunächst als New Zealand Shorthair geführt. Der neue Name wurde gewählt, da es inzwischen eine Langhaarversion gibt und die Rasse nun auch in Australien gezüchtet wird. Ihre Vorfahren sind Haus- und Bauernkatzen, die von den frühen Einwanderern aus Europa mitgebracht wurden. Die Rasse ist auf dem besten Wege, bei den Zuchtverbänden ihrer Heimatländer anerkannt zu werden, z. B. der neuseeländischen CATZ Inc.

Antipodeans sind in jeder Hinsicht moderat: mittelgroß und muskulös mit sanft gerundetem, keilförmigem Kopf. Eine Unterrasse, die Clippercat, unterscheidet sich vornehmlich durch zusätzliche Zehen. Dieses harmlose, Polydaktylie genannte Merkmal, ist weltweit zu finden, wird jedoch bei den meisten Rassen nicht akzeptiert.

Die Antipodean-Rassen stammen von langlebigen, robusten und intelligenten Katzen ab, die sowohl als Einzelgänger als auch als Hauskatzen erfolgreich sind. Da sich die Rasse gerade erst etabliert hat, kann noch immer jede rasselose Katze registriert werden, die dem Standard entspricht, wodurch für einen großen Genpool gesorgt ist.

Sonnengebräunt
Schwarzes Katzenfell verbleicht im starken Sonnenlicht oft zu dunklem Chocolate. Eine Ausstellungskatze im sonnigen Klima Australiens pechschwarz zu halten, kann schwierig sein – daher halten viele Katzenzüchter ihre Tiere im Haus.

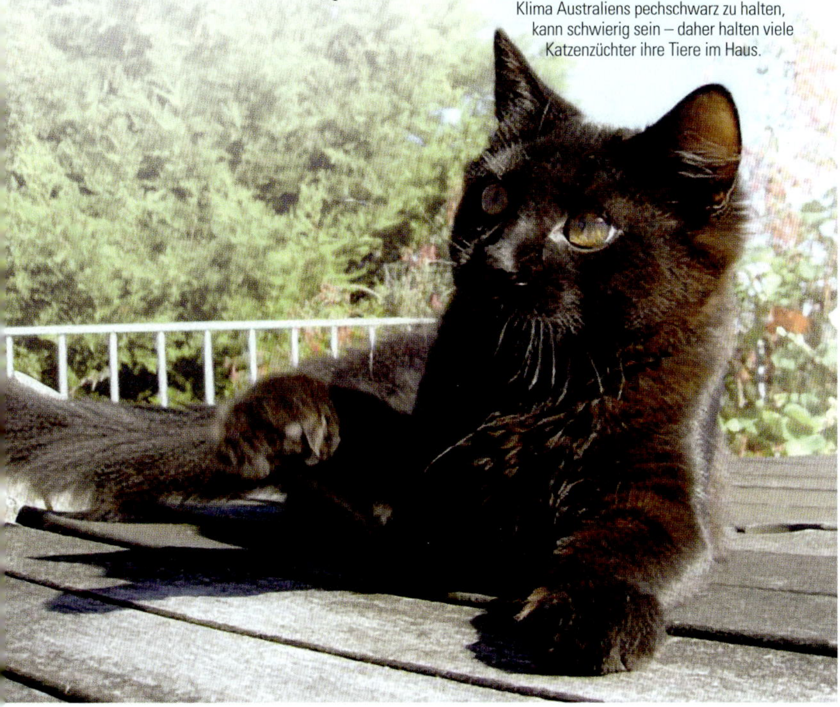

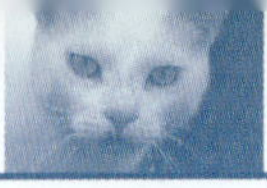

AUSTRALIAN MIST

Entstehungszeit: 1975
Herkunftsland: Australien
Vorfahren: Abessinier, Burma, rasselose Kurzhaarkatzen
Gewicht: 3,5–6 kg
Farbschläge: Traditionelle östliche Farben in getupftem Tabbymuster
Zuchtverband: ACFA

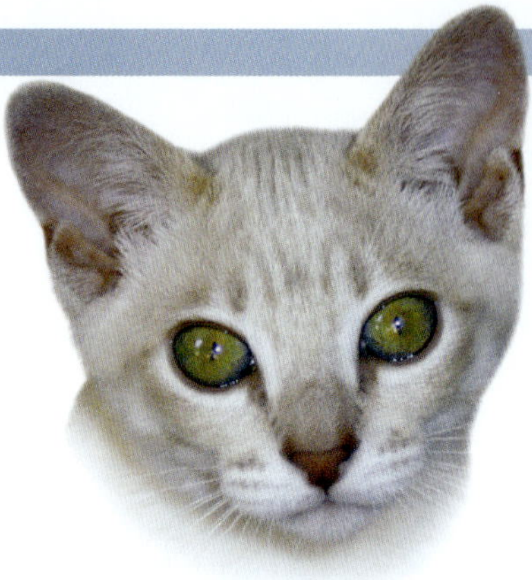

LILAC

Die erste australische Rasse wurde von Dr. Truda Staede in New South Wales gezüchtet. Dr. Staede hält Hauskatzen und züchtet Burmesen (*s.* S. 134–135) und Abessinier (*s.* S. 112–115). Eine Zufallskreuzung gab ihr die Idee für eine Rasse, deren Sepiafell von einer getickten und getupften Tabbyzeichnung überlagert wird, mit dem häuslichen, anhänglichen Temperament einer Burmakatze. Unter strenger genetischer Kontrolle entstand die Australian Mist, die in Australien mittlerweile weit verbreitet, anderswo jedoch sehr selten ist.

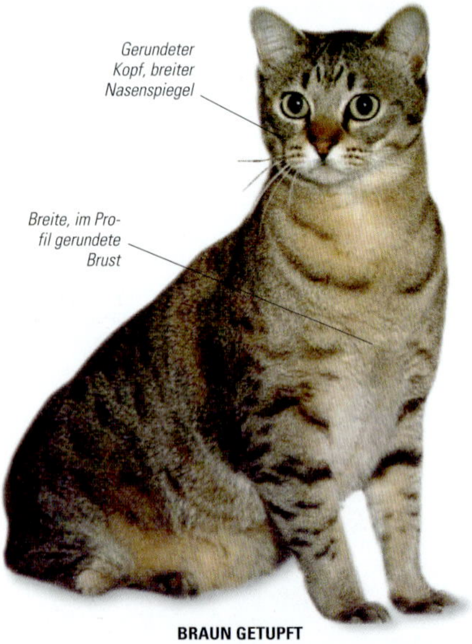

BRAUN GETUPFT

Sie wurde zunächst »Spotted Mist« genannt, bis das Auftreten einer anderen Zeichnung, der »Marbled Mist«, eine Namensänderung nötig machte. Seit 1998 trägt die Rasse nun den von Dr. Staede selbst erhofften Namen »Australian Mist«. Noch immer werden neue Zuchtlinien hinzugefügt, um die Gesundheit und das Fell der Rasse durch einen großen Genpool zu festigen.

KÖRPERBAU UND CHARAKTER

Das kurze, eng am Körper anliegende Fell weist zusätzlich zu der getupften oder gestromten Tabbyzeichnung eine gleichmäßige Abessinier-Tickung auf, wodurch es wie von einem feinen Schleier überhaucht erscheint. Durch die Sepiafärbung ist das Fell, außer an den Extremitäten, besonders hell. Auch eine Rufus-Tönung ist er-

AUSTRALISCHE KATZEN IN FREIER NATUR

Der Einfluss der Katzen auf die heimische Tierwelt wird heiß und nicht immer rational diskutiert. In Australien werden Forderungen laut, Katzen nachts im Hause zu halten, tagsüber an der Leine zu führen, ihre Krallen zu amputieren oder die Tiere auszurotten und ein Einfuhrverbot zu verhängen. Katzen sind zwar begabte Jäger, doch die Statistiken, die den oben angeführten Vorschlägen zugrunde liegen, scheinen mehr als fragwürdig. Die Gefährdung von Vogelarten wie dem Kookaburra (rechts) ist nicht nur auf Katzen, sondern auch und vielleicht vornehmlich auf den Einfluss des Menschen zurückzuführen – Landwirtschaft und hohes Verkehrsaufkommen fordern eben ihre Opfer.

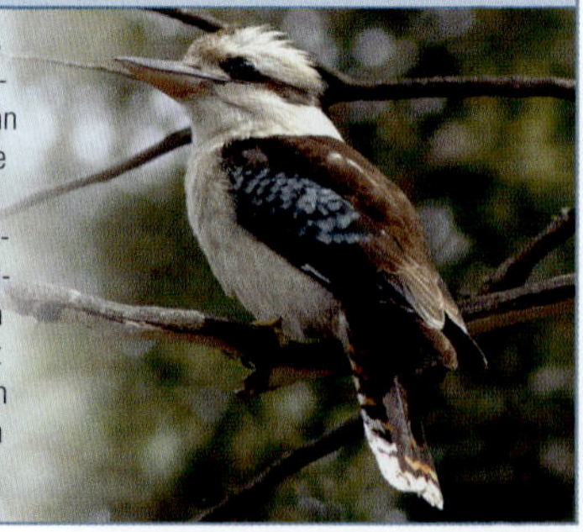

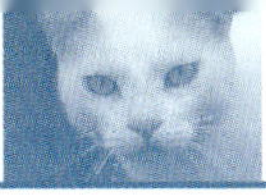

wünscht, besonders in den tiefen Rottönen der Abessinier, nicht den etwas kühleren Schattierungen der Singapura (*s.* S. 110–111). Braun, Blau, Chocolate und Lilac sind anerkannte Farben, die auch bei anderen Rassen so heißen. Cinnamon und Fawn jedoch sind hier so hell und warm, dass man sie in Gold und Peach umbenannt hat.

Die Mist ist eine gesellige, liebevolle Hausgenossin, die sich sehr gut mit Kindern und anderen Katzen verträgt. Zwar hofften viele Australier, dass sie auch einen verminderten Jagdinstinkt aufweist und so eine zufriedene Wohnungskatze abgeben würde. Die Wohnungshaltung gestaltet sich zwar durchaus problemlos – obwohl die sehr energiegeladenen Tiere viel Unterhaltung brauchen – doch der Jagdeifer ist leider immer noch nicht ganz ausgemerzt.

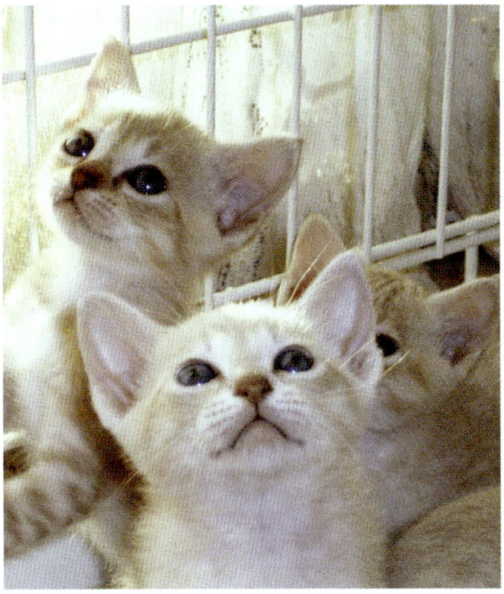

Junges Gemüse
Da Langlebigkeit bei der Australian Mist erklärtes Zuchtziel ist, hat die getigerte Hauskatze einen großen Anteil am Genpool.

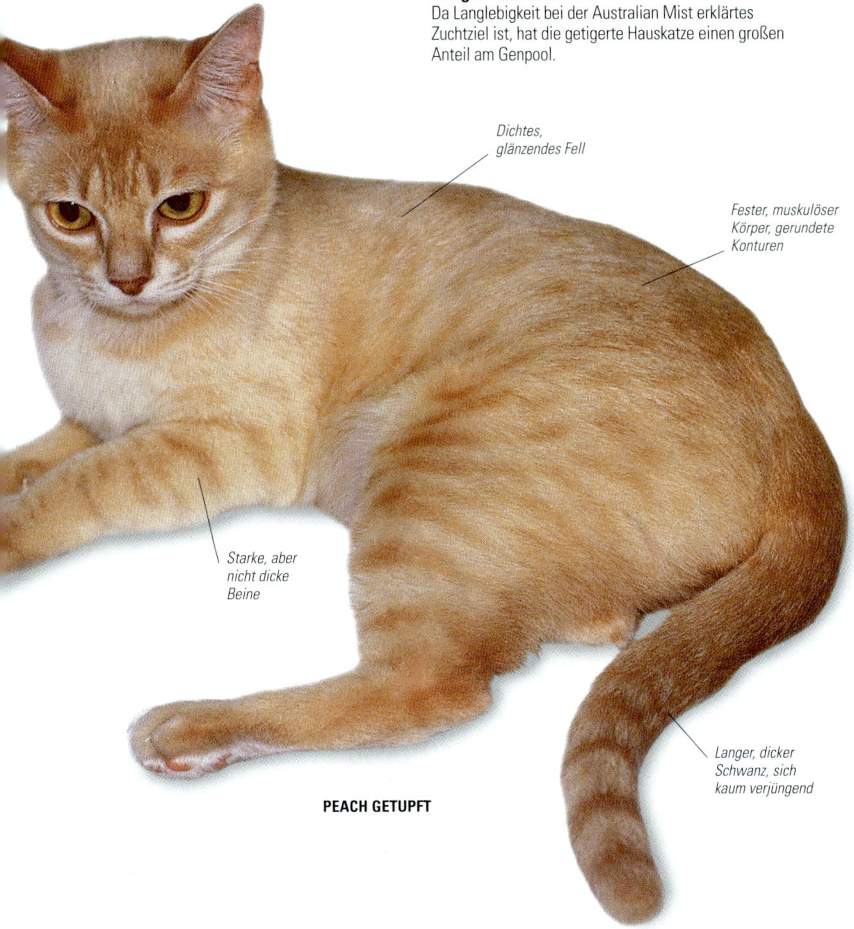

PEACH GETUPFT

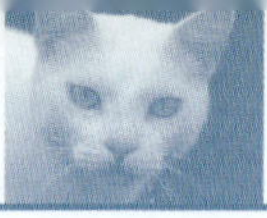

SINGAPURA

ENTSTEHUNGSZEIT: 1975
HERKUNFTSLAND: Singapur und USA
VORFAHREN: Unsicher
GEWICHT: 2–4 kg
FARBSCHLÄGE: Sepia Agouti (braun getickt)
ZUCHTVERBÄNDE: GCCF, CFA, TICA

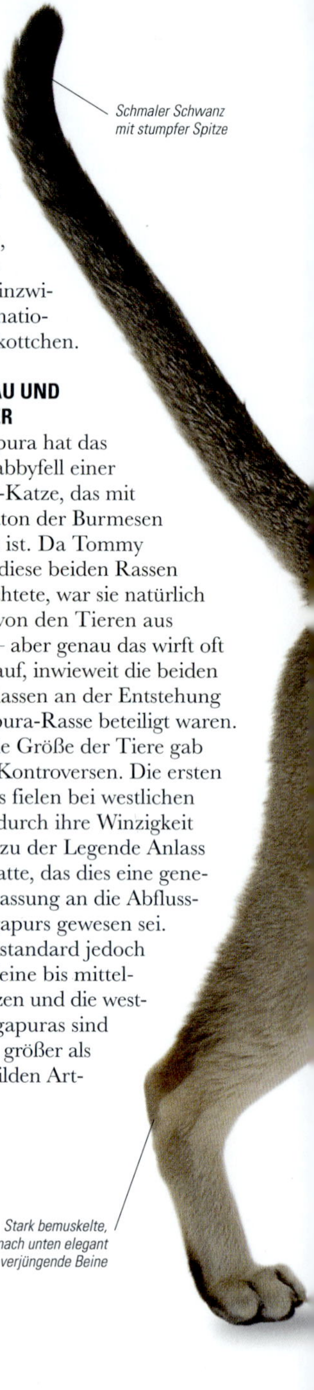
Schmaler Schwanz mit stumpfer Spitze
Stark bemuskelte, sich nach unten elegant verjüngende Beine

Katzen mit dem Aussehen der Singapura gab es schon sehr lange in frei lebenden Populationen in Singapur. Sie bilden unter den verwilderten Katzen Singapurs eine klar umrissene Gruppe. Nach den Abflussrohren, in denen sie schliefen oder Schutz suchten, nannte man sie »Longkang« (Abflussrohr-Katze). Einige Tiere wurden 1975 durch Hal Meadows, dessen Frau Tommy Abessinier (*s.* S. 112–115), Siamesen (*s.* S. 124–127) und Burmesen (*s.* S. 132–135) züchtete, aus dem östlichten Stadtteil Loyang in die USA exportiert. Nach nur sieben Jahren wurde die Rasse dort anerkannt. In Europa, wo sie sehr selten ist, dauerte es wesentlich länger. In Singapur ist die Rasse unter dem Namen »Kucinta«, oder »Liebeskatze« inzwischen ein nationales Maskottchen.

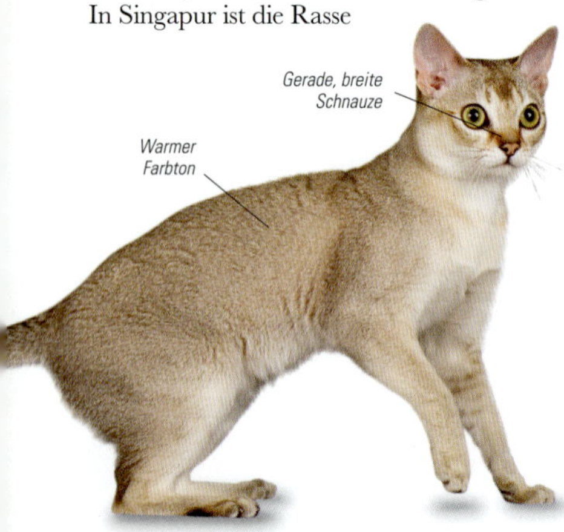
Gerade, breite Schnauze
Warmer Farbton

KÖRPERBAU UND CHARAKTER

Die Singapura hat das getickte Tabbyfell einer Abessinier-Katze, das mit dem Sepiaton der Burmesen überlagert ist. Da Tommy Meadows diese beiden Rassen bereits züchtete, war sie natürlich fasziniert von den Tieren aus Singapur – aber genau das wirft oft die Frage auf, inwieweit die beiden anderen Rassen an der Entstehung der Singapura-Rasse beteiligt waren.

Auch die Größe der Tiere gab Anlass zu Kontroversen. Die ersten Singapuras fielen bei westlichen Züchtern durch ihre Winzigkeit auf, die ja zu der Legende Anlass gegeben hatte, das dies eine genetische Anpassung an die Abflussrohre Singapurs gewesen sei. Der Zuchtstandard jedoch verlangt kleine bis mittelgroße Katzen und die westlichen Singapuras sind wesentlich größer als ihre halbwilden Artgenossen.

KATZENGRÖSSE

Als die winzige Singapura im Westen eintraf, hofften viele Züchter, dass sie Trägerin des lang gesuchten »Miniatur«-Gens sei. Dieser Trugschluss zeigt einmal mehr, dass die Hauskatze in der Größe nur wenig variiert: Die größte Vertreterin der Art ist die Maine Coon (*s.* S. 168–169), die kleinste die Singapura. Ein Grund dafür mag sein, dass selektive Zucht erst seit etwa 200 Jahren betrieben wird. Doch alle Versuche, aus den größten Katzenrassen Riesenkatzen zu züchten, sind bisher gescheitert und selbst Katzenhybriden gehen in wenigen Generationen auf Hauskatzengröße zurück.

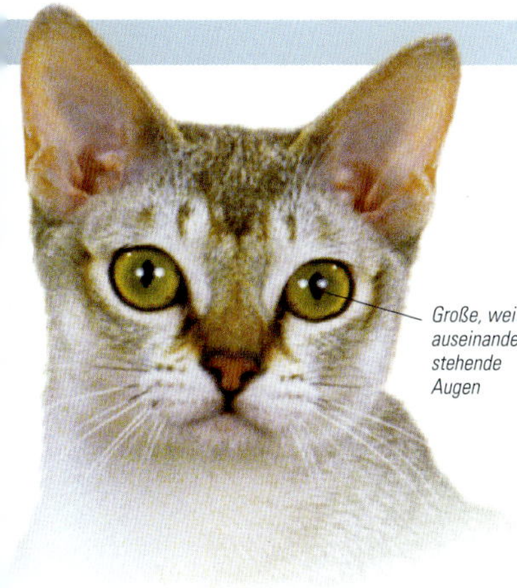
Große, weit auseinander stehende Augen

Viele führen dies als Beweis dafür an, dass es sich hier um eine Hybridenrasse handelt. Sie übersehen dabei jedoch, dass eine Hauskatze wesentlich besser ernährt ist als eine verwilderte Katze und daher sehr wahrscheinlich auch größer werden wird. Singapuras verstecken sich gern, was vielleicht tatsächlich auf ihre »wilde« Vergangeheit zurückzuführen ist, denn obwohl anhänglich, sind die Tiere weniger lautfreudig und anspruchsvoll als andere Orientalen.

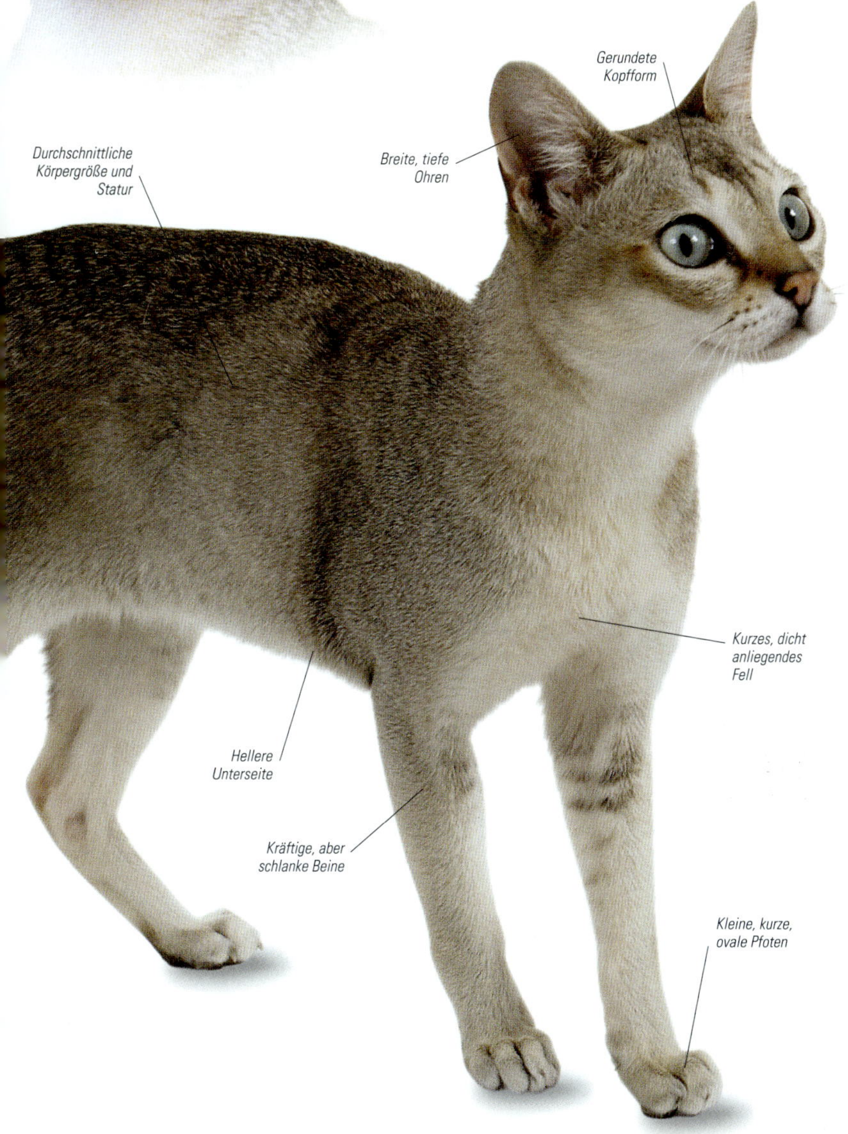
Gerundete Kopfform
Durchschnittliche Körpergröße und Statur
Breite, tiefe Ohren
Kurzes, dicht anliegendes Fell
Hellere Unterseite
Kräftige, aber schlanke Beine
Kleine, kurze, ovale Pfoten

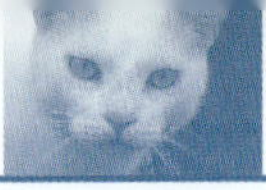

ABESSINIER

ENTSTEHUNGSZEIT: um 1860
HERKUNFTSLAND: Äthiopien
VORFAHREN: Haus- und Straßenkatzen
GEWICHT: 4–7,5 kg
FARBSCHLÄGE: Alle traditionellen westlichen und östlichen getickten Standard-Tabbyfarben
ZUCHTVERBÄNDE: FIFé, GCCF, CFA, TICA

Die Abessinier ist heute die fünft beliebteste amerikanische Katzenrasse, doch sie hat eine sehr bewegte Vergangenheit. Die Gründerkatzen, darunter eine Katze namens Zula, kamen 1868 nach dem Abessinienkrieg aus Abessinien (dem heutigen Äthiopien) nach Großbritannien, wo die Rasse 1882 anerkannt wurde. Im frühen 20. Jh. wäre sie beinahe erloschen, doch in den 30er-Jahren war sie beidseitig des Atlantiks bereits wieder voll etabliert. In Europa hat

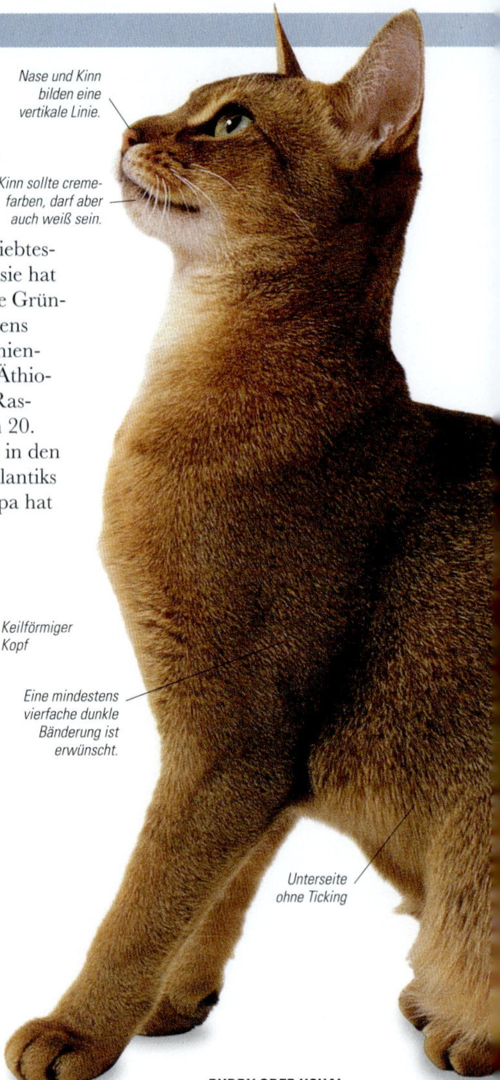
Nase und Kinn bilden eine vertikale Linie.
Kinn sollte cremefarben, darf aber auch weiß sein.
Eine mindestens vierfache dunkle Bänderung ist erwünscht.
Unterseite ohne Ticking

RUDDY ODER USUAL

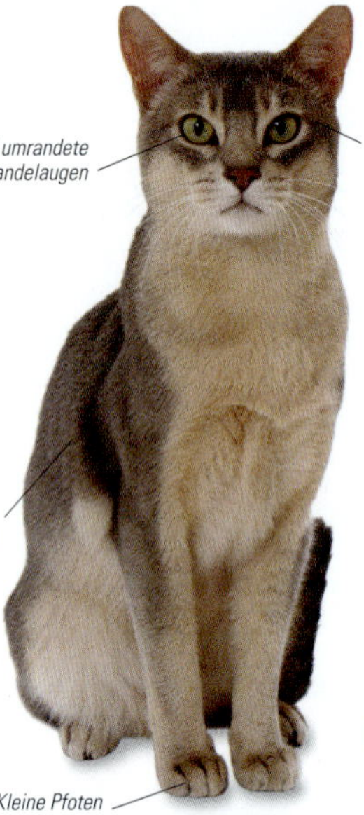
Dunkel umrandete Mandelaugen
Keilförmiger Kopf
Blaugraue Tickung
Kleine Pfoten

BLAU

KÄTZCHENFARBEN

Alle Kätzchen werden mit ähnlichem, dunklem Fell geboren, das sich erst im Laufe der Zeit aufhellt. Das Ticking ist bei der Geburt nicht vorhanden, sondern entsteht in den ersten Lebenswochen. Es kann Monate dauern, bis die endgültige Färbung sichtbar wird. Sie ist jedoch meist etabliert, wenn das Jungtier die Mutter verlässt. Im Laufe der Zeit hellt sich die Fellfarbe an der Wurzel auf und gleicht sich dem Farbton der Unterseite an. Dieses Kätzchen (rechts) hat immer noch dunkle Fellpartien.

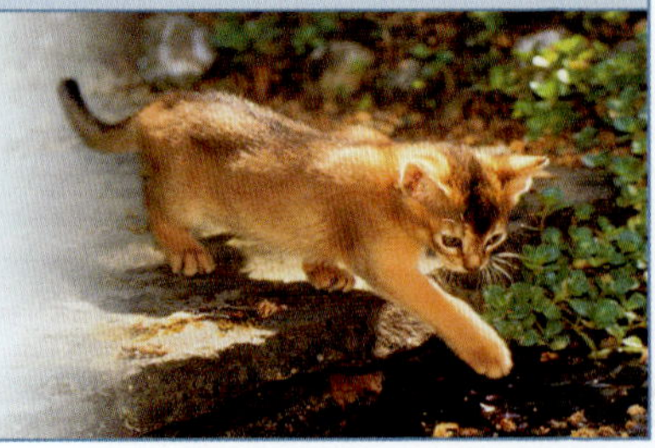

die Abessinier niemals den Beliebtheitsgrad erreicht, der ihr in den USA zuteil wird.

Die Rasse trug von Anfang an das rezessive Langhaargen, sodass es nun auch eine Langhaarversion, die Somali (s. S. 186–187) gibt. Die ersten akzeptierten Farben waren Ruddy oder Usual (Rötlich, in Großbritannien auch Normal genannt), Sorrel (Rot, genetisch in Wirklichkeit Cinnamon) und deren Verdünnungen. Bei den konservativeren Verbänden ist dies noch immer der Fall, während andere Körperschaften auch schon andere Farben zulassen.

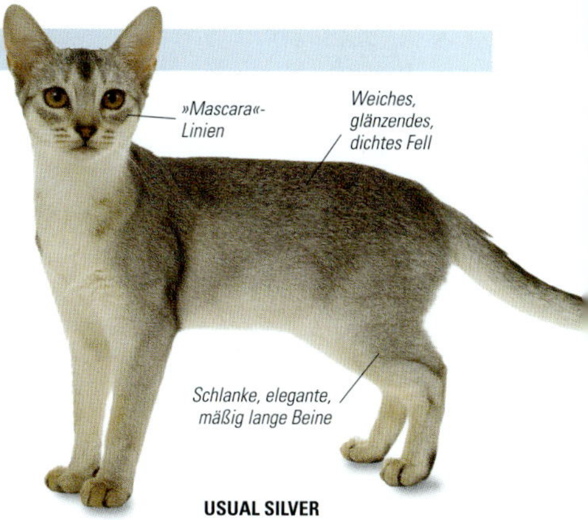
»Mascara«-Linien
Weiches, glänzendes, dichtes Fell
Schlanke, elegante, mäßig lange Beine

USUAL SILVER

KÖRPERBAU UND CHARAKTER

Es besteht große Ähnlichkeit zwischen der Abessinier und einigen altägyptischen Katzendarstellungen und so ist es wahrscheinlich, dass die getickte Mutation schon vor Jahrtausenden entstanden ist. Die fast durchscheinende Zeichnung sorgt besonders in der afrikanischen Wüste für eine perfekte Tarnung und war daher vermutlich bei den Hauskatzen von Anfang an vorhanden.

Als sich die Katzen in Europa verbreiteten, liefen andere Tabbymuster dem Ticking den Rang ab. Dieses wanderte stattdessen nach Asien und wurde dort zur vorherrschenden Fellzeichnung.

Die Abessinier verhält sich zwar sehr still, ist jedoch alles andere als reserviert. Sie schließt sich eng an ihre Besitzer an und verlangt viel Zuwendung, ist sehr gesellig und braucht als geborene Athletin viele Spielaktivitäten. Sie kann an einer erblichen Form der Netzhautatrophie leiden, die sonst häufiger bei Hunden vorkommt.

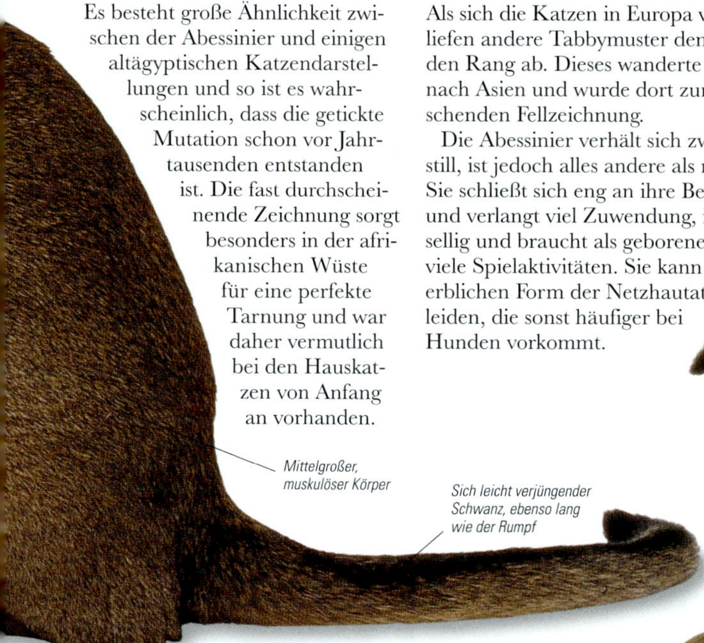
Mittelgroßer, muskulöser Körper
Sich leicht verjüngender Schwanz, ebenso lang wie der Rumpf

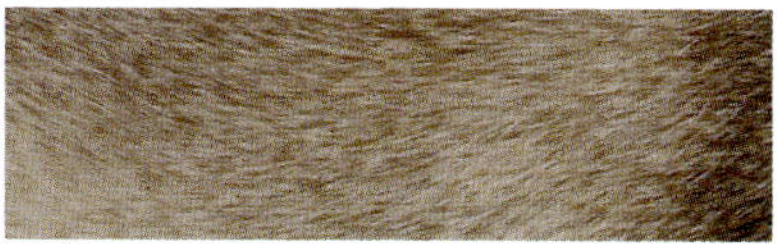

Ticking
Die Abessinier hat das getickte Fell mit ihrer Vorfahrin, der Afrikanischen Wildkatze *(Felis silvestris lybica)* gemein. Das Muster wird von einem einzigen Gen gesteuert. Die einzelnen Haare sind hell und dunkel gebändert, wodurch das Fell bei jeder Bewegung leicht schimmert. Das kurze und sehr dicke Fell der Abessinier ist pflegeleicht und fühlt sich seidig an.

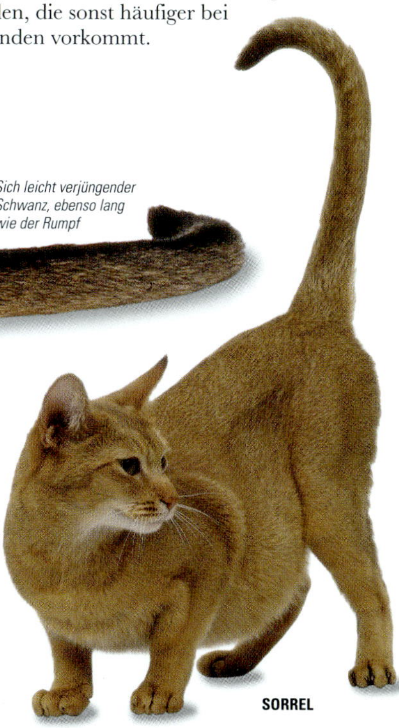

SORREL

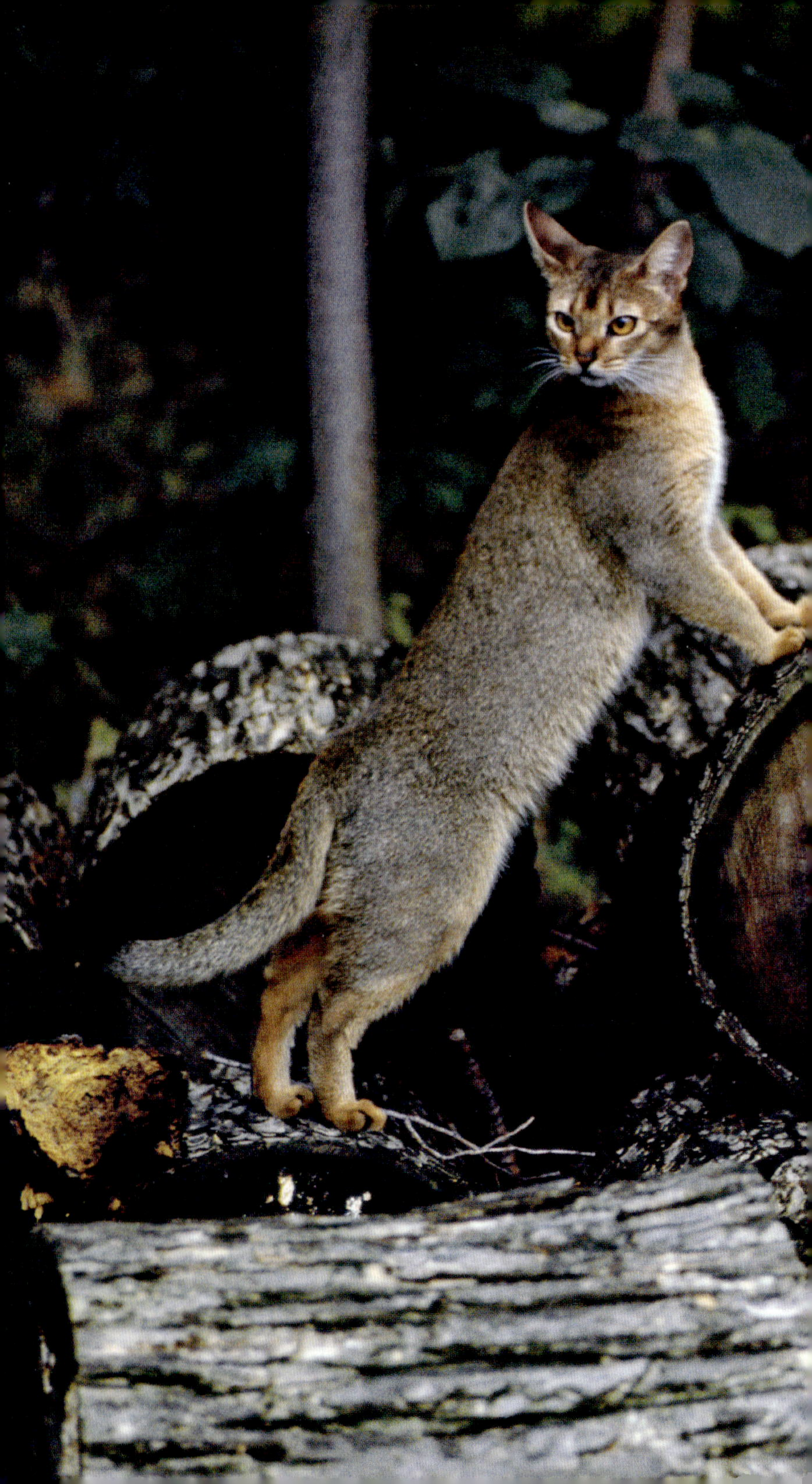

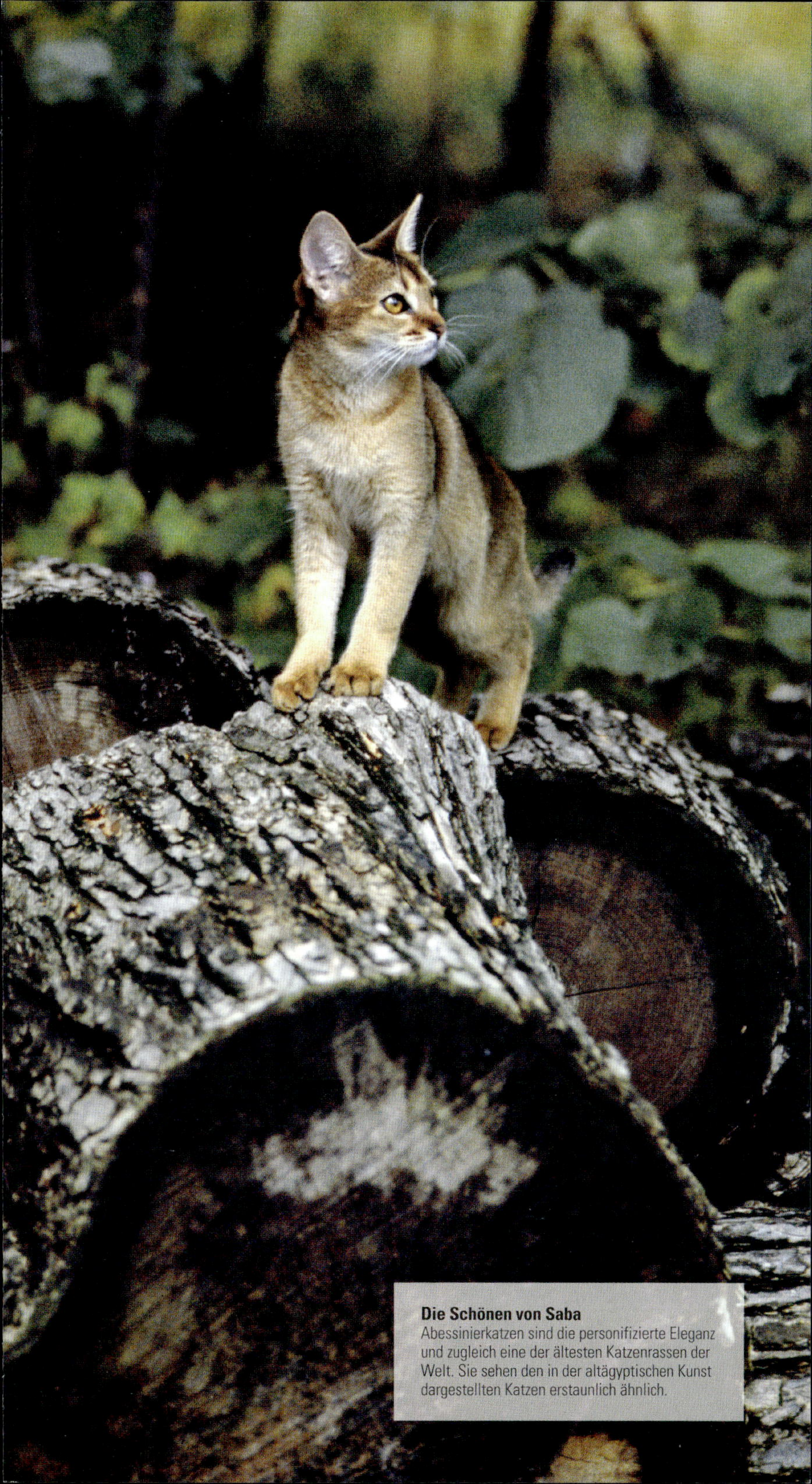

Die Schönen von Saba
Abessinierkatzen sind die personifizierte Eleganz und zugleich eine der ältesten Katzenrassen der Welt. Sie sehen den in der altägyptischen Kunst dargestellten Katzen erstaunlich ähnlich.

ÄGYPTISCHE MAU

Entstehungszeit: um 1950
Herkunftsland: Ägypten, Italien
Vorfahren: Ägyptische Straßenkatzen, italienische Hauskatzen
Gewicht: 2,5–5 kg
Farbschläge: Bronze und silber getupft und in Schwarz und Smoke ohne Tabbymuster, jedoch mit starker »Geisterzeichnung«
Zuchtverbände: FIFé, GCCF, CFA, TICA

Mau ist das ägyptische Wort für Katze und von allen Rassen sieht wohl die Mau den altägyptischen Hauskatzen am ähnlichsten. Das beruht nicht auf mühsamer Zuchtarbeit, sondern darauf, dass sich die Vorfahren dieser Katze noch immer an den Originalschauplätzen aufhalten und sich im Laufe der Zeit wenig verändert haben. Wenn man das Auftreten der Zeichnung als Entstehungsdatum wertet, ist dies bei weitem die älteste Katzenrasse der Welt. Die moderne Mau ist jedoch das Ergebnis der Bemühungen von Nathalie Troubetskoy, einer Exilrussin, die nach dem 2. Weltkrieg in Italien lebte und Katzen von Kairo dorthin exportierte und weiterzüchtete. Sie stellte die Katzen in Europa aus, registrierte sie jedoch in den USA, wohin sie 1956 emigrierte. Es sollte noch gut 20 Jahre dauern, bis die Rasse dort anerkannt wurde. In Großbritannien dauerte es noch länger, was auf eine Verwechslung mit ähnlichen getupften Katzen zurückzuführen war, die zuerst ebenfalls Maus hießen, später jedoch in die Orientalisch Kurzhaar (*s.* S. 128–129) Eingang fanden sowie in die Ocicats (*s.* S. 118–119).

KÖRPERBAU UND CHARAKTER

Die Mau mit ihrem langen, athletischen Körper und den Tupfen, die keinem erkennbaren Muster folgen, ähnelt den Katzen in der altägyptischen Kunst. Sie hat am hinteren Unterbauch eine Hautfalte, die ihr angeblich große Bewegungsfreiheit gibt und zu der unglaublichen Schnelligkeit der Rasse beitragen soll. Die einzige andere Katze mit so einer Hautfalte ist die American Keuda.

Im Gegensatz zu den altägyptischen Katzen, die wild dreinblicken, hat die moderne Mau weit geöffnete runde Augen mit kummervollem Ausdruck. Man ist bemüht, ihr das heute geschätzte fügsame Wesen anzuzüchten, doch allen Anstrengungen zum Trotz ist sie immer noch eine sehr unabhängige, intelligente und ausgezeichnete Jägerin.

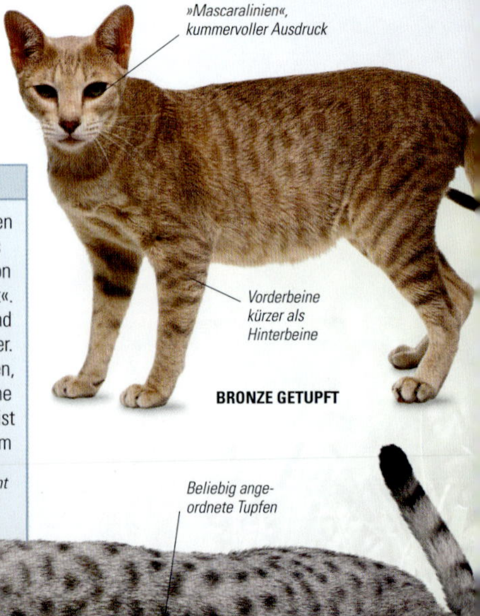
»Mascaralinien«, kummervoller Ausdruck
Vorderbeine kürzer als Hinterbeine

BRONZE GETUPFT

GETUPFT

Tupfen verlaufen oft in den symmetrischen Reihen des Tigermusters, was zu der Vermutung Anlass gab, dass es sich hier um eine dominante Mutation handelt, die die regelmäßigen Streifen »aufbricht«. Die Tupfen auf dem Fell der Ägyptischen Mau und der Ocicat folgen jedoch keinem sichtbaren Muster. Da sie auch klassische Tabbymuster hervorbringen, könnten die Tupfen ebenfalls eine aufgebrochene Tigerung sein. Nach Meinung mancher Experten ist bei den Tupfen mindestens ein dominantes Gen im Spiel, das dieses Muster unabhängig hervorbringt.

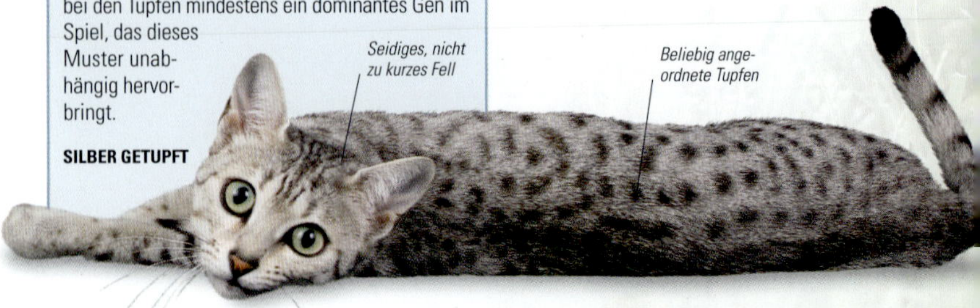
Seidiges, nicht zu kurzes Fell
Beliebig angeordnete Tupfen

SILBER GETUPFT

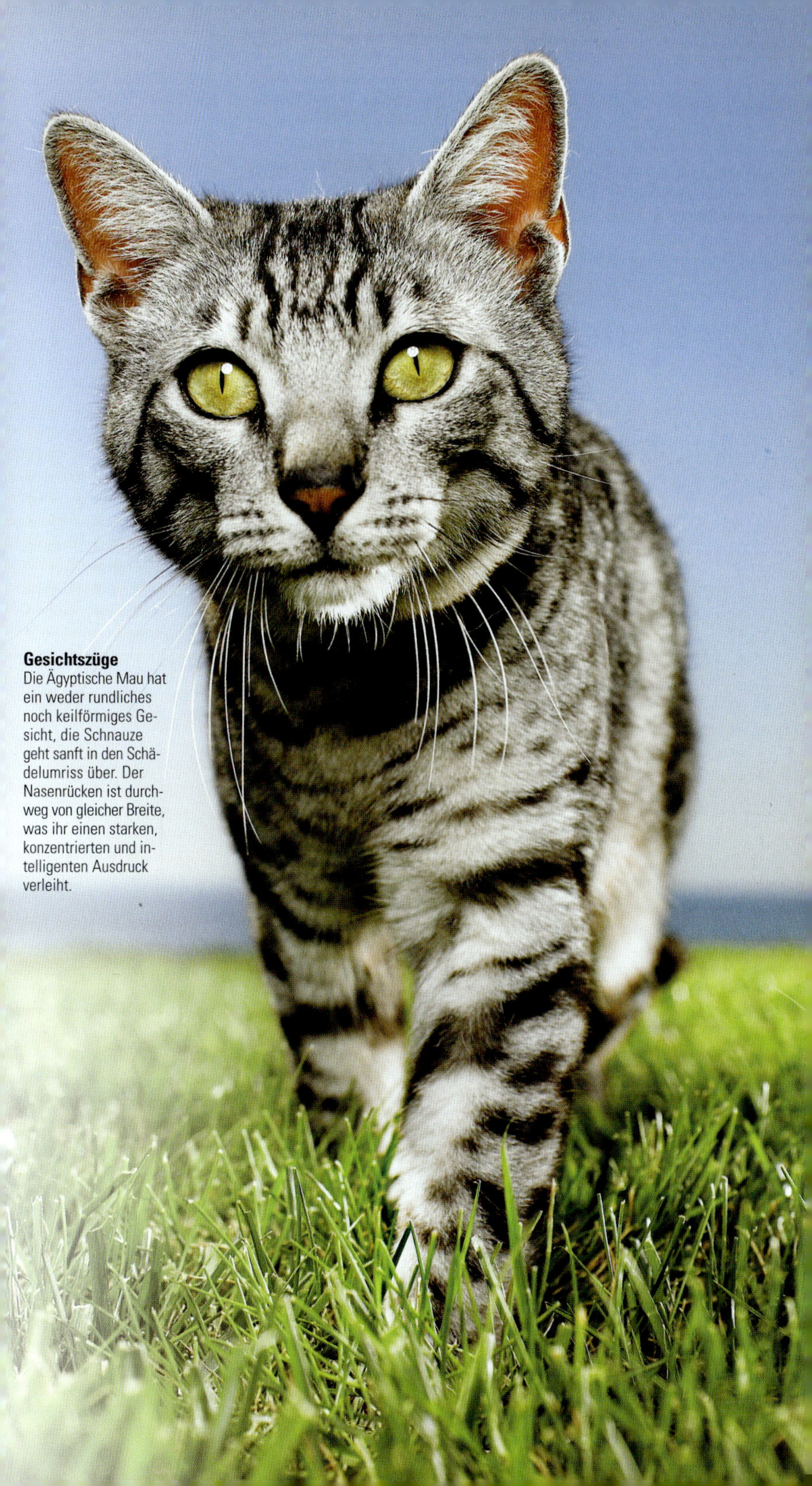

Gesichtszüge
Die Ägyptische Mau hat ein weder rundliches noch keilförmiges Gesicht, die Schnauze geht sanft in den Schädelumriss über. Der Nasenrücken ist durchweg von gleicher Breite, was ihr einen starken, konzentrierten und intelligenten Ausdruck verleiht.

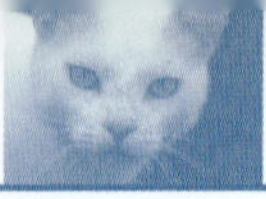

OCICAT

Entstehungszeit: 1964
Herkunftsland: USA
Vorfahren: Siam, Abessinier, Amerikanisch Kurzhaar
Gewicht: 2,5–6,5 kg
Farbschläge: Einfarbig braun, cinnamon, blau und Fawn, sowie silber getupft
Zuchtverbände: FIFé, GCCF, CFA, TICA

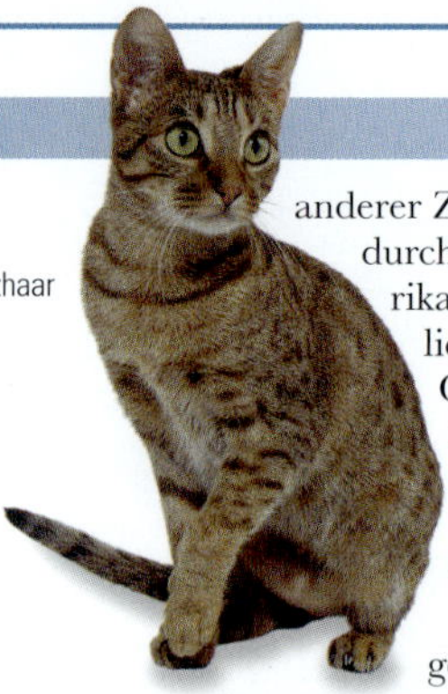
CHOCOLATE

Die Ocicat ist einem glücklichen Zufall zu verdanken: Die Züchterin Virginia Daly aus Berkeley, Michigan verpaarte eine Siam (*s.* S. 124–127) mit einer Abessinier (*s.* S. 112–115), um eine Siamkatze mit Abessinier-Abzeichen zu entwickeln. Die erste Generation sah wie eine Abessinier aus, doch als eine Katze wiederum mit einer Siam verpaart wurde, enthielt der Wurf nicht nur die erhofften Siamesen mit Abessinier-Abzeichen, sondern auch ein getupftes Kätzchen. Dieses wurde von Dalys Tocher wegen der Ähnlichkeit mit einem Ozelot »Ocicat« getauft. Es wurde kastriert und als Liebhabertier verkauft, aber eine erneute Paarung brachte Dalai Talua hervor, die Stammmutter der noch immer seltenen Rasse. Ein anderer Züchter, Tom Brown, trug durch Einkreuzung von Amerikanisch Kurzhaar wesentlich zur Entwicklung der Ocicat bei. Sie wurde 1986 von der TICA anerkannt und ist nun bei fast allen Zuchtverbänden akzeptiert.

Ocicats sind kräftig gebaut, jedoch athletisch und anmutig, mit muskulösen Beinen und feinem, kurzem Fell. Das breite, keilförmige Gesicht mit den großen Ohren und leicht schräg gestellten Augen wirkt recht orientalisch. Von den Siam-Ahnen hat die Ocicat den verspielten, recht lautstarken Charakter geerbt. Sie spricht gut auf Früherziehung an, liebt Gesellschaft und ist nicht gern lange allein.

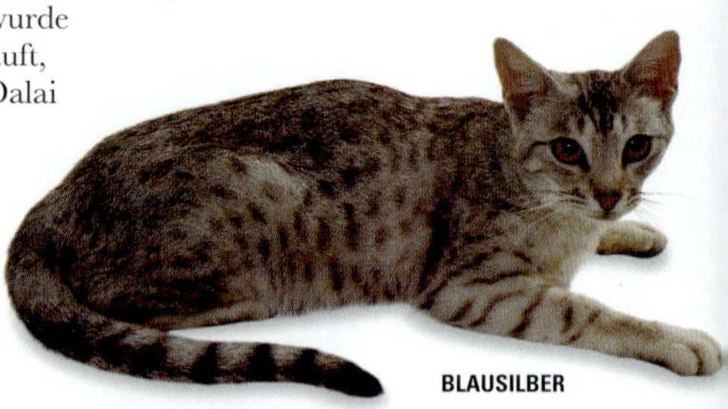
BLAUSILBER

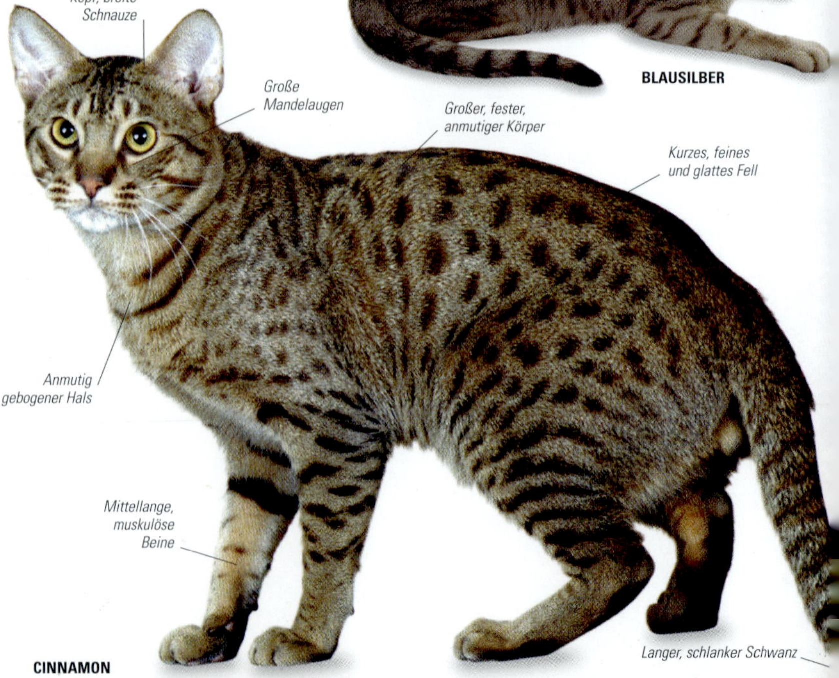

Keilförmiger Kopf, breite Schnauze
Große Mandelaugen
Großer, fester, anmutiger Körper
Kurzes, feines und glattes Fell
Anmutig gebogener Hals
Mittellange, muskulöse Beine
Langer, schlanker Schwanz

CINNAMON

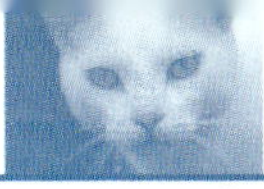

TABBYMUSTER

Auf einer getickten Grundfarbe liegt eine dunklere, gut definierte Zeichnung – das Tabbymuster. Die Ocicat ist ein getupfter Tabby, doch dieses Muster ist nur eines von mehreren, durch Mutation des Tabbygens entstandenen Möglichkeiten: Daneben gibt es getickt, getigert und gestromt. Die Genetik des getupften Tabbys ist noch unklar. Manche sind der Ansicht, es handele sich um eine weitere Mutation des Tabbygens und führen dafür die Wildkatzen mit regelmäßig getupftem Fell an. Andere halten andere Gene für zuständig.

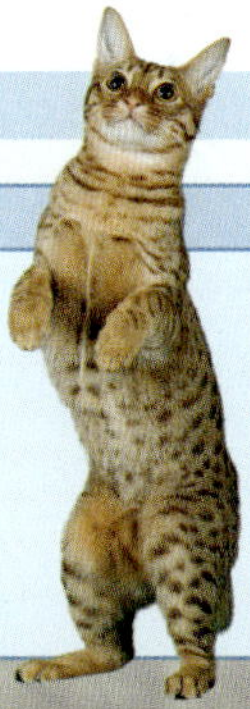

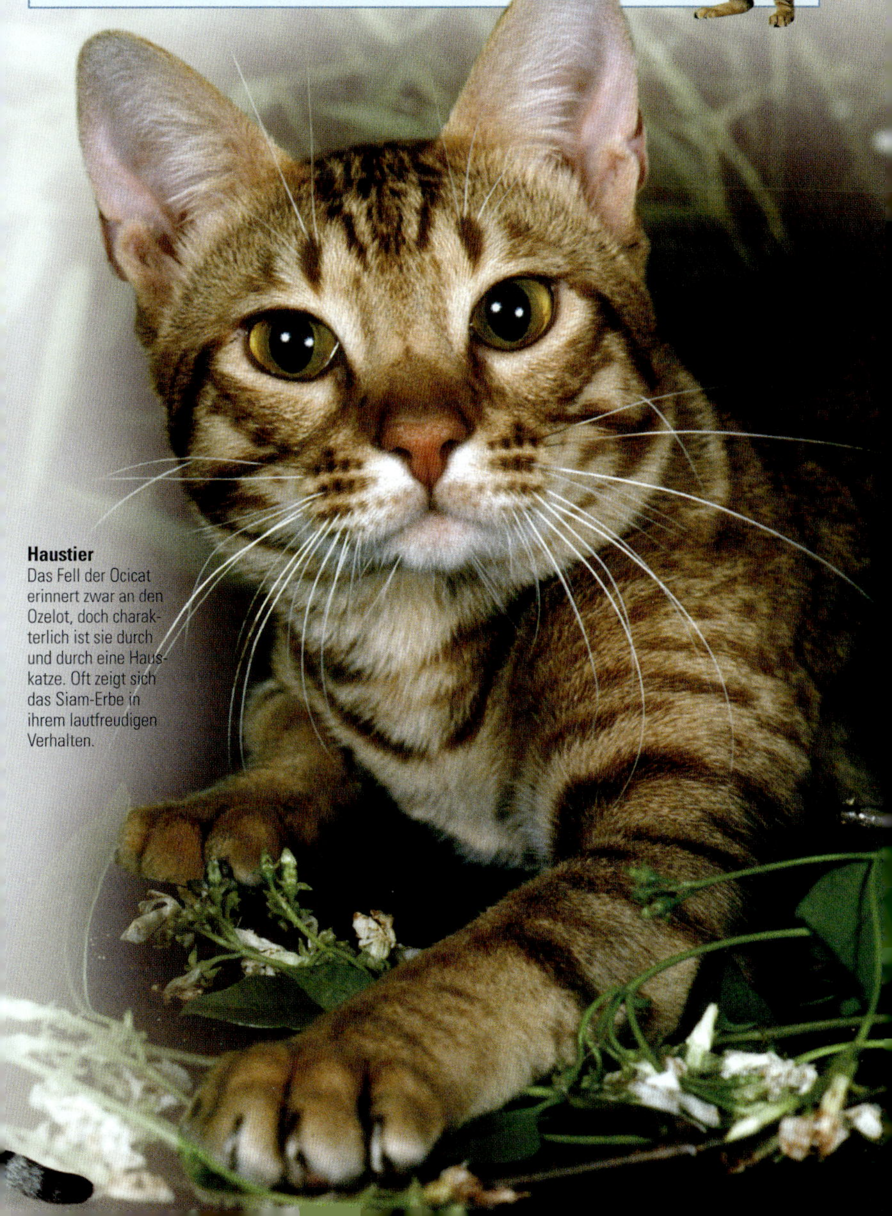

Haustier
Das Fell der Ocicat erinnert zwar an den Ozelot, doch charakterlich ist sie durch und durch eine Hauskatze. Oft zeigt sich das Siam-Erbe in ihrem lautfreudigen Verhalten.

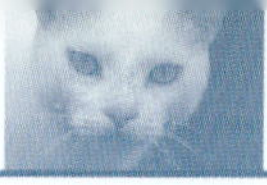

BENGAL

Entstehungszeit: 1983
Herkunftsland: USA
Vorfahren: Bengalkatze, Hauskatzen, Ägyptische Mau, indische Straßenkatzen
Gewicht: 5,5–10 kg
Farbschläge: Braun gestromt oder getupft, braun mit Abzeichen
Zuchtverbände: FIFé, GCCF, TICA

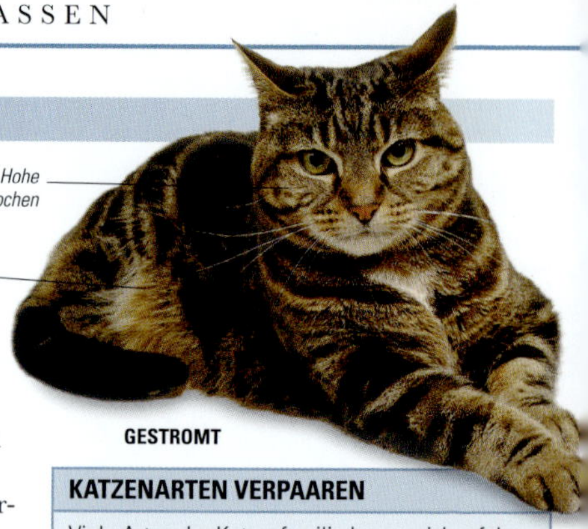

GESTROMT

Dies ist die erste der Hybridrassen. 1981 erwarb die kalifornische Züchterin Jean Sudgen acht Hybriden, die gezüchtet worden waren, um die Resistenz der Bengalkatze gegen das Feline-Leukämie-Virus (FeLV) zu testen. Sie kreuzte diese später mit rasselosen Katzen, der Ägyptischen Mau und Rassekatzen mit passendem Fell. Das Resultat, die Bengal, ist mittlerweile eine der beliebtesten britischen Katzenrassen, obwohl die CFA sie noch immer nicht akzeptiert.

Einzigartig an der Bengal ist der Perlmutteffekt ihres kurzen bis mittellangen, sehr dicken Fells. Die Verpaarung mit rasselosen Katzen in den Frühstadien brachte die Schneefarbe, die mit blauen Augen einhergeht. Der muskulöse Körperbau der Bengal erinnert an die wilde Abstammung, ebenso ihre sehr ungewöhnliche Stimme.

Temperament
Die ersten Zuchtgenerationen von Hybriden sind meist sehr nervös und scheu. Mittlerweile ist die Bengal zwar immer noch wachsam und von vornehmer Zurückhaltung, jedoch sehr gut zähmbar.

KATZENARTEN VERPAAREN

Viele Arten der Katzenfamilie lassen sich erfolgreich miteinander verpaaren. In den meisten Fällen können die Hybriden jedoch keine Nachkommen zeugen, wodurch der Fortbestand der neuen »Rasse« gefährdet ist. Wildkatzenhybriden werden immer noch kontrovers diskutiert – manche sind der Meinung, dass sich die Wildheit nie ganz wegzüchten lässt, andere halten die Praxis für Tierquälerei oder befürchten, dass sich neue Märkte für den Pelzhandel auftun.

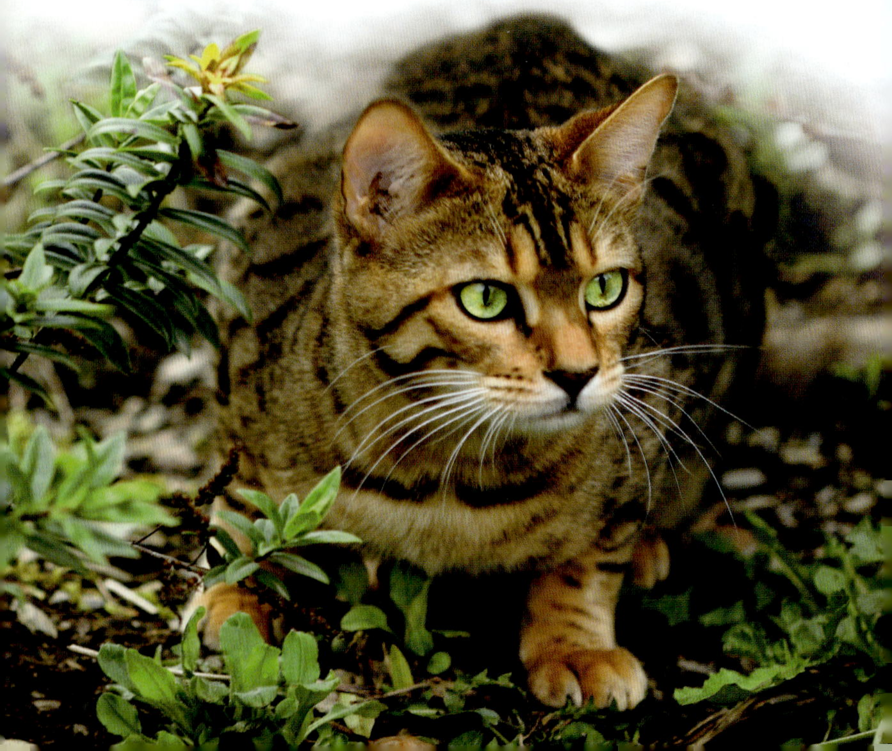

CHAUSIE

Entstehungszeit: um 1990
Herkunftsland: USA
Vorfahren: Sandkatze, Hauskatze, Abessinier
Gewicht: 5,5–10 kg
Farbschläge: Braun getickt, einfarbig schwarz und silber getippt
Zuchtverband: TICA

Rohrkatzen und Hauskatzen wurden schon in den 60er-Jahren gekreuzt, doch waren damals praktisch alle männlichen Nachkommen steril. Erst in den 90er-Jahren hatte sich die Chausie so weit etabliert, dass sie anerkannt werden konnte. Erlaubte Farben erinnern an die Rohrkatze – getickt mit gelegentlich auftretenden schwarzen oder silber getippten Varianten. Auch der recht kurze Schwanz ist ein Erbstück der Rohrkatze, doch schwanzlose oder stummelschwänzige Tiere kommen nicht vor. Die Chausie ist graziler als ihre wilde Ahnin, was möglicherweise auf den Abessinier-Einfluss (*s.* S. 112–115) zurückgeht. Wie die meisten Hybriden ist sie aktiv und nicht gerade pflegeleicht.

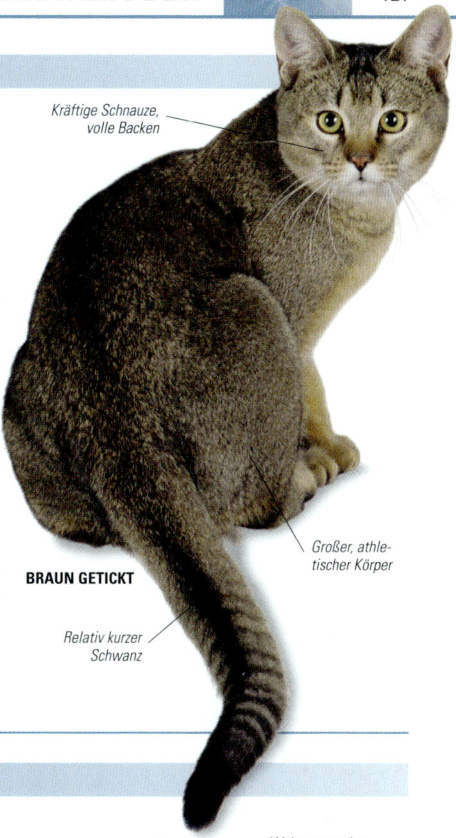
Kräftige Schnauze, volle Backen
Großer, athletischer Körper
Relativ kurzer Schwanz

BRAUN GETICKT

SAVANNAH

Entstehungszeit: um 1980
Herkunftsland: USA
Vorfahren: Serval, Hauskatzen
Gewicht: 5,5–10 kg
Farbschläge: Einfarbig schwarz und smoke, braun getupft und silber getupft
Zuchtverbände: FIFé, GCCF, CFA, TICA

Die Rasse wurde in den 80er-Jahren von dem Bengal-Züchter (*s.* S. 120) Judee Frank aus einer Kreuzung zwischen Serval und Hauskatze entwickelt. In den 90er-Jahren verpaarten Patrick Kelley und Joyce Sroufe einen Abkömmling der Originalkreuzung mit neuen Hybriden sowie getupften Amerikanisch Kurzhaar. Das Ergebnis war die Savannah. Vertreter dieser seltenen Rasse sind schlank und langbeinig und sollen laut Standard wie ein Miniatur-Serval aussehen. Servale sind relativ gesellige Wildkatzen und je länger der Zuchtstammbaum ist, desto zahmer werden seine Hybriden. Trotzdem sind die aktiven und neugierigen Tiere ganz bestimmt kein Haustier für Sammler von seltenem Porzellan.

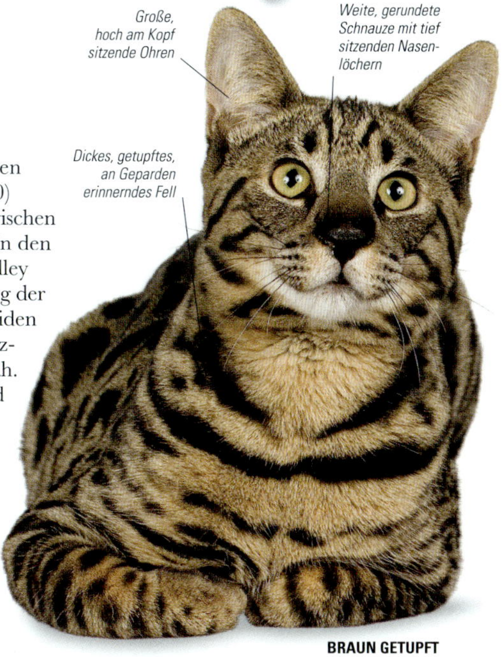
Große, hoch am Kopf sitzende Ohren
Weite, gerundete Schnauze mit tief sitzenden Nasenlöchern
Dickes, getupftes, an Geparden erinnerndes Fell

BRAUN GETUPFT

TOYGER

ENTSTEHUNGSZEIT: um 1990
HERKUNFTSLAND: USA
VORFAHREN: Bengal, Haus- und Straßenkatzen
GEWICHT: 5,5–10 kg
FARBSCHLÄGE: Braune Tiger-Streifen
ZUCHTVERBAND: TICA (nur teilweise)

Der Toyger trägt seinen Namen offenbar nicht zu Unrecht. Er ist eine Züchtung von Judy Sugden, die Ende der 1980er-Jahre ihre Bengals (s. S. 120) mit einer getigerten Hauskatze und einer indischen Straßenkatze verpaarte, um einen Mini-Tiger zu erhalten. Die neue Rasse wurde zunächst California Toyger genannt und ist bis nach Australien und Großbritannien vorgedrungen.

Der Zuchtstandard beschreibt den Toyger von Kopf bis Fuß als muskulös. Das kurze, dicke, orangefarbene Fell hat einen Perlmuttschimmer wie die Bengal. Dem auffallenden Tigermuster fehlen die geschwungenen Linien und der Rückenstreifen des getigerten Tabby. Die Rasse ist noch im Entstehen und sollte mit der Zeit noch stärker einem Tiger gleichen.

Vom Charakter her sollte der Toyger intelligent, gesellig und tolerant sein und gut auf Erziehung ansprechen.

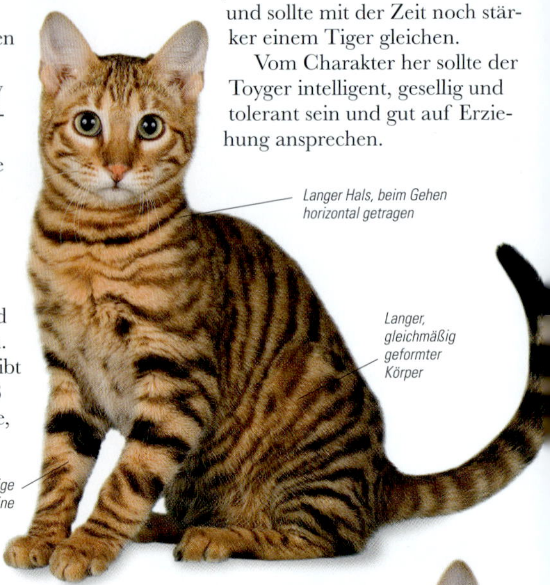
Langer Hals, beim Gehen horizontal getragen
Langer, gleichmäßig geformter Körper
Großknochige Beine

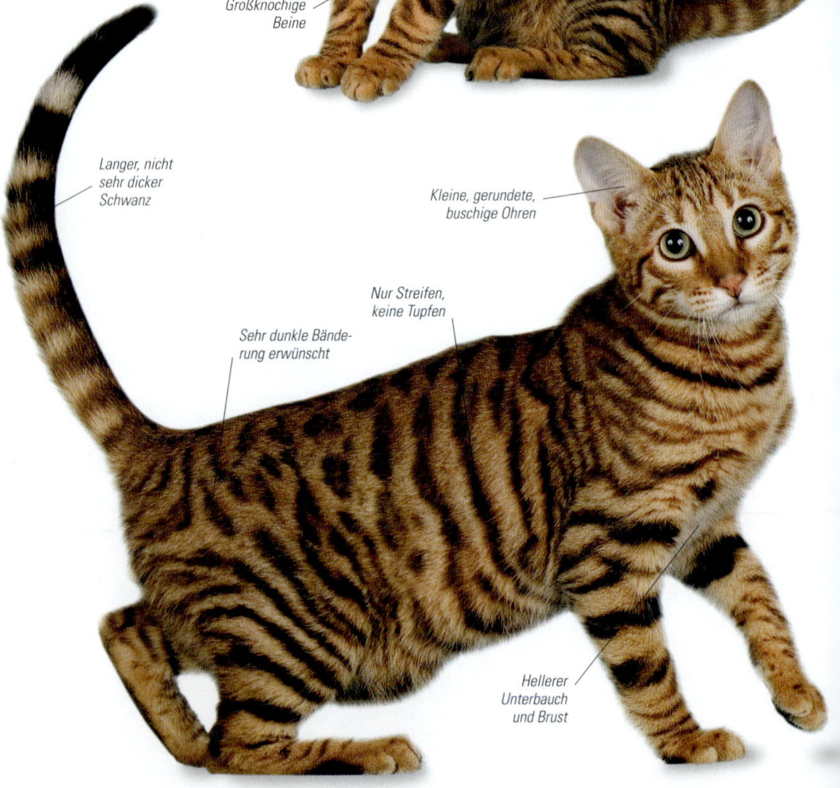
Langer, nicht sehr dicker Schwanz
Kleine, gerundete, buschige Ohren
Nur Streifen, keine Tupfen
Sehr dunkle Bänderung erwünscht
Hellerer Unterbauch und Brust

CALIFORNIA SPANGLED

Entstehungszeit: 1971
Herkunftsland: USA
Vorfahren: Abessinier, Siam, Britisch und Amerikanisch Kurzhaar, Manx, Perser, afrikanische und asiatische Straßenkatzen
Gewicht: 4–7 kg
Farbschläge: Einfarbig und Smoke in traditionellen westlichen Farben, Silber nur mit Tabbymuster
Zuchtverband: TICA

1971 begann Paul Casey, eine wildtierähnliche gefleckte Katze ohne Wildkatzenblut zu züchten, um auf afrikanische Wildkatzen aufmerksam zu machen, die vor der Ausrottung standen. Ironischerweise wurde die California Spangled 1986 in einem Katalog zum Verkauf angeboten, der auch Pelzmäntel im Sortiment hatte. Die Rasse ist immer noch selten. Erst kürzlich wurde sie von der TICA anerkannt. Die kräftigen und mobilen Tiere erinnern in den Bewegungen an eine Wildkatze. Zwar machen sie leidenschaftlich gern Jagd auf Spielzeuge, sind jedoch anhängliche Hausgenossen.

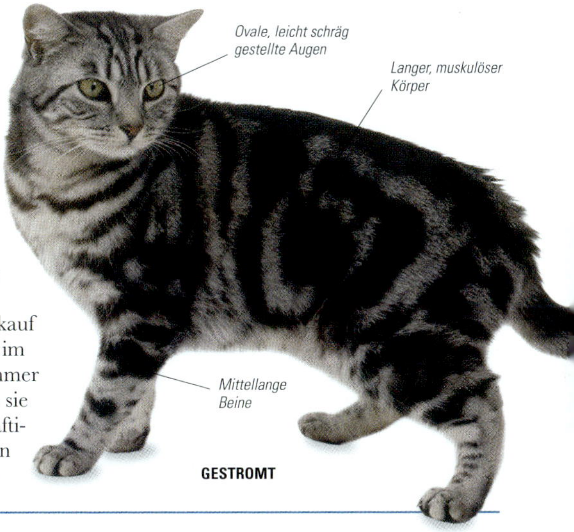

GESTROMT

SOKOKE CAT

Entstehungszeit: 1978
Herkunftsland: Kenia
Vorfahren: Waldkatzen
Gewicht: 3,5–6,5 kg
Farbschläge: Braun gestromter Tabby
Zuchtverband: FIFé

Auf Suaheli heißt diese Katze »Kadzonzo«, was etwa »sieht aus wie Baumrinde« heißt. Sie kommt aus dem Sokokewald in Kenia. 1978 fand Jeni Slater einen Wurf von Kätzchen in ihrer Kokosplantage. Im Gegensatz zu den gedrungenen, getupften Katzen der Gegend waren diese feingliedrig und hatten ein gestromtes Tabbyfell. 1984 kamen ein paar Exemplare der Sokoke Cat nach Dänemark, wo sie heute weiter gezüchtet werden. Manche vermuten, dass es sich hier um eine bisher unbekannte Wildkatzenart handelt, andere sehen sie als den Ursprung des gestromten Tabbymusters. Neuerdings wurden auch blauäugigen »Schnee-«Sokokes geboren, was zeigt, dass auch sie Träger des Abzeichen-Gens sind.

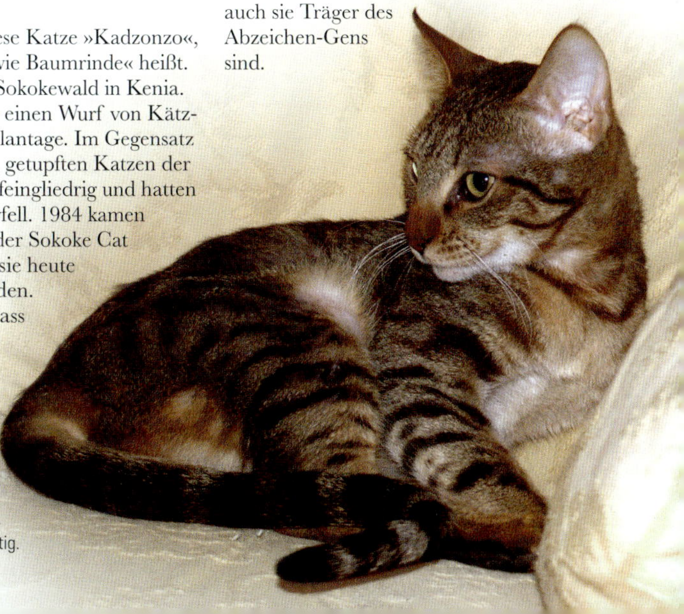

Kein Schoßtier
Da die Sokoke Cat nur ein paar Generationen von ihrer Wildkatzenherkunft trennen, ist sie zwar freundlich und lautfreudig, aber sonst eher unabhängig und abenteuerlustig.

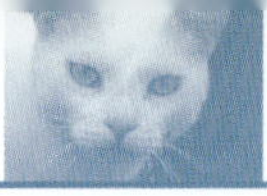

SIAMKATZEN

ENTSTEHUNGSZEIT: Vor dem 18. Jh.
HERKUNFTSLAND: Thailand (das frühere Siam)
VORFAHREN: Haus- und Tempelkatzen
GEWICHT: 2,5–5,5 kg
FARBSCHLÄGE: Einfarbig und Schildpatt sowie Tabbys in allen Farben, mit Siamabzeichen
ZUCHTVERBÄNDE: FIFé, GCCF, CFA, TICA, TCA

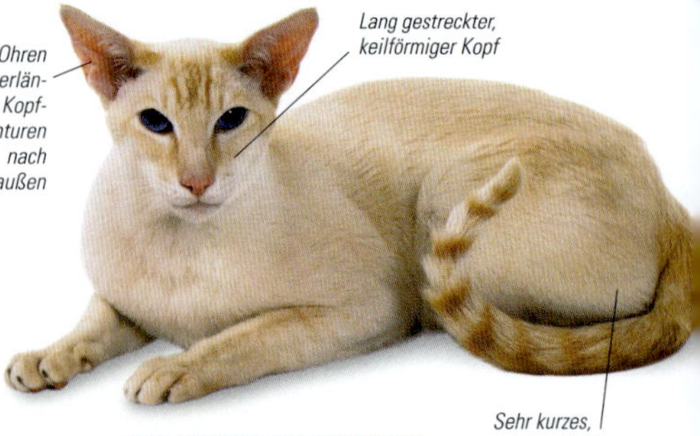

ROT GETIGERT MIT ABZEICHEN

Die Siamkatze ist eine der bekanntesten Rassen der Welt. Ihre Abzeichen erschienen vor mindestens 500 Jahren als Mutation irgendwo in Asien. Wie weit verbreitet diese Zeichnung damals war, ist nicht bekannt, doch wir assoziieren sie hauptsächlich mit dem Fernen Osten und besonders Thailand. Diese Katzen wurden von der Königsfamilie und in Tempeln gehalten. Schließlich begannen sich auch ausländische Besucher für sie zu interessieren und so gelangten sie Ende des 19. Jh.s in den Westen.

Zunächst wurden Tiere mit und ohne Abzeichen gleichermaßen als Siam betrachtet, obwohl schon damals der blauäugige Typ mit Abzeichen als klassisch galt. In den 20er-Jahren des 20. Jh.s wurden nur noch solche Katzen als Siam akzeptiert. Einfarbige Katzen bezeichnete man nun als Orientalisch Kurzhaar (*s.* S. 128–129).

Gelegentlich wurden auch Lang-

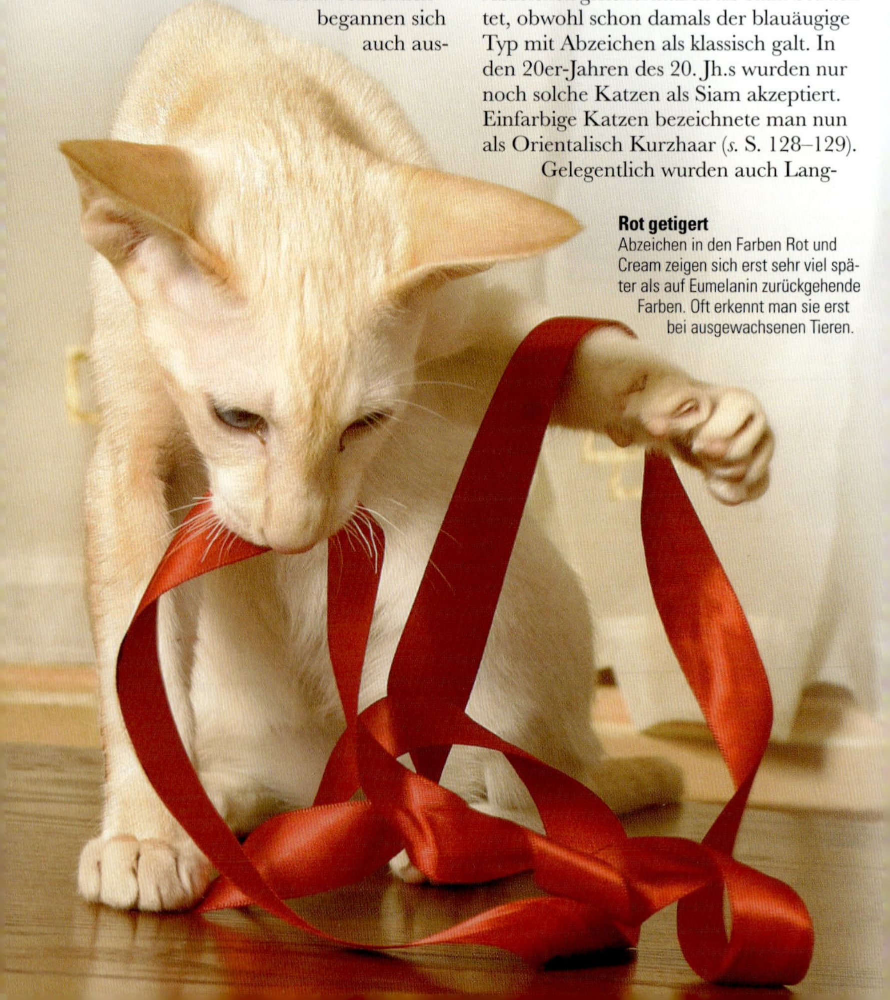

Rot getigert
Abzeichen in den Farben Rot und Cream zeigen sich erst sehr viel später als auf Eumelanin zurückgehende Farben. Oft erkennt man sie erst bei ausgewachsenen Tieren.

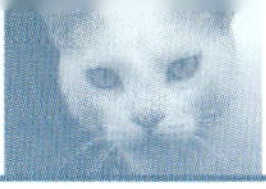

haarversionen geboren, die mittlerweile zur Balinese (s. S. 190–191) weitergezüchtet wurden.

KÖRPERBAU UND CHARAKTER

Aussehen und Herkunft der Siam sind nach wie vor heftig umstritten. Im Laufe der Zeit wurden die Rassekatzen, besonders in Nordamerika, immer feingliedriger mit ausgeprägt keilförmigem Kopf. Manche Züchter beharren jedoch auf dem älteren Typ, der etwas kompakter gebaut ist und einen eher »apfelförmigen« Kopf hat. Die konservativsten Zuchtverbände akzeptieren Abzeichen nur in Schwarz (Seal), Chocolate, Blau und Lilac. Traditionelle östliche Fellfarben als auch Rot, Cream und Schildpatt sowie Tabby mit Abzeichen werden in Europa der Siam zugerechnet, in den USA jedoch Colourpoint Shorthair genannt. Alle Tiere hingegen haben das typische Siam-Temperament: Sie sind verspielt, gesellig und geradezu geschwätzig. Sie brauchen sehr viel Zuwendung und man sollte sie möglichst nicht allein halten.

MODESTRÖMUNGEN

Selektive Zucht ist auch in der Lage, dem wechselnden Zeitgeschmack Rechnung zu tragen: Das Fell kann länger oder kürzer werden, die Farbe heller oder dunkler und sogar der Körperbau kann sich verändern. Frühe Zuchtstandards sahen für die Siam schielende Augen, einen Knickschwanz und »etwas kurze« Gliedmaßen vor – allesamt Merkmale, die bei den ersten importierten Tieren häufig auftraten. Inzwischen haben sich diese verloren und führen bei Ausstellungen sogar zur Disqualifikation.

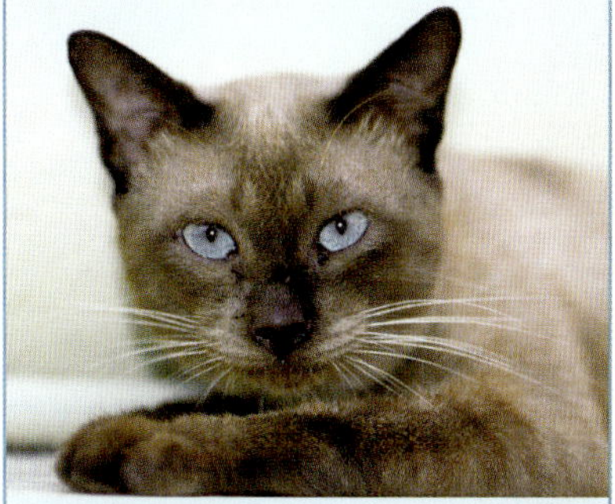

Altmodisches Gesicht
Dieser Look wird heute von vielen Züchtern nicht mehr akzeptiert – der Trend geht zu keilförmig.

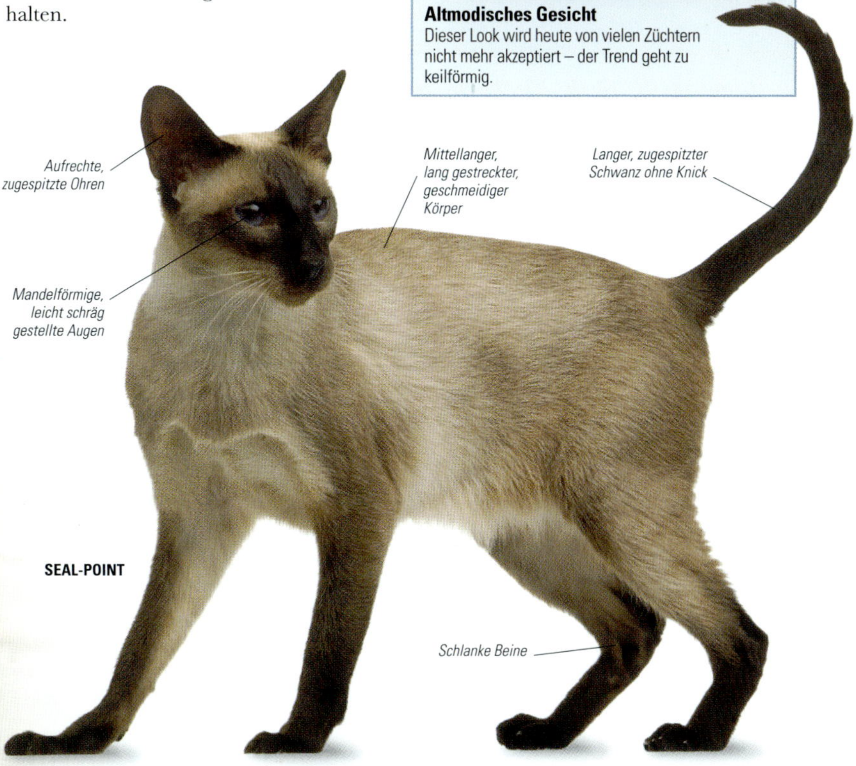
Aufrechte, zugespitzte Ohren
Mandelförmige, leicht schräg gestellte Augen
Mittellanger, lang gestreckter, geschmeidiger Körper
Langer, zugespitzter Schwanz ohne Knick
Schlanke Beine

SEAL-POINT

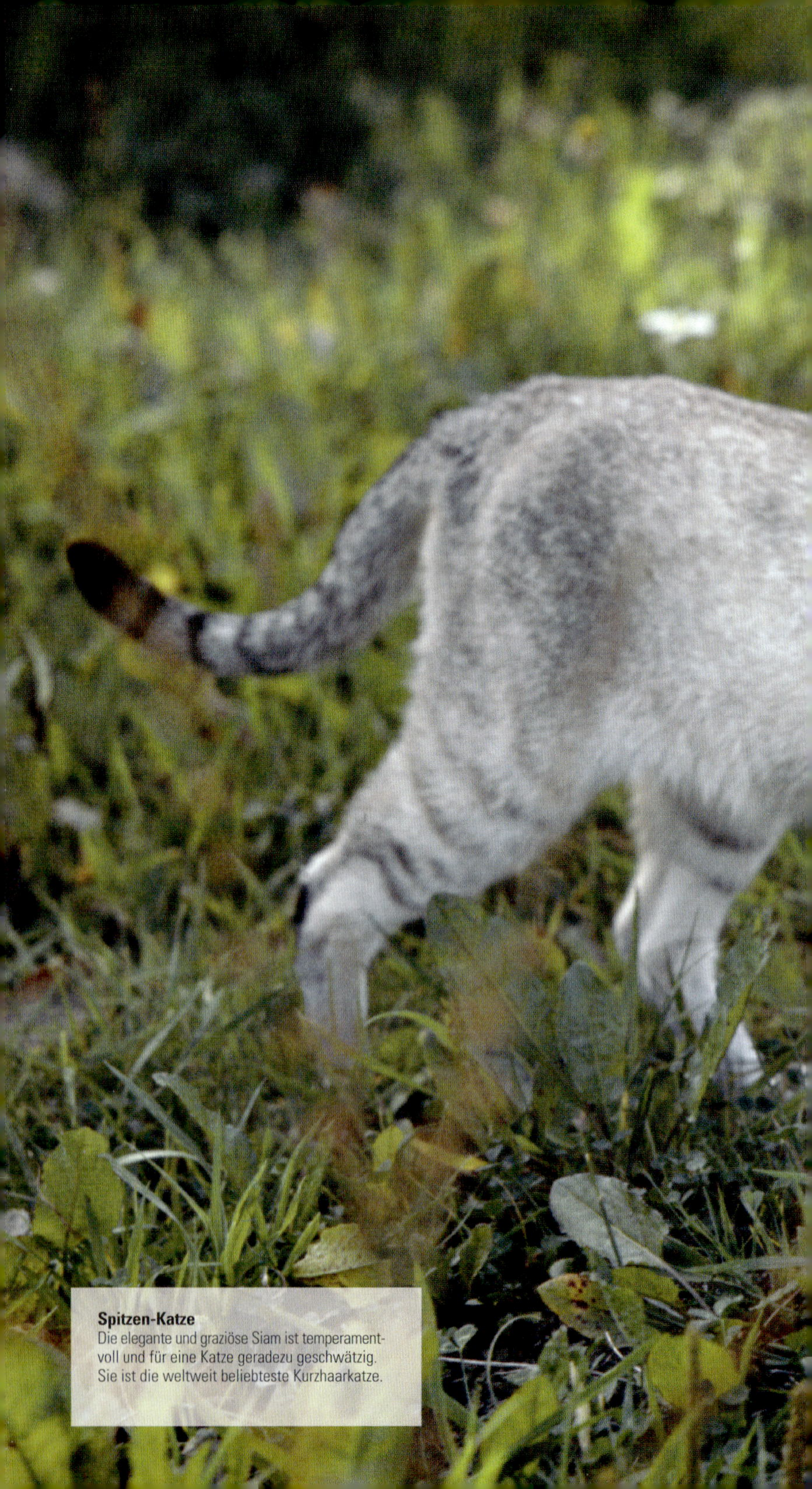

Spitzen-Katze
Die elegante und graziöse Siam ist temperamentvoll und für eine Katze geradezu geschwätzig. Sie ist die weltweit beliebteste Kurzhaarkatze.

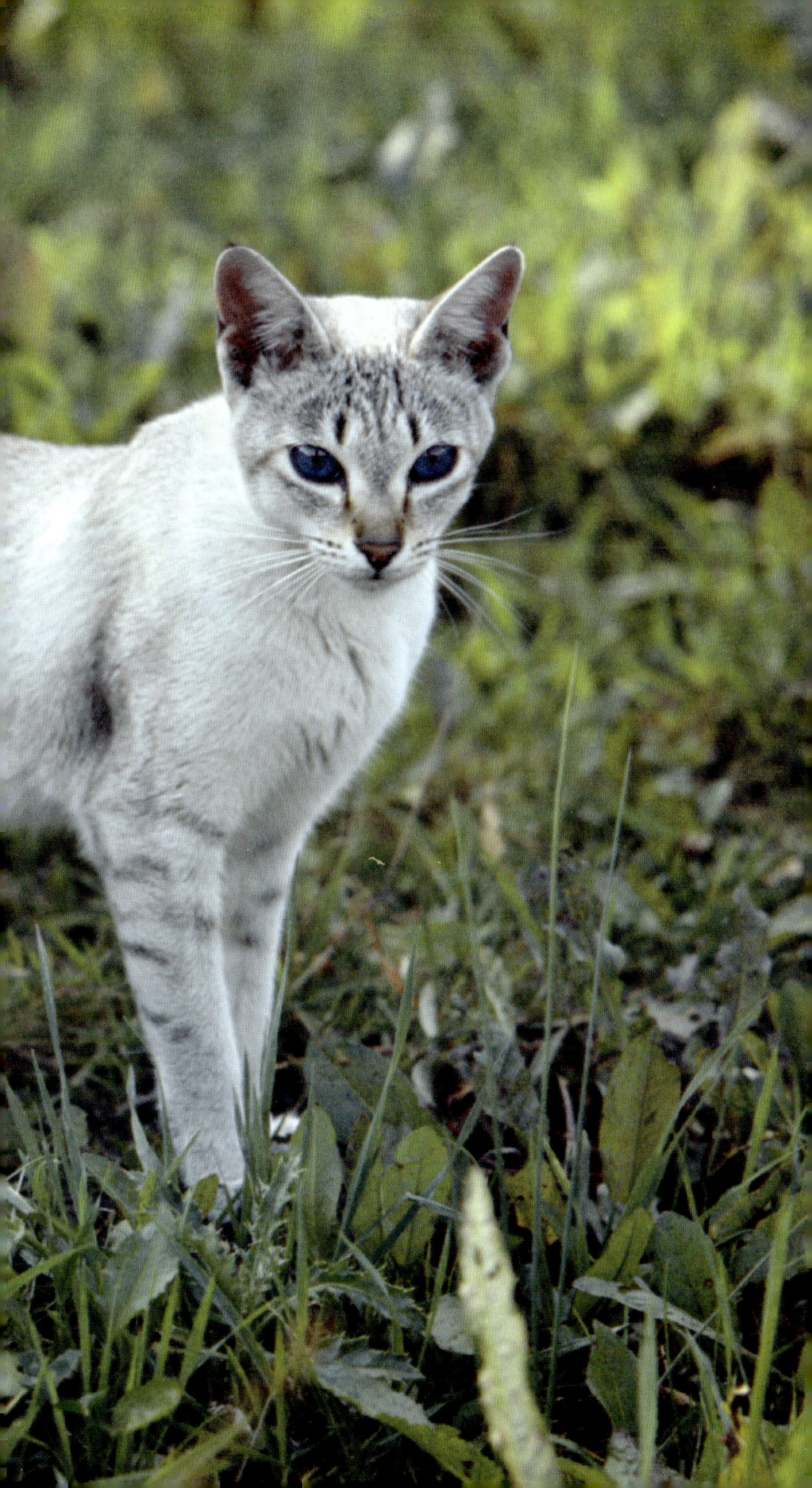

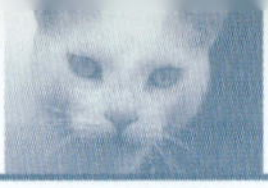

ORIENTALISCH KURZHAAR

Entstehungszeit: Um 1950
Herkunftsland: Großbritannien
Vorfahren: Siam, Korat, Perser, Kurzhaarkatzen
Gewicht: 4–6,5 kg
Farbschläge: Alle Farben, Muster und Schattierungen außer Sepia- und Mink-Abzeichen; viele Farben haben besondere Namen
Zuchtverbände: FIFé, GCCF, CFA, TICA

Unter den ersten Katzen, die aus Siam (dem heutigen Thailand) in den Westen eingeführt wurden, befanden sich auch einfarbige und Tabbys. In den 20er-Jahren des 20. Jh.s jedoch sprach sich der Siamese Club of Great Britain gegen »alle außer blauäugigen Siamesen« (*s.* S. 124–127) aus. Daraufhin verloren die anderen Farbschläge rasch an Bedeutung. Die Arbeit an einem voll pigmentierten Chocolate führte 1957 zur Anerkennung des Chestnut Brown Foreign, die zum Ausgangspunkt für die Orientalisch Kurzhaar und die Havana Brown (*s.* S. 137) wurde. 1995 fasste die CFA die Orientalisch Kurzhaar mit der Orientalisch Langhaar (*s.* S. 192–193) zusammen, was für einige Unruhe sorgte, da viele Fellfarben im Laufe der Zeit individuelle Bezeichnungen erhalten hatten.

KÖRPERBAU UND CHARAKTER

Diese anmutigen Katzen sind einfach unverwechselbar. Ihr kurzes, feines und glänzendes Fell braucht so gut wie keine Pflege, hält aber nicht sehr warm. Der zar-

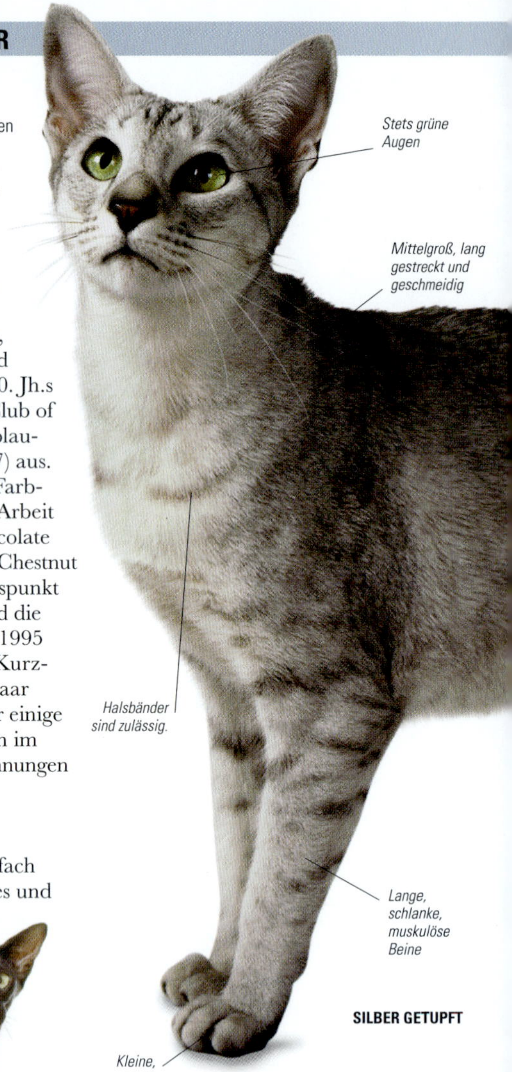
Stets grüne Augen
Mittelgroß, lang gestreckt und geschmeidig
Halsbänder sind zulässig.
Lange, schlanke, muskulöse Beine
Kleine, ovale Pfoten

SILBER GETUPFT

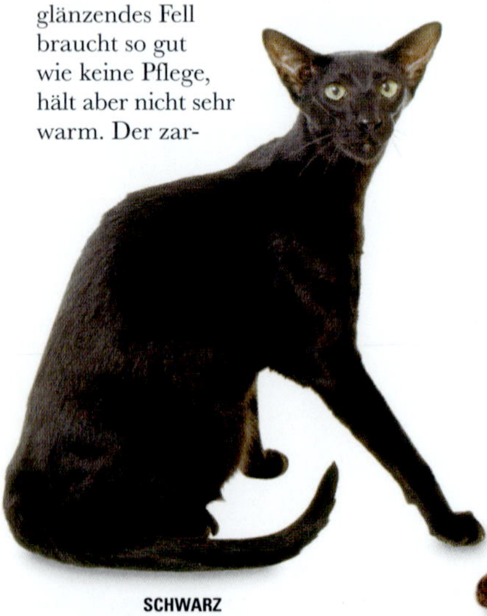

SCHWARZ

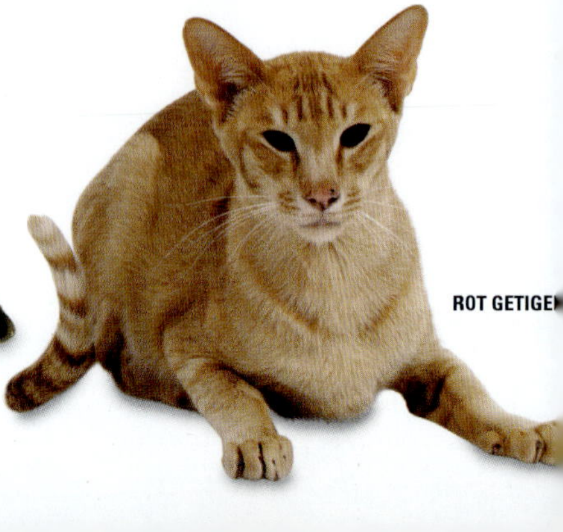

ROT GETIGE

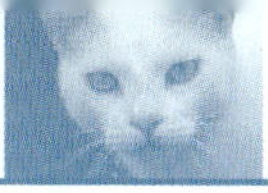

te, feingliedrige Körper wird von langen, schlanken Beinen getragen und die großen Ohren stehen aufrecht auf dem keilförmigen Kopf. Trotz des zarten Erscheinungsbildes ist diese Rasse ungewöhnlich langlebig: Die mittlere Lebenserwartung beträgt 17 Jahre.

Auch der Charakter ist typisch orientalisch: Die Tiere sind verspielt, energiegeladen, athletisch und hemmunglos verschmust. Jeder Orientalenbesitzer weiß, dass sich ihr Lieblingsplatz fast immer zwischen ihm und seinem Buch, seiner Zeitung oder seinem Keyboard befindet. Sie holen sich die Aufmerksamkeit, wo sie sie finden.

Diese Katzen sind wirklich nicht gern allein, daher sollte man sich unbedingt mindestens zwei davon zulegen, wenn man sich nicht ständig um sie kümmern kann.

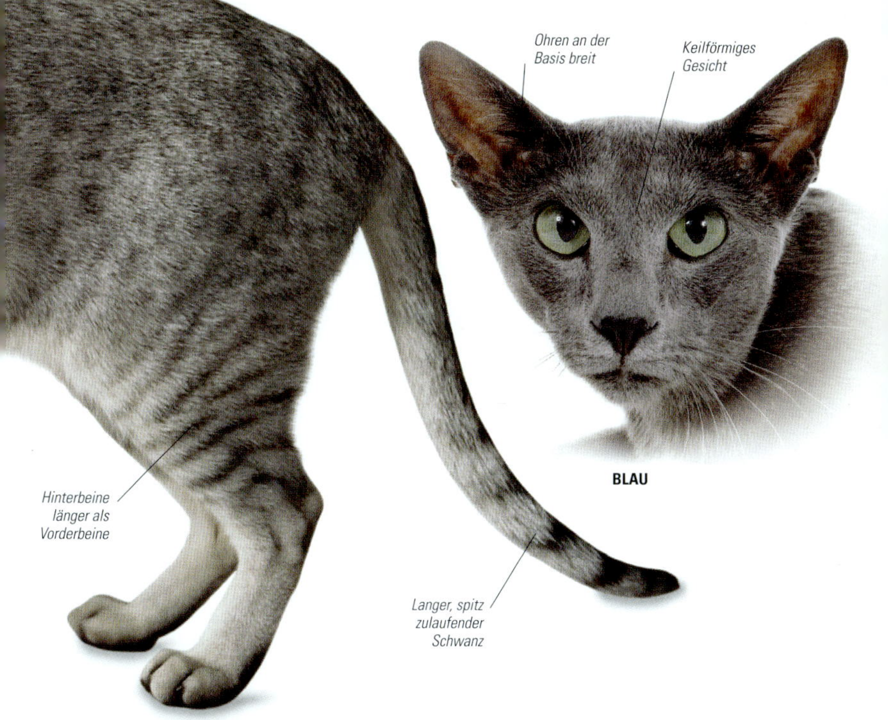
Hinterbeine länger als Vorderbeine
Langer, spitz zulaufender Schwanz
Ohren an der Basis breit
Keilförmiges Gesicht

BLAU

FARBKATALOG

Das *Tamra Maew* oder das *Katzengedichtebuch* ist ein altes Manuskript, das die verschiedenen Katzentypen Thailands beschreibt. Es stammt aus der Ayutthaya-Periode (1350–1767) und wurde in den Klöstern immer wieder abgeschrieben. Obwohl es vor allem die heute als Siam bekannte Fellfärbung war, die die westliche Welt faszinierte, zeigt das Manuskript, dass die Farbpalette der orientalischen Katzen schon immer sehr groß war: So gab es Chocolate Schildpatt (rechts), einfarbig, Bi-Colour, Tabbys und schattiert. Von der Ninlarat heißt es sogar, alles an ihr sei schwarz, selbst Krallen, Augen, Zunge und Gebiss.

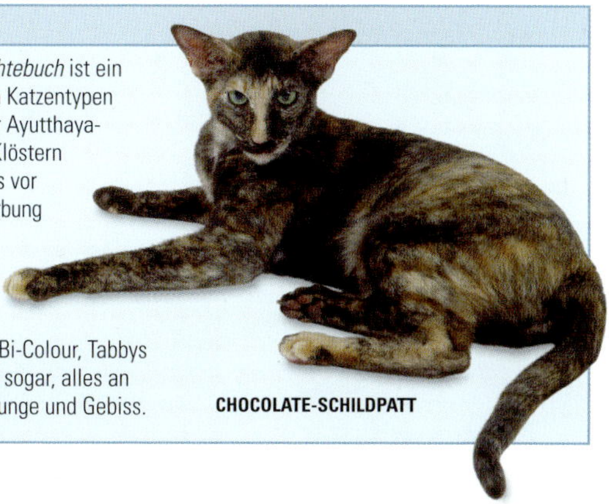

CHOCOLATE-SCHILDPATT

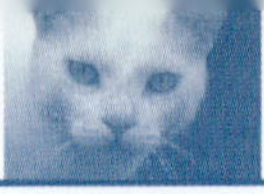

TONKANESE

Entstehungszeit: um 1960
Herkunftsland: USA und Kanada
Vorfahren: Burma und Siam
Gewicht: 4–6,5 kg
Farbschläge: Einfarbig und Schildpatt in allen Farben außer Fawn und Cinnamon, Einfarbig und Tabby, Mink-Zeichnung
Zuchtverbände: FIFé, GCCF, CFA, TICA

Die Tonkanese (auch Tonkinese genannt), eine Hybride aus Siam (*s.* S. 124–125) und Amerikanischer Burma (*s.* S. 132–133), ist eine der beliebtesten Rassen Nordamerikas. Solche Hybriden hat es schon seit dem Auftreten der beiden Abzeichen-Mutationen gegeben – viele meinen, dass auch die um 1880 bekannte »Chocolate Siamese« dazugehörte. Die erste dokumentierte Tonkanesin war Wong Mau, die Ahnmutter der Burma, da sie Kätzchen mit beiden Fellzeichnungen gebar. Erst in den 50er-Jahren des 20. Jh.s begann man ernsthaft mit der Erneuerung der Mischung durch Zuchtprogramme. Sie wurde erstmals in Kanada als Rasse anerkannt. Heute ist sie in allen großen Dachverbänden akzeptiert, obwohl manche

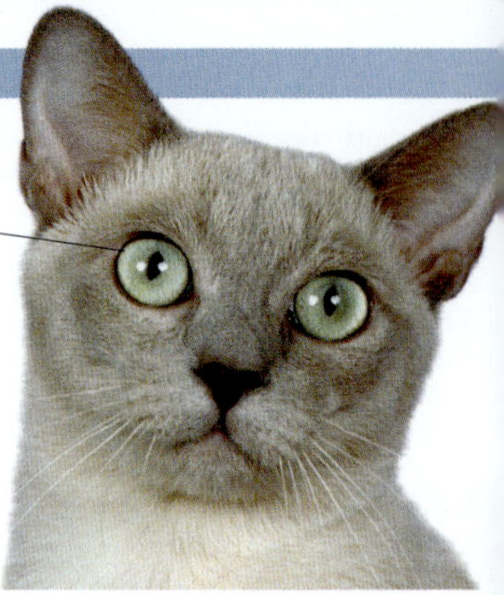
Mittelgroße, weit auseinander stehende Augen

LILAC-POINT

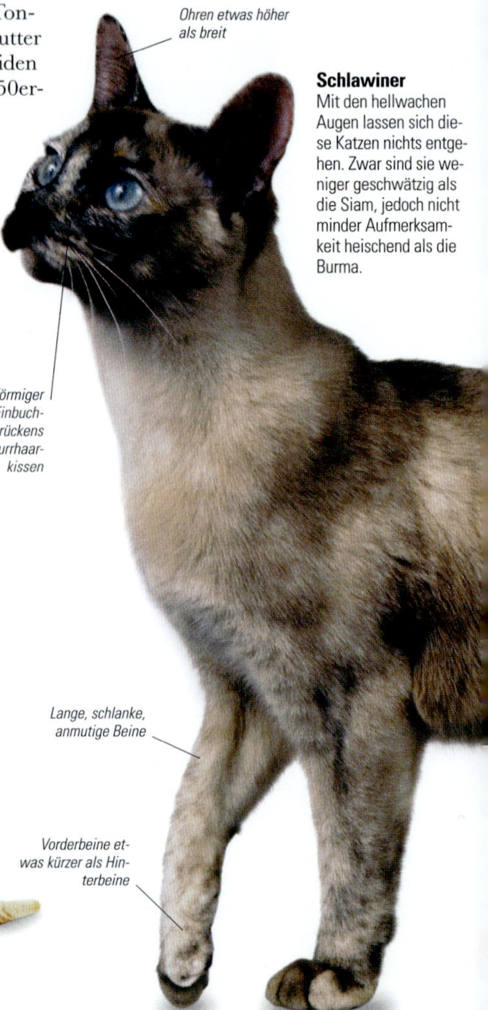
Ohren etwas höher als breit
Gemäßigt keilförmiger Kopf, leichte Einbuchtung des Nasenrückens und der Schnurrhaarkissen
Lange, schlanke, anmutige Beine
Vorderbeine etwas kürzer als Hinterbeine

Schlawiner
Mit den hellwachen Augen lassen sich diese Katzen nichts entgehen. Zwar sind sie weniger geschwätzig als die Siam, jedoch nicht minder Aufmerksamkeit heischend als die Burma.

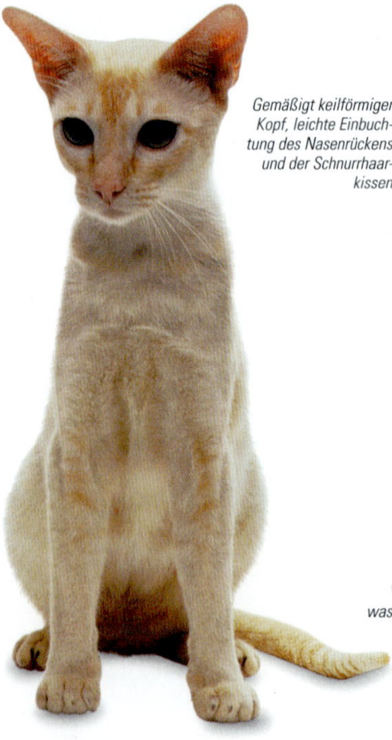

ROT-POINT

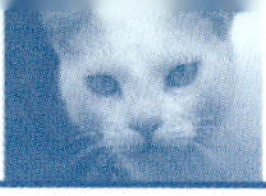

Zuchtverbände den Rassestatus immer noch ablehnen. Da die charakteristische Fellfarbe eine Mischung zweier Genotypen ist, tragen alle Tonkanesen beide Gene und können daher sowohl Siam- als auch Burma-Kätzchen hervorbringen. Dies ist jedoch nicht die einzige Rasse, bei der das Phänomen auftritt, und so geht es bei dieser Debatte wohl eher ums Prinzip.

KÖRPERBAU UND CHARAKTER

Die Fellzeichnung der Tonkanesen wird »Mink« genannt. Da die Gene für die Siam- und die Burma-Zeichnung rezessiv sind, wobei keines davon über das andere dominiert, zeigen Katzen mit beiden Genen daher eine Mischung aus beiden. Vom Körperbau her sind die Tiere sehr ausgewogen, mit Augen von leuchtend blaugrüner, vielfach als »Aqua« bezeichneter Farbe. Tonkanesen sind wie alle typischen Orientalen anhänglich und gesellig, jedoch nicht ganz so laut und geschwätzig. Ihre Lebenserwartung ist überdurchschnittlich hoch. Es ist eigentlich erstaunlich, dass diese sympathische Rasse außerhalb Nordamerikas, wo sie unter den ersten Zehn rangiert, so wenig poluär ist.

Viele Menschen sind der Meinung, dass ihre Katze außergewöhnlich intelligent ist und Tonkanesenbesitzer sind da keine Ausnahme. Obwohl es keinen Beleg dafür gibt, dass eine Rasse intelligenter ist als eine andere (*s.* S. 226–227, *Intelligenz*), verhält sich die Tonkanese, wie auch ihre Elternrassen, besonders extrovertiert. Aus diesem Grunde ist diese Rasse auch bei Familien sehr beliebt, die sich besonders hundeähnliche Katzen wünschen.

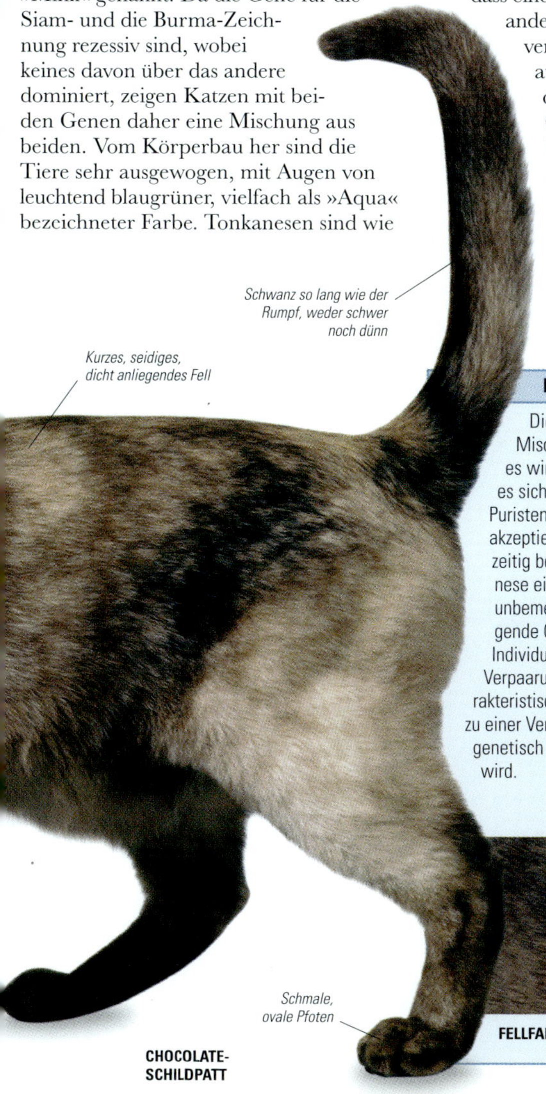
Schwanz so lang wie der Rumpf, weder schwer noch dünn
Kurzes, seidiges, dicht anliegendes Fell
Schmale, ovale Pfoten

CHOCOLATE-SCHILDPATT

EINE SELBSTSTÄNDIGE RASSE?

Die Tonkanese ist eine ideale Mischung aus Siam und Burma, aber es wird heftig darum gestritten, ob es sich hierbei um eine Rasse handelt. Puristen meinen, dass sie nie als Rasse akzeptiert worden wäre, wenn man rechtzeitig bemerkt hätte, dass die erste Tonkanese eine Hybride war. Dies blieb jedoch unbemerkt und so produzierten nachfolgende Generationen immer wieder auch Individuen der Gründerrassen. Gezielte Verpaarung von Tonkanesen mit der charakteristischen Minkzeichnung (unten) führte zu einer Verfestigung der Rasse, die jedoch genetisch stets eine Mischung bleiben wird.

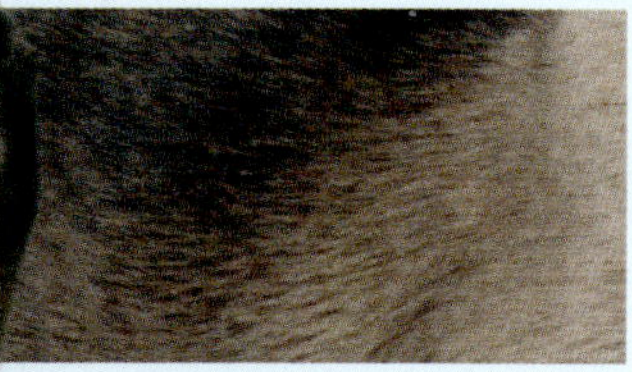

FELLFARBE LILAC

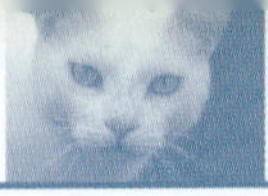

AMERIKANISCHE BURMA

Entstehungszeit: um 1930
Herkunftsland: Birma (heute Myanmar)
Vorfahren: Tempelkatzen, Siamkreuzungen, Hauskatzenkreuzungen
Gewicht: 3,5–6,5 kg
Farbschläge: Sable, Champagner, Blau und Platin (CFA), einfarbig und Schildpatt in allen Farben (TICA)
Zuchtverbände: CFA, TICA, TCA

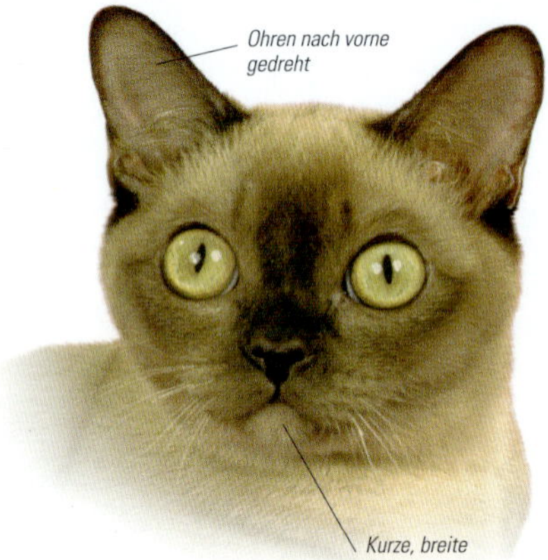
Ohren nach vorne gedreht
Kurze, breite Schnauze, mit rundlichem Kinn

CHAMPAGNER

Der Ursprung aller Burmakatzen kann bis zu einem bestimmten Weibchen zurückverfolgt werden. Zwar gab es in Birma ähnliche Katzen im Überfluss und möglicherweise wurden Burmakatzen im späten 19. Jh. als Siamschlag ausgestellt, doch die Ahnin der Burmarasse hieß Wong Mau. Sie wurde 1930 von dem amerikanischen Marinepsychiater Joseph Thompson von Birma nach Amerika gebracht. Ironischerweise war Wong Mau selbst gar keine Burma. Als man sie nämlich mit einem Siamkater (*s.* S. 124–125) verpaarte, brachte sie einige Kätzchen mit den typischen Siamabzeichen und andere mit einem dunkleren, feineren, manchmal kaum sichtbaren Abzeichenmuster zur Welt. Das bewies, dass sie die Gene beider Fellzeichnungen trug und somit eine Tonkanese (*s.* S. 130–131) war.

Die Kätzchen mit den kaum sichtbaren Abzeichen wurden zur Weiterzucht der modernen Burma eingesetzt. Die Rasse wurde nach wenigen Jahren akzeptiert, doch nach einigen Kontroversen wurde ihr der Rassestatus bereits ein paar Jahre später von der CFA wieder aberkannt. Verstärkte Zuchtbemühungen führten zur

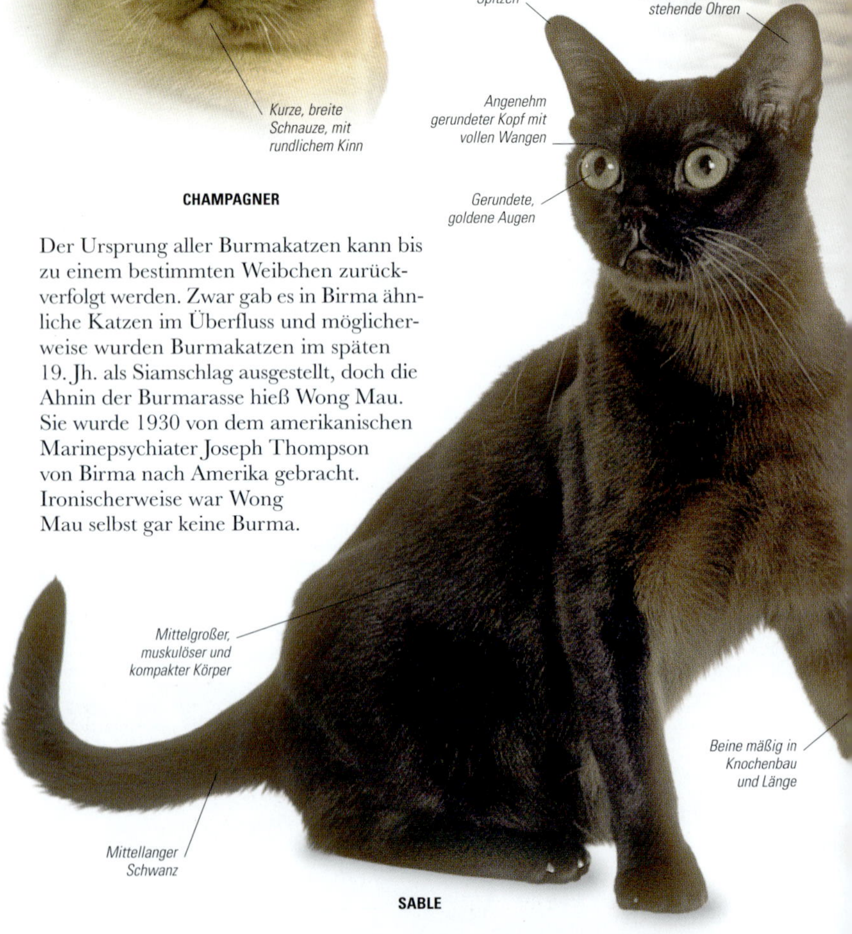
Gerundete Spitzen
Mittelgroße, weit auseinander stehende Ohren
Angenehm gerundeter Kopf mit vollen Wangen
Gerundete, goldene Augen
Mittelgroßer, muskulöser und kompakter Körper
Beine mäßig in Knochenbau und Länge
Mittellanger Schwanz

SABLE

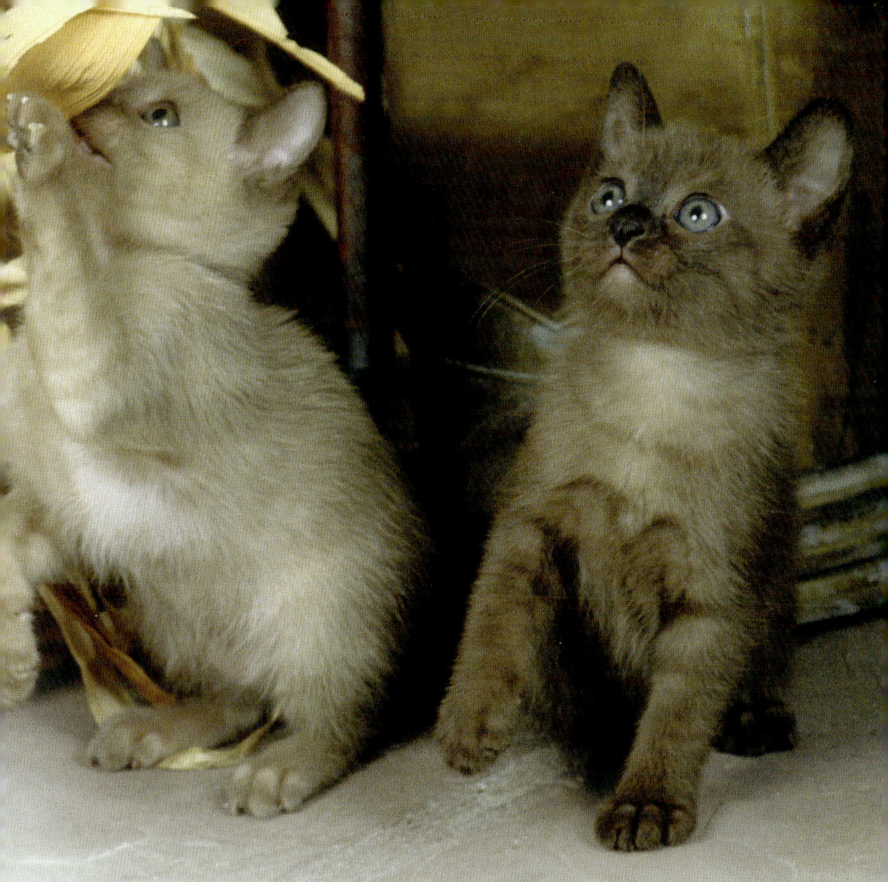

Rehabilitation der Rasse in den 50er-Jahren und bis vor kurzem war sie unter den Top Ten der eingetragenen Rassen zu finden.

KÖRPERBAU UND CHARAKTER

Die Burma ist vor allem an der extrem zarten, Sepia genannten, Zeichnung ihres feinen, satinartigen Fells zu erkennen. Sie hat einen muskulösen, für ihre Größe erstaunlich schweren Körper, weshalb man die Burma auch scherzhaft als »in Seide verpackte Ziegelsteine« bezeichnet. Ihre riesigen, runden Augen sind sehr ausdrucksstark.

Viele Jahre lang war Sable (genetisch schwarz) die einzig akzeptierte Farbe der Amerikanischen Burma. Gelegentlich wurden auch Kätzchen von anderer Farbe – Blau, Chocolate (hier: Champagner) und Lilac (hier: Platin) – geboren. Diese wurden von der CFA bis 1984 als Mandalays geführt. Die TICA ihrerseits akzeptierte alle Farben. Die Burma ist ruhiger und entspannter als die meisten Orientalen, doch sie braucht definitiv Gesellschaft: Manche Besitzer nennen sie »Kletten-Katzen«, da sie sich gern anklammern.

Kätzchenfarben
Wie alle Katzen wird auch die Burma mit blauen Augen geboren. Der typische Goldton entwickelt sich erst nach ein paar Wochen und es dauert Monate, bis er voll etabliert ist. Auch die Fellfarbe ist heller als bei der adulten Katze.

WENN DIE GENETIK ZU KOPF STEIGT

Manche Rassen haben einen derart kleinen Genpool, das sich Erbkrankheiten schnell ausbreiten und schwer auszurotten sind. Das ist normalerweise nicht das Problem der Burma, da in den ersten Jahrzehnten der Züchtung sehr viele Tiere herangezogen wurden. In den 70er-Jahren jedoch versuchte man, einen besonders runden Kopf zu züchten. Diese Modeerscheinung hielt sich in der CFA viele Jahre lang. Leider treten dabei jedoch zuweilen letale Missbildungen an Kopf und Kiefer auf. Aus Gründen der Quarantäne wurde die Amerikanische Burma daher in Großbritannien und anderswo von vielen Zuchtverbänden ausgeschlossen. Manche amerikanischen Züchter züchten nun wieder die traditionelle oder klassische Burma mit Erblinien der Amerikanischen Burma, die keine Träger der Krankheit sind sowie mit der Europäischen Burma. Alle haben einen mehr keilförmigen Kopf.

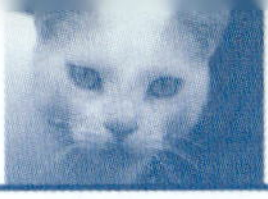

EUROPÄISCHE BURMA

Entstehungszeit: um 1930
Herkunftsland: Birma (heute Myanmar)
Vorfahren: Tempelkatzen, Siamkreuzungen, Hauskatzenkreuzungen
Gewicht: 3,5–6,5 kg
Farbschläge: Alle durchgehenden Farben mit Burmaabzeichen
Zuchtverbände: FIFé, GCCF

Die Europäische Burma stammt von der Amerikanischen Burma (*s.* S. 132–133) ab. Diese geht auf Wong Mau zurück, eine Katze, die 1930 aus Birma in die USA gebracht wurde. Abkömmlinge von Wong Mau kamen später nach Großbritannien, und die braune Fellfarbe wurde 1952 dort anerkannt. Danach gingen die Rassen beidseitig des Atlantiks getrennte Wege. In Europa zog man ein eher orientalisches Aussehen und größere Farbenvielfalt vor. Die blaue Farbe, ein rezessives Merkmal, dass die amerikanischen Katzen mitgeführt hatten, wurde nach wenigen Jahren akzeptiert. Rottöne sowie Schildpatt, das aus einer Verpaa-

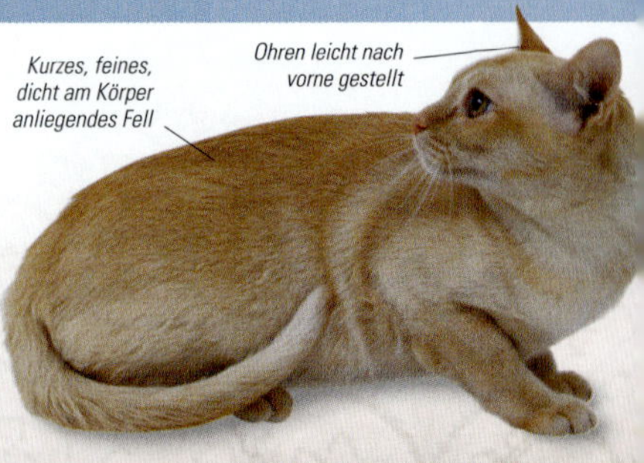
Kurzes, feines, dicht am Körper anliegendes Fell
Ohren leicht nach vorne gestellt

ROT

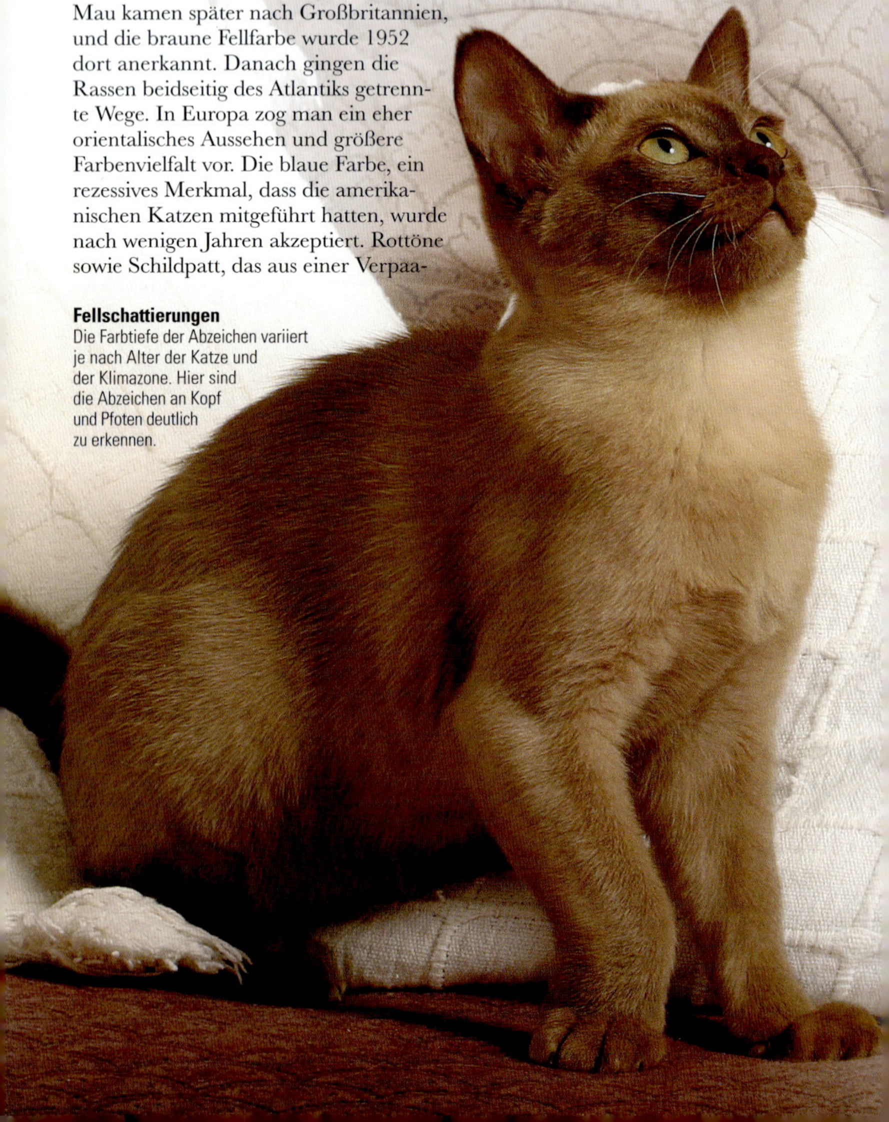

Fellschattierungen
Die Farbtiefe der Abzeichen variiert je nach Alter der Katze und der Klimazone. Hier sind die Abzeichen an Kopf und Pfoten deutlich zu erkennen.

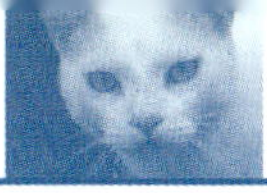

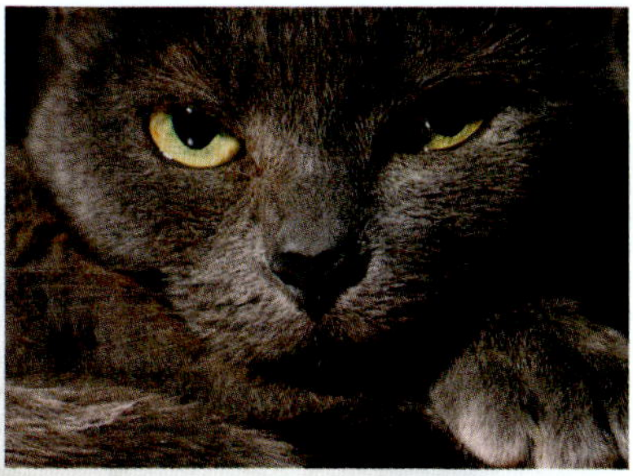

Burmesenaugen
Die Augen der Burma sind runder als die anderer Orientalen. Sie sollen von klarem Goldgelb sein, doch die Farbtiefe kann je nach Fellfarbe und Lichteinfall variieren.

rung mit einer anderen Rasse resultierte, fanden um 1970 Aufnahme in die Zuchtstandards. Britische Katzen wurden in den 50er-Jahren nach Europa, Afrika, Australien und Neuseeland exportiert und so folgen diese Länder dem britischen Standard. Grüne Augen werden von der FIFé akzeptiert, von der GCCF jedoch als Makel betrachtet.

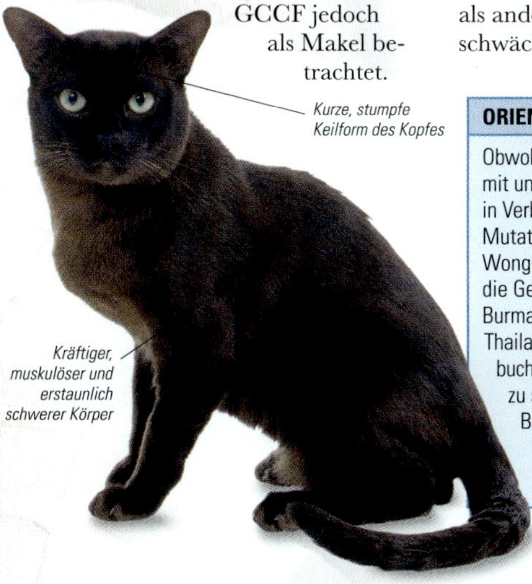
Kurze, stumpfe Keilform des Kopfes
Kräftiger, muskulöser und erstaunlich schwerer Körper
SABLE

Beidseits des Atlantiks ist die Burma immer noch sehr beliebt, besonders in Europa, wo man Kurzhaarkatzen den Langhaarkatzen vorzieht.

KÖRPERBAU UND CHARAKTER

Wie die Amerikanische ist auch die Europäische Burma an der Sepiazeichnung des Fells erkennbar, mit minimalen Abzeichen und durchgehend gefärbten Fellhaaren ohne Tabbymuster. Das feine, kurze Fell liegt dicht am Körper an und braucht minimale Pflege. Der schlanke, jedoch muskulöse und für seine Größe erstaunlich schwere Körper steht auf schlanken Beinen. Die Europäische Burma unterscheidet sich von der Amerikanischen hauptsächlich durch die Kopfform: Er ist keilförmig mit stumpfer Schnauze, die weit auseinander stehenden Augen sind rund und nur leicht schräg gestellt.

Sie ist eine sehr gesellige Katze, die sich in Trubel und Gesellschaft am wohlsten fühlt. Sie ist weniger laut und geschwätzig als andere Orientalen und daher auch für schwächere Nerven geeignet.

ORIENTALEN-MUTATIONEN

Obwohl die Siam- und die Burmaabzeichen heute mit unterschiedlichen geografischen Regionen in Verbindung gebracht werden, kommen diese Mutationen in Wirklichkeit völlig isoliert vor. Wong Mau, die Ahnin der Burma, trug auch die Gene für das Siamabzeichen, während das Burmaabzeichen sehr wahrscheinlich auch in Thailand vorhanden war. Im thailändischen Katzenbuch sind kupferfarbene »Thong Daeng«-Katzen zu sehen, die möglicherweise altertümliche Burmas oder auch Tonkanesen sind. Da Wong Mau selbst Tonkanesin war, ist dies nicht unwahrscheinlich.

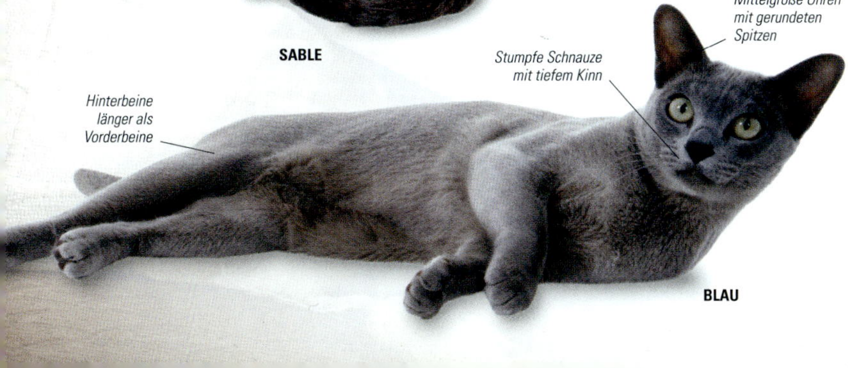
Mittelgroße Ohren mit gerundeten Spitzen
Stumpfe Schnauze mit tiefem Kinn
Hinterbeine länger als Vorderbeine
BLAU

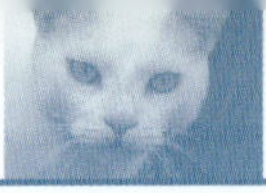

BOMBAY

Entstehungszeit: um 1960
Herkunftsland: USA
Vorfahren: Schwarze Amerikanisch Kurzhaar und Sable-Burma
Gewicht: 2,5–5 kg
Farbschläge: Schwarz
Zuchtverbände: CFA, TICA

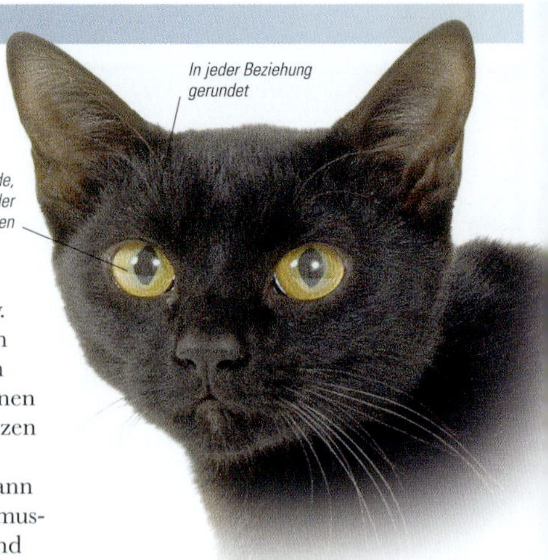

In jeder Beziehung gerundet
Große, runde, weit auseinander stehende Augen

Die Bombay ist eine Kreation der Züchterin Nikki Horner aus Kentucky. In den 50er-Jahren unternahm sie den Versuch, aus schwarzen Amerikanisch Kurzhaar (*s.* S. 96–97) und zobelfarbenen Burmas (*s.* S. 132–133) einen »schwarzen Minipanther« herauszuzüchten. Das Ergebnis ihrer Bemühungen waren dann Katzen mit schwarz glänzendem Fell, muskulösem Körper, rundlichem Kopf und kupferfarbenen Augen. Die Bombay wurde erstmals 1976 anerkannt. Sie ist jedoch außerhalb der USA selten und wurde in Europa bisher nicht akzeptiert. In Großbritannien bezieht sich der Name Bombay auf eine schwarze Asian Kurzhaar (*s.* S. 140–141).

Im Laufe der Jahre wich die Bombay äußerlich immer mehr von der Burma ab, besonders im Hinblick auf die Kopfform. Dies ist vielleicht darauf zurückzuführen, dass man bei der Zucht zu vermeiden versuchte, den Erbfehler der rundköpfigen Burma zu übernehmen. Das glänzende, pflegeleichte Fell erinnert nach wie vor an die Burma. Da die gesellige Bombay Wärme und menschliche Gesellschaft liebt, ist sie das ideale Schoßtier. Ihre Stimme ist angenehm und klar.

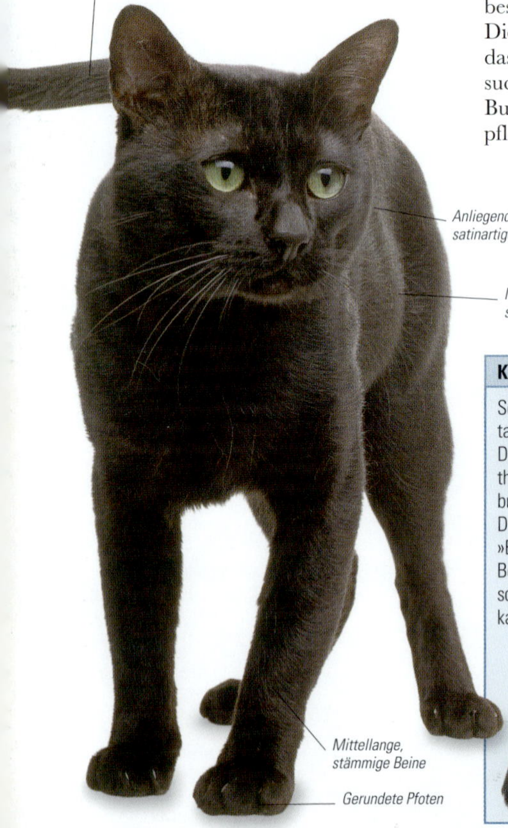

Schwanz von mittlerer Länge und Dicke
Anliegendes Fell von satinartiger Textur.
Mittelgroßer, erstaunlich schwerer Körper
Mittellange, stämmige Beine
Gerundete Pfoten

KLEINE SCHWARZE KATZE

Schwarze Katzen wie diese Asian Smoke (unten) tauchen in Zuchtprogrammen immer wieder auf. Der Wunsch nach Katzen, die schwarzen Panthern ähneln, war groß. Der Bengal (*s.* S. 120) bringt zuweilen schwarze Kätzchen zur Welt. Diese liegen den Zuchtlinien »Pantherette« und »Black Panther« zugrunde. Die Serengeti, auch ein Bengal-Abkömmling, hat einen schwarzen Farbschlag. Die Machbagral ist eine Züchtung aus Fischkatze (*Felis viverrina*) und schwarzen Hauskatzen.

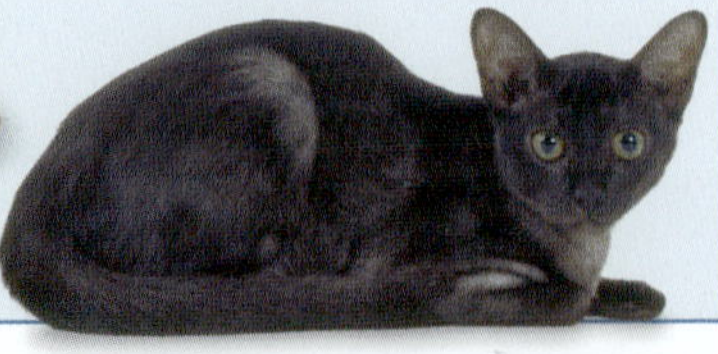

HAVANA BROWN

ENTSTEHUNGSZEIT: um 1950
HERKUNFTSLAND: Großbritannien und USA
VORFAHREN: Chocolate-Point-Siam, schwarze Hauskatzen, Russisch Blau
GEWICHT: 2,5–4,5 kg
FARBSCHLÄGE: Chocolate
ZUCHTVERBÄNDE: CFA, TICA

Bei Rassekatzen hat das Wort Havana zwei Bedeutungen. In den 50er-Jahren wurde in Großbritannien eine einfarbige Chocolate Siam (*s.* S. 124–127) entwickelt. Man nannte die Farbe Havana, die Rasse jedoch wurde als Chestnut Brown Foreign registriert. Später ging diese in die Orientalisch Kurzhaar (*s.* S. 128–129) über. Chestnut Brown Foreigns wurden auch in die USA exportiert, wo sie die Grundlage für eine neue Rasse, die Havana Brown, bildeten.

Die immer noch sehr seltene Havana Brown ist schlank und anmutig mit langem Körper und Kopf. Sie ist weniger extrem in der Form als die Orientalische Kurzhaar. Auch die Russisch Blau hat hier Pate gestanden. Das glatte, dicht anliegende Fell ist von einem tiefen, warmen Braunton. Aufgrund des rezessiven Verdünnungsgen der Russisch Blau werden manchmal Lilac-Kätzchen geboren, doch diese sind zu Ausstellungen nicht zugelassen. Die geselligen, quicklebendigen Tiere sind nicht ganz so lautstark wie viele Orientalen.

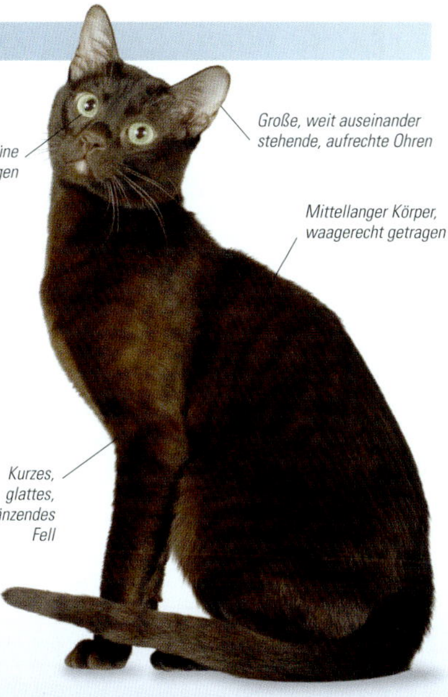
Ovale grüne Augen
Große, weit auseinander stehende, aufrechte Ohren
Mittellanger Körper, waagerecht getragen
Kurzes, glattes, glänzendes Fell

CHOCOLATE

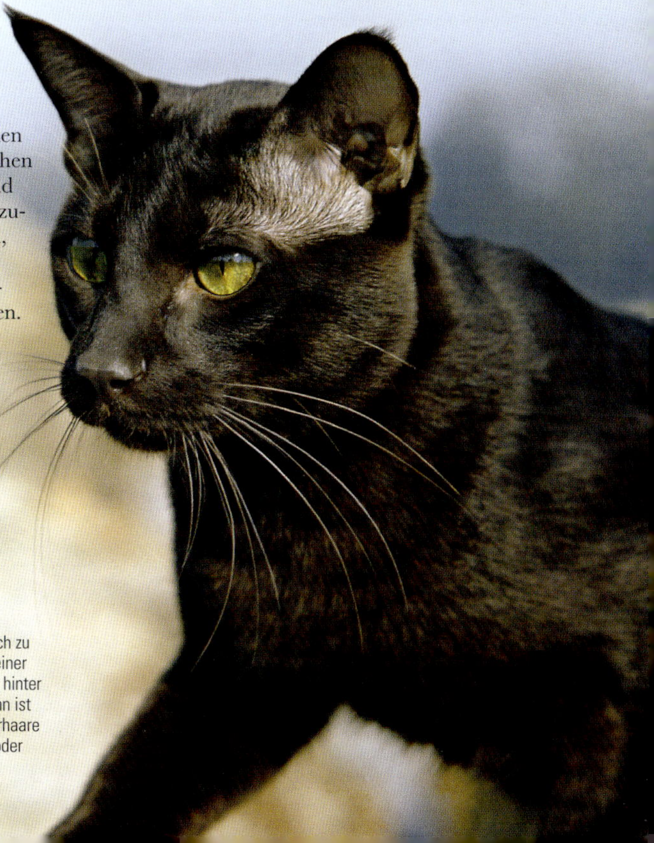

Havana-Kopf
Der lange Kopf verschmälert sich zu einer schlanken Schnauze mit einer Einbuchtung (Pinch) unmittelbar hinter den Schnurrhaarkissen. Das Kinn ist im Profil kräftig und die Schnurrhaare passen jeweils zur schwarzen oder Lilac-Fellfarbe.

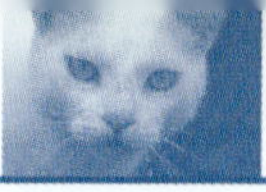

KURILEN-STUMMELSCHWANZKATZE

ENTSTEHUNGSZEIT: Vor dem 18. Jh.
HERKUNFTSLAND: Kurileninseln, Ostrussland
VORFAHREN: Hauskatzen
GEWICHT: 3–4,5 kg
FARBSCHLÄGE: Einfarbig, Schildpatt und Bi-Colour in traditionellen westlichen Farben, smoke, schattiert und Abzeichen sowie traditionelle Tabbymuster
ZUCHTVERBAND: FIFé

Obwohl es die Mutation der Kurilen-Stummelschwanzkatze schon seit Jahrhunderten gibt, kennt man sie im Westen erst seit den 90er-Jahren des 20. Jh.s. Vielleicht wird ihr nun Anerkennung zuteil, obwohl jene Zuchtverbände, die die Japanische Stummelschwanzkatze akzeptiert haben, aufgrund der Ähnlichkeit der Mutation Bedenken anmelden könnten.

Obwohl die ersten im Westen gezeigten Tiere langhaarig (*s.* S. 198) waren, hat es die Kurzhaarversion ebenfalls schon immer gegeben. Die Kurilen-Katze ist schwerer als ihre japanische Kollegin und hat einen kürzeren, gedrungeneren Körperbau. Dieser Unterschied ist bei der Kurzhaarkatze am augenscheinlichsten.

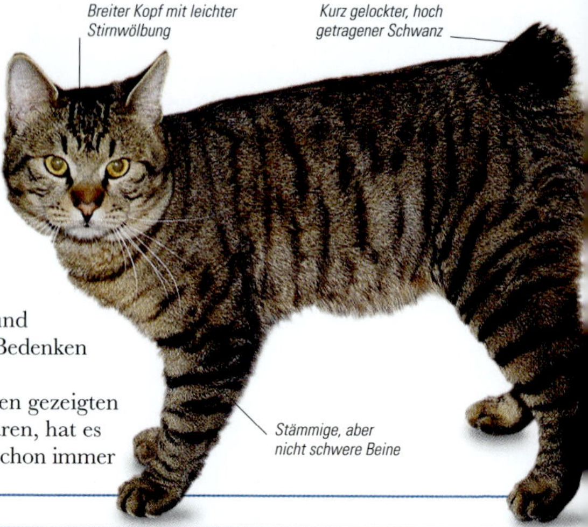

JAPANISCHE STUMMELSCHWANZKATZE

ENTSTEHUNGSZEIT: Um 1800
HERKUNFTSLAND: Japan
VORFAHREN: Hauskatzen
GEWICHT: 2,5–4 kg
FARBSCHLÄGE: Einfarbig, Schildpatt und Bi-Colour in traditionellen westlichen Farben, smoke, schattiert, Abzeichen und traditonelle Tabbymuster
ZUCHTVERBAND: FIFé

Es ist schwer, festzumachen, wann Katzen in Japan angekommen sind. Fest steht, dass es sie um 400 n. Chr. in Südostasien gab. Die Stummelschwanzmutation trat vermutlich auf, bevor sie in Japan ankamen, verschwand aber wohl anderswo auf natürlichem Wege. In Japan konnte sie sich aufgrund des kleinen Genpools und wohl auch aufgrund menschlicher Vorlieben etablieren. Das erste Zuchtprogramm außerhalb Japans wurde 1968 von der Amerikanerin Elisabeth Freret begonnen. Die Rasse ist in Europa anerkannt. Es gibt auch eine Langhaarversion (*s.* S. 199). Die Japanische Stummelschwanzkatze ist schlank, jedoch nicht feingliedrig. Im Westen hat sie meist einen leichteren Körperbau als in ihrer Heimat. Das begehrteste Fell ist weiß mit roten und schwarzen Flecken, doch außer bei der CFA, die nur westliche Farben zulässt, sind alle Farben erlaubt.

Die Tiere sind von Grund auf Orientalen – lautfreudig, neugierig und gesellig.

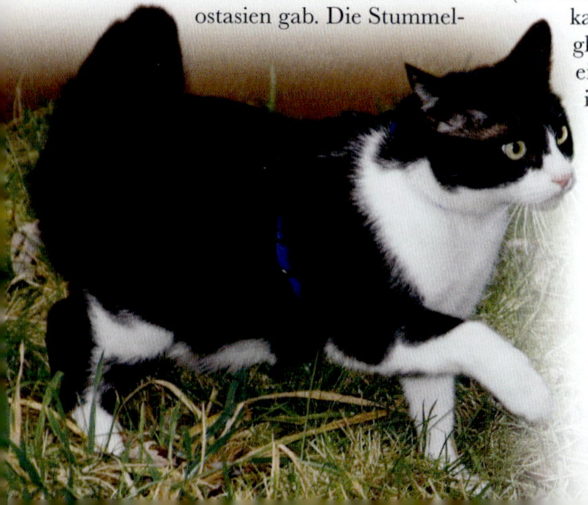

Gesicht und Körper
Das Gesicht bildet ein gleichschenkliges Dreieck mit hohen Wangenknochen und weit auseinander stehenden Augen. Sie hat lange Beine.

SCHNEESCHUHKATZE

Entstehungszeit: um 1960
Herkunftsland: USA
Vorfahren: Siam, Amerikanisch Kurzhaar
Gewicht: 2,5–5,5 kg
Farbschläge: Einfarbig und Schildpatt in allen Farben, alle Tabbymuster, alle »mitted« (behandschuht) Farben nur mit weiß
Zuchtverbände: FIFé, GCCF, TICA

Viele der frühen Siamesen (*s.* S. 124–127) hatten weiße Pfoten oder andere Fleckungen, die aber weggezüchtet wurden. Um 1960 begann die amerikanische Züchterin Dorothy Hinds-Daugherty aus Philadelphia damit, ihre Siamesen mit Amerikanisch Kurzhaar (*s.* S. 96–97) zu kreuzen, um eine Rasse mit weißer Pfotenfleckung zu erhalten. Die Schneeschuhkatze ist inzwischen bei den meisten Dachverbänden anerkannt – trotz Einwänden von Siam-Züchtern, die ihre Zuchtarbeit infrage gestellt sehen.

Die Rasse wurde früher als kurzhaarige Heilige Birma-Katze beschrieben (*s.* S. 160–161), doch inzwischen hat die Templecat (*s.* S. 161) sie zu Recht abgelöst. Die Schneeschuhkatze hat einen leichteren Körperbau als die Heilige Birma und einen keilförmigeren Kopf. Weißes Fell ist am Körper und in Form eines umgekehrten V's am Kopf erlaubt. Die freundlichen, gesprächigen und geselligen Tiere sind auch als Einzelkatze zufrieden.

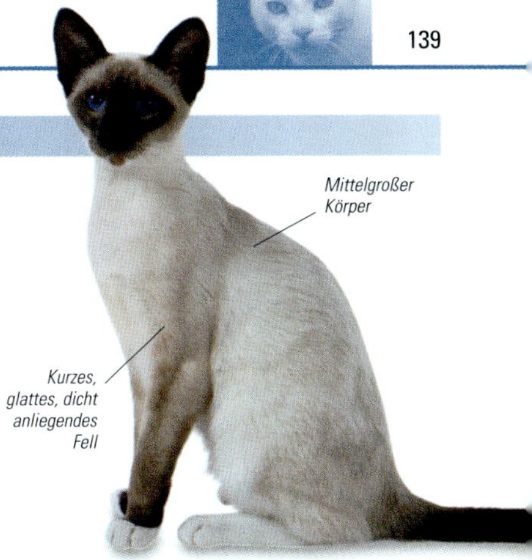
Mittelgroßer Körper
Kurzes, glattes, dicht anliegendes Fell
SEAL BEHANDSCHUHT

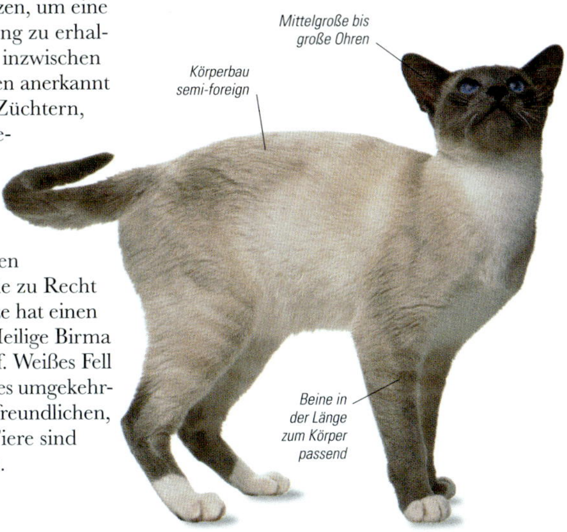
Mittelgroße bis große Ohren
Körperbau semi-foreign
Beine in der Länge zum Körper passend
BLAU BEHANDSCHUHT

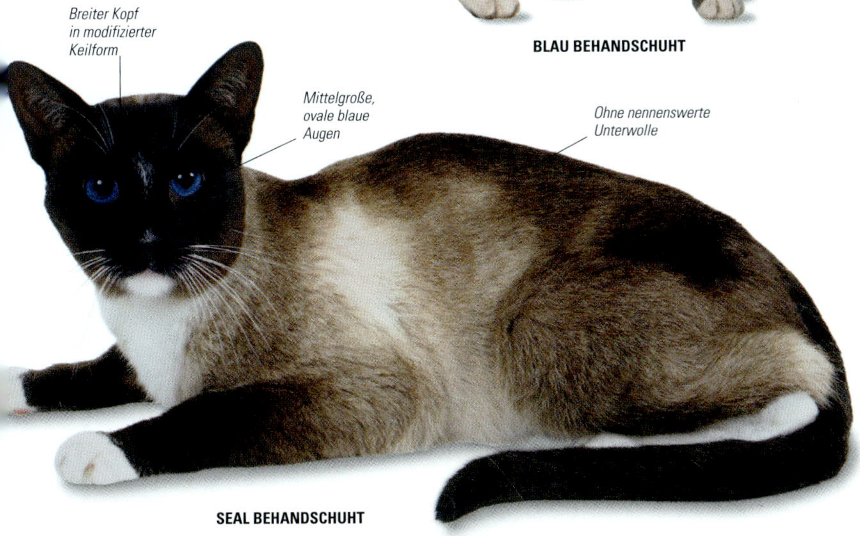
Breiter Kopf in modifizierter Keilform
Mittelgroße, ovale blaue Augen
Ohne nennenswerte Unterwolle
SEAL BEHANDSCHUHT

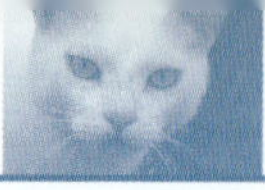

ASIAN-RASSENGRUPPE

ENTSTEHUNGSZEIT: 1981
HERKUNFTSLAND: Großbritannien
VORFAHREN: Burma, Chinchillas, rasselose Katzen
GEWICHT: 4–7 kg
FARBSCHLÄGE: Einfarbig und Schildpatt, Schattierungen und Smoke sowie Sepiaabzeichen und Tabbymuster in traditionellen westlichen Farben; viele Farben haben besondere Namen
ZUCHTVERBÄNDE: GCCF, FIFé (manche Varianten)

Die Asiaten haben im Wesentlichen denselben Ursprung, weichen aber in den Zuchtlinien so deutlich voneinander ab, dass sie in der GCCF nicht als Rasse, sondern als Rassengruppe geführt werden. Man unterscheidet Burmilla, Smoke-Asian, einfarbige Asian und Asian-Tabbys. Es gibt auch eine Variante mit halb langem Fell, die Tiffanie (*s.* S. 195). 1981 gingen aus einer Zufallspaarung von Europäisch Burma (*s.* S. 134-135) und Langhaar-Chinchilla hübsche, silber schattierte Burmakätzchen hervor, worauf deren Besitzerin, Miranda von Kirchberg, mit einem Zuchtprogramm begann. 1989 wurde die Schattierte Asian von der GCCF akzeptiert und 1994 (mit anderen Zuchtlinien) von der FIFé. Die übrigen Gruppen erkennt bislang nur die GCCF an.

Die Schattierte Asian oder Burmilla ähnelt der Europäischen Burma, doch das kurze Fell, die Farbe sowie die »Mascaralinien« hat sie von der Chinchilla. Bei der Einkreuzung von Schattierter Asian trat in der zweiten Generation die zunächst »Burmoire« genannte Smoke-Asian auf. Ihre weiße Unterwolle blitzt als sanfter Schimmer unter relativ langem Deckhaar hervor. Bei dem Versuch, eine schwarze

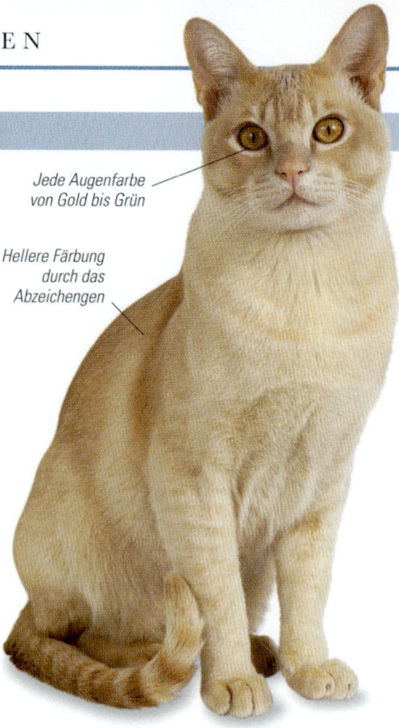
Jede Augenfarbe von Gold bis Grün
Hellere Färbung durch das Abzeichengen

BURMA-VARIANTE CREME

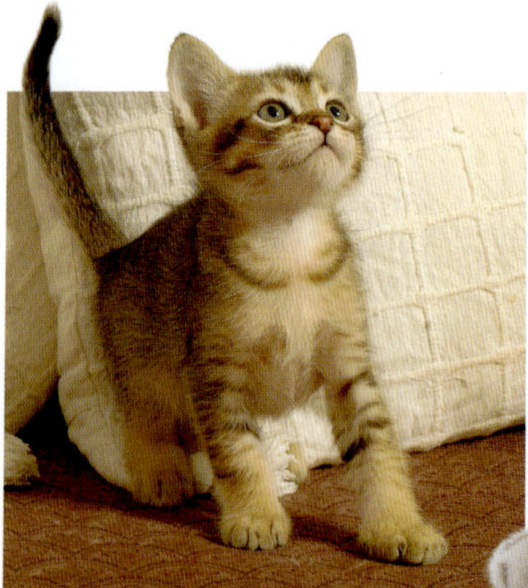

Getupftes Kätzchen
Der Asian-Tabby ist eine der wenigen in Großbritannien anerkannten Rassen, die in allen vier Tabbymustern gezüchtet wird, darunter auch getickt (oben).

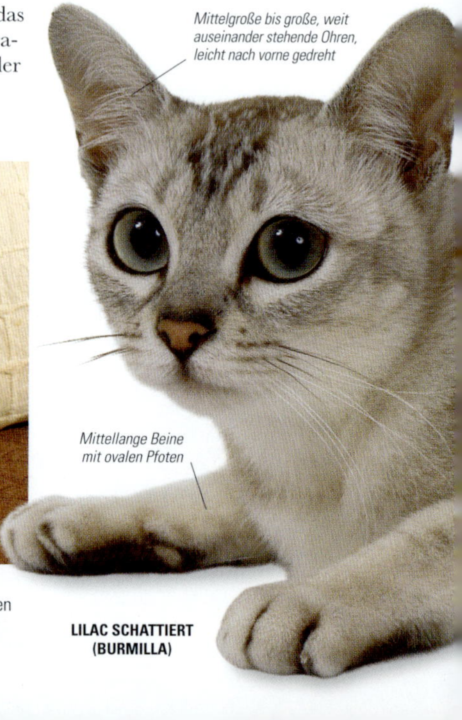
Mittelgroße bis große, weit auseinander stehende Ohren, leicht nach vorne gedreht
Mittellange Beine mit ovalen Pfoten

LILAC SCHATTIERT (BURMILLA)

Burma zu züchten, entstand die Einfarbige Asian– deren schwarzer Farbschlag, auch Bombay genannt wird. Sie sollte daher nicht mit der amerikanischen Rasse desselben Namens (s. S. 136) verwechselt werden. Um sie von der Burma abzugrenzen, sind Einfarbige Asians mit Sepiaabzeichen von Ausstellungen ausgeschlossen. Asian-Tabbys traten, ebenfalls in der zweiten Generation, bei Kreuzungen der Schattierten Asian auf. Diese Rasse ist eine der wenigen, die in Großbritannien in allen vier Tabbymustern anerkannt ist.

Im Charakter sind alle Asians insgesamt ausgeglichener als eine typische Burma sowie geselliger und lebhafter als eine Perser. Sie sind nicht sehr lautfreudig.

NAMENSGEBUNG VON RASSEKATZEN

T.S. Eliots scherzhaftes Postulat, dass jede Katze drei Namen haben sollte, kommt der Realität inzwischen bemerkenswert nahe. Mit Bombay wird in Großbritannien eine Farbe, in den USA hingegen eine Rasse bezeichnet. Häufig werden Tiffanie (heute meist Chantilly genannt) und Tiffany verwechselt. Perser nennt man in Großbritannien Langhaarkatzen, in den USA sind sie jedoch grundsätzlich Perser – außer, wenn es Himalayans sind. Ein- und dasselbe Fellmuster hat bei verschiedenen Rassen oft unterschiedliche Namen – ein Problem, dem die FIFé mit einem Nummerncode beizukommen versucht.

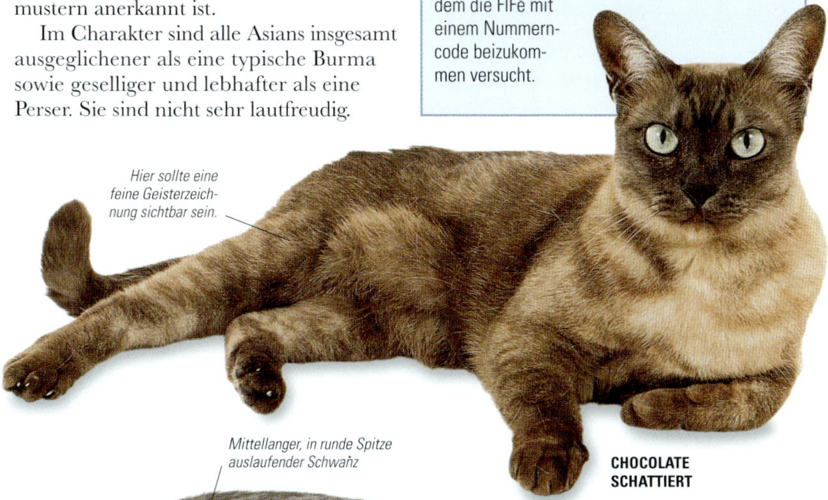
Hier sollte eine feine Geisterzeichnung sichtbar sein.

CHOCOLATE SCHATTIERT

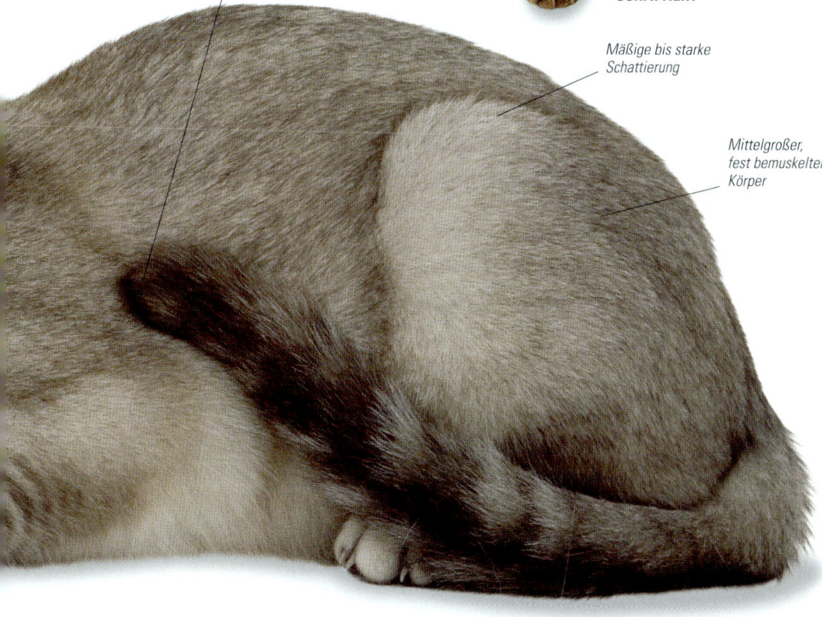
Mittellanger, in runde Spitze auslaufender Schwanz
Mäßige bis starke Schattierung
Mittelgroßer, fest bemuskelter Körper

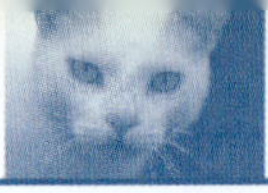

KORAT

Entstehungszeit: Vor dem 18. Jh.
Herkunftsland: Thailand
Vorfahren: Hauskatzen
Gewicht: 2,5–4,5 kg
Farbschläge: Einfarbig Blau
Zuchtverbände: FIFé, GCCF, CFA, TICA

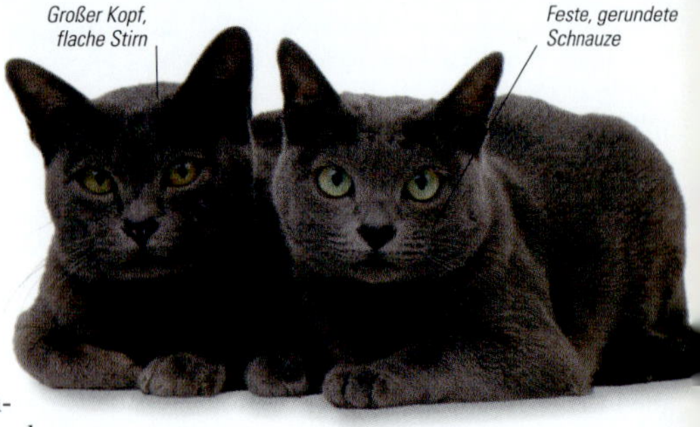

Großer Kopf, flache Stirn
Feste, gerundete Schnauze

Im *Tamra Maew* oder den *Katzenbuchgedichten* des alten Siam wird eine silberblaue Si-Sawat beschrieben. Heute nennt man diese Katze nach ihrer Herkunft, der Thai-Provinz Korat. Es ist unklar, wann sie zuerst in den Westen kam. Eine 1882 in London gezeigte »Blaue Siam« war entweder eine Korat oder eine Orientalisch Kurzhaar (*s.* S. 128–129). Moderne Korats kamen 1959 in die USA, wo sie 1965 anerkannt wurden. 1972 wurden sie in Großbritannien eingeführt, wo man sie noch im selben Jahr akzeptierte. Einige Individuen leiden an einem rezessiv vererbten neuromuskulären Defekt. Seit 2000 läuft jedoch ein internationales Gentest-Programm, um die Krankheit zu eliminieren.

Korats sind kräftig gebaut, der muskulöse Körper steht auf starken Beinen. Die silberne Spitzenfärbung des feinen, kurzen Fells wird in Thailand »Meerschaum« genannt.

Korats sind verspielt und fühlen sich in Gesellschaft anderer Katzen wohl, können aber widerborstig und territorial werden und knurren gern.

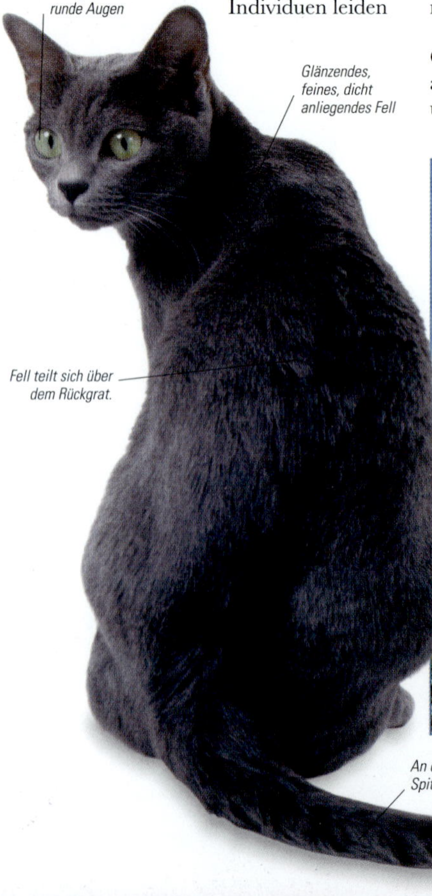

Leuchtende, weit geöffnete, runde Augen
Glänzendes, feines, dicht anliegendes Fell
Fell teilt sich über dem Rückgrat.
An der Wurzel schwerer, in gerundete Spitze auslaufender Schwanz

GLÜCKSKATZEN IN THAILAND

In Thailand wird etlichen Katzenrassen nachgesagt, dass sie entweder Glück oder Pech bringen. Es gibt auch eine Reihe von Ritualen für Anlässe, an denen eine Katze im Haus einfach nicht ausreicht. So wird in außergewöhnlich trockenen Jahren noch heute gelegentlich im Mai oder Juni das »Hae Nang Mae«-Fest gefeiert. Dafür wird eine Katze gefangen, in einen Korb gesperrt (unten) und von den Dorfbewohnern unter Tanzbegleitung von Haus zu Haus getragen. In jedem Haus besprenkelt man die Katze mit Regen symbolisierendem Wasser. Mit diesem Fest wird besonders die »wolkenfarbene« Korat in Zusammenhang gebracht.

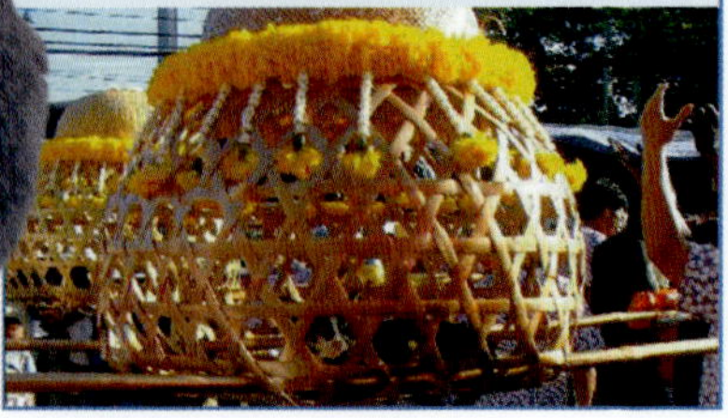

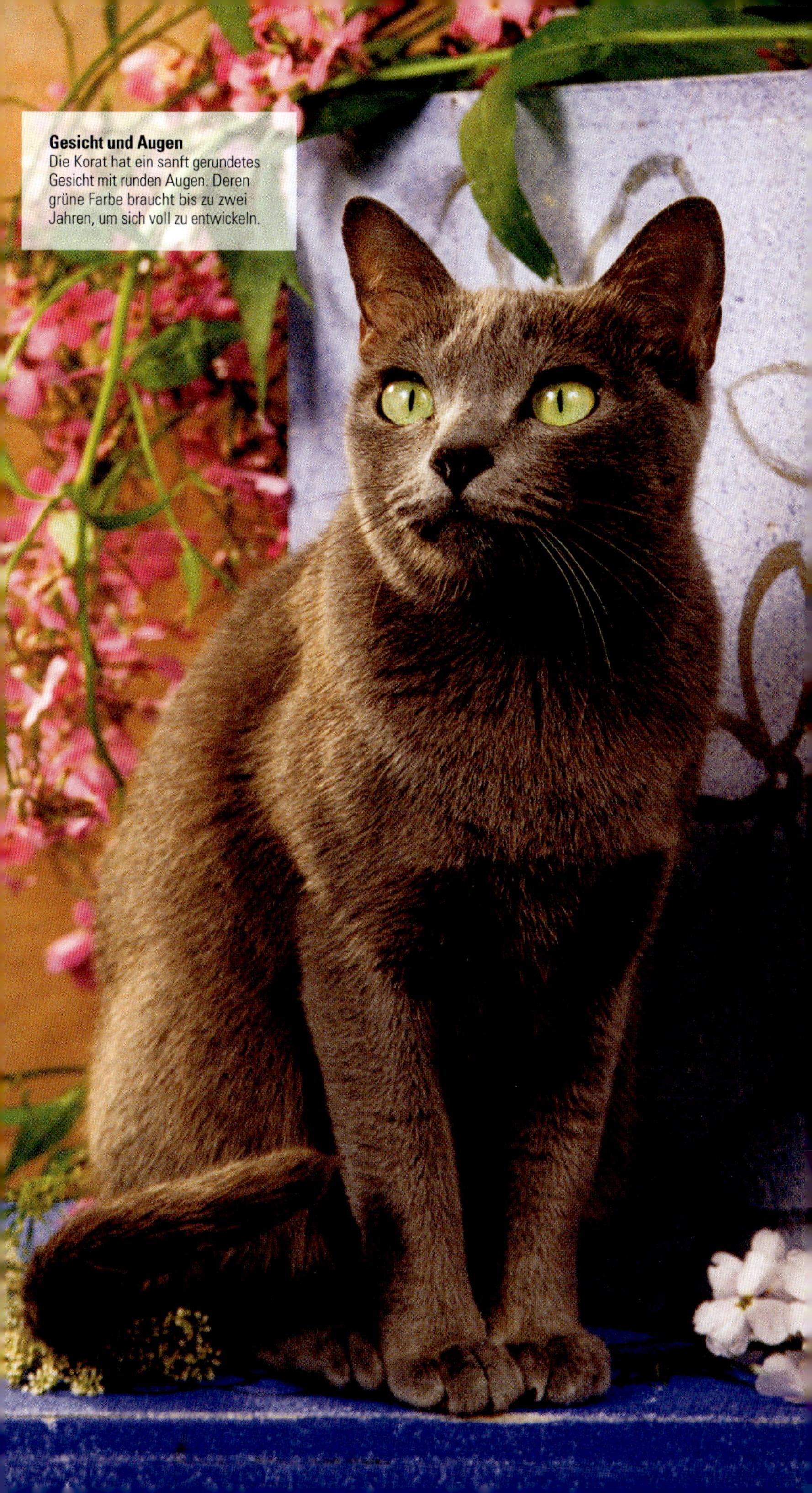

Gesicht und Augen
Die Korat hat ein sanft gerundetes Gesicht mit runden Augen. Deren grüne Farbe braucht bis zu zwei Jahren, um sich voll zu entwickeln.

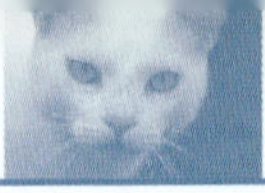

CORNISH REX

Entstehungszeit: um 1950
Herkunftsland: Großbritannien
Vorfahren: Bauernkatzen
Gewicht: 2,5–4,5 kg
Farbschläge: Alle Farben, Schattierungen und Muster
Zuchtverbände: FIFé, GCCF, CFA, TICA

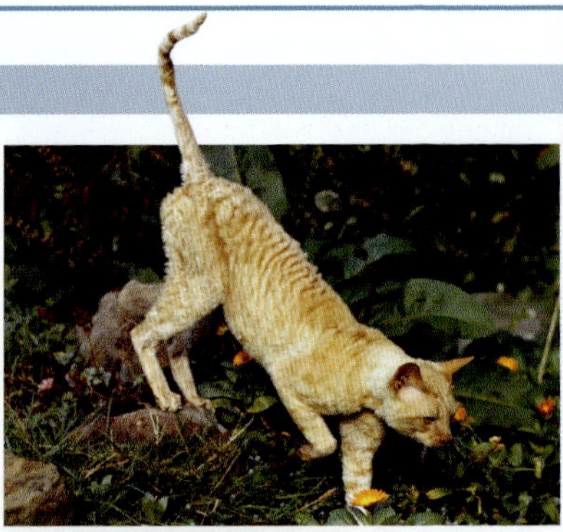

CINNAMON-POINT

Serena, eine Bauernkatze aus Bodmin in Cornwall, gebar 1950 einen Wurf mit einem lockig behaarten Katerchen namens Kallibunker. Die Besitzerin Nina Ennismore erkannte darin eine Ähnlichkeit mit der Rexmutation bei Kaninchen. Die Rückverpaarung Kallibunkers mit Serena bestätigte, dass das Merkmal rezessiv war. Weitere Rex-Rex-Kreuzungen erbrachten komplette Würfe mit Rexfell. Die Rasse wurde in Großbritannien mithilfe von Britisch Kurzhaar (*s.* S. 88–89) und Burmakatzen (*s.* S. 134–135) entwickelt. In Nordamerika hingegen, wo die Katzen 1957 eintrafen, wurden Siam (*s.* S. 124–127) und Orientalisch Kurzhaar eingesetzt, wodurch die Katzen beidseits des Atlantiks verschieden aussehen.

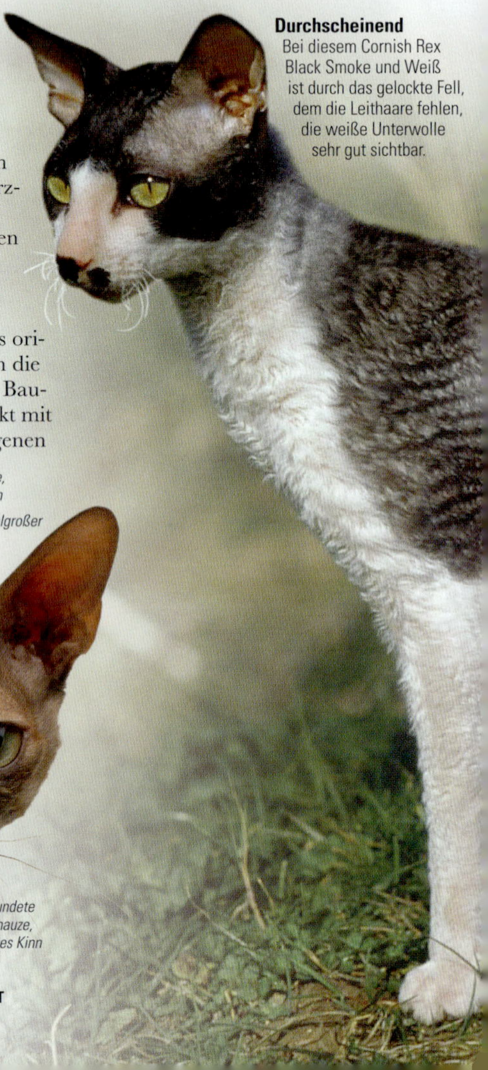

Durchscheinend
Bei diesem Cornish Rex Black Smoke und Weiß ist durch das gelockte Fell, dem die Leithaare fehlen, die weiße Unterwolle sehr gut sichtbar.

KÖRPERBAU UND CHARAKTER

Der Gründerkater Kallibunker muss orientalische Gene gehabt haben, denn die Rasse sieht der typischen britischen Bauernkatze kaum ähnlich, sondern wirkt mit ihren langen Beinen und dem gebogenen

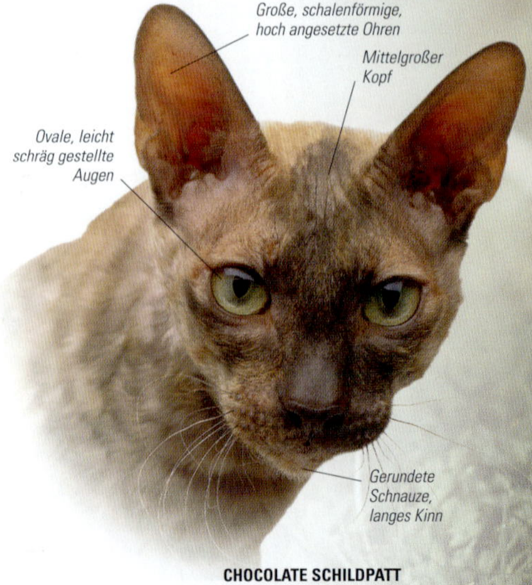
Große, schalenförmige, hoch angesetzte Ohren
Mittelgroßer Kopf
Ovale, leicht schräg gestellte Augen
Gerundete Schnauze, langes Kinn

CHOCOLATE SCHILDPATT

Rumpf eher »Foreign«. Sie hat sich jedoch in Europa und Amerika unterschiedlich weiterentwickelt. Bei uns hat sie einen muskulösen Körperbau und einen keilförmigen Kopf mit gerader Nase, in den USA hingegen gleicht sie mit ihrem aufgezogenen Rumpf eher einem Rennhund und der Kopf ist kurvenreicher.

Es gibt auch eine German Rex, denn eine parallele Mutation wurde in Deutschland bereits1946 entdeckt und als Rexmutation erkannt. Diese Rasse ist inzwischen jedoch stark zurückgegangen.

Die lautfreudigen, geselligen Tiere sind aktiv, unternehmungslustig und recht akrobatisch.

DER HYPOALLERGENE MYTHOS

Neben der ersten Rexrasse war die Cornish Rex auch die erste Katze, die als »hypoallergen« angepriesen wurde, also angeblich weniger Allergien auslösen sollte. Da ihr die Leithaare fehlen, wird oft angenommen, dass die Rex insgesamt weniger »haart« und das lockige Fell, ähnlich wie beim Pudel, die ausgefallenen Haare erst durch Kämmen preisgibt. Aber erstens haaren die Katzen leider doch, zweitens sind Allergene nicht nur an Haare gekoppelt und drittens kommen Katzenbesitzer ihren Lieblingen einfach viel zu nahe. Der beste Allergieschutz ist immer noch gute Pflege.

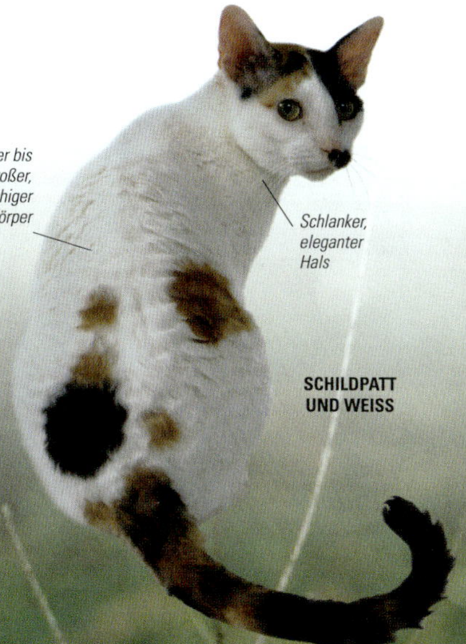

SCHILDPATT UND WEISS

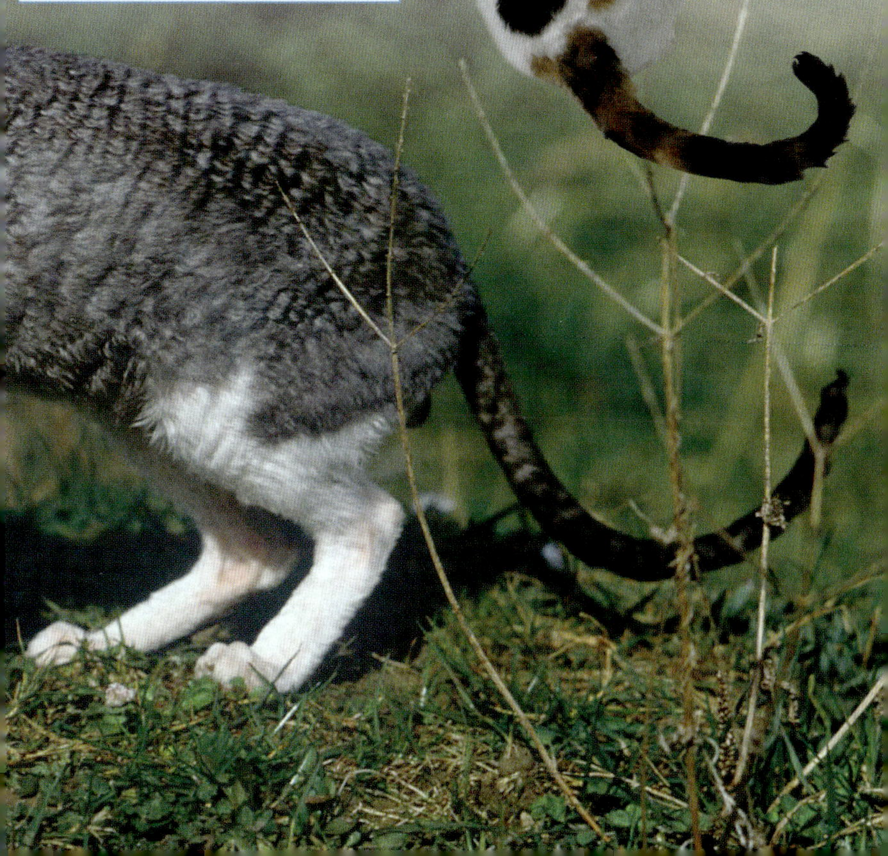

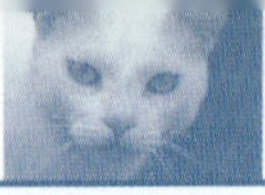

DEVON REX

Entstehungszeit: 1960
Herkunftsland: Großbritannien
Vorfahren: Verwilderte und Hauskatzen
Gewicht: 2,5–4 kg
Farbschläge: Alle Farben, Schattierungen und Muster
Zuchtverbände: FIFé, GCCF, CFA

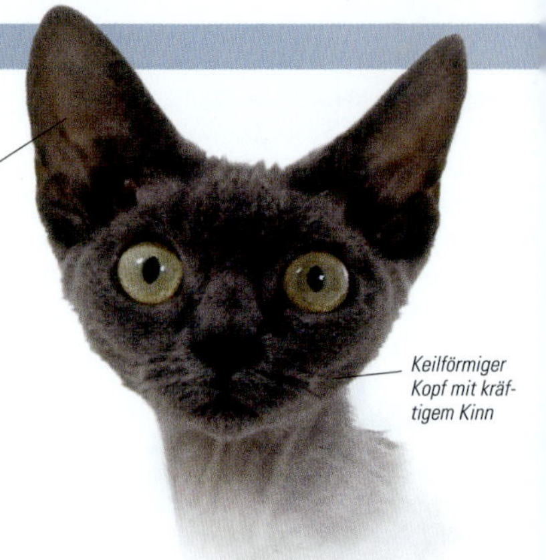
Große Ohren, an der Basis sehr breit, mit gerundeten Spitzen
Keilförmiger Kopf mit kräftigem Kinn
SCHWARZ-SMOKE

1960 nahm Beryl Cox, eine Mitarbeiterin beim englischen Tierschutzverein RSPCA, einen Wurf von verwilderten Katzen auf. Eines darunter hatte ein gelocktes Fell, das dem eines verwilderten Katers in der Gegend glich. Cox nannte das Kätzchen Kirlee und verpaarte es zunächst mit Cornish Rex (*s.* S. 144–145), die seit einem Jahrzehnt in der Nachbarprovinz gezüchtet wurden. Die Annahme, dass es sich hier um verwandte Mutationen handelte, bestätigte sich jedoch nicht, da alle Jungen glattes Fell hatten. Später stellte sich das Devon Rex-Fell als ebenfalls rezessive, jedoch nicht verwandte Mutation heraus.

In Großbritannien akzeptierte man die Devon Rex innerhalb eines Jahrzehnts als separate Rasse, in Nordamerika wurde sie jedoch erst 1979 offiziell von der Cornish Rex getrennt. Leider hat frühe Inzucht zu einer Anfälligkeit für ein genetisch bedingtes spastisches Syndrom geführt, das im Rahmen des Katzengenomprojektes erforscht und an dessen Eliminierung hart gearbeitet wird. Zur Erweiterung des Genpools werden in den USA und Großbritannien eine Reihe von Rassen zur Einkreuzung zugelassen.

KÖRPERBAU UND CHARAKTER

Das gewellte Fell der Devon Rex ist sehr kurz und weich und auch ihm fehlen die Leithaare. Wie bei allen Rexfellen kommen Smoke- und Silberschattierungen besonders gut zur Geltung. Die Devon Rex wird oft als »elfenhaft« beschrieben – und tatsächlich sieht sie mit ihren übergroß wirkenden, weit auseinander stehenden Ohren und riesigen

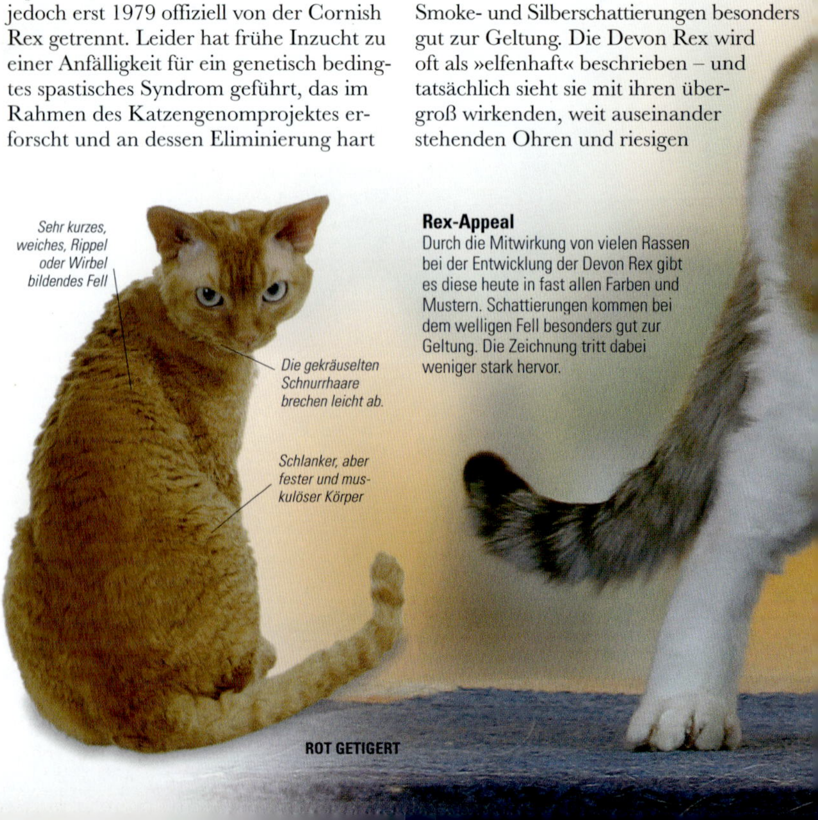
Sehr kurzes, weiches, Rippel oder Wirbel bildendes Fell
Die gekräuselten Schnurrhaare brechen leicht ab.
Schlanker, aber fester und muskulöser Körper

Rex-Appeal
Durch die Mitwirkung von vielen Rassen bei der Entwicklung der Devon Rex gibt es diese heute in fast allen Farben und Mustern. Schattierungen kommen bei dem welligen Fell besonders gut zur Geltung. Die Zeichnung tritt dabei weniger stark hervor.

ROT GETIGERT

EINKREUZEN

Die Devon Rex ist eine von vielen Rassen, die von Einkreuzungen profitiert haben. Natürlich ist diese Praxis für Zuchtverbände ein zweischneidiges Schwert. Ohne Einkreuzungen kann es zu Inzuchterscheinungen wie z. B. Erbkrankheiten kommen, die man durch den kleinen Genpool schwer wieder loswird. Doch mit jeder rassefremden Verpaarung besteht die Gefahr, dass sich das Aussehen der Rasse verliert.

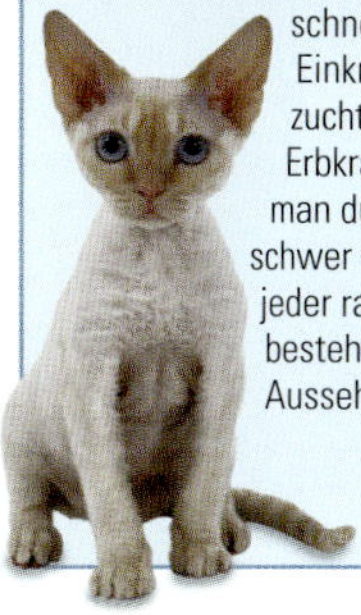

DEVON REX-KÄTZCHEN

Augen »übernatürlich« aus. Doch diese Tiere sind trotz des schlanken Körpers und den langen Beinen keinesfalls zerbrechlich und meist viel zu aktiv, um elegant auszusehen. Durch ihre recht breite Brust wirken sie von vorne o-beinig, doch ihr Körperbau ist völlig in Ordnung.

Die Tiere sind geschwätzig, quicklebendig, gesellig und für Katzen sehr gut zu erziehen. Vielleicht spielte genau deshalb und wegen des bizarren Aussehens eine Devon Rex als Schoßtier in dem Fantasy-Epos *Dune* mit.

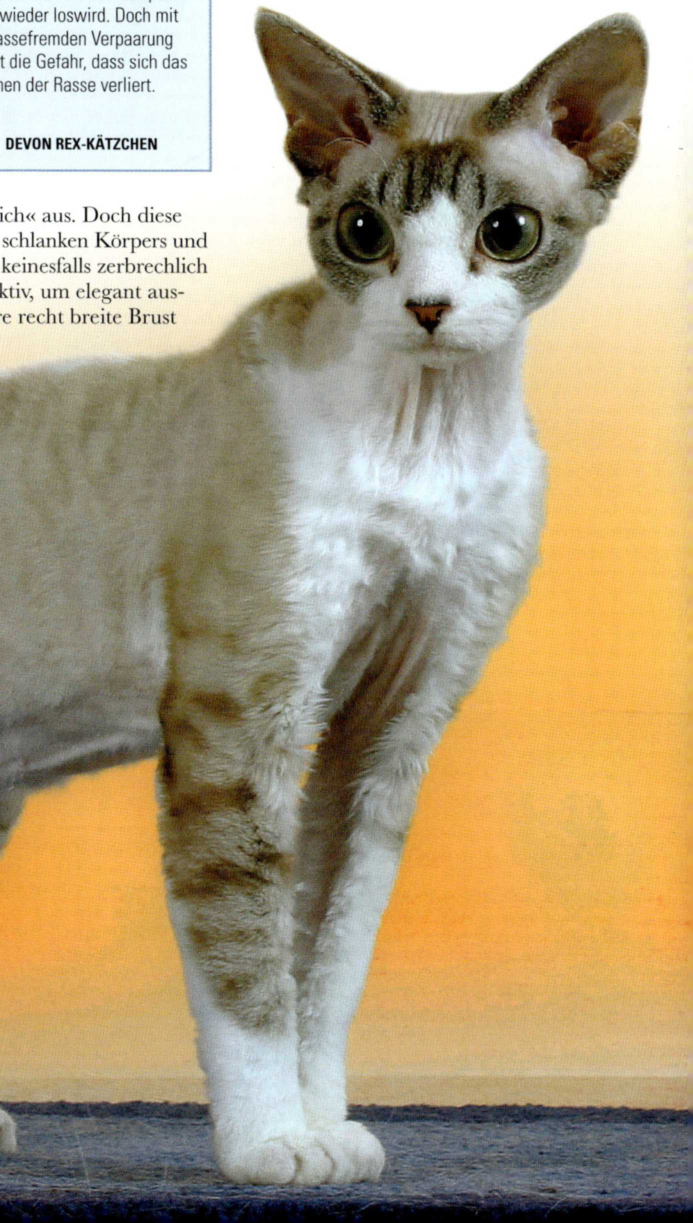

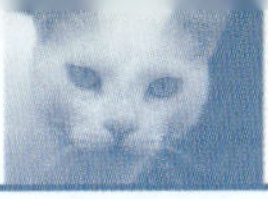

SPHYNX

Entstehungszeit: 1978
Herkunftsland: Nordamerika, Europa
Vorfahren: Straßen- und Hauskatzen, Devon Rex
Gewicht: 3,5–7 kg
Farbschläge: Alle Farben und Muster
Zuchtverbände: FIFé, CFA, TICA

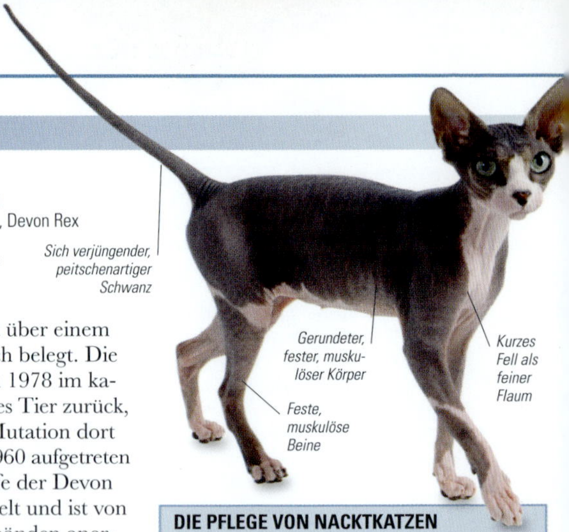
Sich verjüngender, peitschenartiger Schwanz
Gerundeter, fester, muskulöser Körper
Feste, muskulöse Beine
Kurzes Fell als feiner Flaum

Nacktkatzen sind schon seit über einem Jahrhundert dokumentarisch belegt. Die Sphynx jedoch geht auf ein 1978 im kanadischen Toronto geborenes Tier zurück, obwohl dieselbe rezessive Mutation dort möglicherweise schon um 1960 aufgetreten ist. Die Rasse wurde mithilfe der Devon Rex (s. S. 146–147) entwickelt und ist von fast allen großen Zuchtverbänden anerkannt. In der GCCF wird sie jedoch nur registriert, damit die Mutation nicht in Zuchtlinien der Devon Rex gerät. Die – bevorzugt gerunzelte – Haut ist nicht wirklich haarlos, sondern besonders an den Extremitäten von einem feinen Flaum bedeckt. Die Tiere werden gern als aktive, gesellige kleine Angeber beschrieben.

DIE PFLEGE VON NACKTKATZEN

Da das von der Haut abgesonderte Öl dieser Rassen nicht von Haaren absorbiert werden kann, müssen sie regelmäßig gewaschen werden. Eine regelmäßig gebadete Nacktkatze mag für Allergiker besser sein als eine ungepflegte Katze mit Haaren. Obwohl die Tiere kälte- und hitzeempfindlich sind, wurde die Mutation doch zuerst bei Straßenkatzen in kühlen Klimazonen entdeckt.

MINSKIN

Entstehungszeit: 2000
Herkunftsland: USA
Vorfahren: Munchkin, Sphynx
Gewicht: 2,5–4 kg
Farbschläge: Alle Farben und Muster
Zuchtverband: Registriert, aber noch nicht anerkannt von der TICA

1998 begann Paul McSorley aus Boston mit der Zucht von Minskins, indem er die haarlose Sphynx mit der zwergwüchsigen Munchkin (s. S. 101–103) kreuzte. Die erste Katze, die sein Zuchtziel erfüllte, war die 2000 geborene I Am Minskin Hear Me Roar. Die Rasse ist immer noch selten.

Bis auf das fehlende Fell ähnelt die Minskin der Munchkin. Sie ist nicht völlig haarlos, sondern hat so genannte Fellabzeichen, d. h., Gesicht, Füße und Schwanz sind dort mit feinem Fell bedeckt, wo das Fell von Katzen mit Abzeichen dunkler wäre. Der Rest des Körpers ist mit seidigem Flaum überzogen. Minskins sind gesellig und verspielt.

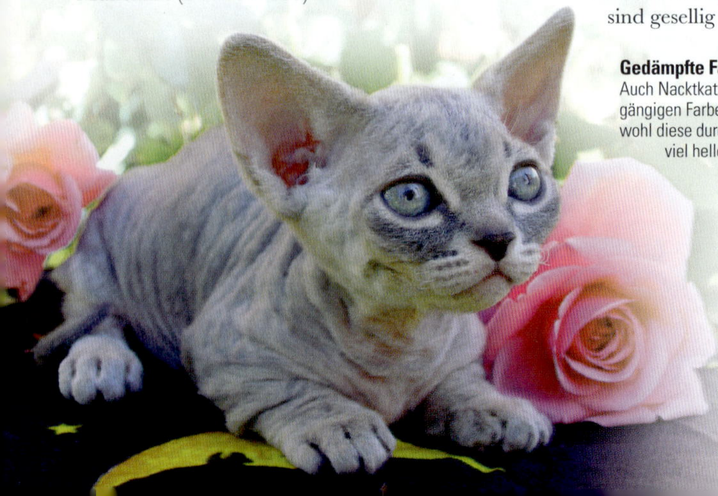

Gedämpfte Farben
Auch Nacktkatzen gibt es in allen gängigen Farben und Mustern, obwohl diese durch das flaumige Fell viel heller wirken.

DON-SPHYNX

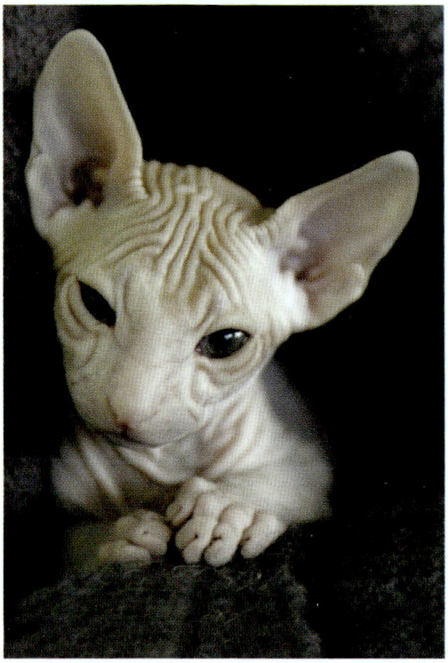

ENTSTEHUNGSZEIT: 1987
HERKUNFTSLAND: Russland
VORFAHREN: Straßen- und Hauskatzen
GEWICHT: 3,5–7 kg
FARBSCHLÄGE: Alle Farben und Muster
ZUCHTVERBAND: TICA

Obwohl Don- oder auch Donskoy-Sphynx genannt, ist diese Rasse mit der Sphynx nicht verwandt, sondern aus einer separaten dominanten Mutation entstanden. Die Gründerkatze Varya wurde in Rostow am Don aufgefunden. Zuerst nahm man an, dass sie ihr Fell aufgrund einer Pilzerkrankung verloren hatte. Die Rasse wurde mit Hauskatzen und Europäisch Kurzhaar (s. S. 92–93) weiterentwickelt. Wie die Sphynx hat auch die Don-Sphynx gerunzelte Haut und ist besonders im Winter, vor allem an den Extremitäten, von einem leichten Flaum bedeckt. Sie hat jedoch geringelte Schnurrhaare und einen europäischeren Körperbau. Die Tiere sind aufgeweckt, lebhaft und offenbar sehr gesund.

PETERSBURG-SPHYNX

ENTSTEHUNGSZEIT: 1994
HERKUNFTSLAND: Russland
VORFAHREN: Straßen- und Hauskatzen, Siam
GEWICHT: 3,5–7 kg
FARBSCHLÄGE: Alle Farben und Muster
ZUCHTVERBAND: TICA

1993 verpaarte ein Züchter eine orientalische Katze mit einem Don-Sphynx-Kater mit relativ leichtem Körperbau. Er wurde ebenfalls mit einer Russisch Blau verpaart, deren Kätzchen die Rasse der Petersburg-Sphynx begründeten. Die Tiere sind so haarlos wie die Don-Sphynx, haben aber einen orientalischeren Körperbau mit schlankem Rumpf, keilförmigem Kopf und großen Ohren.

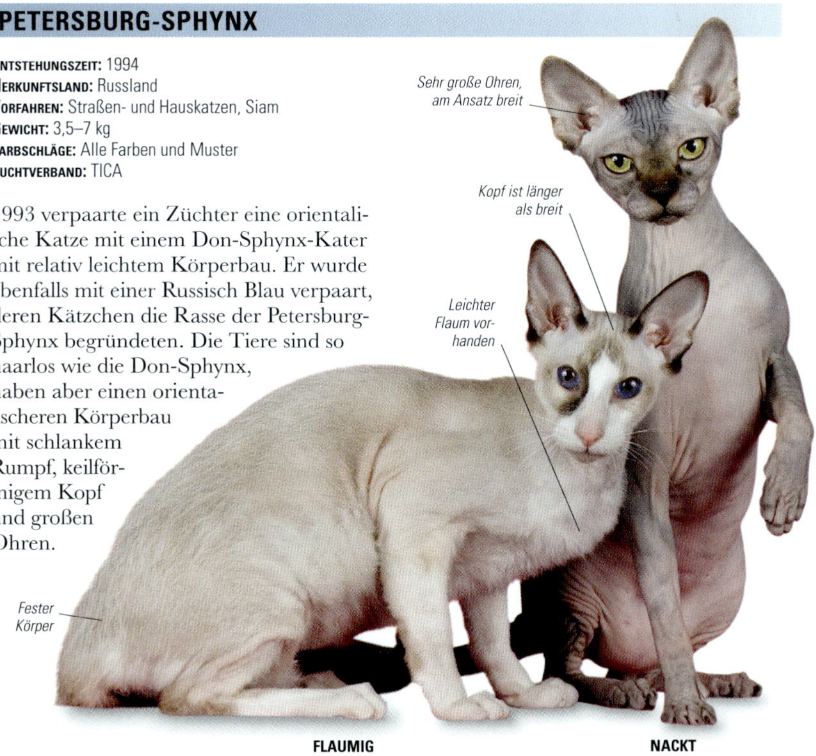
Sehr große Ohren, am Ansatz breit
Kopf ist länger als breit
Leichter Flaum vorhanden
Fester Körper
FLAUMIG
NACKT

RASSELOSE KURZHAARKATZEN

ENTSTEHUNGSZEIT: vor 2000 v. Chr.
HERKUNFTSLAND: Ägypten
VORFAHREN: Falbkatze
GEWICHT: 2,5–8 kg
FARBSCHLÄGE: Alle Farben und Muster
ZUCHTVERBÄNDE: Die meisten Zuchtverbände haben eine Hauskatzenkategorie für Ausstellungen

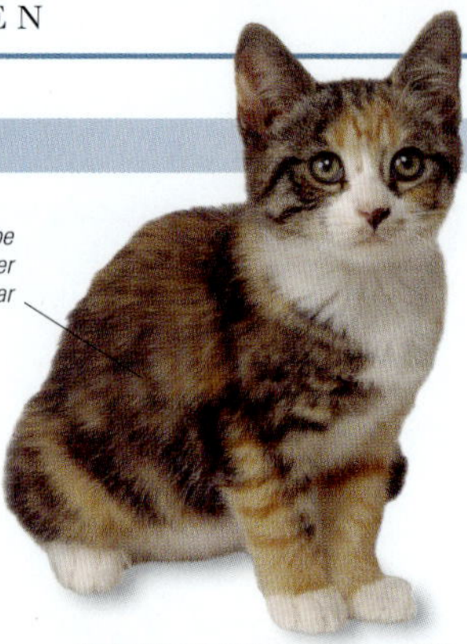
Fellfarbe und -muster unberechenbar
BRAUNES SCHILDPATT UND WEISS

Obwohl Katzen schon seit Jahrtausenden mit Menschen zusammenleben, haben sie sich bis vor kurzem ohne menschliches Zutun entwickelt. Gezielte Züchtung ist eine relativ neue Erscheinung. Die Grundtypen der ersten Rassen waren durch natürliche Selektion über Jahrhunderte hinweg entstanden. Je nach Gebiet dominierten dabei andere Merkmale – so ist z. B. ein dünnes Fell und ein leichter Körperbau ideal für warme Klimazonen, da die überschüssige Körperwärme so effektiv abgeführt wird. Noch heute sind trotz einer riesigen Palette von Rassen für jeden Geschmack die meisten Hauskatzen Promenadenmischungen. Diese haben überwiegend kurzes Fell, da Kurzhaarigkeit ein dominantes Merkmal ist und es gibt sie in allen Ausführungen: vom dicken, plüschigen Fell der Britisch Kurzhaar (*s.* S. 88–89) bis hin zum feinen, glatten Fell der Siam (*s.* S. 124–127). Doch auch eine Rassekatze kann einmal auf Abwege geraten, und so mischen sich gelegentlich auch andere Formen und Farben unter das »gemeine Volk«. Obwohl das Aussehen von rasselosen Katzen weniger steuerbar ist als das von Rassekatzen, ähneln doch die meisten Tiere in Körperbau und Charakter den Eltern, sowohl durch genetische Merkmale als durch erlernte Verhaltensweisen.

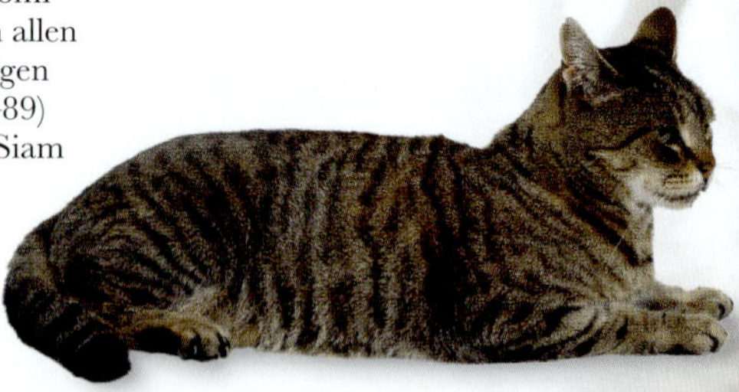
BRAUN GETIGERT

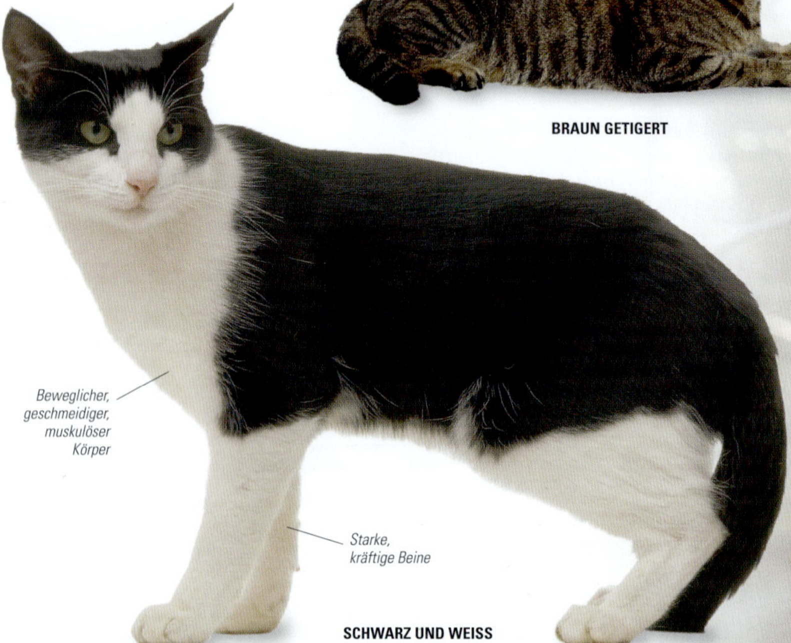
Beweglicher, geschmeidiger, muskulöser Körper
Starke, kräftige Beine
SCHWARZ UND WEISS

Fit fürs Leben
Über die Jahrhunderte haben sich die rasselosen Katzen durch natürliche Selektion ihrer jeweiligen Umgebung perfekt angepasst. Die aktiven, unabhängigen Tiere können ebenso gut in Gesellschaft des Menschen wie allein auf sich gestellt leben.

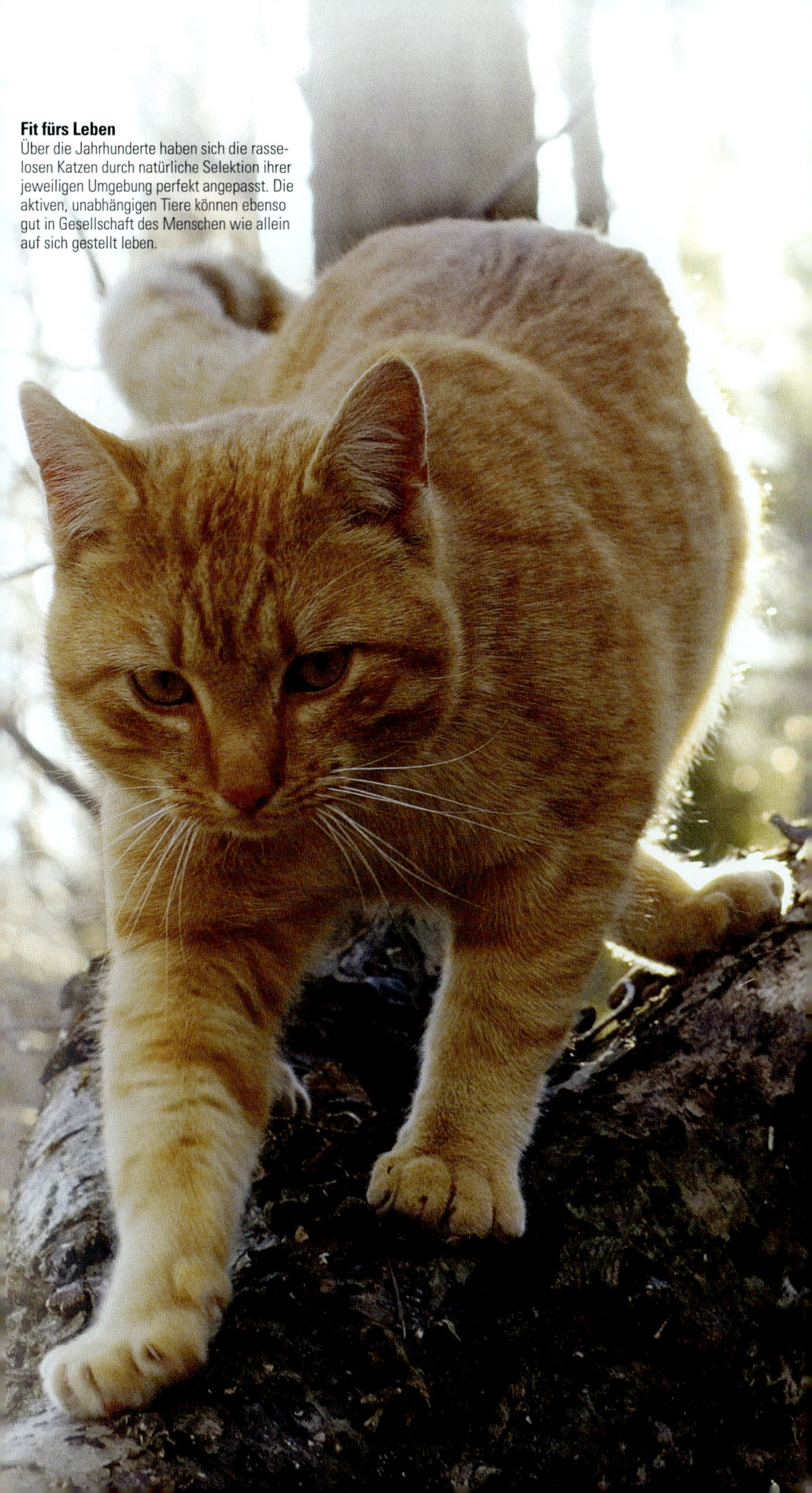

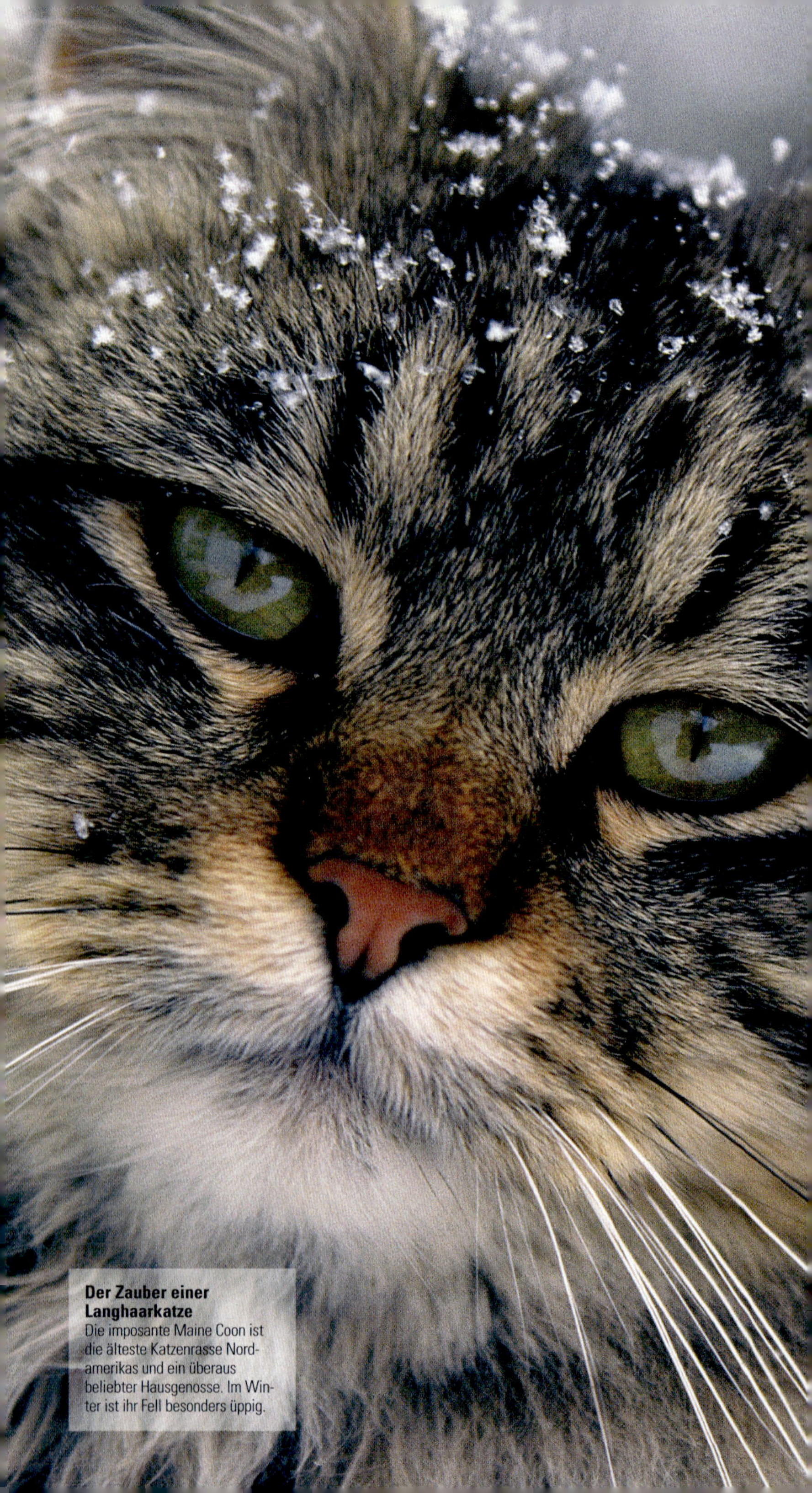

Der Zauber einer Langhaarkatze
Die imposante Maine Coon ist die älteste Katzenrasse Nordamerikas und ein überaus beliebter Hausgenosse. Im Winter ist ihr Fell besonders üppig.

LANGHAARKATZEN

In freier Natur kommen Langhaarkatzen eher selten vor, da Langhaarigkeit ein rezessives Merkmal ist. Es wird jedoch von nur einer einzigen Genmutation gesteuert und ist daher relativ leicht zu züchten, indem man ausschließlich langhaarige Tiere und deren langhaarige Nachkommen miteinander verpaart.

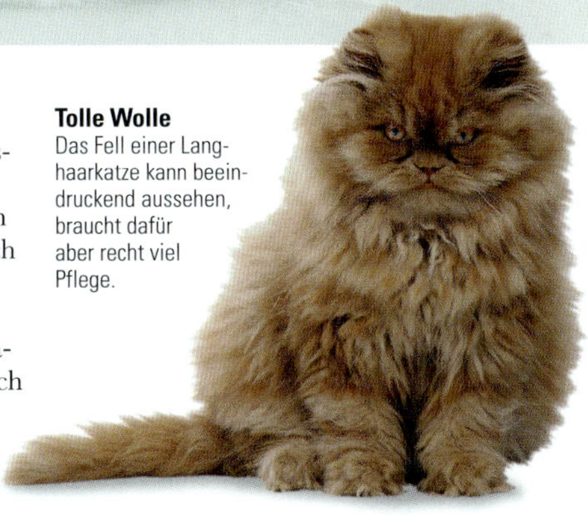

Tolle Wolle
Das Fell einer Langhaarkatze kann beeindruckend aussehen, braucht dafür aber recht viel Pflege.

MEHR ALS NUR EIN ACCESSOIRE

Das rezessive Langhaargen hat die Hauskatze schon von ihren wilden Vorfahren mitbekommen. In den meisten Regionen der Erde hielt sich dieses Merkmal jedoch nie sehr lange – bis auf die Van-Region, die sich über die heutige Osttürkei, den Nordwestirak und die nördlichen Kaukasusregionen erstreckt. Das liegt vermutlich an den bitterkalten Wintern in dieser Gegend, in der Katzen mit dickem, gut isolierendem Fell die besten Überlebenschancen haben. Im 16. Jh. kamen einige Exemplare davon nach Europa und gelangten von Frankreich und Italien aus etwas später auch nach Großbritannien. Solche Tiere waren zunächst als russische oder französische Katzen, gegen Ende des 19. Jh.s als Perser- oder Angorakatzen bekannt. Die modernen Perser (*s.* S. 154–157) heißen in Großbritannien einfach »Longhair«, während Angorakatzen in Nordamerika eine Weile Orientalisch Langhaar (*s.* S. 188–189) genannt wurden. Weiter oben im Norden entwickelten sich später weitere Langhaarrassen, darunter die nordamerikanische Maine Coon (*s.* S. 168–171), die Norwegische Waldkatze (*s.* S. 172–175) und die Sibirische Waldkatze (*s.* S. 176). Es ist gut möglich, dass sich diese Rassen aus jenen zentralasiatischen Tieren entwickelt haben, die seinerzeit in Europa eintrafen. Bei Langhaarkatzen sind sowohl Leithaare wie Unterwolle dicht und lang. Es gibt jedoch auch Katzen mit seidigem Semilanghaar (halblangem Haar), deren Entwicklung von mehreren genetischen Faktoren abhängt. Wohl die auffallendsten aller Langhaarkatzen sind die Rexfell-Rassen wie z. B. LaPerm (*s.* S. 196) oder Selkirk Rex (*s.* S. 178–179). Auf beiden Seiten des Atlantiks werden durch die Einführung des Langhaargens in Kurzhaarrassen laufend neue Rassen gezüchtet.

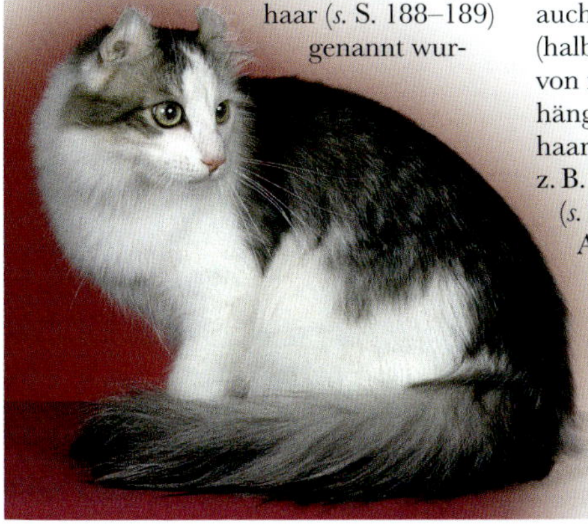

Made in America
Die American Curl ist unverkennbar durch die nach hinten gebogenen Ohren und den sehr langen, buschigen Schwanz.

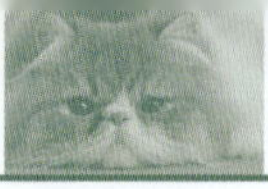

PERSER

Entstehungszeit: 19. Jh.
Herkunftsort: Großbritannien
Vorfahren: Mittelöstliche Langhaarkatzen
Gewicht: 3,5–7 kg
Farbschläge: Einfarbig, Schildpatt und Bi-Colour in allen Farben sowie Smoke, schattiert und Abzeichen sowie gestromt.
Zuchtverbände: GCCF, FIFé, CFA, TICA, TCA (Doll-faced)

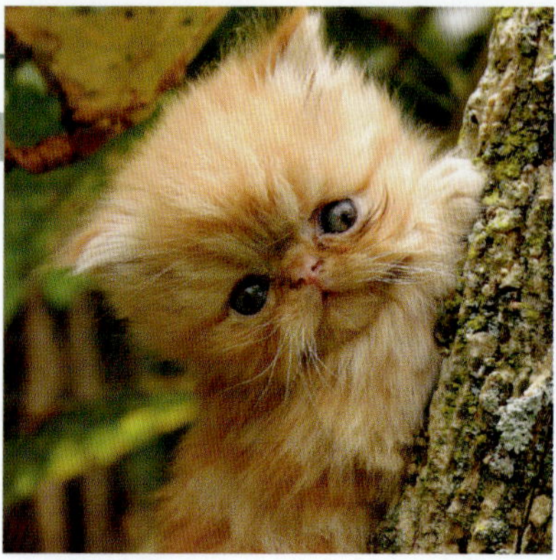

Kätzchenfarben
Die fast immer vorhandene »Geisterzeichnung« bei einfarbig roten Katzen ist bei Kätzchen meist stärker zu sehen, weshalb die Auswahl von Schaukatzen hier lange dauern kann.

Langhaarige Katzen aus Zentralasien wurden in Europa zu einem echten Statussymbol. Sie wurden im frühen 17. Jh. von Pietro della Valle aus Persien nach Italien und von Nicolas-Claude Fabri de Peiresc aus der Türkei nach Frankreich eingeführt und erhielten im Laufe der Zeit verschiedene Namen. Als die Katzenzucht Ende des 19. Jh.s in Mode kam, wurden die Katzen nach den ersten Rassevorgaben Harrison Weirs als Perser gezüchtet und als eine der ersten Rassen in Großbritannien anerkannt. Seit Beginn des 10. Jh.s wird die Rasse in allen bestehenden Zuchtverbänden akzeptiert. Eine Zeit lang lief sie unter der Bezeichnung »Longhair«, was einige Verwirrung stiftete. Manche Tiere leiden unter der polyzystischen Nierenkrankheit oder in der Bauchhöhle verbliebenen Hoden.

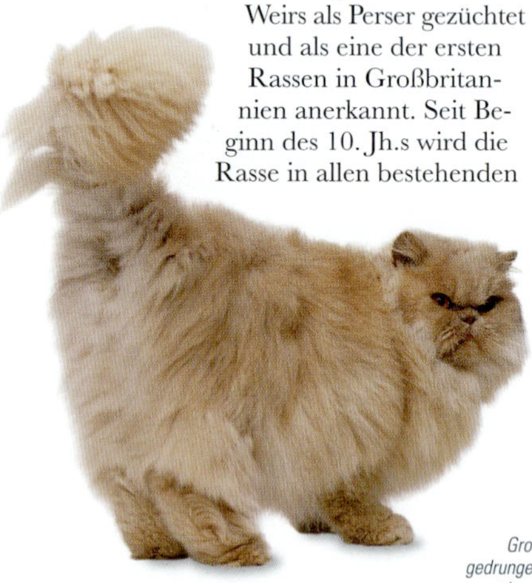

CREAM

KÖRPERBAU UND CHARAKTER

Im 20 Jh. gehörten Perser weltweit zu den beliebtesten Katzenrassen. Die Tiere sind stämmig und robust gebaut, mit kurzen, dicken Beinen und breiter Brust. Der Kopf ist rund mit kleinen Ohren, die am Ansatz dicht behaart sind, sowie großen, weit auseinander stehenden, runden

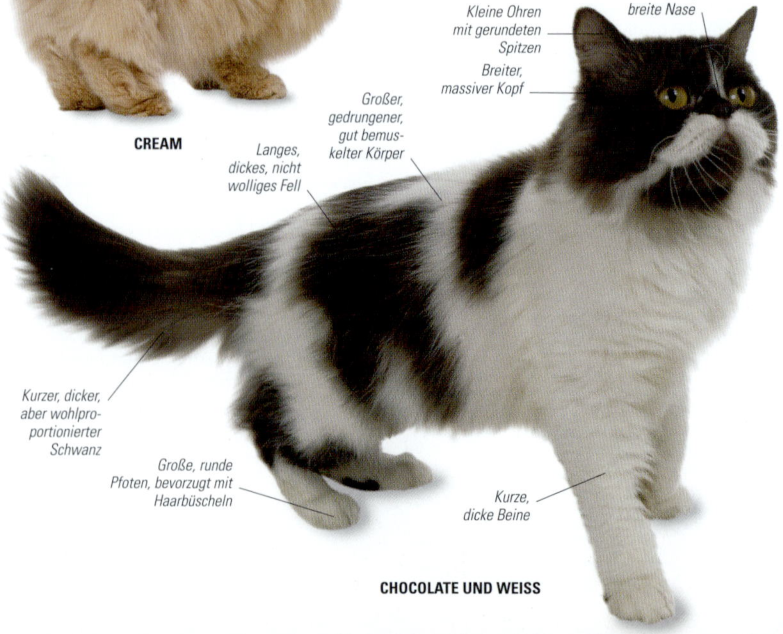

Kleine Ohren mit gerundeten Spitzen
Kurze, breite Nase
Breiter, massiver Kopf
Großer, gedrungener, gut bemuskelter Körper
Langes, dickes, nicht wolliges Fell
Kurzer, dicker, aber wohlproportionierter Schwanz
Große, runde Pfoten, bevorzugt mit Haarbüscheln
Kurze, dicke Beine

CHOCOLATE UND WEISS

Augen. Die Nase der ersten Perser war nicht ganz so stark verkürzt wie heute bei Ausstellungskatzen üblich. Diese Gesichtsform bringt gesundheitliche Probleme mit sich, daher haben europäische Perser gewöhnlich etwas längere Nasen als amerikanische. Doch auch dort haben einige Züchter dem Mainstream den Rücken gekehrt und widmen sich nun der Zucht von »Doll-faced« oder »Traditional« Persern mit weniger flachem Gesicht. Auch das Fell ist im Laufe der Zeit immer länger geworden – bei Schaukatzen kann es bis zu 12 cm lang sein.

Perser sind sehr ruhige Tiere, die sich in der Wohnung sehr wohl fühlen. Leider nimmt die unvermeidliche Pflege des langen Fells sehr viel Zeit in Anspruch. Dies ist wohl auch ein Grund dafür, dass die Exotic-Katzen (s. S. 167) den Persern allmählich den Rang ablaufen.

LANGHAAR-VERHALTEN

Langhaarigkeit bei Katzen beruht auf einer rezessiven Mutation, die den Haarausfall verlangsamt. Dem dicken, außergewöhnlich langen Fell der Perserkatzen im Gegensatz zum dünneren Fell anderer Langhaarrassen liegen jedoch mehrere, sorgfältig ausgewählte genetische Faktoren zugrunde. Viele Perserzüchter scheren nach der Ausstellungssaison ihren Tieren das Fell. Ohne ihr schweres, warmes Haarkleid werden die Katzen sofort wesentlich aktiver und aufgeweckter.

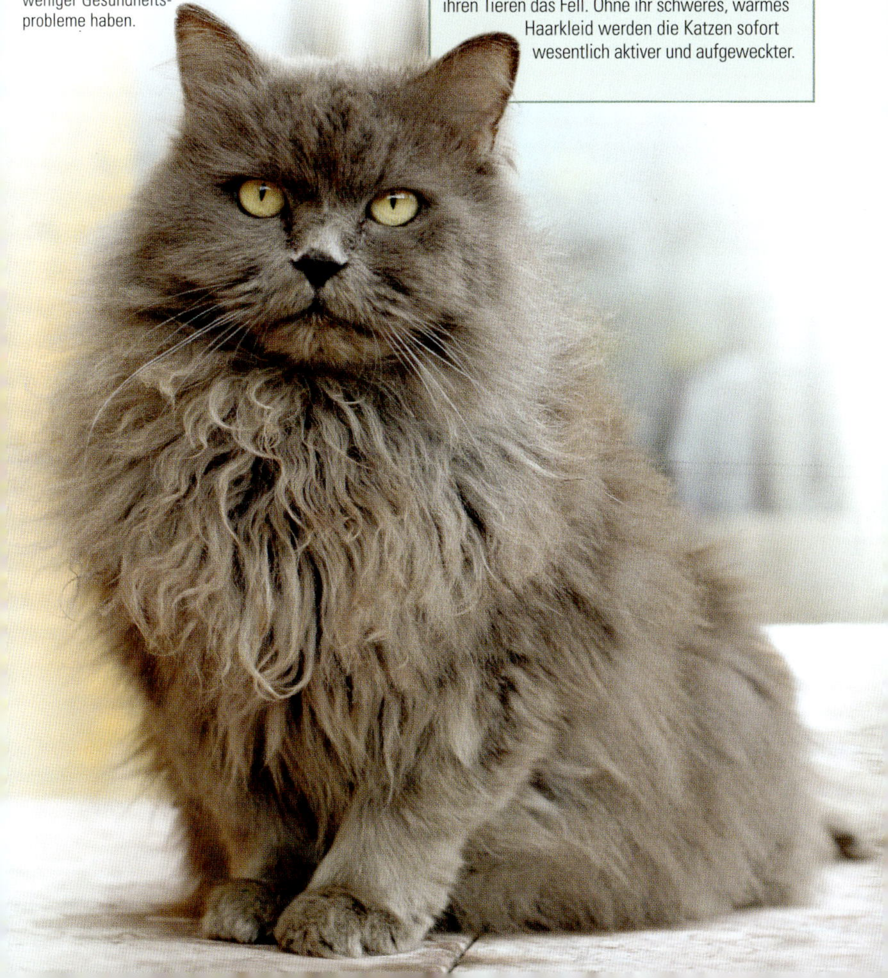

Tradition triumphiert
Der typische Perser mit Pekinesennase und extrem langen Haaren ist noch immer der Star der Katzenausstellungen. Inzwischen jedoch werden »traditionelle« Perser mit längerer Nase immer beliebter – wohl vor allem, da diese weniger Gesundheitsprobleme haben.

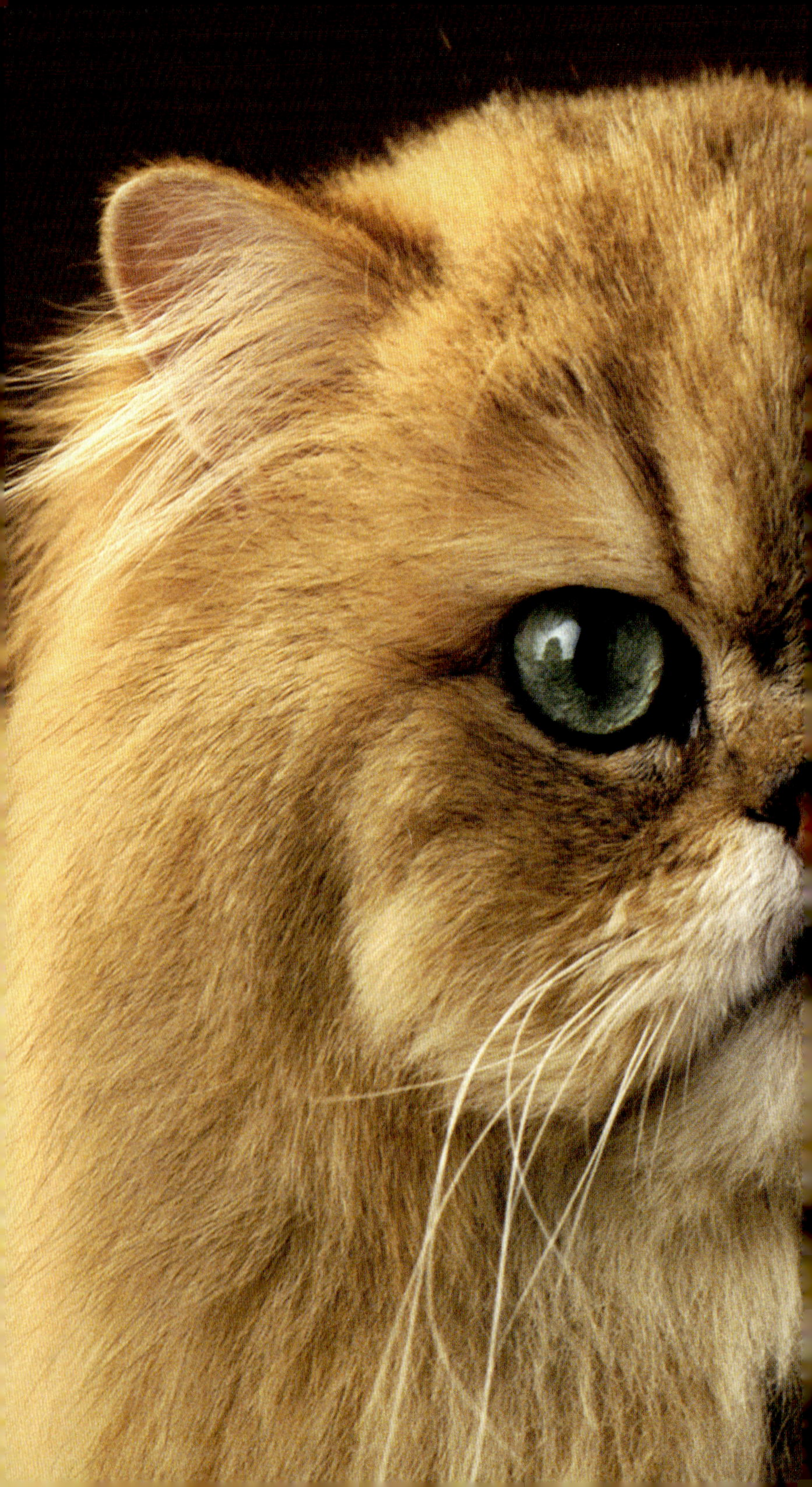

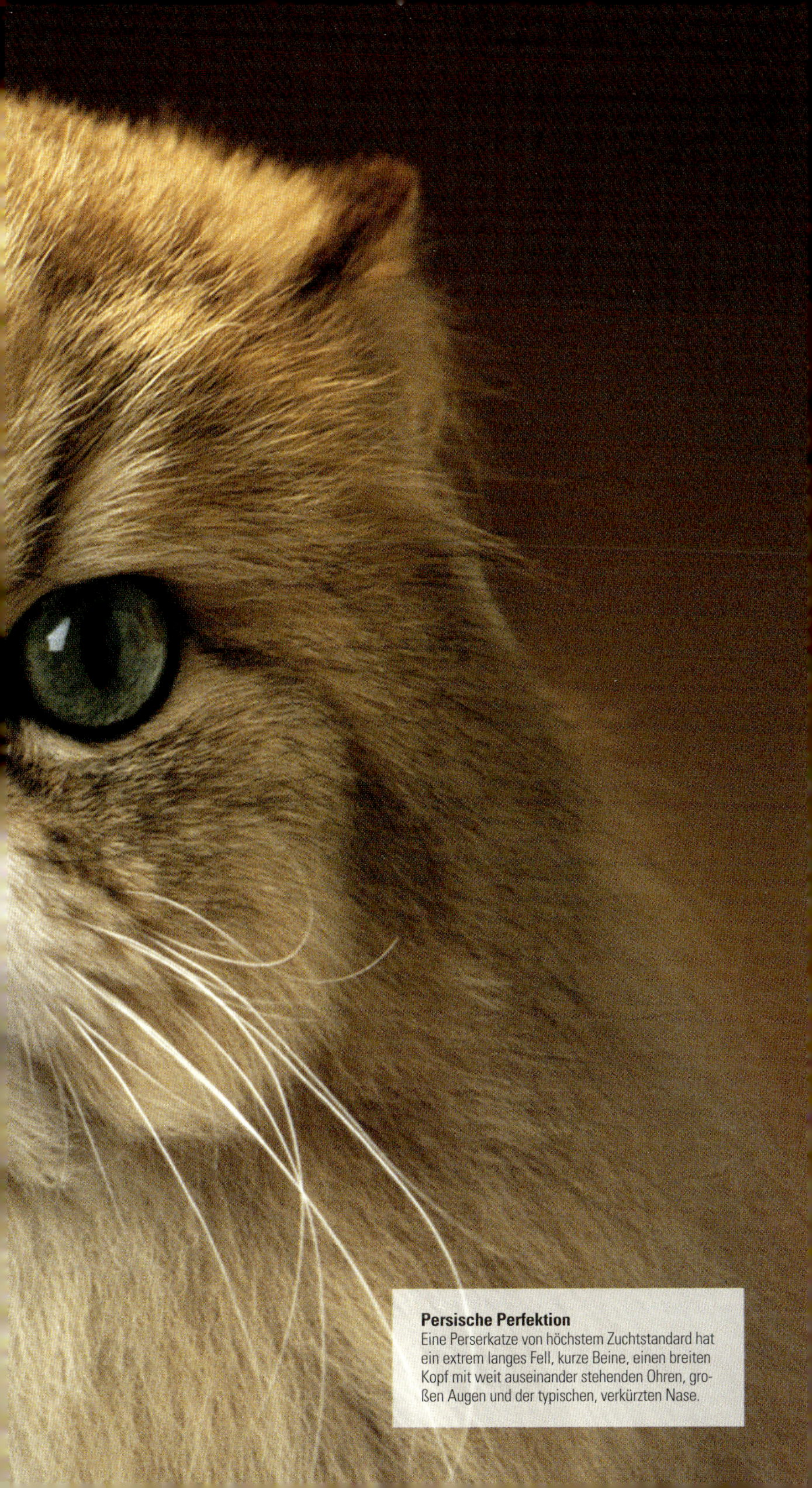

Persische Perfektion
Eine Perserkatze von höchstem Zuchtstandard hat ein extrem langes Fell, kurze Beine, einen breiten Kopf mit weit auseinander stehenden Ohren, großen Augen und der typischen, verkürzten Nase.

COLOURPOINT PERSIAN

Entstehungszeit: um 1950
Herkunftsort: Großbritannien und USA
Vorfahren: Perser-Siam-Kreuzungen
Gewicht: 3,5–7 kg
Farbschläge: Einfarbig und Schildpatt mit Abzeichen, in traditionellen östlichen und westlichen Farben
Zuchtverbände: GCCF, FIFé, CFA, TICA

Schon um 1920 wurden Perser (*s.* S. 154–155) mit Siam (*s.* S. 124–127) verpaart, was zu einer Khmer genannten Rasse und möglicherweise auch zur Birmakatze (*s.* S. 160–161) geführt hatte. Dies war wohl die erste absichtliche Kreuzung zweier Rassen. In den 30er-Jahren verpaarten amerikanische Genetiker Perser mit Siam, um die Vererbung von Merkmalen zu erforschen. Die so entstandenen Langhaarkatzen mit Abzeichen wurden nach einer ähnlich gezeichneten Kaninchenrasse Himalayan genannt. 1955 akzeptierte man sie – als erste Rasse mit »importierten« Abzeichen – in Großbritannien als Colourpoint Longhair, da Perser dort damals Longhair hießen. Auf dem europäischen Festland wurde der Name »Khmer« entsprechend verändert. 1957 wurde die Rasse in den USA als neue, unabhängige Rasse unter dem Namen Himalayan registriert. Heute ordnet man sie allgemein den Persern zu, obwohl die Zeichnung immer noch Himalayan genannt wird. Manche Züchter betrachten sie als eigene Rasse, manche nur als Farbschlag der Perser. Ist das rezessive Abzeichengen jedoch erst einmal in der Zuchtlinie, können immer wieder Colourpoint-Nachkommen auftreten.

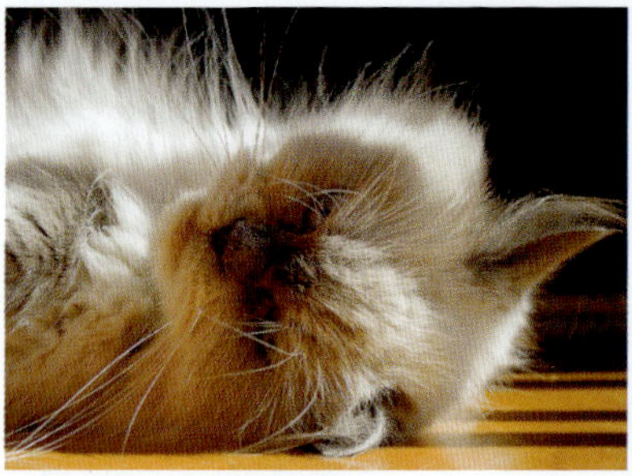

BLUE POINT

KÖRPERBAU UND CHARAKTER

Die Colourpoint-Langhaar hat den Körperbau, das Gesicht und das Fell einer Perser- und die Abzeichen einer Siamkatze. Der runde Kopf mit den vollen Wangen und der verkürzten Nase stammt eindeutig vom Perser. Abzeichen sehen bei Langhaarfell etwas

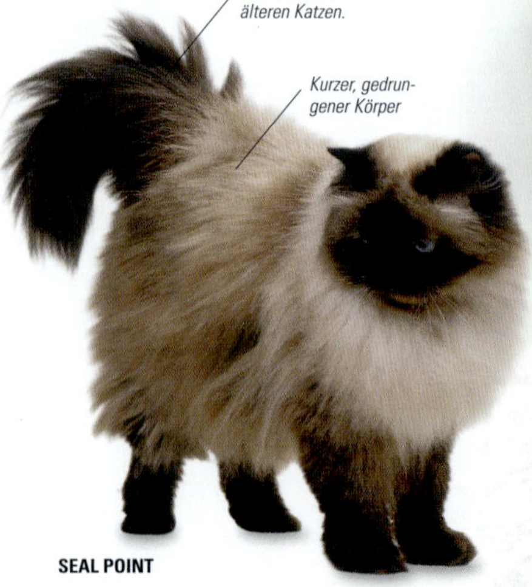

SEAL POINT

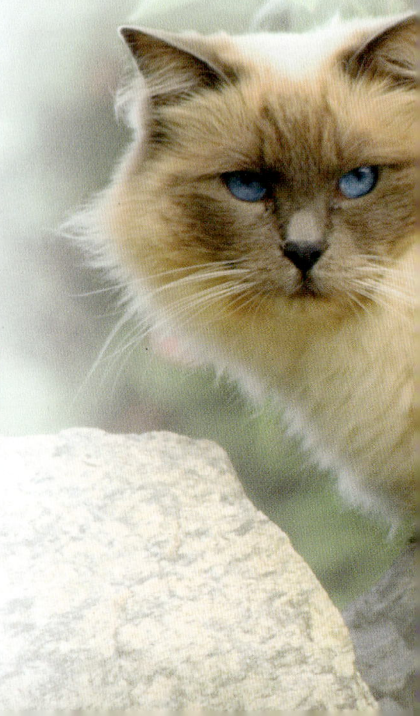

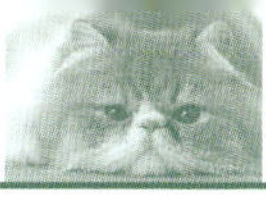

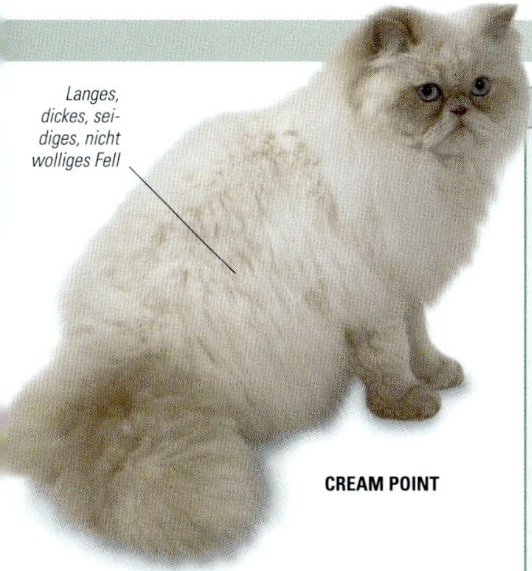

CREAM POINT

anders aus und auch die Augen sind nicht so intensiv Blau wie bei der Siam. Die Tiere sind lebhafter als die eine und zugleich umgänglicher als die andere Elternrasse, sodass das Anstrengendste an der Colourpoint im Grunde der Pflegeaufwand für das lange Fell ist.

ABZEICHEN

Die erste in Europa ausgestellte Katze mit »Abzeichen« – auf die Extremitäten beschränkte Farbe – war die Siam (*s.* S. 124–127), doch diese Mutation war sehr wahrscheinlich nicht auf den Fernen Osten beschränkt. Der Naturforscher Peter Pallas (1741–1811), der der Pallaskatze (*Felis manul*) seinen Namen gab, traf in der Nähe des Kaspischen Meers ebenfalls auf eine Katze mit Abzeichen. Er verewigte sie in seinem 1793 erschienenen Buch. Die Colourpoint-Langhaar jedoch entstand erst gut ein Jahrhundert später »versehentlich« aus einer von Genforschern unternommenen gezielten Kreuzung.

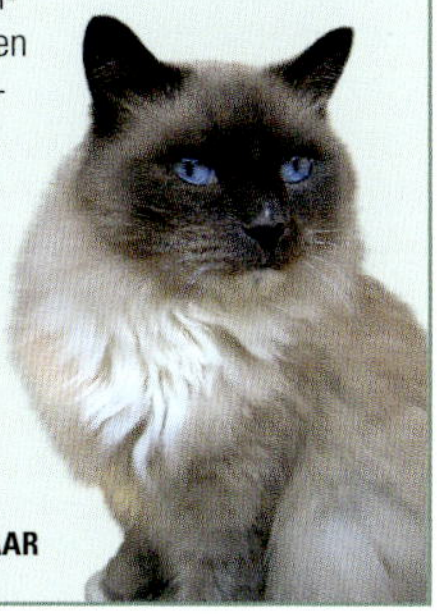

COLOURPOINT-LANGHAAR

Gespaltene Persönlichkeit
Die Colourpoint-Langhaar hat Körperbau, Gesichtsform und auch die Gelassenheit von der Perserkatze geerbt. Die Siam hat jedoch neben den Abzeichen einen guten Schuss Quirligkeit beigesteuert.

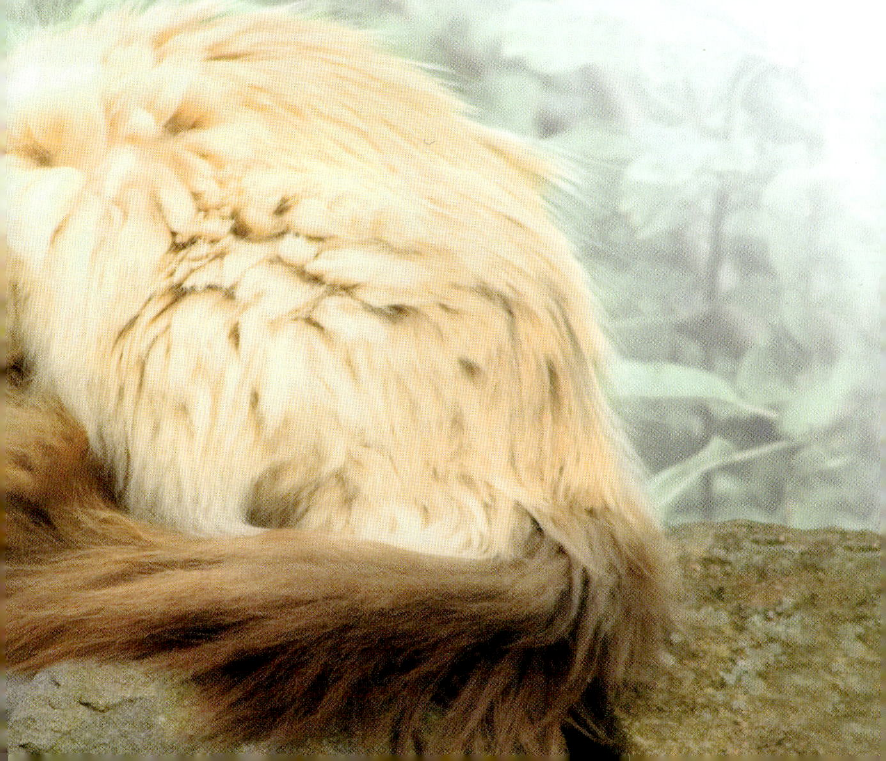

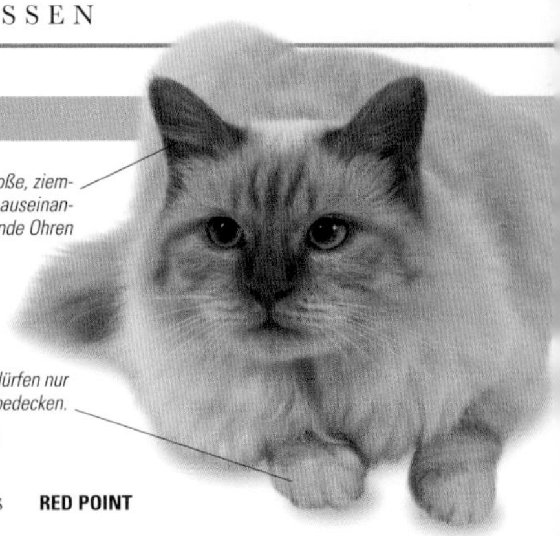

BIRMAKATZE

Entstehungszeit: Unbekannt
Herkunftsort: Myanmar (ehemals Birma) oder Frankreich
Vorfahren: Ungeklärt
Gewicht: 4,5–8 kg
Farbschläge: Einfarbig, Schildpatt und Tabby in allen Farben sowie Abzeichen mit weißen Sohlenstreifen
Zuchtverbände: GCCF, FIFé, CFA, TICA

Mittelgroße, ziemlich weit auseinander stehende Ohren

»Handschuhe« dürfen nur die Vorderpfoten bedecken.

RED POINT

Birmakatzen sind wegen ihres liebevollen und anhänglichen Wesens und nicht zuletzt auch wegen des wunderschönen Fells seit Generationen beliebte Hausgenossen. Einer umstrittenen Geschichte nach stammen sie von einer trächtigen Tempelkatze namens Sita ab, die1919 aus dem heutigen Myanmar zu August Pavie und Major Russell Gordon nach Frankreich geschickt worden war. Sie war ein Dank des Khmervolkes für die Rettung von Tempeln zur Zeit der Brahmanenaufstände.

Das Haarkleid der Birma geht, einer weiteren Legende nach, auf eine weiße Katze namens Sinh zurück. Sie lebte in einem Tsun-Kyan-Tse, einer goldenen Göttin mit Saphiraugen geweihten Tempel. Als dieser angegriffen wurde, nahm Sinh spontan die Farben der Gottheit an, um die Mönche zum Widerstand zu bewegen.

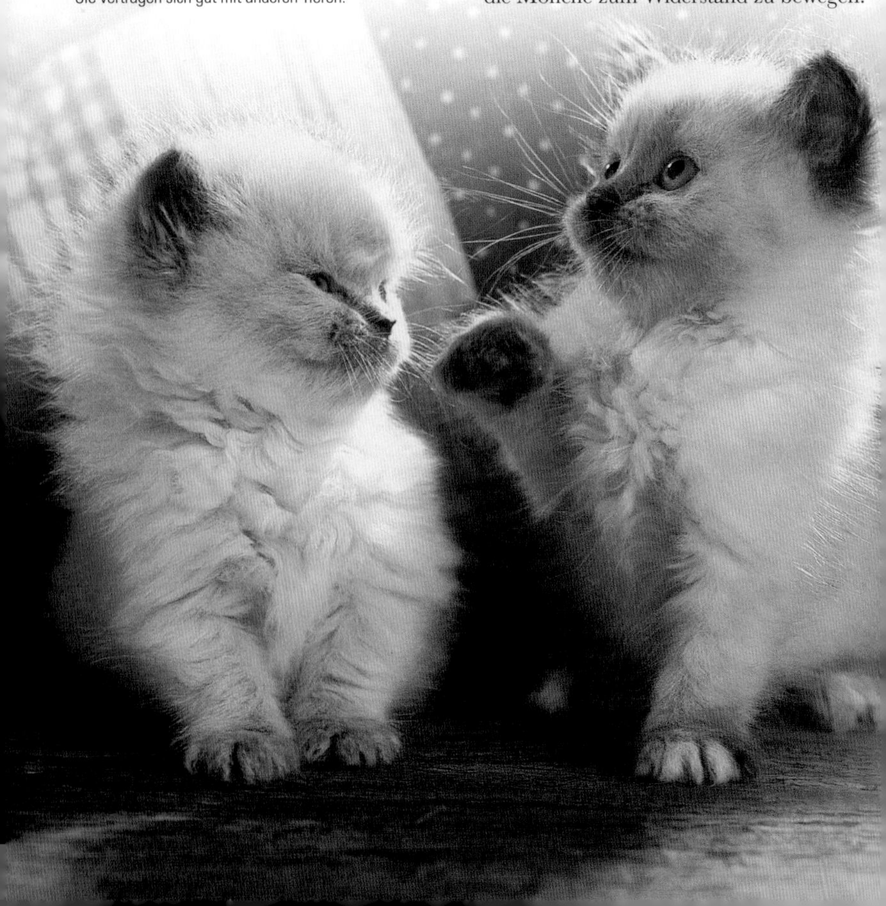

Einfach perfekt
Birmas, wie diese Blue Point-Kätzchen, sind nicht nur schön anzusehen, sondern sehr anschmiegsam. Sie vertragen sich gut mit anderen Tieren.

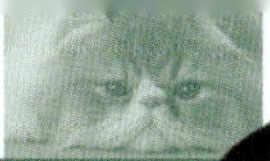

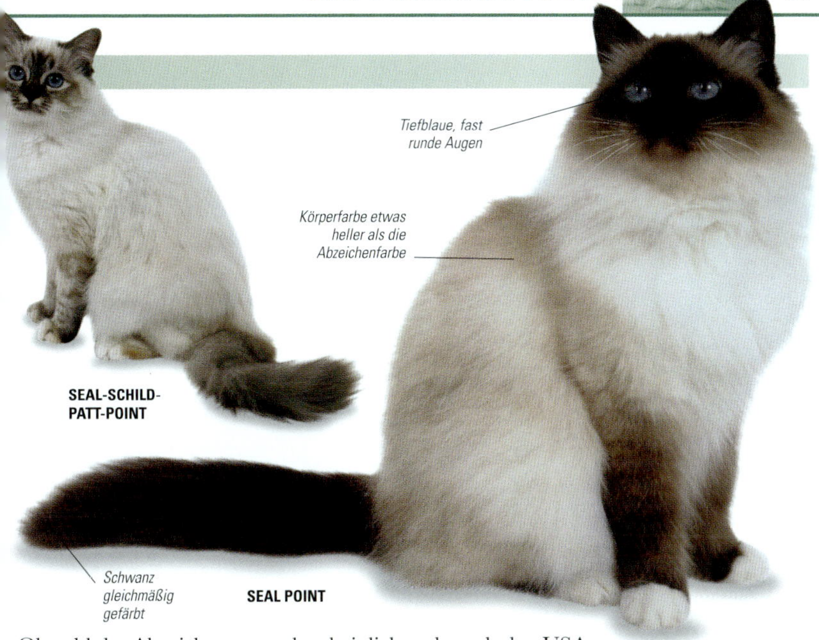
Tiefblaue, fast runde Augen
Körperfarbe etwas heller als die Abzeichenfarbe
Schwanz gleichmäßig gefärbt

SEAL-SCHILD-PATT-POINT

SEAL POINT

Obwohl das Abzeichengen wahrscheinlich bereits in der Katzenpopulation Myanmars vorhanden war und daher wohl von dort stammte, ist die Birma selbst vielleicht erst das Resultat von Zuchtexperimenten, aus denen auch die Colourpoint-Langhaar (*s.* S. 158–159) hervorgegangen war.

Dass jene in Europa zunächst Khmer genannt wurden, scheint diese Theorie zu erhärten – andererseits war die weißpfotige Birma von Anfang an als »Heilige Tempelkatze von Birma« bekannt. Gegen Ende des 2. Weltkrieges gab es im Westen nur noch zwei überlebende Exemplare. Um die Rasse weiterzuführen, verpaarte man diese mit anderen Rassen, wodurch sich der Genpool vergrößerte und auch das Potenzial zu neuen Abzeichenfarben hinzukam. Inzwischen hat sich die Rasse wieder voll erholt und ist sowohl in Europa als auch den USA äußerst populär.

KÖRPERBAU UND CHARAKTER

Die Birma liegt etwa zwischen der Colourpoint-Langhaar und den langhaarigen Orientalen. Der kräftige, aber nicht gedrungene lange Rumpf steht auf mittellangen Beinen, der Kopf ist weder besonders kurz noch besonders lang. Das seidige Fell ist nicht ganz so dick wie bei den Persern und verfilzt daher auch nicht so schnell, doch tägliche Pflege ist wichtig. Durch Inzucht können sich Erbdefekte häufen, doch glücklicherweise sind bei dieser Rasse nur seltene Haut- und Nervenkrankheiten erblich bedingt. Die meist ruhigen, ausgeglichenen Tiere neigen jedoch ein wenig zur Herrschsucht.

DIE TEMPELKATZE

Diese Kurzhaarversion der Birma wurde von der Neuseeländerin June Mateer gezüchtet. Die Verpaarung einer Birma mit einer Cinnamon Tabby Orientalisch-Kurzhaar (*s.* S. 128–129) brachte ein Seal Point-Kätzchen hervor, was zeigte, dass glücklicherweise beide Eltern das rezessive Abzeichengen trugen. Sobald das dominante Kurzhaargen sich etabliert hatte, wurde nur noch mit der Birma rückverpaart, um die gewünschte Zeichnung zu entwickeln. Die Rasse wurde 2001 vom neuseeländischen Zuchtverband CATZ unter dem provisorischen Namen Templecat anerkannt.

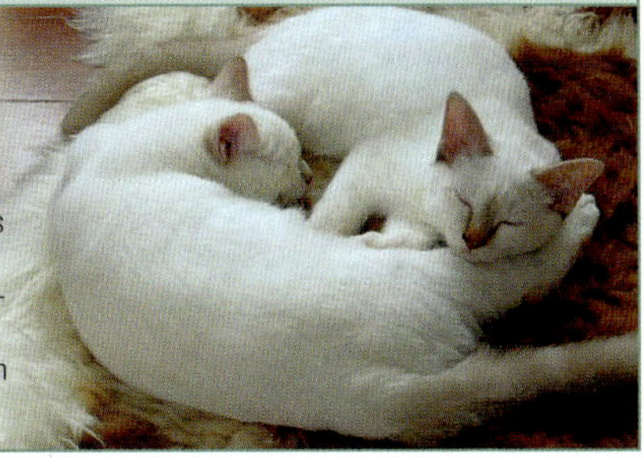

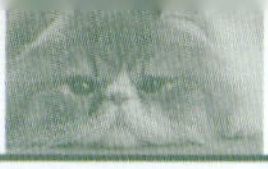

RAGDOLL

Entstehungszeit: um 1960
Herkunftsort: USA
Vorfahren: Ungeklärt
Gewicht: 4,5–9 kg
Farbschläge: Einfarbig, Bi-Colour und Schildpatt in allen Farben außer Cinnamon, Tabby mit Abzeichen
Zuchtverbände: GCCF, FIFé, CFA, TICA

Ragdolls haben wohl die seltsamste und umstrittenste Entstehungsgeschichte aller Katzenrassen. Um 1960 züchtete Ann Baker in Kalifornien die ersten Ragdolls, indem sie Josephine, eine weiße, wahrscheinlich rasselose Langhaarkatze mit ihrem Sohn Daddy Warbucks, einem Birma- oder birmaähnlichen Kater verpaarte. Das Erstaunliche war Bakers Behauptung, dass alle Kätzchen Josephines, nachdem diese bei einem Autounfall verletzt worden war, wie eine Stoffpuppe erschlafften, wenn man sie anfasste. Sie gründete 1971 einen Rassezuchtverein (International Ragdoll Cat Association IRCA) und erklärte, dass eine nicht beim IRCA registrierte Katze keine echte Ragdoll sei. Doch Bakers eigene Katzen wurden von keinem Zuchtverband akzeptiert. Diese Ehre wurde erst später von anderen Leuten weiter gezüchteten Ragdolls zuteil – 1990 in Großbritannien und schließlich 2000 von der nordamerikanischen CFA. Die nur in den USA anerkannte Ragamuffin (*s. S. 166*) ist mit der Ragdoll verwandt.

KÖRPERBAU UND CHARAKTER

Die Ragdoll ist heute in Großbritannien und den USA eine der beliebtesten Rassen. Die großen, erstaunlich schweren Tiere haben einen langen Körper und einen runden Kopf. Das wehende, mittellange, dichte, seidige Fell kommt in vielen Farben und Zeichnungen vor: mit Abzeichen, mit »Handschuhen« oder in Bi-Colour, das der Handschuhzeichnung sehr ähnlich ist, doch einen höheren Weißanteil hat.

Ann Baker war überzeugt, dass sich ihre Ragdolls in dreierlei Hinsicht von anderen

DESIGNERRASSEN

In mehr als hundert Jahren selektiver Züchtung haben wir uns ein solides Wissen der Farbgenetik erarbeitet. Wie diese Gene das Verhalten beeinflussen, ist uns jedoch noch weitgehend unbekannt. Wenige Züchter sind jedoch der Meinung, dass ein von einem Elternteil erlittenes Trauma sich auf die Nachkommen vererben könnte. Ann Baker gehörte zu ihnen. Die Persönlichkeit der Ragdolls soll das Resultat eines Autounfalls der Gründerkatze sein. Denn die verwandte Honeybear soll angeblich von einer Katze abstammen, der genetisch veränderte Skunk-Gene injiziert worden waren. Solche nicht beweisbaren Behauptungen können dem Ruf der Katzenzucht großen Schaden zufügen.

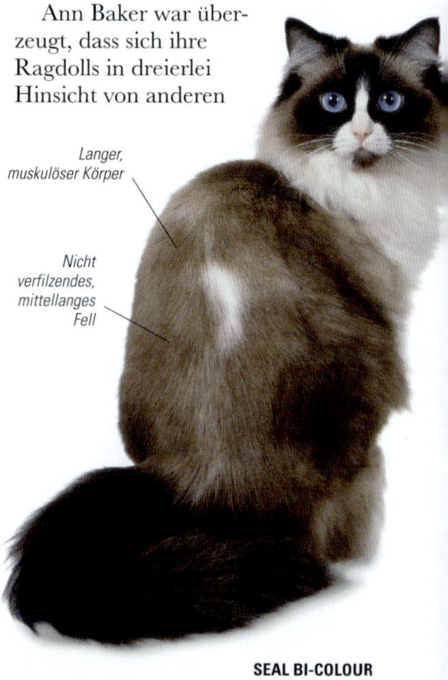

SEAL BI-COLOUR

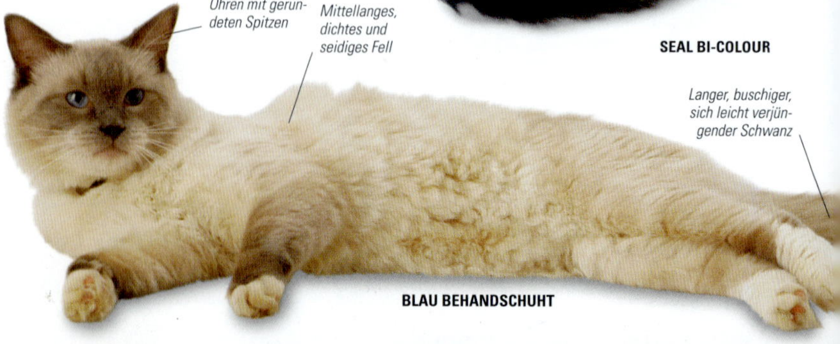

Mittelgroße Ohren mit gerundeten Spitzen
Mittellanges, dichtes und seidiges Fell
Langer, buschiger, sich leicht verjüngender Schwanz

BLAU BEHANDSCHUHT

Katzen unterschieden: Sie würden beim Tragen erschlaffen und hätten eine höhere Schmerztoleranz sowie einen ungewöhnlich niedrigen Selbsterhaltungstrieb. Zwar sind Ragdolls sehr ausgeglichen und anpassungsfähig, doch der Rest ist ein Mythos: die Tiere sind genauso schmerzempfindlich und lebenswillig wie andere Katzen. Der Ruf der Ragdoll, eine zufriedene Wohnungskatze zu sein, der an der Jagd im Freien wenig liegt, hat sie besonders bei australischen Katzenhaltern sehr beliebt gemacht, da diesen starke umweltbedingte Beschränkungen auferlegt werden.

Grundinstinkte
Obwohl sich die tolerante Ragdoll als Wohnungskatze sehr wohl fühlt, wird sie im Freien ihr Revier verteidigen wie jede andere Katze auch.

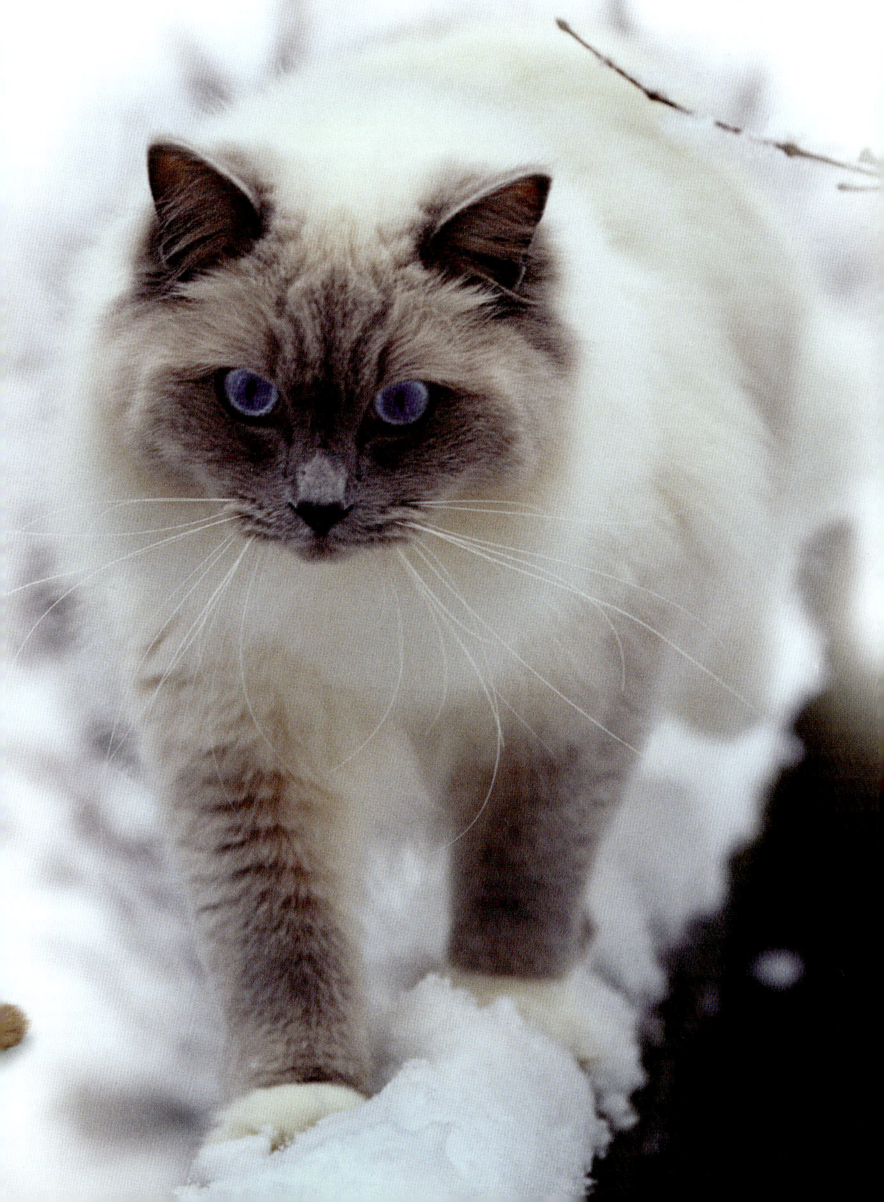

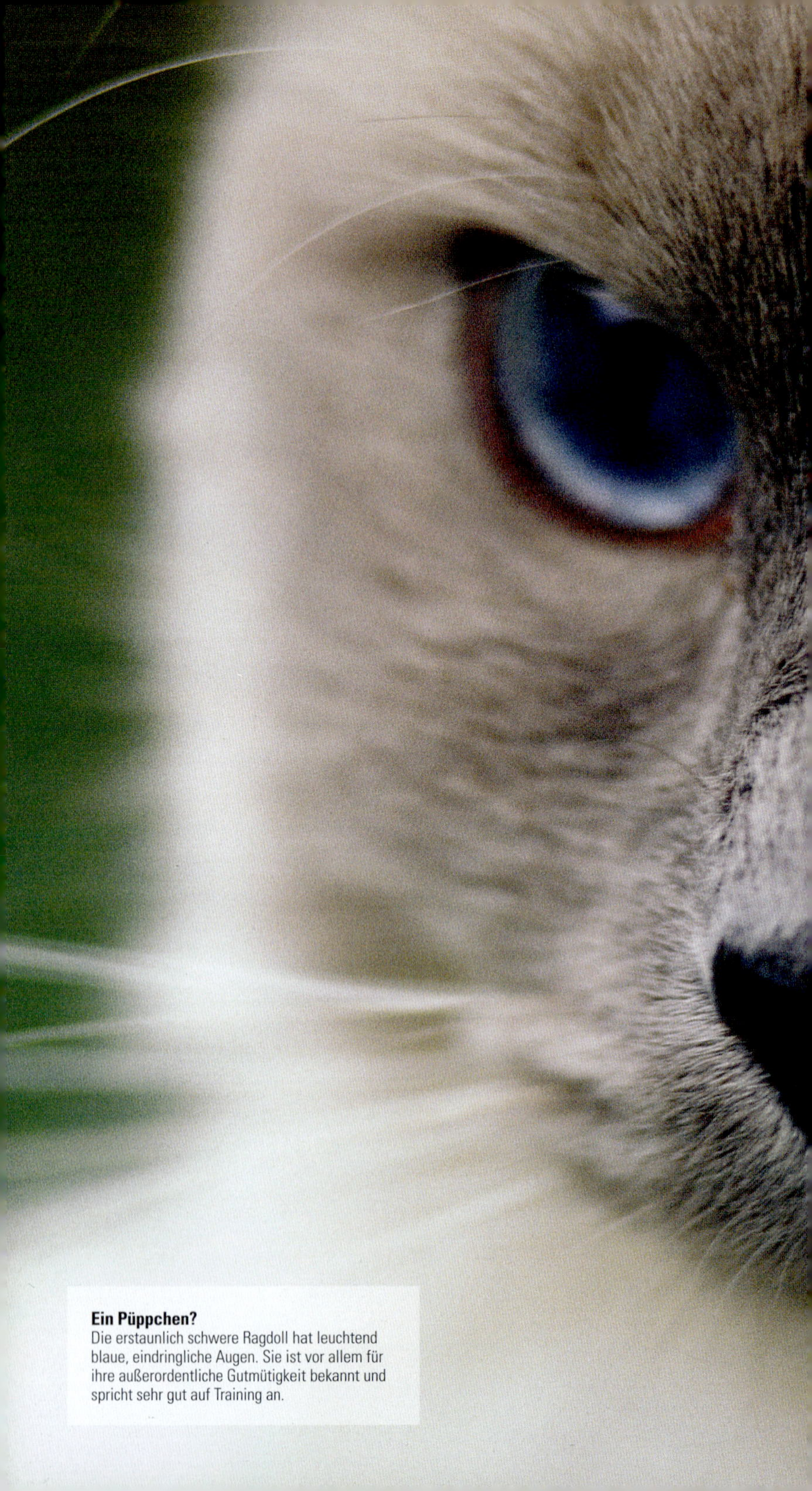

Ein Püppchen?
Die erstaunlich schwere Ragdoll hat leuchtend blaue, eindringliche Augen. Sie ist vor allem für ihre außerordentliche Gutmütigkeit bekannt und spricht sehr gut auf Training an.

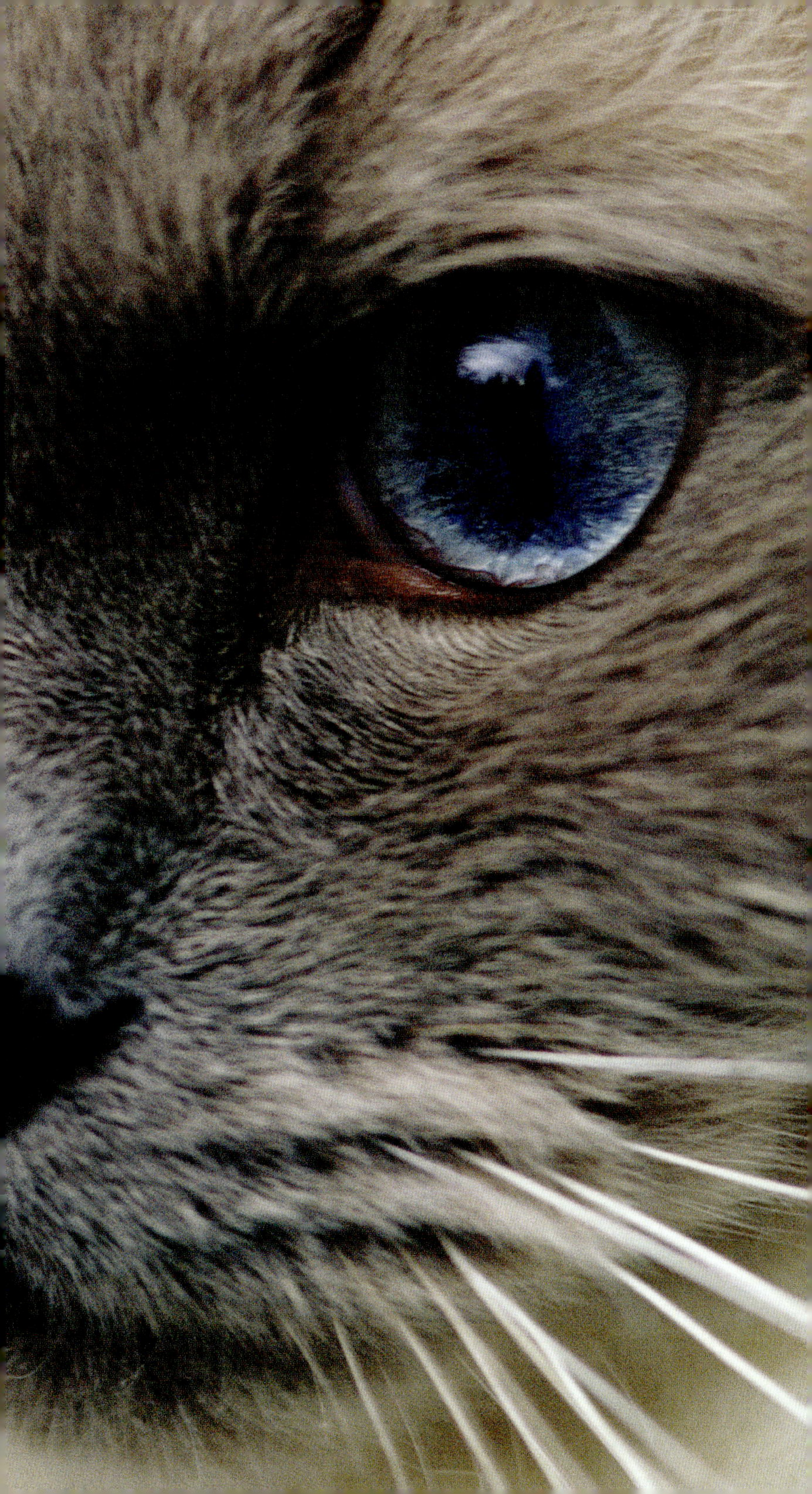

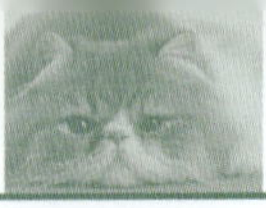

RAGAMUFFIN

Entstehungszeit: 1994
Herkunftsort: USA
Vorfahren: Ungeklärt, doch teilweise Ragdolls
Gewicht: 4,5–9 kg
Farbschläge: Einfarbig, Bi-Colour und Schildpatt in allen Farben und Mustern außer Abzeichen
Zuchtverband: CFA

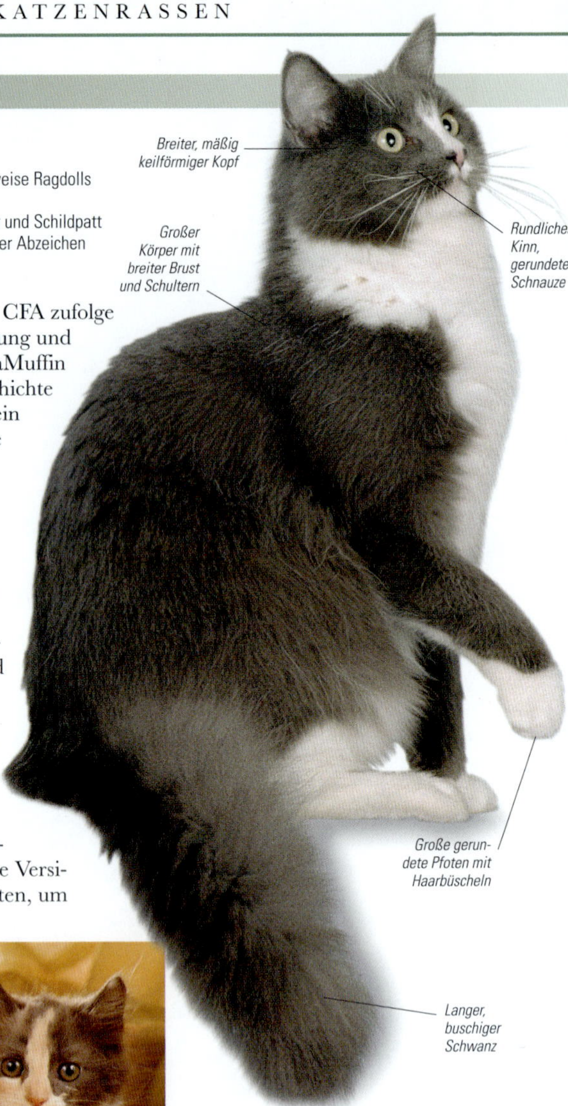
Breiter, mäßig keilförmiger Kopf
Großer Körper mit breiter Brust und Schultern
Rundliches Kinn, gerundete Schnauze
Große gerundete Pfoten mit Haarbüscheln
Langer, buschiger Schwanz

Dem Zuchtstandard der CFA zufolge ist »die genaue Entwicklung und Frühgeschichte der RagaMuffin unklar. Die genaue Geschichte wird vermutlich immer ein Geheimnis bleiben«. Die RagaMuffin ist in vieler Hinsicht eine Ragdoll (s. S. 162–165) im anderen Gewand. Die Zucht von Ragdoll gestaltete sich oft schwierig, da die Züchterin Ann Baker sich in Bezug auf Zuchtverlauf bedeckt hielt und zugleich merkwürdige Behauptungen über die Herkunft der Rasse aufstellte. Als sie ihren Ruhestand immer wieder aufschob, distanzierten sich verärgerte Züchter von ihr, indem sie ihre Version der Rasse umbenannten, um rechtliche Probleme zu vermeiden. Die gemeinsame Herkunft von Ragdoll und RagaMuffin stellt immer noch ein großes Problem dar, doch man hofft, dass sich im Laufe der Zeit die Unterschiede beider Rassen klarer herauskristallisieren. Die RagaMuffin ist noch relativ unbekannt, doch gewinnt sie seit ihrer Anerkennung durch die CFA stetig an Bedeutung.

Wie die Ragdoll ist auch die RagaMuffin groß und schwer mit einem dichten, seidigen Fell. Sie hat einen freundlichen Gesichtsausdruck und ein entsprechend sanftes Gemüt, ist sehr geduldig mit Kindern und lässt sich viel, aber auch nicht alles gefallen.

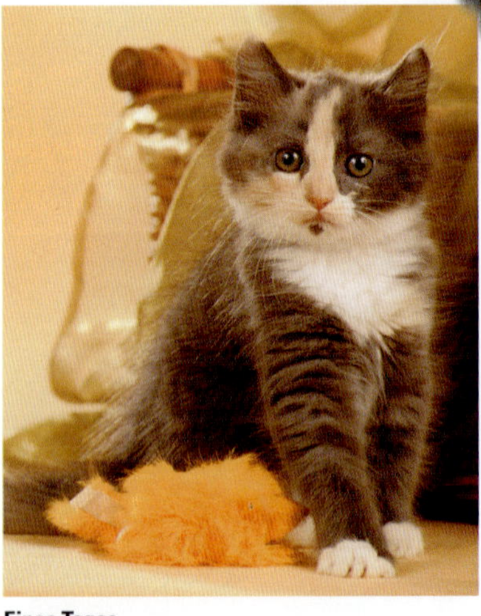

Eines Tages
Die RagaMuffin ist eine sehr große Katze, doch es dauert einige Jahre, bis sie ihre volle Größe erreicht hat. Bei der Bi-Colourfärbung spielt Symmetrie keine Rolle.

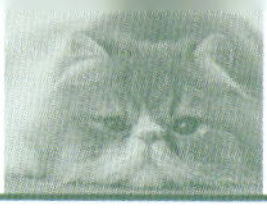

EXOTISCH LANGHAAR

Entstehungszeit: Um 1960
Herkunftsort: USA
Vorfahren: Perser, Amerikanisch Kurzhaar
Gewicht: 3,5–7 kg
Farbschläge: Einfarbig, Schildpatt und Bi-Colour in allen Farben, Smoke, Tipping sowie gestromt.
Zuchtverbände: FIFé, TICA

Dies ist, knapp gesagt, die Langhaarversion einer Kurzhaarversion einer Langhaarrasse. Die Exotisch Langhaar ist im Grunde eine Kurzhaar-Perserkatze (*s.* S. 154–157), die aus Verpaarungen von Amerikanisch (*s.* S. 96–97) mit Britisch Kurzhaar (*s.* S. 88–89) hervorging und dann wieder mit Persern rückverpaart wurde, um den Typus zu festigen. Da das Langhaargen rezessiv ist, werden immer wieder langhaarige Exoten geboren. Die Zuordnung wird von den Zuchtverbänden unterschiedlich gehandhabt: bei FIFé und TICA listet man sie als Perser, während CFA und GCCF sie als Exotisch-Variant klassifizieren. Analog dazu vertreten manche die Ansicht, dass sich die Tiere hinsichtlich der Felltextur, der Konformität zum Rassestandard oder des Charakters unterscheiden, während andere darauf beharren, dass die Felllänge den einzigen Unterschied darstellt. Das ist jedoch lediglich für Katzenausstellungen relevant und bedeutet im Grunde nur, dass man auch bei den Züchtern von Exotisch Langhaar fündig wird, wenn man sich eine Perserkatze als Hausgenossin zulegen will.

NAMEN SIND SCHALL UND RAUCH

Besonders bei der Exotisch Langhaar stellt sich die Frage, was eine Rasse ausmacht: Sind es die Gene, das Aussehen oder die Abstammung? Diese Katzen stehen den Persern genetisch sehr nahe und werden daher keine unerwünschten kurzhaarigen Nachkommen produzieren. Über die normale Bandbreite von Qualität und Aussehen hinaus scheint kein Unterschied zu den Persern zu bestehen. Daher erlauben es manche Zuchtverbände, sie als Perser auszustellen – genau wie man dort bei einigen Rassen auch jede rasselose Katze registrieren kann, die dem Standard gerecht wird. Andere Verbände legen jedoch vor allem Wert auf die Abstammung und werden daher keine Exotisch Langhaar akzeptieren.

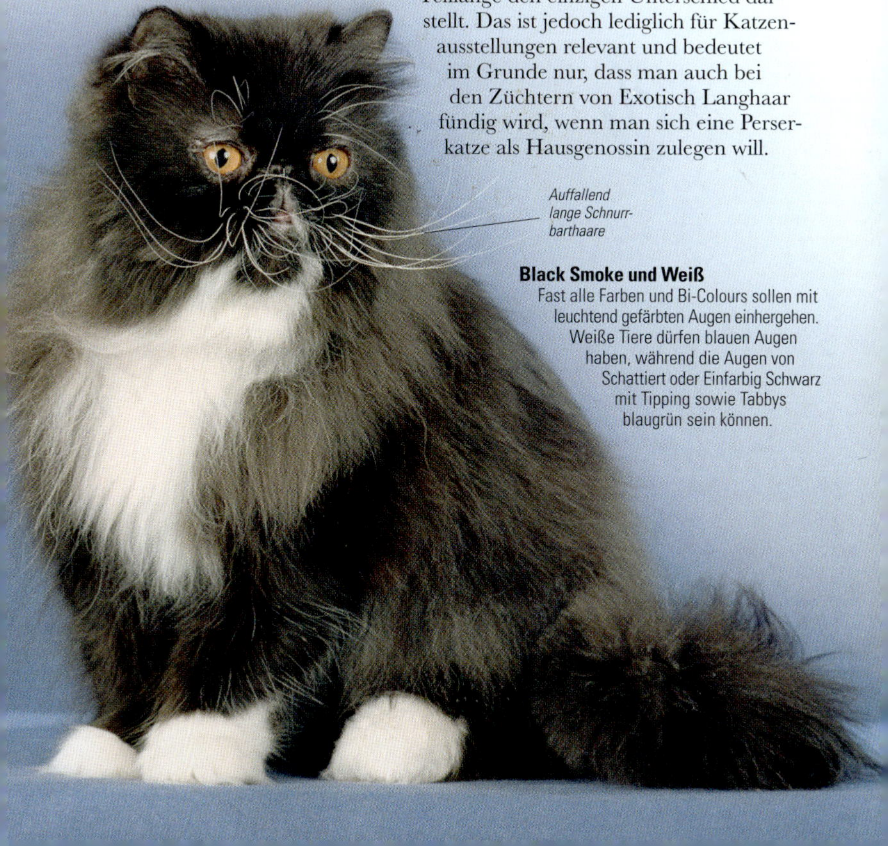

Auffallend lange Schnurrbarthaare

Black Smoke und Weiß
Fast alle Farben und Bi-Colours sollen mit leuchtend gefärbten Augen einhergehen. Weiße Tiere dürfen blauen Augen haben, während die Augen von Schattiert oder Einfarbig Schwarz mit Tipping sowie Tabbys blaugrün sein können.

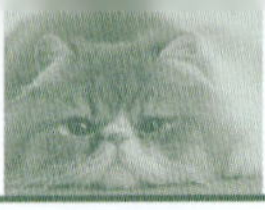

MAINE COON

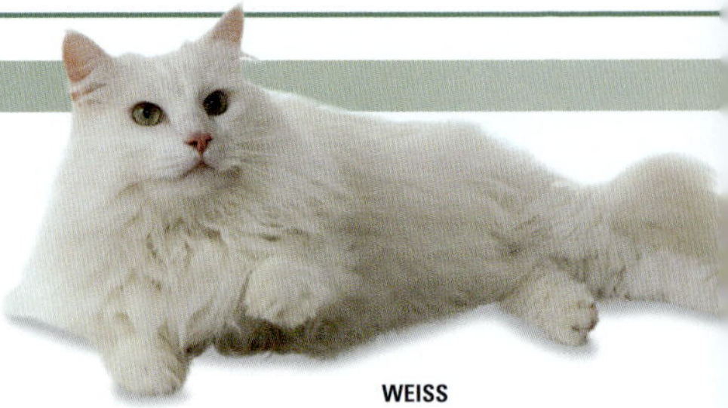

WEISS

ENTSTEHUNGSZEIT: um 1860
HERKUNFTSORT: USA
VORFAHREN: Bauernkatzen
GEWICHT: 4–7,5 kg
FARBSCHLÄGE: Einfarbig, Schildpatt und Bi-Colours in traditionellen westlichen Farben, Smoke, Schattiert sowie gestromt und getigert.
ZUCHTVERBÄNDE: GCCF, FIFé, CFA, TICA

Die Maine Coon fällt besonders durch ihre Größe und das lange, imposante Haarkleid auf. In den kalten, harten Wintern Nordamerikas hatten vor allem Katzen mit langem, gut isolierendem Fell die besten Überlebenschancen. Sie mussten zudem groß genug sein, um Hasen zu jagen und sich gegen andere Raubtiere zur Wehr zu setzen. Hier ist durch natürliche Zuchtwahl die Maine Coon entstanden. Wann und wo genau das erste Tier mit Langhaargenen in Amerika eintraf, ist unklar, doch es ist recht wahrscheinlich, dass dies eine Katze aus Skandinavien oder Russland war, die per Schiff in einen der Seehäfen von Maine gekommen war. Die erste, im Jahr 1861 ausgestellte Maine Coon hieß Captain Jenks of the Horse Marines. Die damals Maine Shag genannte Rasse war in den USA außerordentlich beliebt, bis ihr schließlich gegen Ende des 19. Jh.s die Perserkatze (*s.* S. 154–157) den Rang ablief. Doch damals wie heute stehen die Tiere als ausgezeichnete Mausjäger hoch im Kurs. Nach dem 2. Weltkrieg stieg die Popularität der Maine Coon und

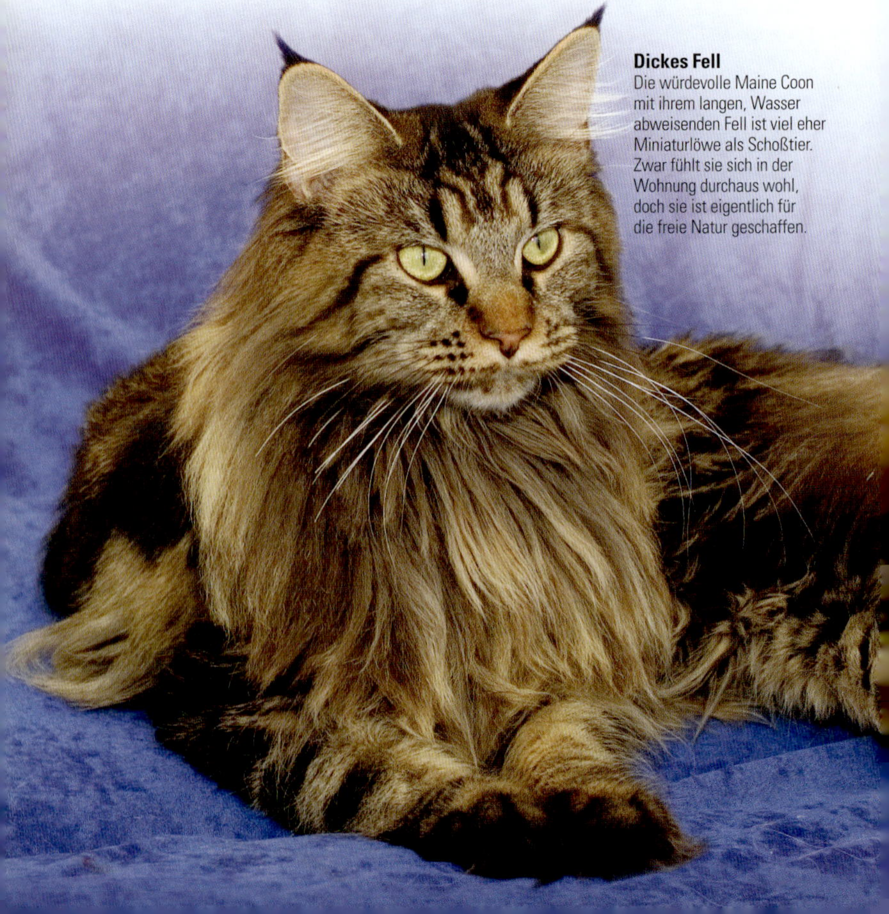

Dickes Fell
Die würdevolle Maine Coon mit ihrem langen, Wasser abweisenden Fell ist viel eher Miniaturlöwe als Schoßtier. Zwar fühlt sie sich in der Wohnung durchaus wohl, doch sie ist eigentlich für die freie Natur geschaffen.

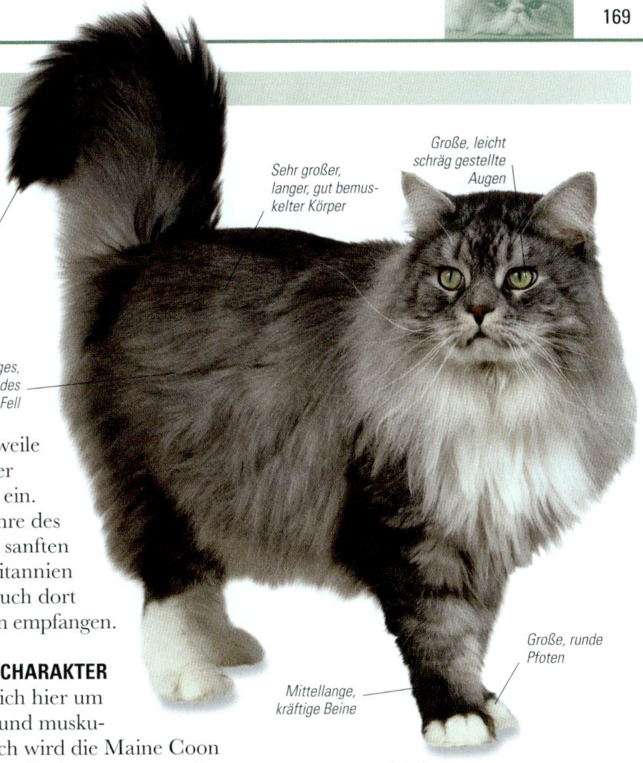
Buschiger Schwanz mit wehendem Deckhaar
Sehr großer, langer, gut bemuskelter Körper
Große, leicht schräg gestellte Augen
Langes, glänzendes Fell
Mittellange, kräftige Beine
Große, runde Pfoten

BRITISH LOOK SILBERTABBY

sie nimmt mittlerweile in den USA wieder den zweiten Platz ein. Mitte der 80er-Jahre des 20. Jh.s trafen die sanften Riesen in Großbritannien ein und wurden auch dort mit offenen Armen empfangen.

KÖRPERBAU UND CHARAKTER

Zwar handelt es sich hier um große, kompakte und muskulöse Tiere, dennoch wird die Maine Coon nicht, wie manchmal behauptet, so groß wie ein Hund. Maine Coons mit »britischem« Look haben breite Gesichter mit ovalen Augen und einen gedrungenem Körper mit entsprechenden Beinen. Die TICA zieht Tiere mit eckigeren Gesichtsformen und runderen Augen vor. Das dicke Fell ist Wasser abweisend und braucht weniger Pflege als weicheres Langhaarfell. Ursprünglich wurden nur braune Tabbys als Maine Coons bezeichnet und auch heute noch wird dieser Schlag allgemein als »ursprüngliche« Farbe bevorzugt. Die Tiere sind unabhängig und eigenwillig sowie sehr lautfreudig und vor allem durch ihr fröhliches Begrüßungstrillern bekannt. Wie die Norwegische Waldkatze (*s.* S. 172–175) geht auch die Maine Coon auf Fischjagd oder einfach nur schwimmen.

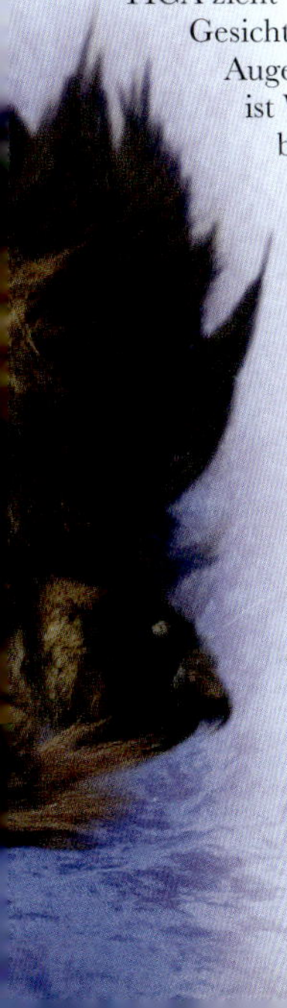

SCHIFFSKATZEN

Wahrscheinlich trafen die Vorfahren der Maine Coon per Schiff in den USA ein. Die Hauskatze verbreitete sich mit den Phöniziern und den Römern von Nordafrika aus in Europa und Asien und überquerte später auf Schiffen wie der *Mayflower* (rechts) den Atlantik. Sie dienten an Bord als Schädlingsbekämpfer, zur Aufmunterung der Besatzung – und im Extremfall als Nahrungsreserve.

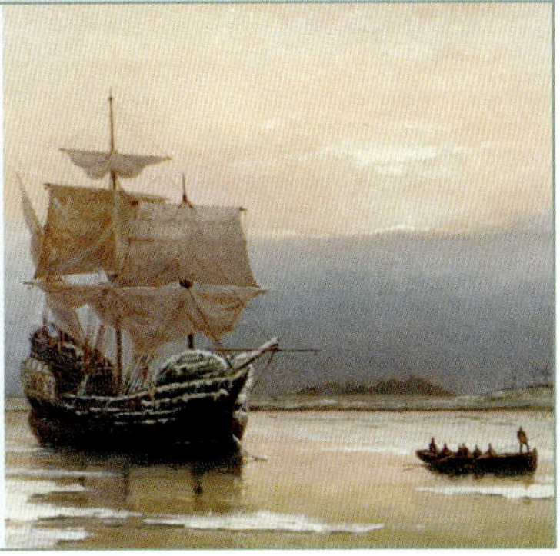

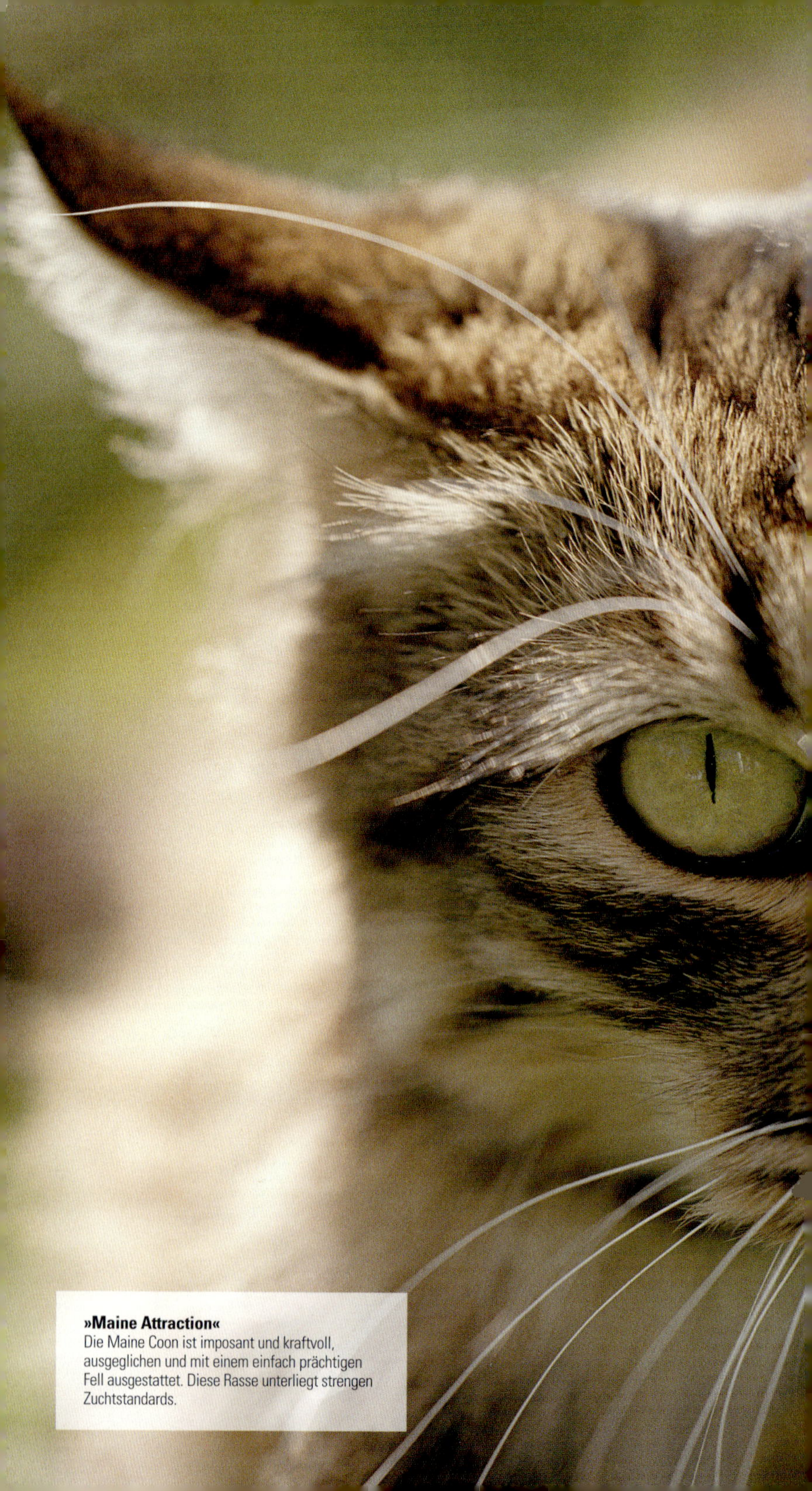

»Maine Attraction«
Die Maine Coon ist imposant und kraftvoll, ausgeglichen und mit einem einfach prächtigen Fell ausgestattet. Diese Rasse unterliegt strengen Zuchtstandards.

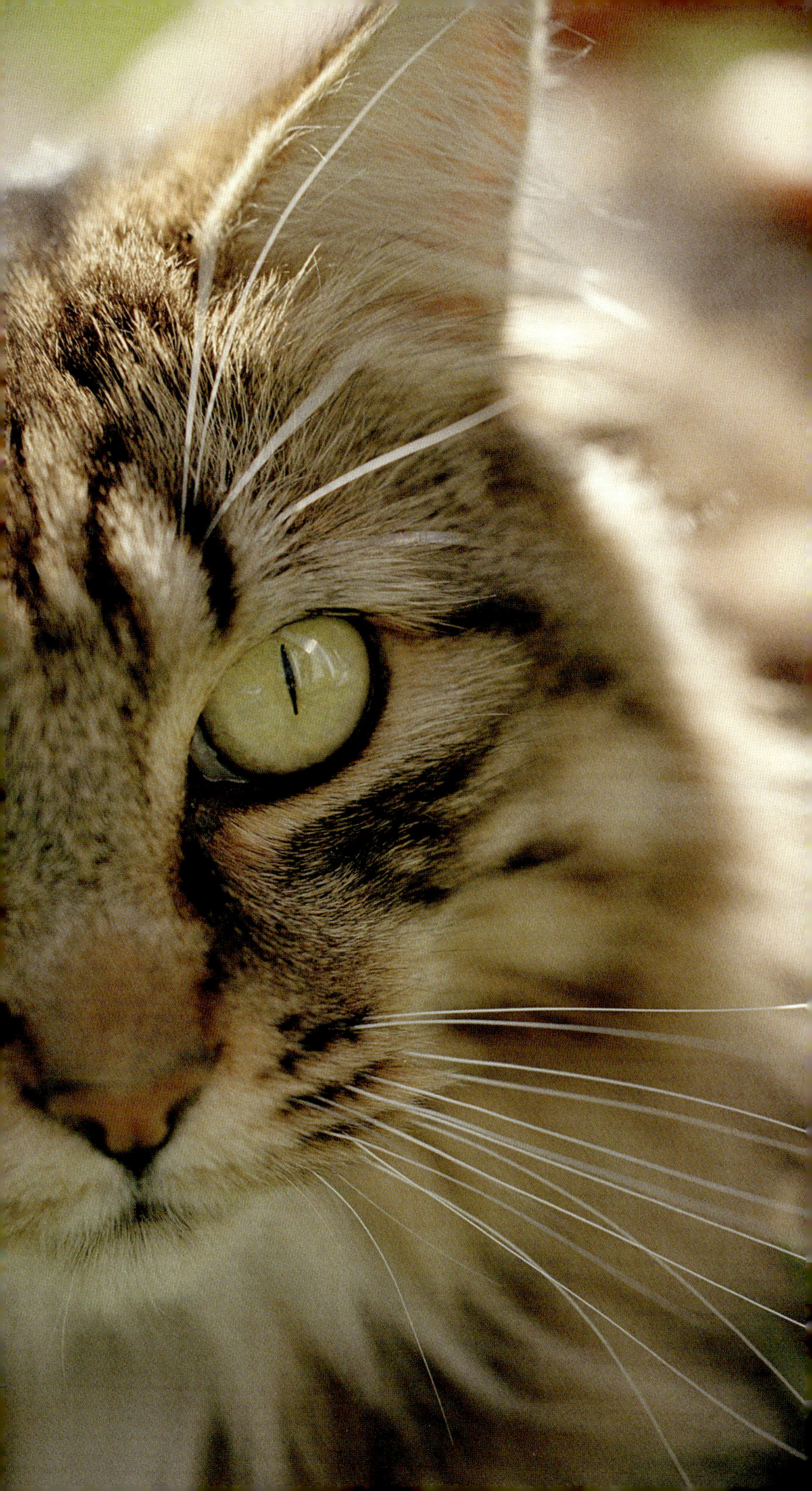

NORWEGISCHE WALDKATZE

Entstehungszeit: um 1930
Herkunftsort: Norwegen
Vorfahren: Bauernkatzen
Gewicht: 3–9 kg
Farbschläge: Einfarbig, Schildpatt und Bi-Colour in traditionellen westlichen Farben, Smoke, Schattiert und Tipping sowie westliche Tabbymuster
Zuchtverbände: GCCF, FIFé, CFA, TICA

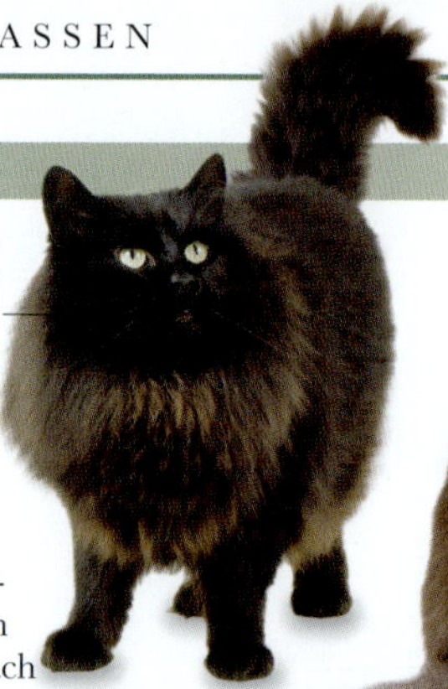

Einfarbig schwarze Tiere haben grüne oder goldene Augen.

SCHWARZ

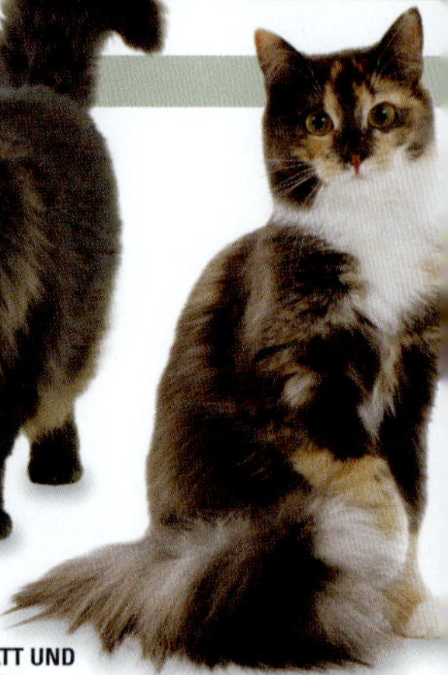

SCHILDPATT UND WEISS

Alles, was man sicher über die Norwegische Waldkatze weiß, ist, dass es sich um eine alte Rasse handelt. Der Legende nach ist sie die »Trollkatze« des skandinavischen Märchens, doch die wahre Geschichte sieht wohl anders aus.

Die ersten Hauskatzen kamen um das Jahr 1000 nach Norwegen, sowohl durch die ganz allmähliche Ausbreitung der Katzen in Europa als auch durch direkte Handelsbeziehungen der Wikinger mit dem byzantinischen Kaiserreich. Das lässt sich gut an den ähnlichen Fellfarben ablesen, die sowohl in der Türkei als auch in Norwegen häufig vorkommen, im restlichen Europa jedoch selten sind. Das lässt auch den Schluss zu, dass das Langhaargen auf denselben Handelswegen nach Norwegen kam. In den kalten, harten Wintern Skandinaviens hatten Katzen mit langem Fell deutliche Vorteile, sodass dieses Merkmal bei den Haus- und vor allem Bauernkatzen Norwegens weit verbreitet ist. Bis um 1930 wurde die Skogkatt oder Skaukatt in ihrem Heimatland nicht als eigene Rasse betrachtet und selektive Züchtung begann erst einige

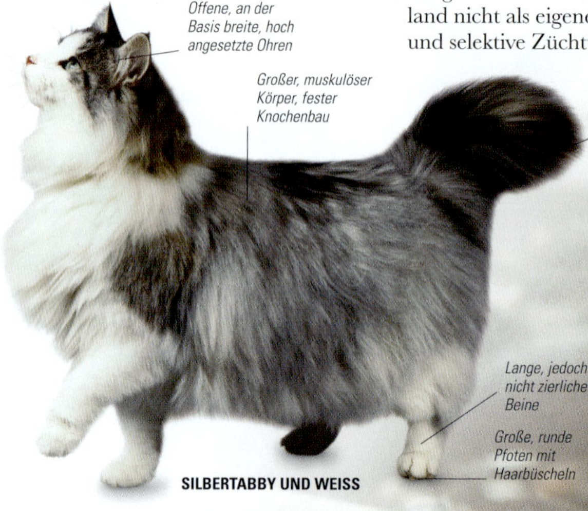

Offene, an der Basis breite, hoch angesetzte Ohren

Großer, muskulöser Körper, fester Knochenbau

Buschiger Schwanz, so lang wie der Körper

Lange, jedoch nicht zierliche Beine

Große, runde Pfoten mit Haarbüscheln

SILBERTABBY UND WEISS

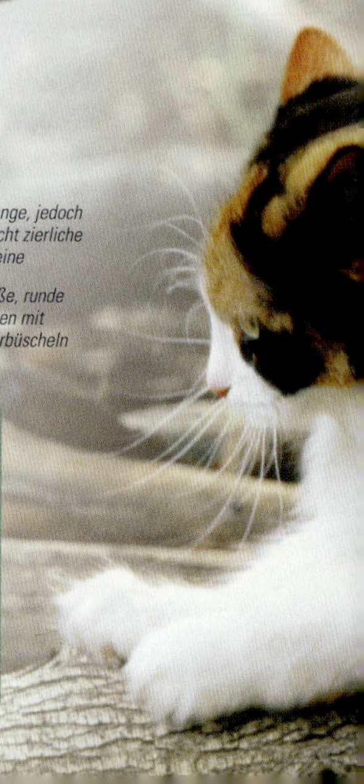

FELLWISSENSCHAFT

Alle Katzen, auch die Vorfahren der Norwegischen Waldkatze, sind entweder Träger des Kurzhaargens »L« oder des Langhaar-Allels »l« (*s.* dazu S. 74–77). Das Kurzhaargen »L« ist dominant – nur eines davon ist nötig, um kurzes Fell hervorzubringen. Tragen hingegen beide Eltern das rezessive »l«-Gen, wird der Nachwuchs langhaarig. Im Falle der Norwegischen Waldkatze haben sich die »ll«-Nachkommen durchsetzen und weiter vermehren können.

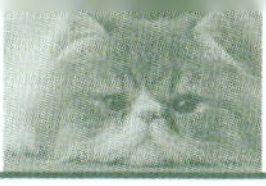

Jahrzehnte später. Seitdem jedoch wird die Norwegische Waldkatze daheim und im Ausland immer beliebter, wenn sie auch noch nicht ganz an die Maine Coon (s. S. 168–171) herankommt.

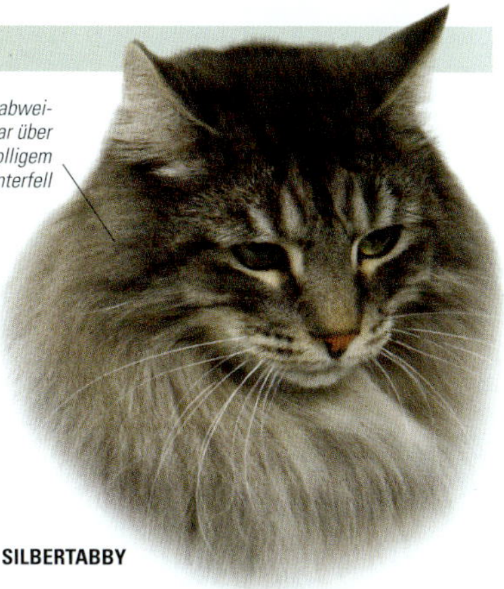

SILBERTABBY

KÖRPERBAU UND CHARAKTER

Die auch unter dem Namen Wegie bekannten Naturtiere werden von Züchtern gern als kleiner Luchs bezeichnet. Die Tiere sind groß, robust und muskulös. Der keilförmige Kopf läuft in eine lange Nase aus. Das glänzende Fell besteht aus weichem, Wasser abweisendem Deckhaar über einer dichten, gut isolierenden Unterwolle. Auch die Persönlichkeit ist die einer frei lebenden Bauernkatze: bewegliche, begabte Jäger, die auch gern Fische fangen. Obwohl sie freundliche Hausgenossen abgeben, verteidigen sie ihr Territorium mit Nachdruck und fühlen sich als alleiniges Haustier am wohlsten.

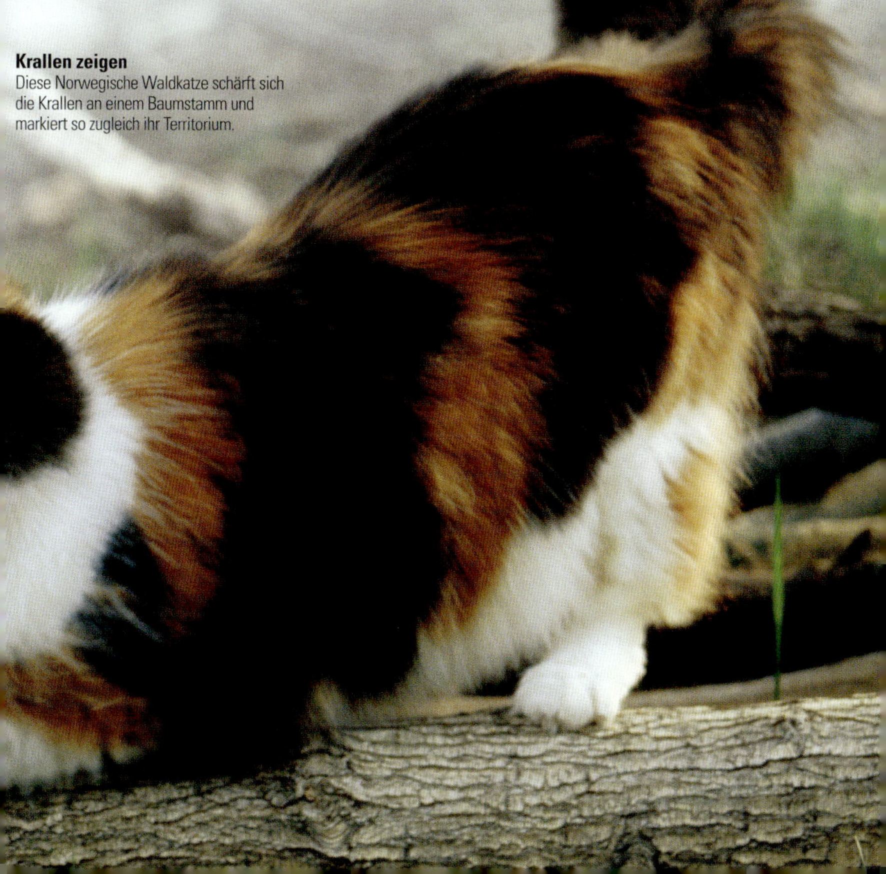

Krallen zeigen
Diese Norwegische Waldkatze schärft sich die Krallen an einem Baumstamm und markiert so zugleich ihr Territorium.

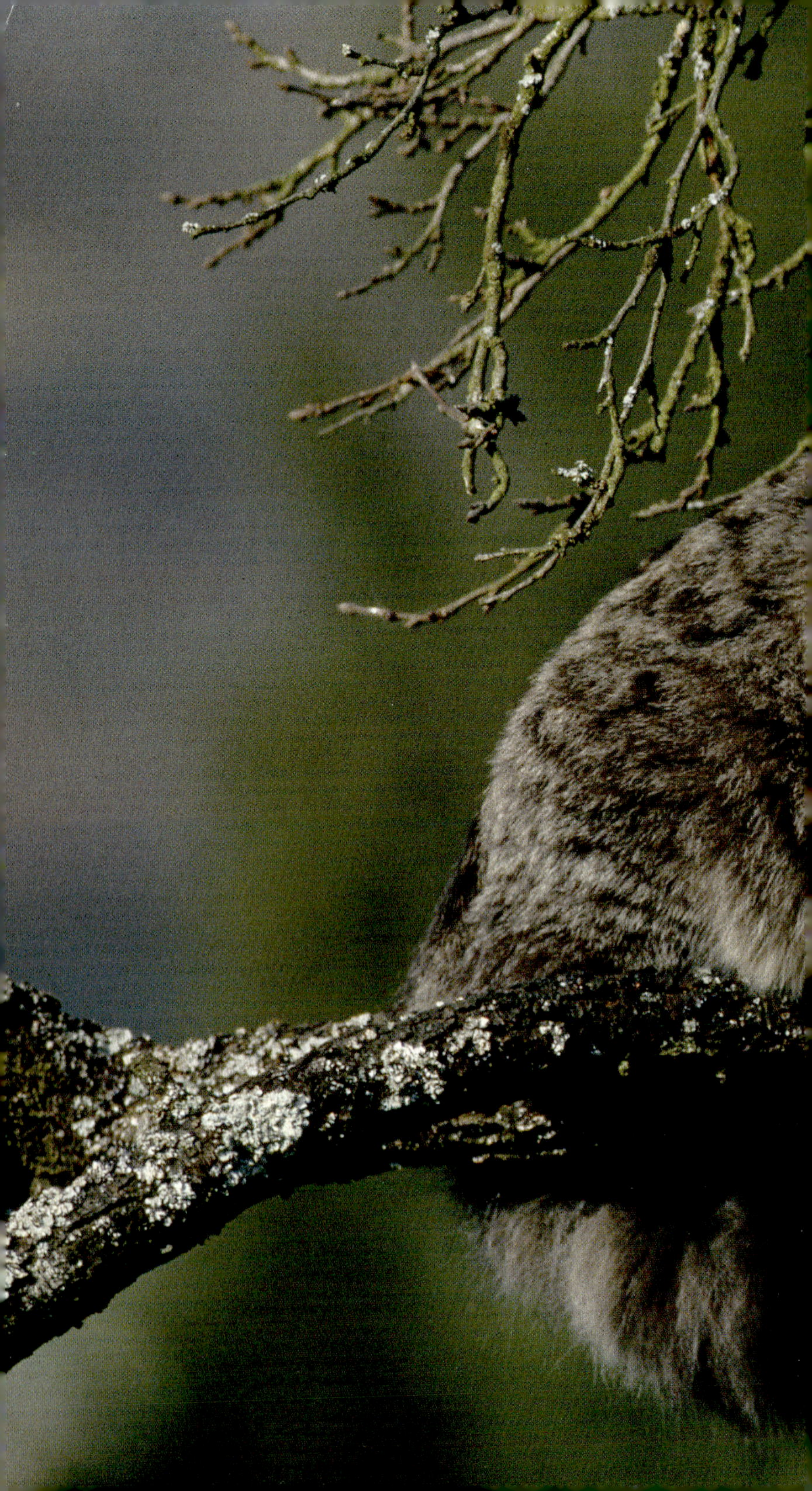

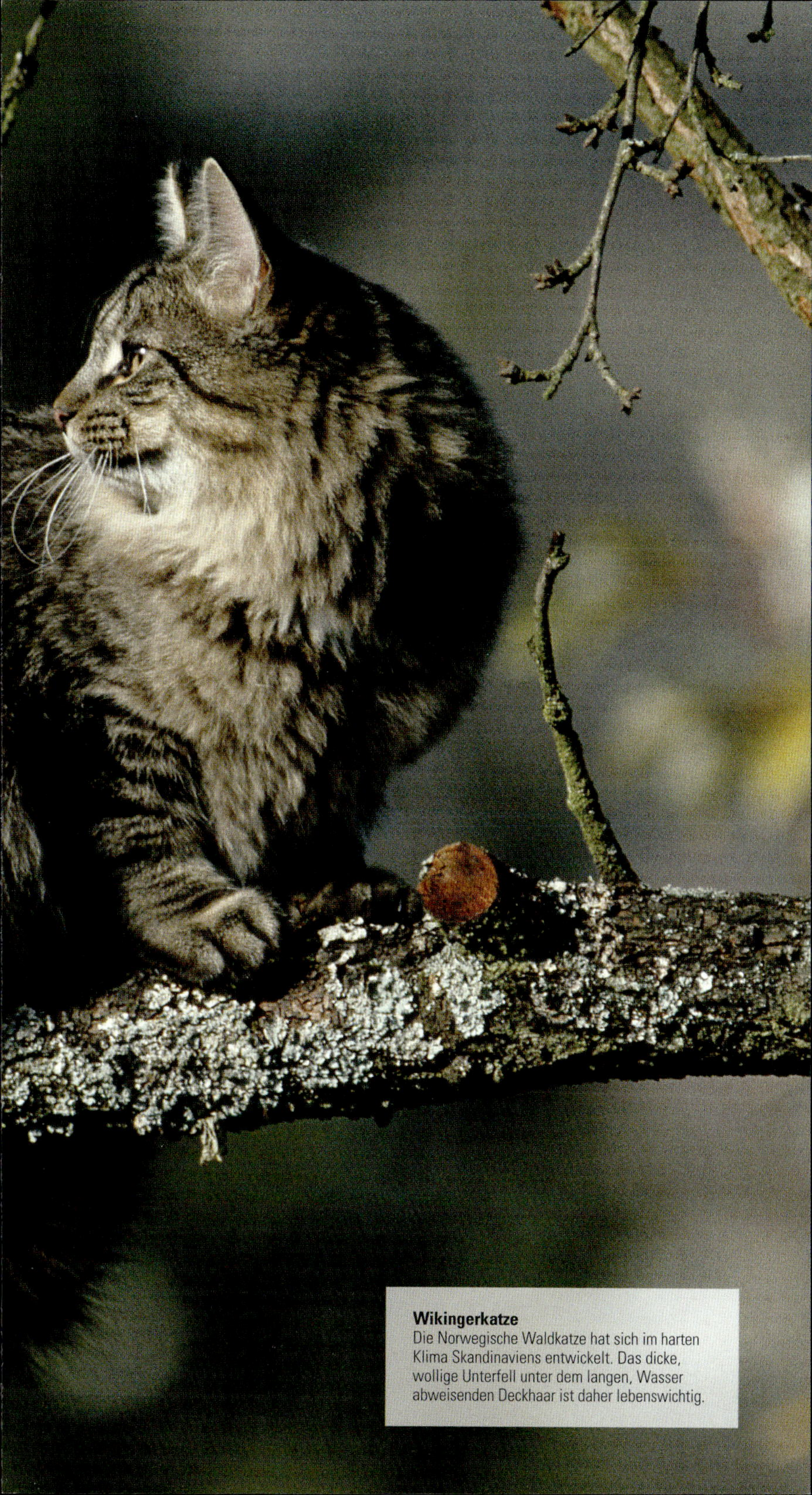

Wikingerkatze
Die Norwegische Waldkatze hat sich im harten Klima Skandinaviens entwickelt. Das dicke, wollige Unterfell unter dem langen, Wasser abweisenden Deckhaar ist daher lebenswichtig.

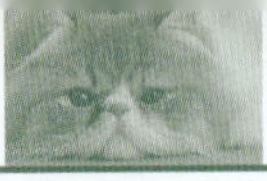

SIBIRISCHE WALDKATZE

Entstehungszeit: um 1980
Herkunftsort: Östliches Russland
Vorfahren: Haus- und Bauernkatzen
Gewicht: 4,5–9 kg
Farbschläge: Einfarbig, Schildpatt und Bi-Colour in traditionellen westlichen Farben, Smoke, Schattiert und Tipping sowie traditionelle Tabbymuster
Zuchtverbände: GCCF, FIFé, CFA, TICA

Wie andere große, langhaarige Katzenrassen ist auch die Sibirische Waldkatze das Produkt einer unwirtlichen Umwelt, in der nur kraftvolle Jäger mit dickem, warmem Fell Überlebenschancen haben. Erst um 1980 gewann sie als Rasse Bedeutung. In den 90er-Jahren gelangte sie nach Europa und in die USA. Heute ist die Rasse von allen wichtigen Zuchtverbänden anerkannt. In den USA wird sie »Starpoint« genannt, um Verwechslungen mit der Norwegischen Waldkatze (*s.* S. 172–175) zu vermeiden.

Obwohl die internationalen Standards leicht voneinander abweichen, stimmen sie doch im Wesentlichen überein. So ist die Sibirische Waldkatze kräftig und muskulös, mit robustem Körper und Beinen und langem, Wasser abweisendem, leicht öligem Deckfell über dichter, gut gegen Kälte isolierender Unterwolle.

In Gestalt wie Charakter ist die aktive, unabhängige Bauernkatze unverkennbar. Obwohl freundlich und ausgeglichen, ist sie kein Schoßtier, sondern eine geschickte Jägerin. Die Annahme, dass diese Rasse weniger Allergien hervorruft als andere Katzen, ist leider falsch.

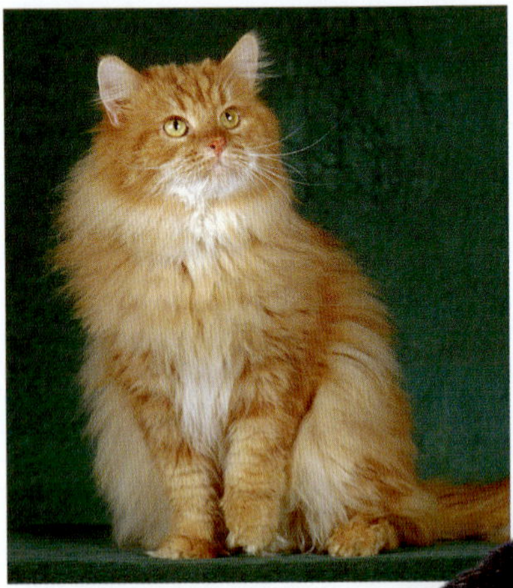

ROT SCHATTIERTER TABBY

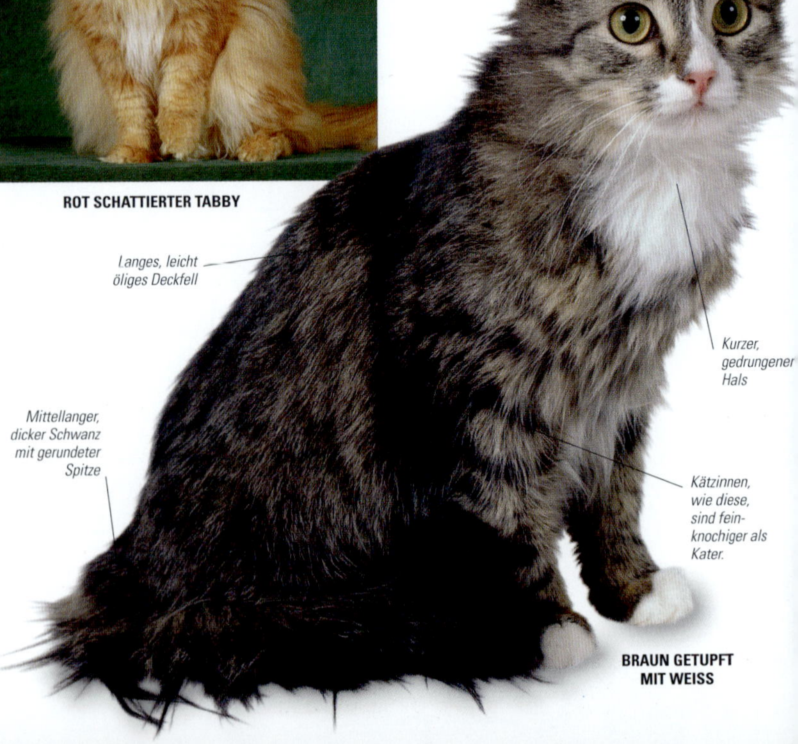
Mittelgroße, seitlich abstehende Ohren mit gerundeten Spitzen
Langes, leicht öliges Deckfell
Kurzer, gedrungener Hals
Mittellanger, dicker Schwanz mit gerundeter Spitze
Kätzinnen, wie diese, sind feinknochiger als Kater.

BRAUN GETUPFT MIT WEISS

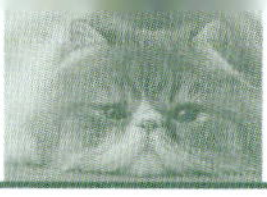

SCOTTISH FOLD (LANGHAAR)

Entstehungszeit: 1961
Herkunftsort: Schottland
Vorfahren: Bauernkatzen, Britisch und Amerikanisch Kurzhaar
Gewicht: 2,5–6 kg
Farbschläge: Einfarbig, Schildpatt und Bi-Colour in traditionellen westlichen Farben, Smoke, Schattiert und Tipping sowie traditionelle Tabbymuster
Zuchtverbände: CFA, TICA

Die langhaarige Scottish Fold hat dieselbe Entstehungsgeschichte wie die Kurzhaarversion (*s.* S. 91). Das Langhaargen war von Anfang an vorhanden, ist jedoch selten, da an der Entwicklung der Rasse auch andere Kurzhaarrassen beteiligt waren. Der kräftige Körper ist von einem üppigen, mittellangen, weichen Fell bedeckt. Die friedfertigen und anschmiegsamen Tiere haben einen sanften Gesichtsausdruck und sind wunderbare Hausgenossen.

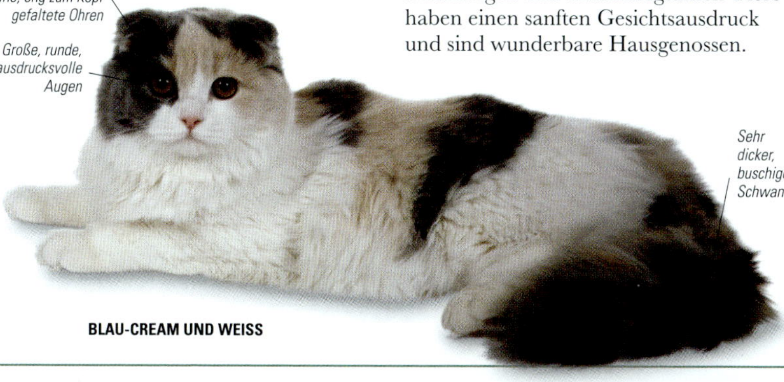
Kleine, eng zum Kopf gefaltete Ohren
Große, runde, ausdrucksvolle Augen
Sehr dicker, buschiger Schwanz

BLAU-CREAM UND WEISS

CYMRIC

Entstehungszeit: Um 1960
Herkunftsort: Kanada und USA
Vorfahren: Hauskatzen
Gewicht: 3,5–5,5 kg
Farbschläge: Einfarbig, Schildpatt und Bi-Colour in traditionellen westlichen Tabbyfarben, Smoke, Schattiert und Tipping sowie Abzeichen
Zuchtverbände: FIFé, CFA, TICA

Die Manx (*s.* S. 90) hat schon immer vereinzelt langhaarige Junge geboren, die auf Ausstellungen nicht zugelassen waren. Um 1960 setzten sich amerikanische Züchter für deren Anerkennung ein und hatten in den 1980er-Jahren Erfolg. Die CFA stuft die Cymric inzwischen wieder als langhaarige Manx ein.

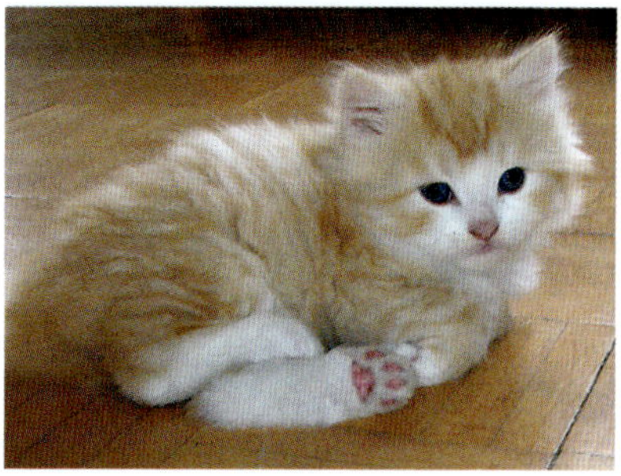

ROT GETIGERT MIT WEISS

Auch bei der Cymric gibt es verschiedene Schwanzlängen bis hin zum völlig glatten Hinterteil. In Nordamerika dürfen nur »Rumpies« gezeigt werden, während es bei der FIFé vier Schwanzkategorien gibt, da völlige Schwanzlosigkeit. Gesundheitsprobleme mit sich führen kann. Die kräftigen Tiere haben etwas längere Hinterbeine und sind freundlich und ausgeglichen.

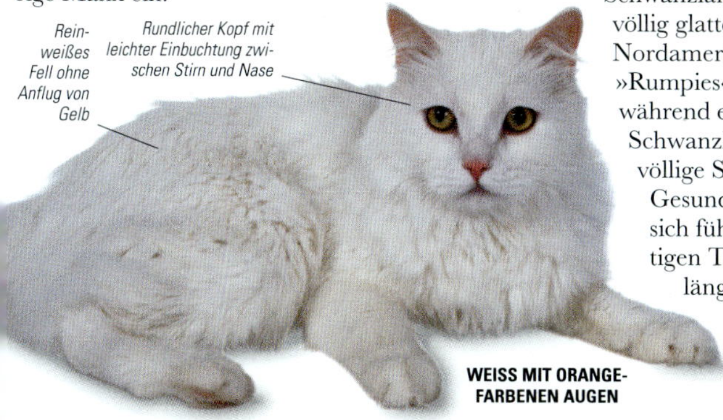
Reinweißes Fell ohne Anflug von Gelb
Rundlicher Kopf mit leichter Einbuchtung zwischen Stirn und Nase

WEISS MIT ORANGEFARBENEN AUGEN

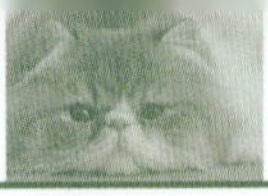

SELKIRK REX (LANGHAAR)

ENTSTEHUNGSZEIT: 1987
HERKUNFTSORT: USA
VORFAHREN: Tierheimkatze, Perser, Exotisch, Britisch und Amerikanisch Kurzhaar
GEWICHT: 3–5 kg
FARBSCHLÄGE: Alle Farben und Muster
ZUCHTVERBÄNDE: GCCF, CFA, TICA

Die der Selkirk Rex zugrunde liegende Mutation geht auf ein weibliches Kätzchen zurück, das in Kitty Browns Tierheim in Sheridan, Montana, geboren wurde. Es war das einzige von sieben Kätzchen mit Rexfell und geringelten Schnurrbarthaaren und kam ins Haus von Jeri Newman. Nach der Verpaarung mit einem von Newmans Persern (*s.* S. 154–157) gebar »Miss DePesto of NoFace« sowohl normale Junge als auch solche mit Rexfell, wodurch sich das Gen als dominant erwies. Die Rasse wurde nach den kanadischen Selkirk Mountains benannt. Sowohl die langhaarige als auch die kurzhaarige (*s.* S. 95) Variante sind nun bei allen wichtigen Zuchtverbänden akzeptiert. Durch die in der Zucht verwendeten Rassen ist der Zuchtstandard der der Britisch Kurzhaar (*s.* S. 88–89) sehr nahe.

Das Fell ist ähnlich dick wie bei der Britisch Kurz-

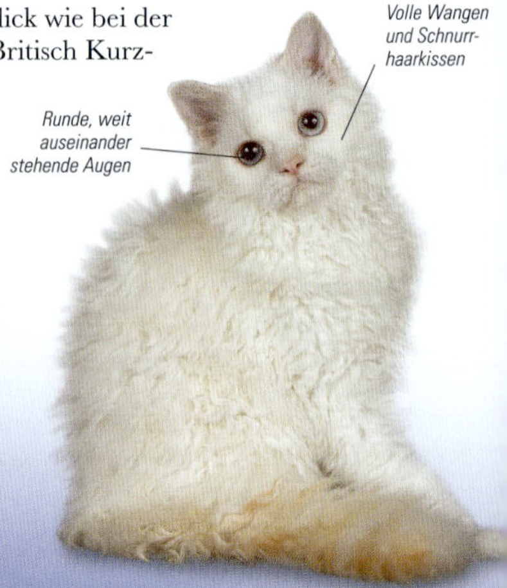

CREAM BI-COLOUR

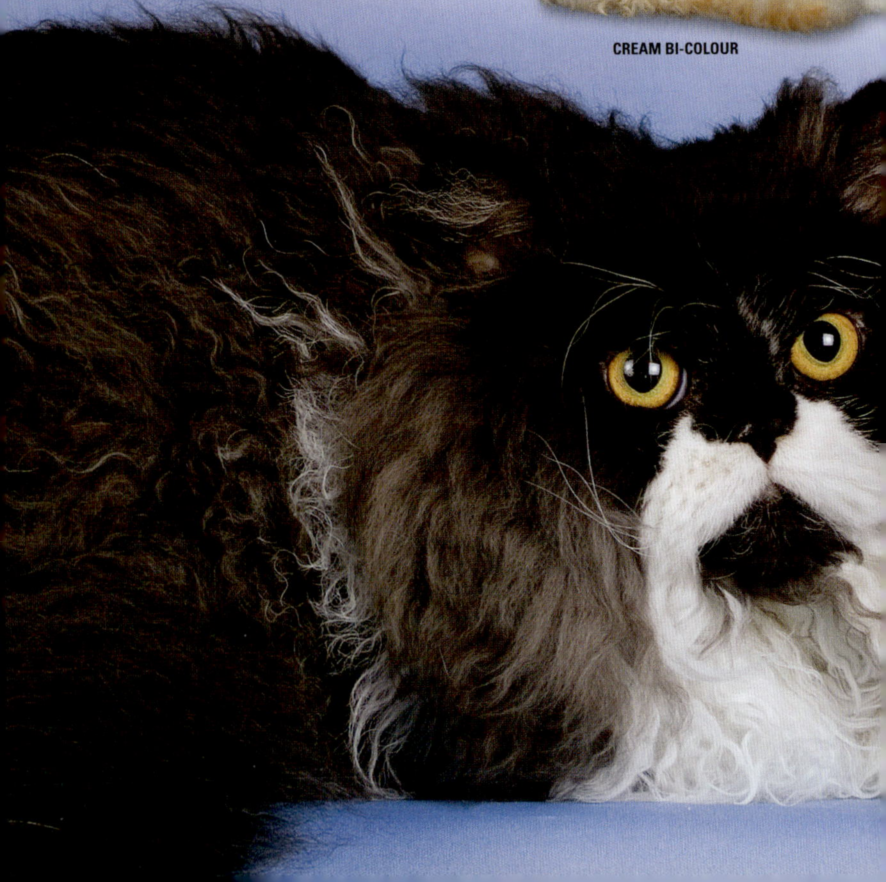

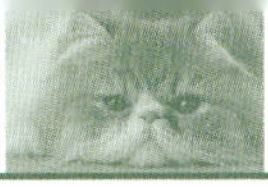

haar, jedoch unregelmäßig gelockt. Der Rassestandard verlangt »Einzellocken«, die sich bei heterozygoten Katzen mit einem Rex- und einem Geradhaargen am schönsten zeigen. Die Selkirk Rex hat einen rundlichen Kopf mit kurzer, fast quadratischer Schnauze und verkörpert im Gegensatz zu den anderen Rexrassen, die eher orientalisch wirken, den westlichen Typ. Die Tiere sind ruhig, ausgeglichen und geduldig und sehr pflegeleicht.

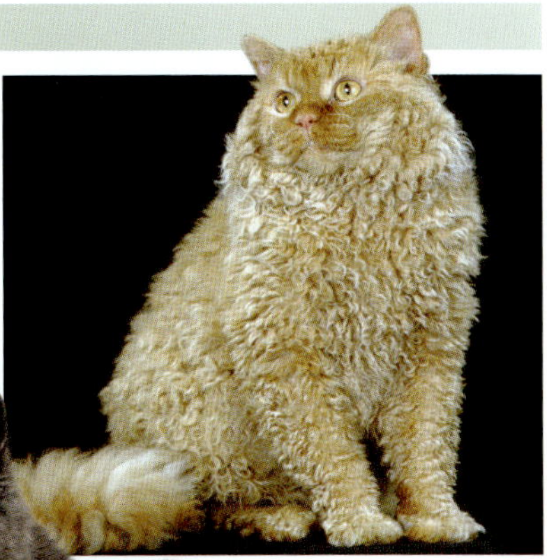

ROT SCHATTIERTER TABBY

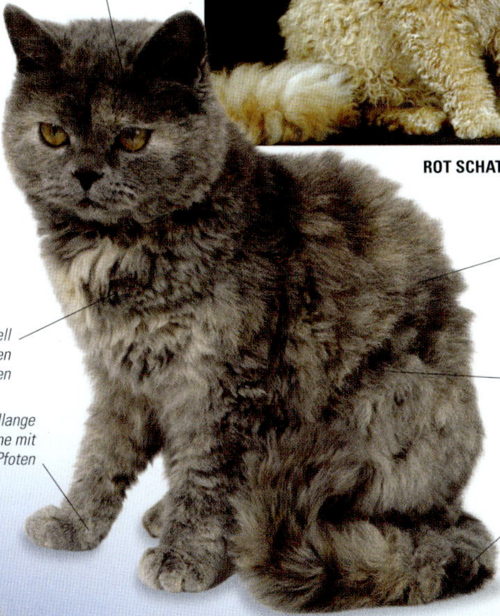
Gerundeter Kopf mit kurzer Schnauze
Muskulöser, rechteckiger Körper
Weiches Fell mit lockeren Einzellocken
Hinten leicht ansteigend
Mittellange Beine mit großen Pfoten
Dicker, in gerundete Spitze auslaufender Schwanz

BLAU-CREAM

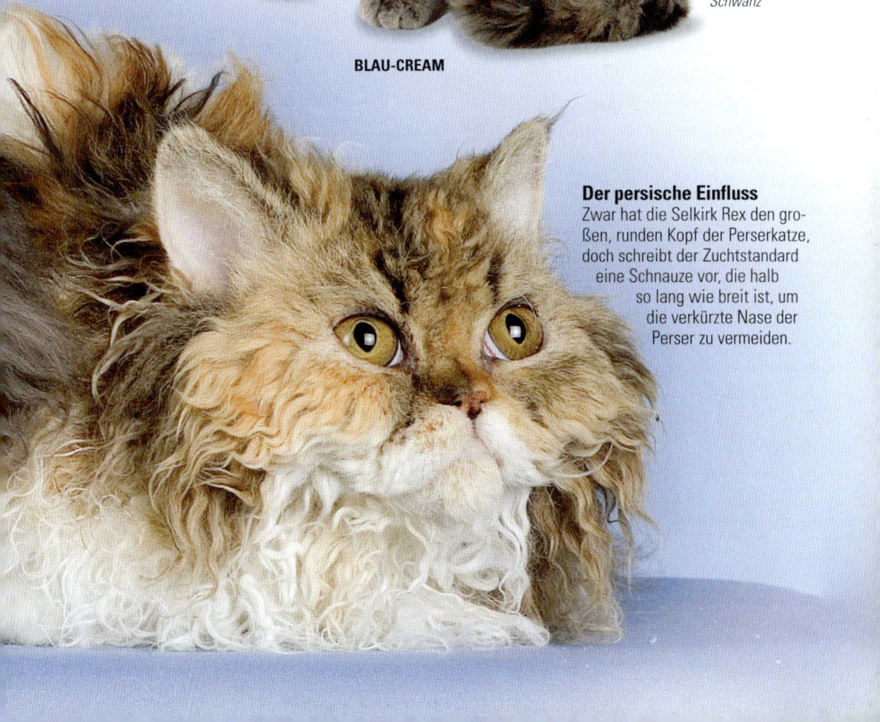

Der persische Einfluss
Zwar hat die Selkirk Rex den großen, runden Kopf der Perserkatze, doch schreibt der Zuchtstandard eine Schnauze vor, die halb so lang wie breit ist, um die verkürzte Nase der Perser zu vermeiden.

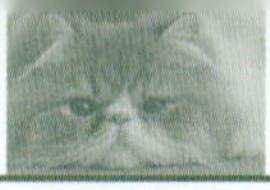

MUNCHKIN (LANGHAAR)

ENTSTEHUNGSZEIT: um 1980
HERKUNFTSORT: USA
VORFAHREN: Hauskatzen
GEWICHT: 2,5–4 kg
FARBSCHLÄGE: Alle Farben und Muster
ZUCHTVERBAND: TICA

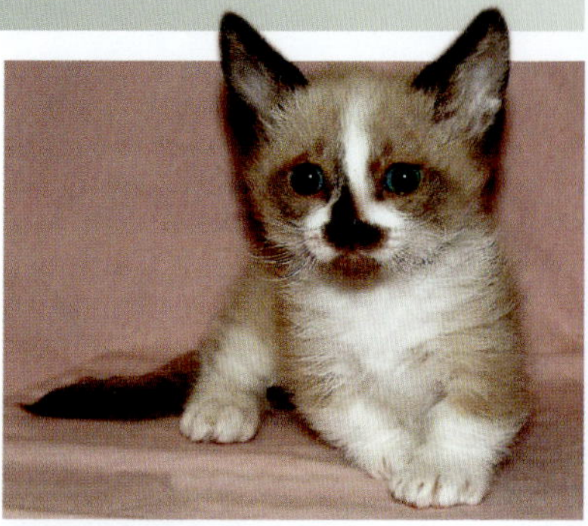

Für immer klein
Die verkürzten Gliedmaßen sind von Geburt an erkennbar. Das Munchkin-Gen ist dominant, gelegentlich aber werden Kätzchen mit normalen Gliedmaßen geboren.

Die Langhaar-Munchkin hat denselben Ursprung wie die Kurzhaarvariante (*s.* S. 101–103). Es ist nicht klar, ob Blackberry, die von Sandra Hochenedel in Louisiana adoptierte Gründerkatze, bereits das Langhaargen in sich trug, doch durch die zahlreichen Einkreuzungen von rasselosen und Rassekatzen wird es schon früh in die Rasse Eingang gefunden haben – neben allen Farben und Mustern, die in der Katzenwelt zu finden sind.

Die Langhaar-Munchkin hat halblanges, seidiges Fell mit minimaler Unterwolle. Sie wird zwar als »Allwetterkatze« beschrieben, doch die meisten Züchter raten bei diesem Winzling zur Wohnungshaltung. Sonst ist die Langhaar- der Kurzhaarversion sehr ähnlich: Der mittelgroße Körper steht auf verkürzten Gliedmaßen, der Kopf mit den großen Augen ist weder rund- noch keilförmig. Die Tiere sind aktiv, neugierig und aufgeweckt.

Im Laufe der Zeit wurden Munchkins mit vielen anderen Rassen zu allerlei Katzen-Neuheiten gezüchtet. Verpaarung mit Persern (*s.* S. 154–157) brachte die Napoleon hervor, mit der Sphynx (*s.* S. 148) die Minskin (*s.* S. 148), und mit der LaPerm (*s.* S. 196) die Skookum, eine Munchkin mit Rexfell.

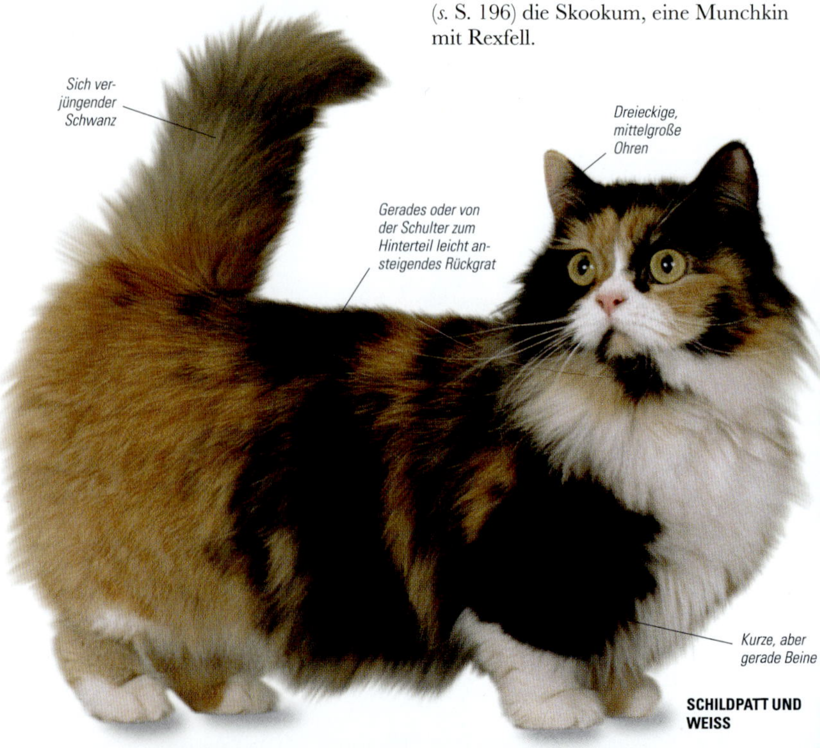
Sich verjüngender Schwanz
Dreieckige, mittelgroße Ohren
Gerades oder von der Schulter zum Hinterteil leicht ansteigendes Rückgrat
Kurze, aber gerade Beine

SCHILDPATT UND WEISS

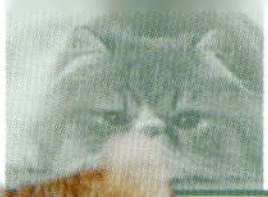

AMERICAN CURL (LANGHAAR)

Entstehungszeit: 1981
Herkunftsort: USA
Vorfahren: Hauskatzen
Gewicht: 3–5 kg
Farbschläge: Einfarbig, Schildpatt und Bi-Colour, Smoke, Schattiert und Getippt sowie Tabby und Abzeichen in allen Farben
Zuchtverbände: FIFé, CFA, TICA

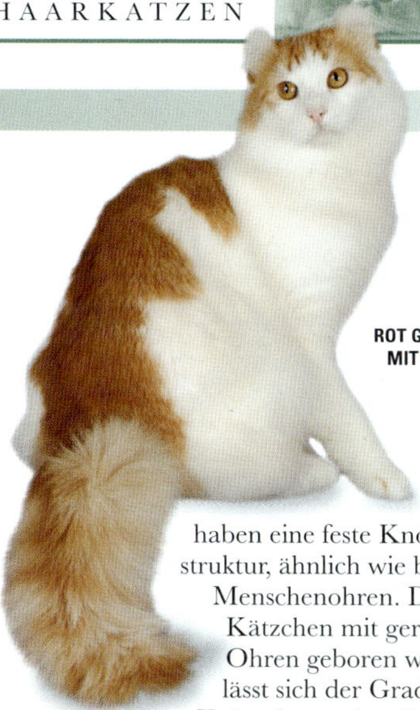

ROT GETIGERT MIT WEISS

Die Gründerkatze der American Curl war Shulamith, eine schwarze Langhaarkatze, die 1981 von Joe und Grace Ruga in Kalifornien aufgenommen wurde. Die Rugas begannen zwei Jahre später mit einem gezielten Zuchtprogramm und um 1990 war die Curl in den USA voll akzeptiert. Zwar ist die Rasse in Europa bekannt, wartet aber immer noch auf ihre Anerkennung durch die GCCF.

Obwohl Shulamith langhaarig war, gab es in den frühen Würfen immer auch einige kurzhaarige Kätzchen. Daher war dies die erste Rasse in der CFA mit zwei Haarlängen (*s.* S. 100).

Der Zuchtstandard orientiert sich an Shulamiths Aussehen: mittelschwer gebaut, schlank, doch nicht feingliedrig. Die für diese Rasse typischen »Kräuselohren« haben eine feste Knorpelstruktur, ähnlich wie bei Menschenohren. Da alle Kätzchen mit geraden Ohren geboren werden, lässt sich der Grad der Kräuselung sehr schwer vorhersagen. Die Tiere sind von angenehmem Charakter – aufgeweckt, verspielt, neugierig und gesellig.

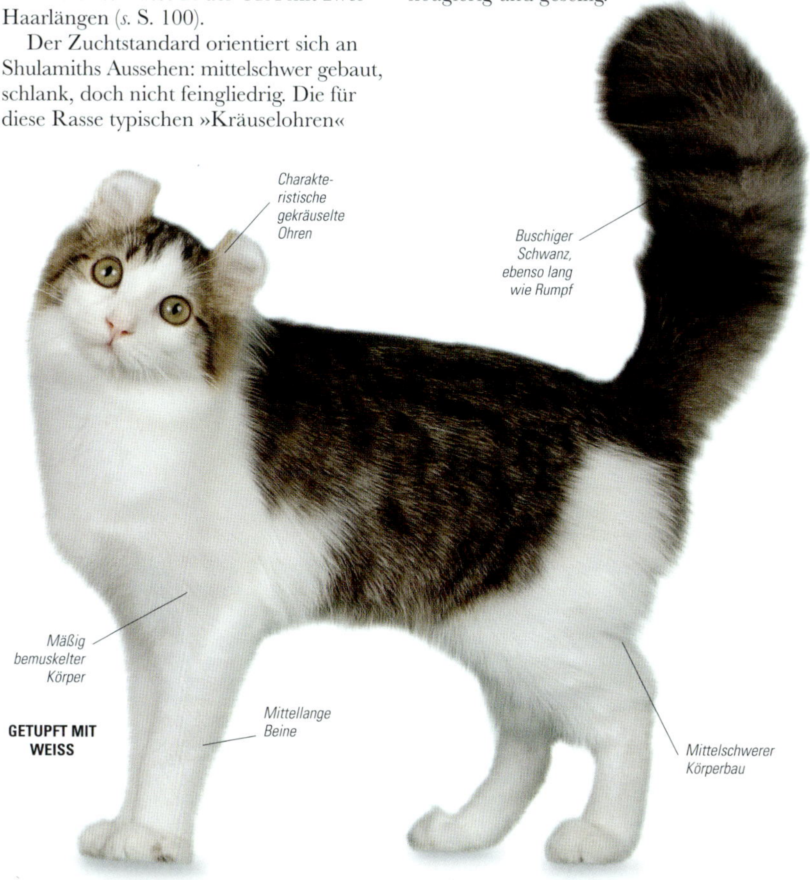
Charakteristische gekräuselte Ohren
Buschiger Schwanz, ebenso lang wie Rumpf
Mäßig bemuskelter Körper
Mittellange Beine
Mittelschwerer Körperbau

GETUPFT MIT WEISS

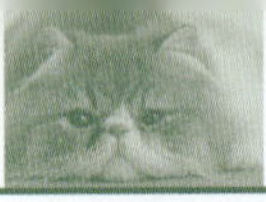

TÜRKISCH VAN

Entstehungszeit: Vor dem 18. Jh.
Herkunftsort: Türkei
Vorfahren: Hauskatzen
Gewicht: 3–8,5 kg
Farbschläge: Einfarbig und Schildpatt, einfarbig in traditionellen westlichen Farben, nur als Bi-Colour
Zuchtverbände: GCCF, FIFé, CFA, TICA

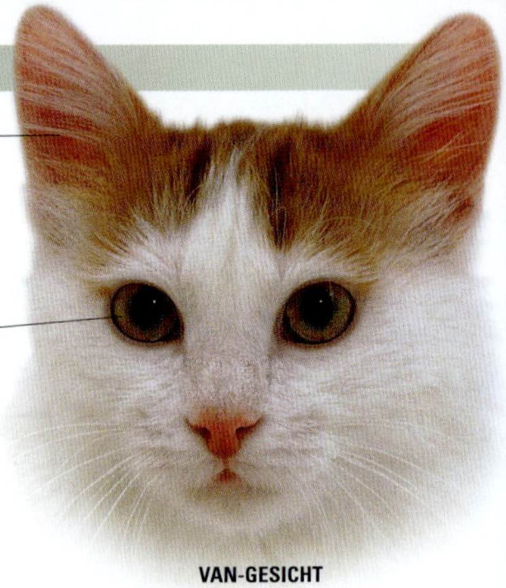

Große, hoch angesetzte Ohren
Große, ovale Augen

VAN-GESICHT

Diese Rasse ist vor Jahrhunderten auf natürlichem Wege in der isolierten ostanatolischen Van-Region entstanden. 1955 wurden zwei Exemplare nach Großbritannien gebracht, in die USA gelangten Vans erst in den 70er-Jahren. Die Türkisch Van Kedisi, auch Van Kedi, ein reinweißer Schlag, ist in Großbritannien auf dem besten Wege der Anerkennung durch die GCCF.

Die Zeichnung, bei der die farbigen Markierungen auf Gesicht und Schwanz beschränkt sind, ist so unverkennbar, dass sie auch bei anderen Katzen als »Van« bezeichnet wird. Der strikte Standard erstreckt sich bis auf die Augen, die bernsteinfarben oder blau sein müssen – die »klassische« Van hat eines in jeder Farbe. Mit dem eleganten, seidigen Haarkleid und dem sanften Ausdruck wirkt die Türkisch Van zwar wie eine Schmusekatze, ist jedoch ein aktives, unabhängiges Tier, das in seinem Heimatland als begeisterte Jägerin und Schwimmerin bekannt ist.

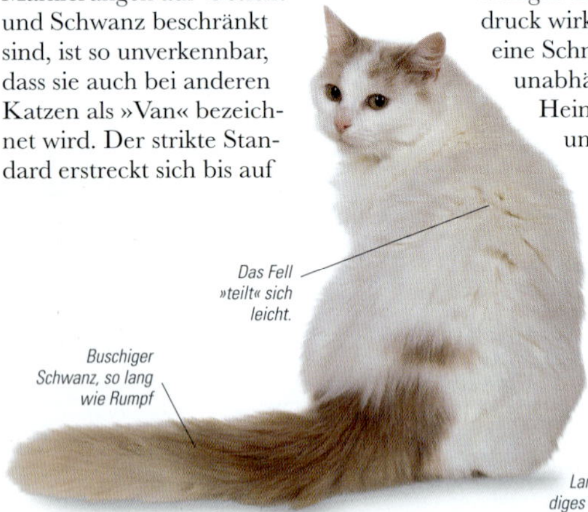

Das Fell »teilt« sich leicht.
Buschiger Schwanz, so lang wie Rumpf

CREAM

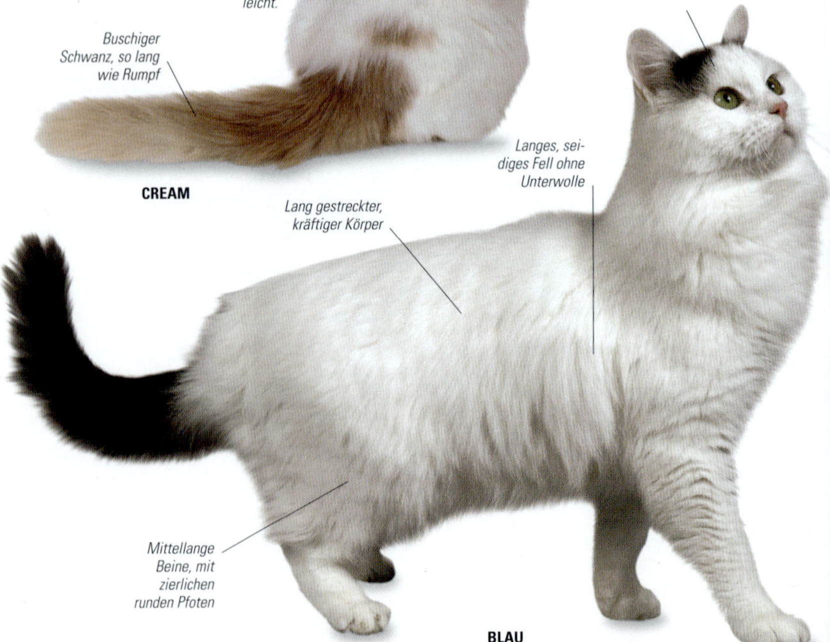

Kurzer, keilförmiger Kopf mit langem, geradem Profil
Langes, seidiges Fell ohne Unterwolle
Lang gestreckter, kräftiger Körper
Mittellange Beine, mit zierlichen runden Pfoten

BLAU

TÜRKISCH ANGORA

ENTSTEHUNGSZEIT: 15. Jh.
HERKUNFTSORT: Türkei
VORFAHREN: Hauskatzen
GEWICHT: 2,5–5 kg
FARBSCHLÄGE: Einfarbig, Schildpatt und Bi-Colour in traditionellen westlichen Farben, Smoke, schattiert, gestromt und getigert sowie Silbertabby
ZUCHTVERBÄNDE: FIFé, CFA, TICA

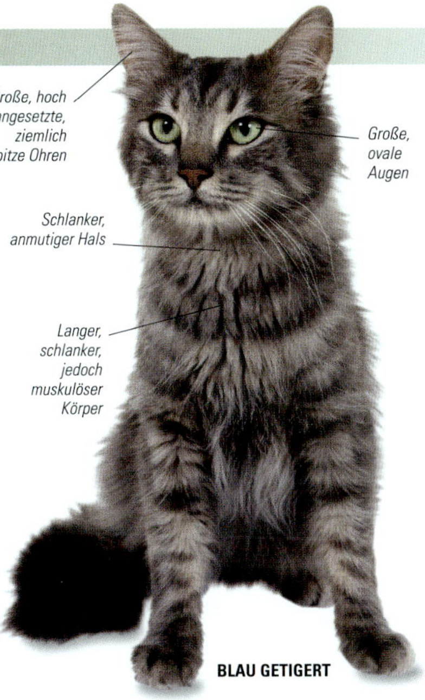
Große, hoch angesetzte, ziemlich spitze Ohren
Große, ovale Augen
Schlanker, anmutiger Hals
Langer, schlanker, jedoch muskulöser Körper
BLAU GETIGERT

Die ersten Angorakatzen kamen vor Jahrhunderten aus dem Nahen Osten nach Europa, wobei etliche davon aus der Türkei stammten. Zu Beginn des 20. Jh.s führte die Kreuzungszucht mit anderen Langhaarkatzen praktisch zum Aussterben der Rasse außerhalb der Türkei. Angeblich wurde sie durch ein Zuchtprogramm des Zoos von Ankara gerettet. Die Türkisch Angora wurde bis vor kurzem häufig mit der Angora verwechselt, die mittlerweile in Orientalisch Langhaar (s. S. 188–189) umbenannt worden ist. Die schlanken Tiere haben ein feines, seidiges Fell mit kaum wahrnehmbarer Unterwolle. Sie sind intelligent und beinahe übersprudelnd lebhaft.

Klassische Farben
Weiße Türkisch Angora wurden schon vor Jahrhunderten auf Gemälden abgebildet. Die Augen kommen in allen Farben von Orange über Kupferfarben und Gold bis Blau vor.

DER URSPRUNG DES LANGEN FELLS

Obwohl die Perserkatze die erste anerkannte Langhaarrasse war, dürfte wohl die Türkisch Angora die »ursprüngliche« Langhaarkatze sein. Genetischen Forschungen zufolge hat sich die Langhaarmutation bei Hauskatzen wahrscheinlich in isolierten Populationen Zentralasiens entwickelt. Man nahm lange an, dass die Tartaren die Pallaskatze (*Felis manul*) domestiziert und das Merkmal mit dieser in die Türkei eingeführt hatten. Doch die Tendenz zur Sterilität von Wildkatzenhybriden macht diese Theorie unwahrscheinlich.

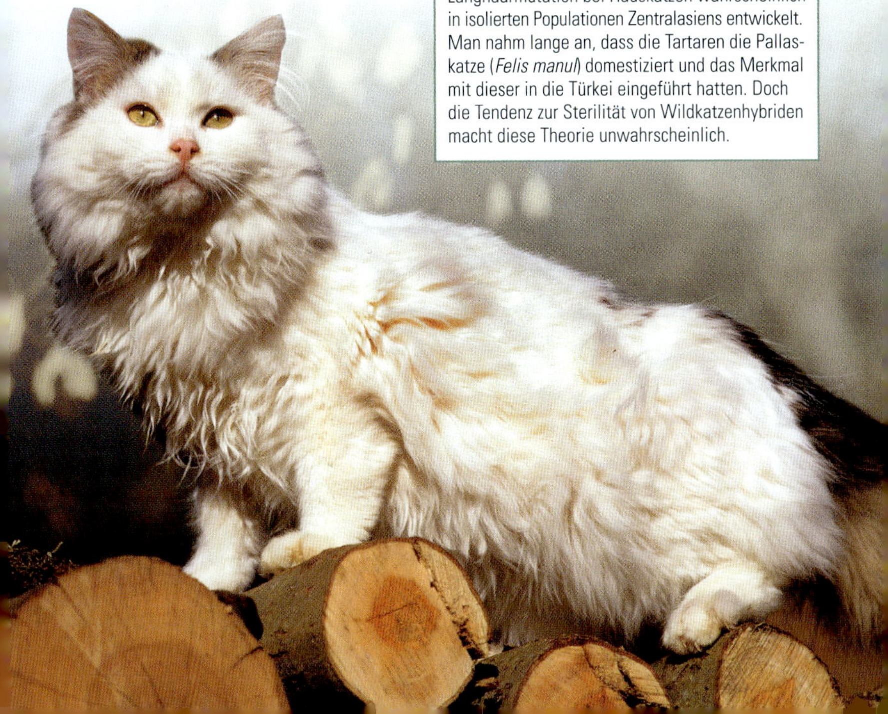

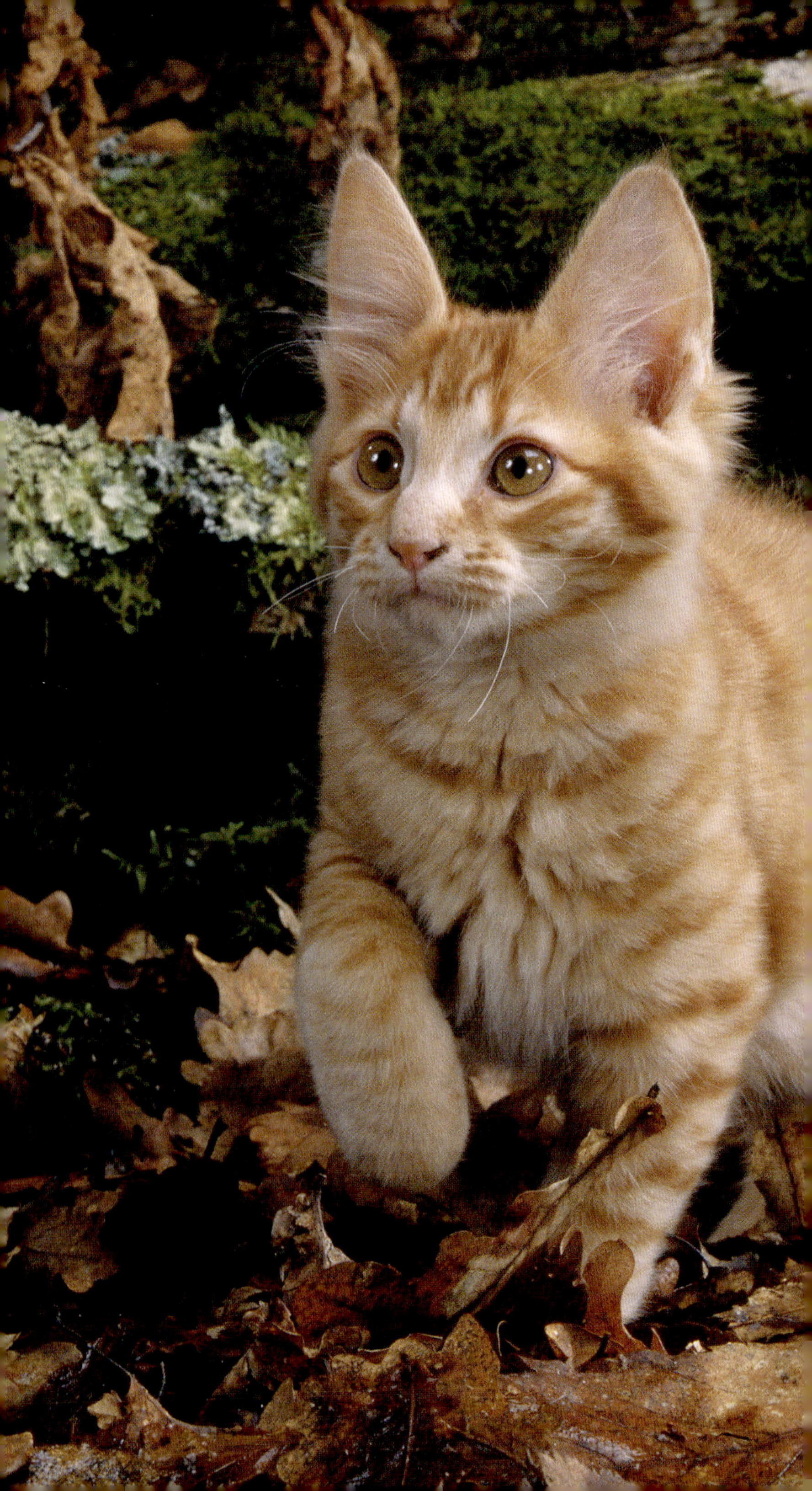

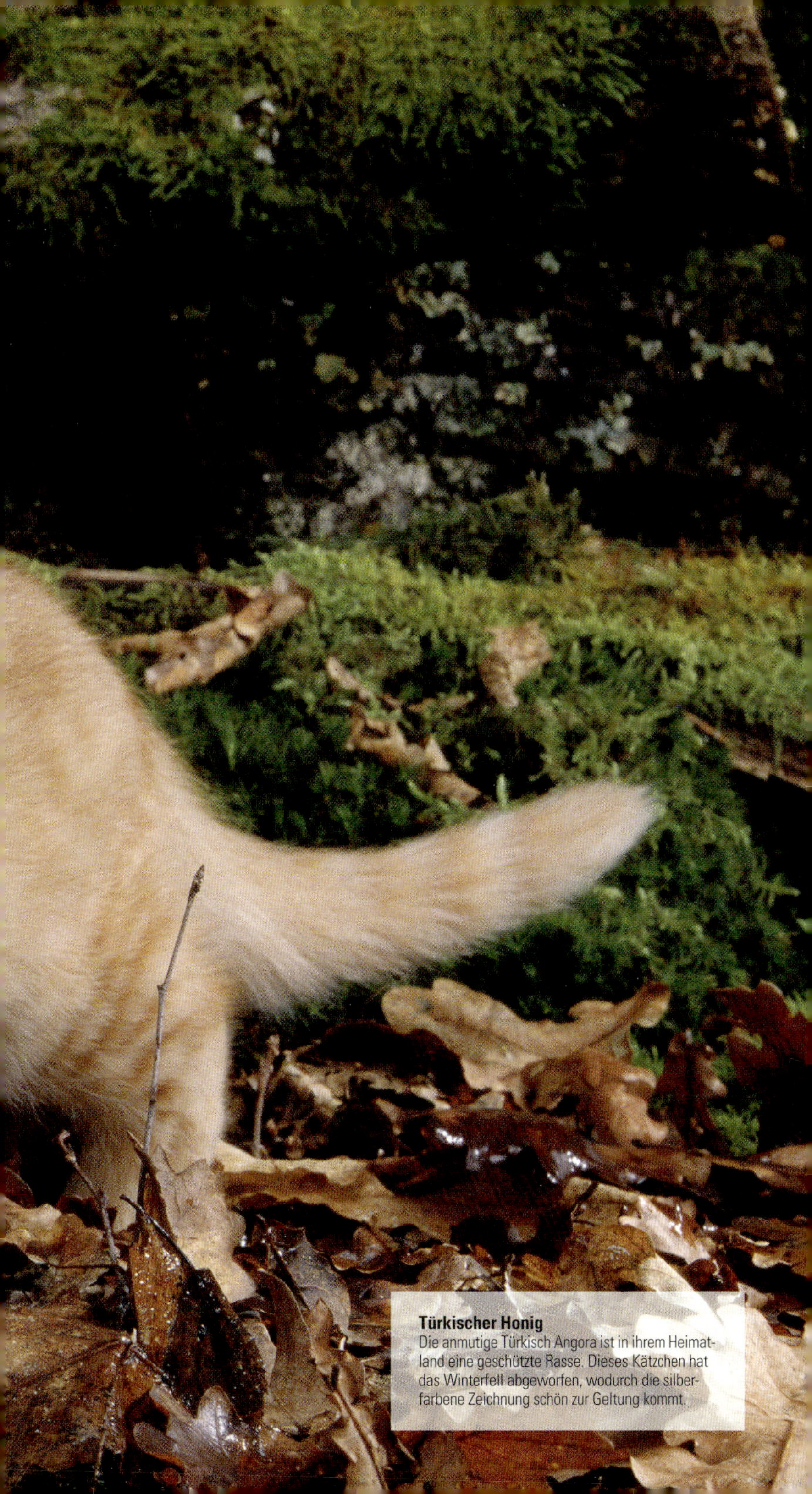

Türkischer Honig
Die anmutige Türkisch Angora ist in ihrem Heimatland eine geschützte Rasse. Dieses Kätzchen hat das Winterfell abgeworfen, wodurch die silberfarbene Zeichnung schön zur Geltung kommt.

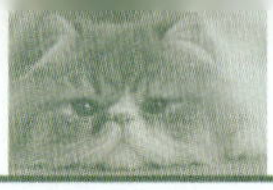

SOMALI

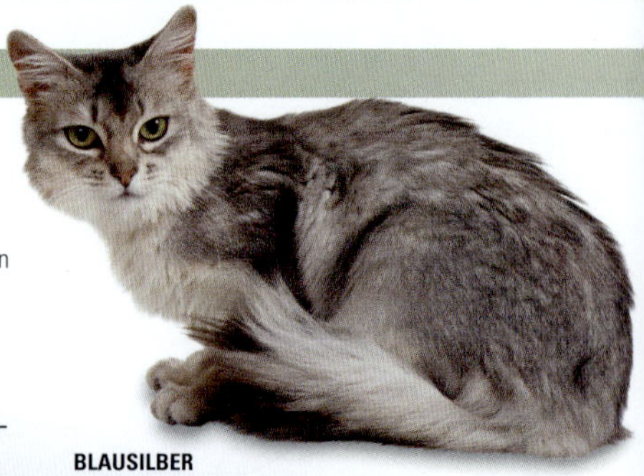

BLAUSILBER

Entstehungszeit: 1963
Herkunftsort: Kanada und USA
Vorfahren: Abessinier
Gewicht: 3,5–5,5 kg
Farbschläge: Einfarbig und Schildpatt in traditionellen westlichen Farben sowie schattiert und getickt.
Zuchtverbände: GCCF, FIFé, CFA, TICA

Teilweise wird behauptet, dass Somali-Katzen direkte Nachkommen der Heiligen Katzen Ägyptens sind, doch ist die Wahrheit, wie so oft, etwas weniger farbenfroh. Die Somali ist im Grunde eine Abessinier (*s.* S. 112–115) mit weichem, mittellangem Fell.

In Abessinierwürfen gab es von Anfang an auch gelegentlich langhaarige Kätzchen. Um 1940 exportierte die Züchterin Jean Robertson Abessinier nach Nordamerika, Australien und Neuseeland. 1963 stellte die kanadische Züchterin Mary Malling einen langhaarigen Abkömmling auf einer Ausstellung vor. Der Richter, Ken McGill, erbat sich ein solches Tier, um damit zu züchten und die erste offizielle Somali war sein May-Ling Tutsuta. In den USA beschäftigte sich die Aby-Züchterin Mary Mague ebenfalls mit der Entwicklung von Somalis. Mithilfe von McGills Zuchtstamm begann der kanadische Züchter Don Richings mit Mague zusammenzuarbeiten und Ende der 70er-Jahre war die Rasse in Nordamerika voll akzeptiert. Nach Europa kamen die Somalis in

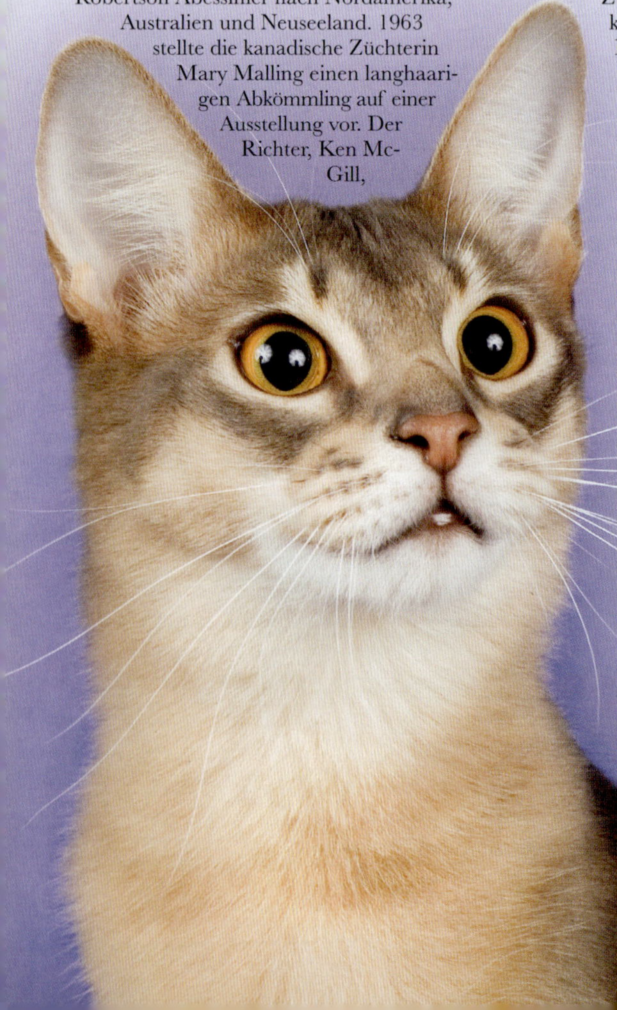

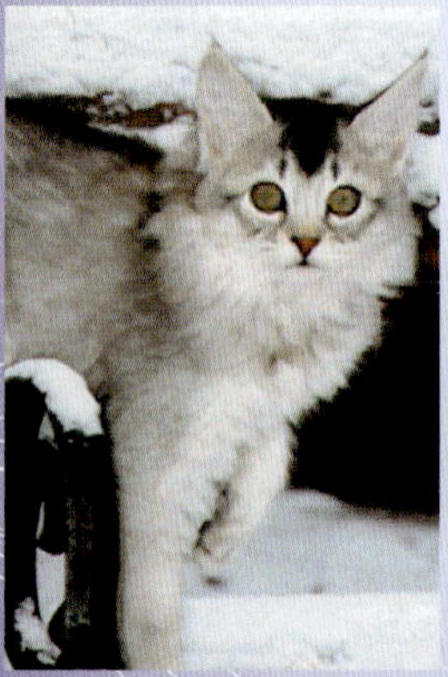

WINTERFELL

Sommerfell
Mit dem Sommerfell wirkt die Somali fast wie eine Abessinier. Das dichte Winterfell wird im Frühjahr abgeworfen.

REZESSIV IST FÜR IMMER

Das lange Haar der Somali beruht auf einem rezessiven Gen. Da diese von einem dominanten Gen »maskiert« werden, können sie sich lange unbemerkt weiter vererben. Das macht Züchtern oft das Leben schwer, denn so können z. B. zwei schwarze Katzen, die das Verdünnungsgen tragen, blaue Nachkommen oder zwei Kurzhaarkatzen langhaarige Kätzchen hervorbringen. Auch nach vielen »rassereinen« Generationen gibt es immer einmal wieder einen Querschläger, denn »Rezessiv ist für immer«, wie Züchter sagen. Im Falle der Somali hat man sich diesen Umstand zunutze gemacht.

den 80er-Jahren und 1991 waren sie weltweit anerkannt. In Europa sind mehr Farben zugelassen als in Nordamerika.

KÖRPERBAU UND CHARAKTER

Wie auch die Abessinier sind Somalis langbeinig mit muskulösem und geschmeidigem Körper. Die langen Fellhaare können eine bis zu zwölffache Bänderung (Tickung) aufweisen, wodurch besonders das Winterfell einen wunderbaren Schimmer erhält. Wie alle Katzen wirft auch die Somali im Frühjahr die Winterwolle ab und kann daher in heißem Klima den Sommer über beinahe kurzhaarig wirken. Beim Winterfell ist eine volle Krause und ein buschiger Schwanz erwünscht. Durch ihre Färbung und das dichte Fell werden diese Katzen auch gern »Fuchskatzen« genannt. Die Tiere machen ihrem leicht »wilden« Aussehen alle Ehre, denn sie sind aktiv und unabhängig und akzeptieren Gefangenschaft im Haus nur, wenn sie früh daran gewöhnt werden. Sie fühlen sich jedoch in Gesellschaft anderer Katzen wohl.

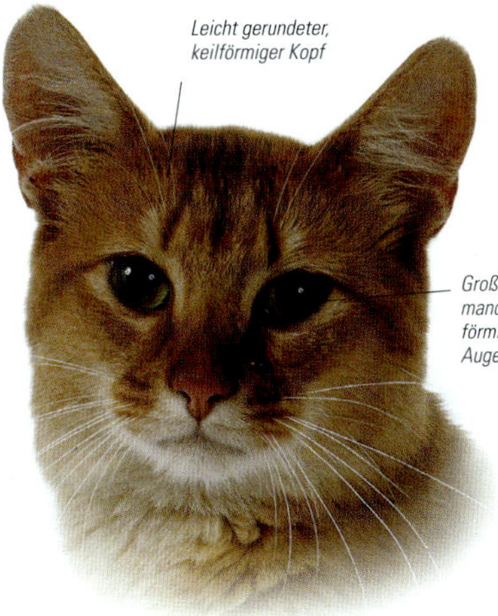

SORREL

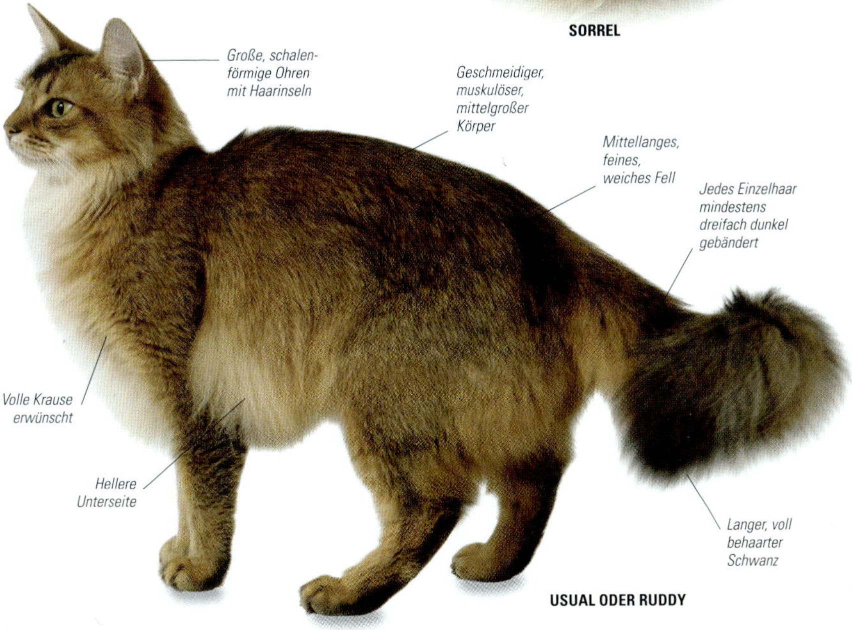

USUAL ODER RUDDY

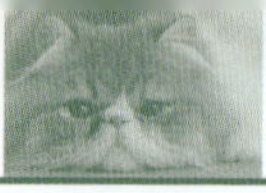

ORIENTALISCH LANGHAAR (ANGORA)

Entstehungszeit: Um 1970
Herkunftsort: Großbritannien
Vorfahren: Siam, Abessinier
Gewicht: 2,5–5 kg
Farbschläge: Einfarbig und Schildpatt in allen Farben, Smoke, getippt sowie alle Tabbymuster
Zuchtverband: GCCF

Dieser Name hat bereits viel Verwirrung gestiftet. Die Rasse unterscheidet sich wesentlich von der amerikanischen Orientalisch Langhaar (s. S. 192–193) und der Türkisch Angora (s. S. 183–185) und es handelt sich auch nicht um die im 19. Jh. als Angora bezeichneten Katzen. Um 1960 verpaarte die englische Züchterin Maureen Silson einen Sorrel-Abessinier (s. S. 112–115) mit einer Seal Point-Siamesin (s. S. 124–127), um getickte Seal Point-Siamesen zu erhalten. Die Nachkommen erbten das Cinnamon-Gen (bei Abessiniern Sorrel genannt), das zur zur Cinnamon Orientalisch Kurzhaar (s. S. 128–129) führte – und auch das bei Abessiniern rezessive Langhaargen, was die hier vorgestellte Rasse hervorbrachte, die bis 2003 Angora hieß. Orientalisch Langhaar (Angora) wird nur in Großbritannien anerkannt, obwohl die Rasse auch in den USA so genannt wurde – bis sich dort eine andere, separate Rasse dieses Namens entwickelte. Zu allem Überfluss wurden die Tiere in Kontinentaleuropa Javanese (in Nordamerika heißen so einige Langhaarfarben mit Abzeichen) und kurzzeitig auch Mandarin genannt.

KÖRPERBAU UND CHARAKTER

Die Tiere sind schlank, aber nicht dünn: die schmalen Beine sind muskulös und der keilförmige Kopf nicht überlang. Das feine, seidige, eng anliegende Fell hat keine nennenswerte Unterwolle, wodurch die Angora für eine Langhaarkatze sehr pflegeleicht ist. Die leicht schräg gestellten Augen sind stets grün, außer bei weißen Tieren. Charakterlich ähnelt die Rasse der Siam: Die Tiere sind verspielt, neugierig und gesellig, recht lautfreudig und gern in Gesellschaft anderer Katzen.

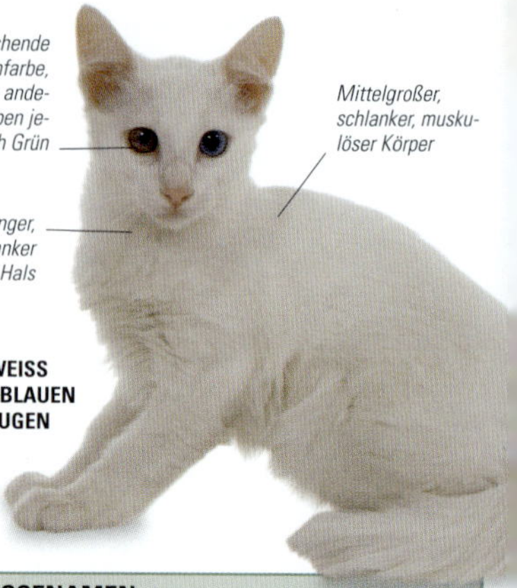
Abweichende Augenfarbe, bei allen anderen Farben jedoch Grün
Mittelgroßer, schlanker, muskulöser Körper
Langer, schlanker Hals

WEISS MIT BLAUEN AUGEN

RASSENAMEN

An Rassenamen kann man die sich verändernde Rolle dieser Haustiere auf interessante Weise ablesen. Frühe Bezeichnungen bezogen sich auf das Aussehen (in Großbritannien gab es eine Weile einen Black and White Cat Club) oder die Herkunft der Tiere. Im 20. Jh. wurden Herkunftsbeschreibungen jedoch zunehmend eher im poetischen als im faktischen Sinne verwendet – so stammt die Balinese nicht aus Bali und die Angora nicht aus Ankara. Schmusenamen wie Ragdoll, LaPerm oder Munchkin reflektieren die neue amerikanische Mode, Katzen ausschließlich in der Wohnung zu halten.

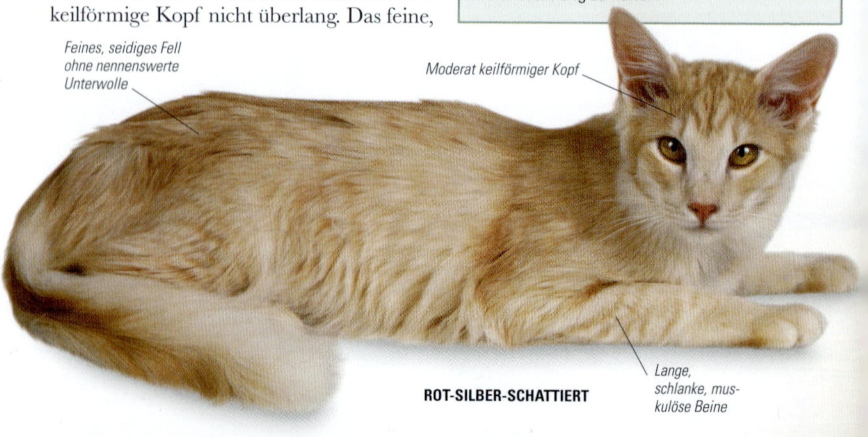
Feines, seidiges Fell ohne nennenswerte Unterwolle
Moderat keilförmiger Kopf
Lange, schlanke, muskulöse Beine

ROT-SILBER-SCHATTIERT

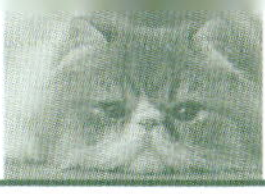

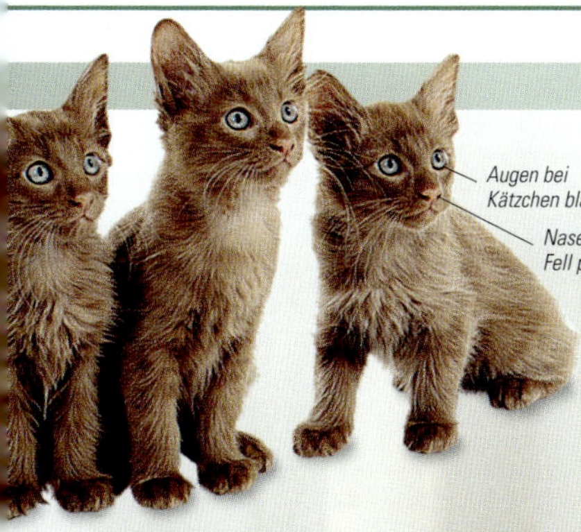

FAWN-KÄTZCHEN

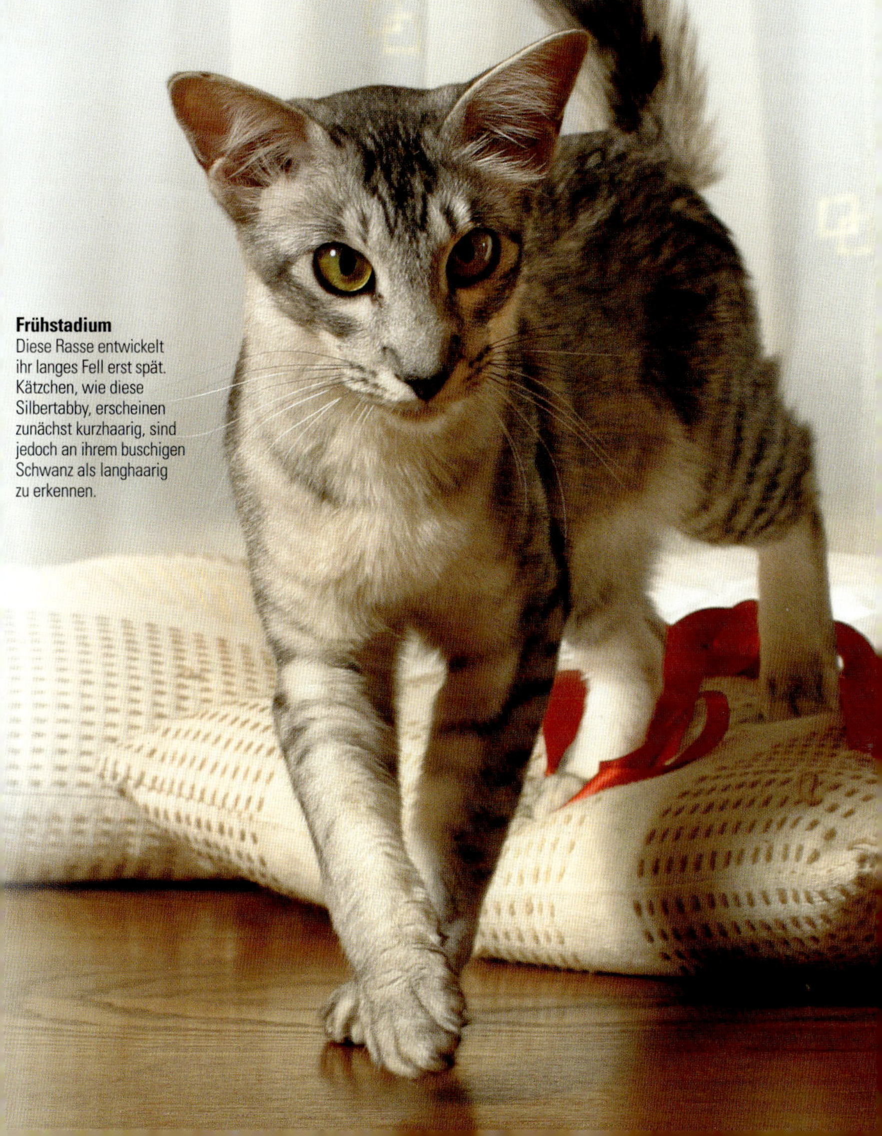

Frühstadium
Diese Rasse entwickelt ihr langes Fell erst spät. Kätzchen, wie diese Silbertabby, erscheinen zunächst kurzhaarig, sind jedoch an ihrem buschigen Schwanz als langhaarig zu erkennen.

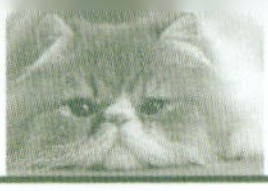

BALINESE

ENTSTEHUNGSZEIT: Um 1950
HERKUNFTSORT: USA
VORFAHREN: Langhaar-Siam
GEWICHT: 2,5–5 kg
FARBSCHLÄGE: Einfarbig, Schildpatt und Tabbymuster in allen Farben, Abzeichen
ZUCHTVERBÄNDE: GCCF, FIFé, CFA, TICA, TCA

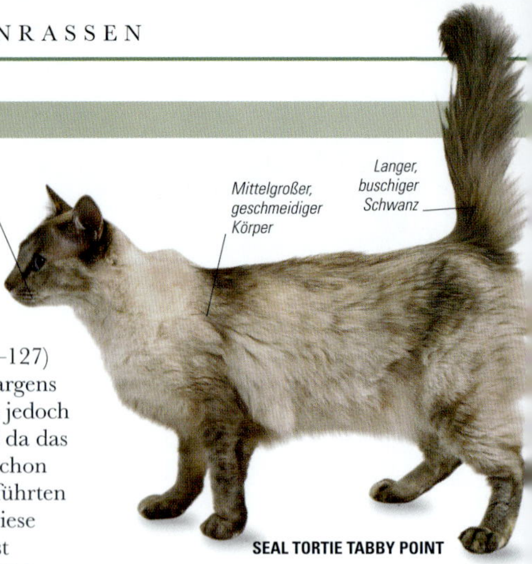

SEAL TORTIE TABBY POINT

Es ist unklar, ob die Siam (s. S. 124–127) schon immer Trägerin des Langhaargens war. 1928 wurde in Großbritannien jedoch eine Langhaar-Siam registriert und da das Gen rezessiv ist, mag es sehr wohl schon bei den ersten in den Westen eingeführten Katzen vorhanden gewesen sein. Diese Langhaar-Siamesen waren zunächst Liebhabertiere, doch nach dem 2. Weltkrieg begann die kalifornische Züchterin Marian Dorsey mit der Entwicklung der Rasse. Die ersten Tiere kamen 1955 zur Ausstellung, 1961 wurde die Rasse in den USA und in den 70er-Jahren auch in Europa akzeptiert. Aufgrund von Beschwerden seitens der Siam-Züchter nannte man die Rasse später Balinese. Die Züchter der TCA streben inzwischen zur »Traditional Balinese« zurück, da sie die modernen Tiere für zu überzüchtet halten.

KÖRPERBAU UND CHARAKTER

In Bezug auf die Farbschläge herrscht augenblicklich einige Verwirrung. In Europa werden viele Farben und sogar Tabbymuster zugelassen, während die nordamerikanischen Verbände CFA und TCA, ähnlich wie bei der Siam, nur die vier »traditionellen« Abzeichenfarben

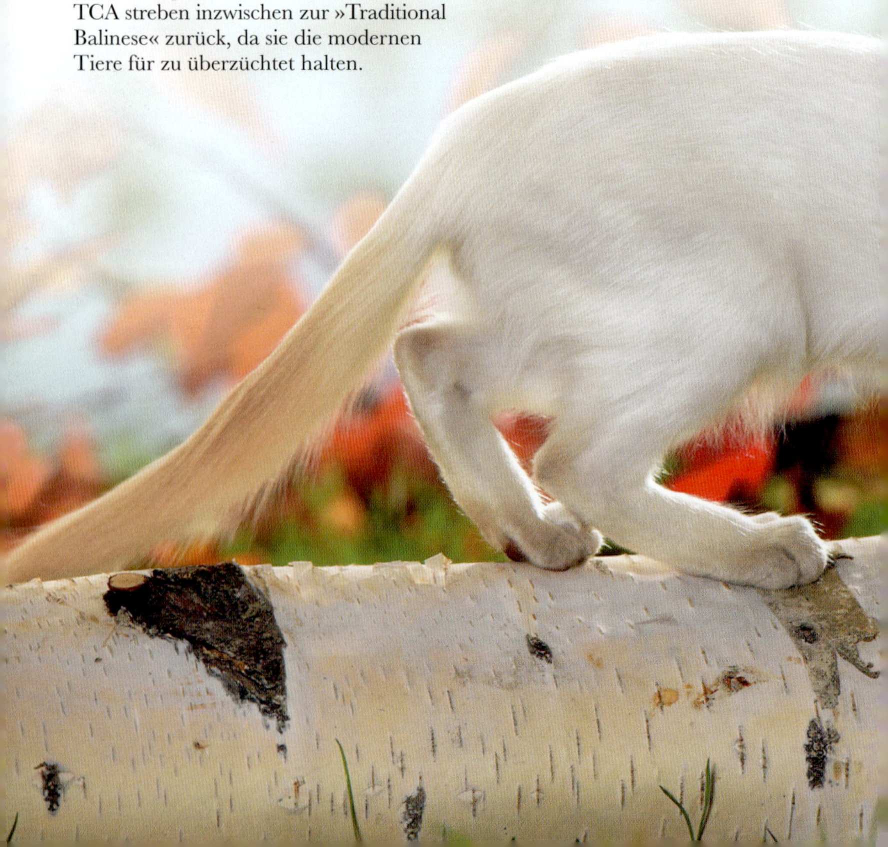

Seal, Blue, Chocolate und Lilac anerkennen. Bei der CFA werden andere Farben sowie Tabbymuster als separate Rasse, die Javanese, aufgefasst.

Das mittellange, seidige, eng anliegende Fell der Balinesen ist recht pflegeleicht, doch in anderer Hinsicht sind die Tiere nicht ganz so einfach zu handhaben. Balinesen sind quirlig, geschwätzig und neugierig und stöbern auch noch in den entlegensten Ecken herum. Sie fühlen sich mitten im Getümmel – und in Gesellschaft anderer Katzen – am allerwohlsten.

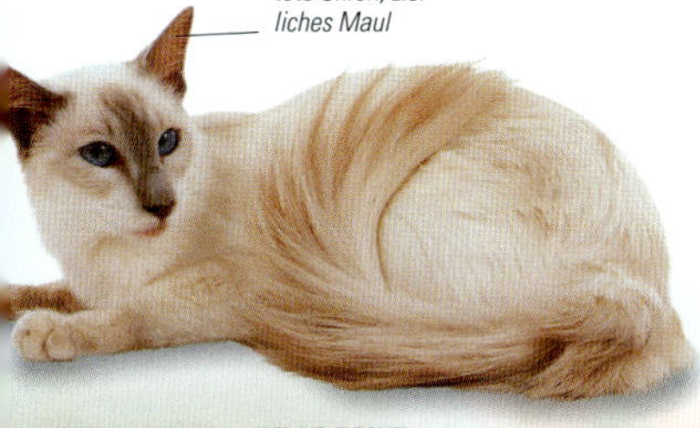

LILAC-POINT

FEHLFARBEN?

Ironischerweise wurden sowohl Siam als auch Balinese lange Zeit nur in den Farbschlägen Seal Point (unten) und Blue anerkannt. Diese gelten als traditionelle westliche Farben, doch die Aufteilung in westliche und östliche Farben ist eher willkürlich. Schwarz, Blau, Rot und Cream hat es seit Jahrhunderten auf der ganzen Welt gegeben. Chocolate, Cinnamon, Lilac und Fawn hingegen traten zunächst im Osten auf und verbreiteten sich ab dem 19. Jh. im Westen. Daher sind sie bei den älteren europäischen Rassen oft nicht zugelassen.

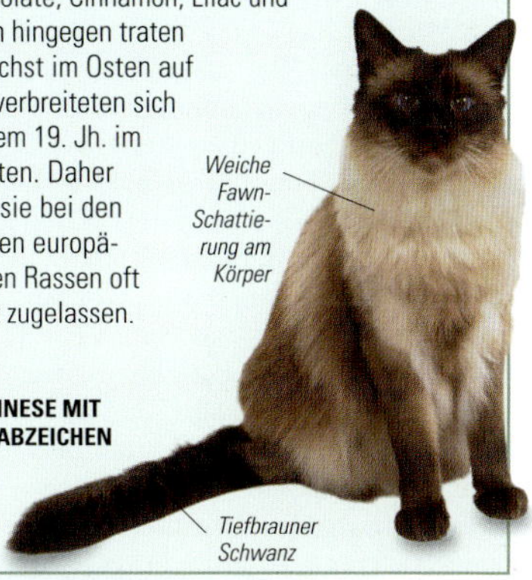

BALINESE MIT SEALABZEICHEN

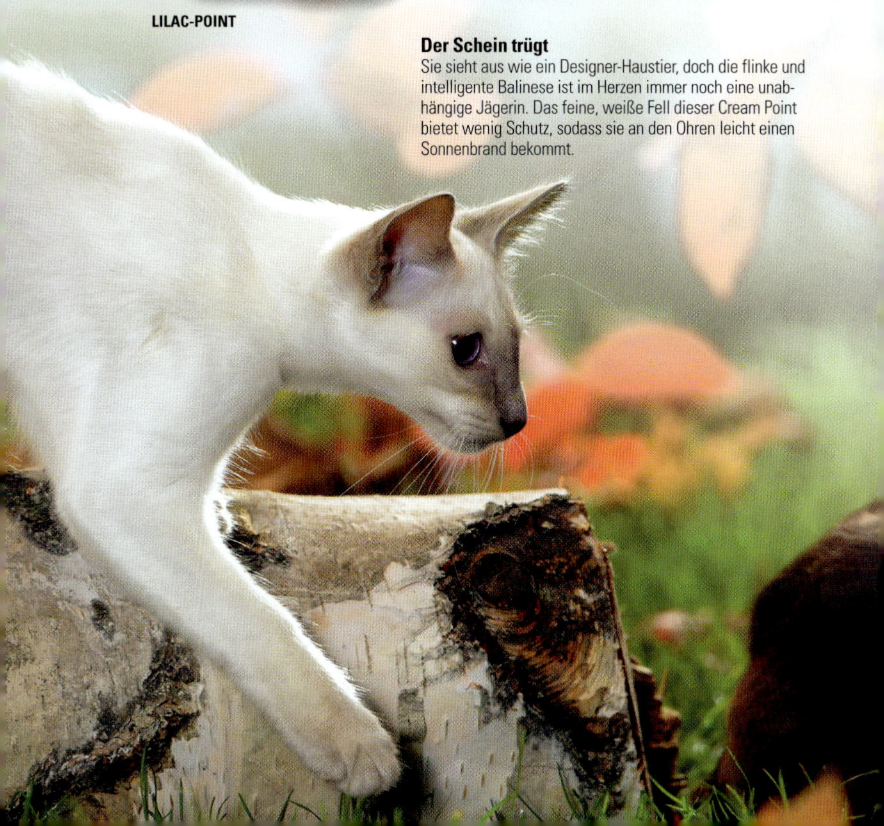

Der Schein trügt

Sie sieht aus wie ein Designer-Haustier, doch die flinke und intelligente Balinese ist im Herzen immer noch eine unabhängige Jägerin. Das feine, weiße Fell dieser Cream Point bietet wenig Schutz, sodass sie an den Ohren leicht einen Sonnenbrand bekommt.

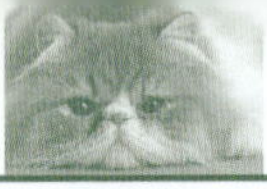

ORIENTALISCH LANGHAAR

Entstehungszeit: 1985
Herkunftsort: Nordamerika
Vorfahren: Orientalisch Kurzhaar, Balinese
Gewicht: 4,5–6 kg
Farbschläge: Alle Farben und Muster außer Abzeichen, Sepia und Mink.
Zuchtverbände: FIFé, CFA, TICA

1985 taten sich bei der texanischen Züchterin Sheryl Ann Boyle eine Orientalisch Kurzhaar (*s.* S. 128–129) und eine Balinese (*s.* S. 190–191) zusammen, um einen Wurf einfarbiger Semilanghaar-Orientalen mit seidigem Fell zu erzeugen. Diese Kätzchen bildeten die Grundlage für eine neue Rasse, die inzwischen von den meisten nordamerikanischen und europäischen Zuchtverbänden anerkannt worden ist, mit Ausnahme der britischen GCCF, die sie der Orientalisch Langhaar (Angora) (*s.* S. 188–189) zu ähnlich findet.

1995 legte die CFA Orientalisch Kurzhaar und Langhaar zu einer Rasse mit zwei Haarlängen zusammen. Das war einigen Züchtern gar nicht recht, da sie gehofft hatten, das rezessive Langhaargen aus der Kurzhaarrasse herauszüchten zu können. Aufgrund der Abzeichen-Ahnen werden gelegentlich auch Abzeichenkätzchen geboren. Diese sind bei den meisten Verbänden zu Ausstellungen nicht zugelassen, hier wegen der zu großen Nähe zu Siam (*s.* S. 124–127) und Balinese.

Diese Semilanghaarversion der Orientalisch Kurzhaar vervollständigt das Quartett der »orientalischen« Rassen. Sie ist das Gegen-

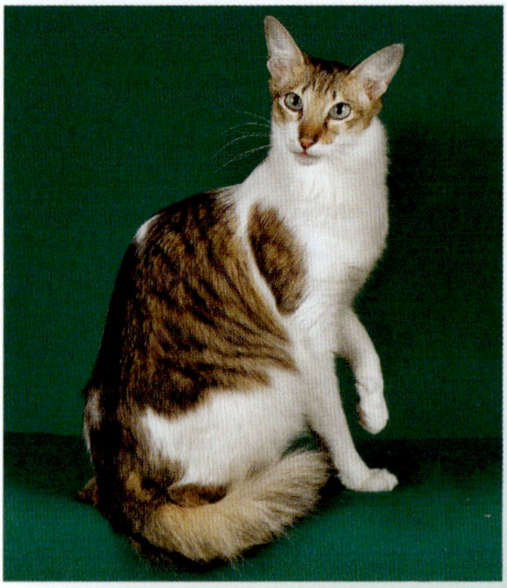

BRAUN GESTROMT BI-COLOUR

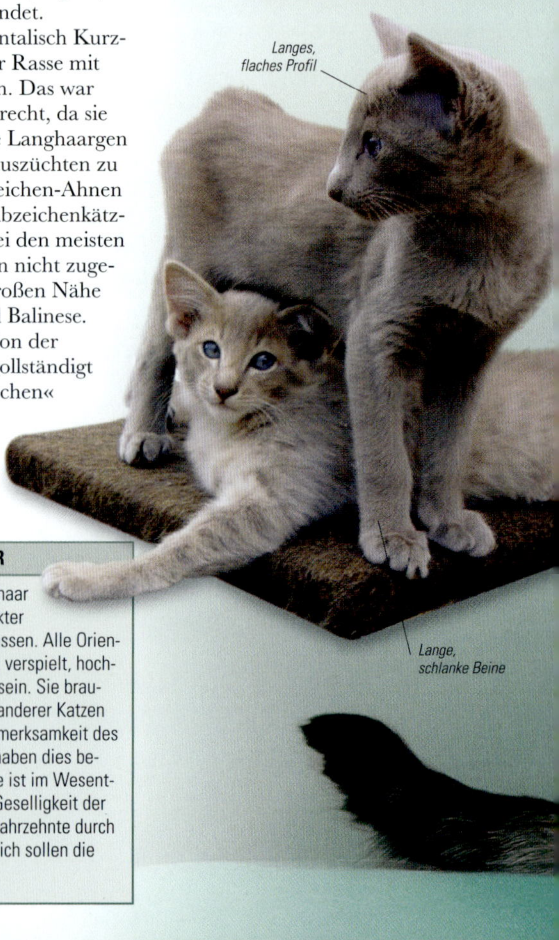

BLAU

ORIENTALISCHER CHARAKTER

Zwar sieht die Orientalisch Langhaar sehr elegant aus, doch ihr Charakter ist alles andere als kühl und gelassen. Alle Orientalen haben den Ruf, lautfreudig, verspielt, hochgradig neugierig und gesellig zu sein. Sie brauchen entweder die Gesellschaft anderer Katzen oder die tägliche, ungeteilte Aufmerksamkeit des Katzenhalters. Untersuchungen haben dies bestätigt. Der Charakter einer Katze ist im Wesentlichen erblich und so wurde die Geselligkeit der Orientalen im Laufe der letzten Jahrzehnte durch selektive Zucht verstärkt. Angeblich sollen die Tiere auch an der Leine gehen.

stück zur Orientalisch Kurzhaar, wie die Balinese das langhaarige Gegenstück zur Siam ist. Während zwischen der Anerkennung der Siam und der Balinese mehrere Jahrzehnte lagen, folgte die Orientalisch Langhaar der Kurzhaar fast auf dem Fuße. Dies ist vielleicht auf die Veränderung innerhalb der Katzenzucht insgesamt zurückzuführen, denn in der zweiten Hälfte des 20. Jh.s erschienen stetig mehr und mehr Rassen. Die Verwechslung zwischen dieser Orientalisch Langhaar und ihrem britischen Gegenstück, Orientalisch Langhaar (Angora) zeigt ebenfalls, wie weit sich die Zuchtprogramme international von einander entfernt haben.

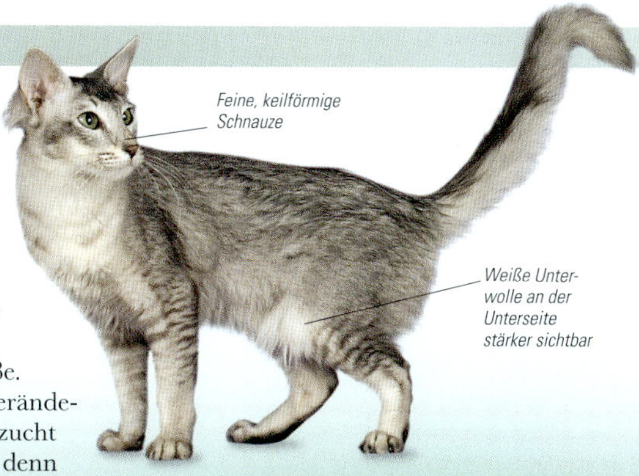

EBONY SILBER

KÖRPERBAU UND CHARAKTER

Das Fell der Orientalisch Langhaar ist fein und liegt glatt am Körper, wodurch es recht pflegeleicht ist. Im Sommer könnte man sie leicht mit einer Kurzhaarrasse verwechseln, wenn nicht der buschige Schwanz wäre. Der schlanke, röhrenförmige Körper ist überraschend schwer, denn es ist eine aktive Rasse mit gutem Muskelansatz.

Die Tiere haben den typischen Charakter der Orientalen: neugierig, gesellig, lautfreudig und stets Aufmerksamkeit heischend.

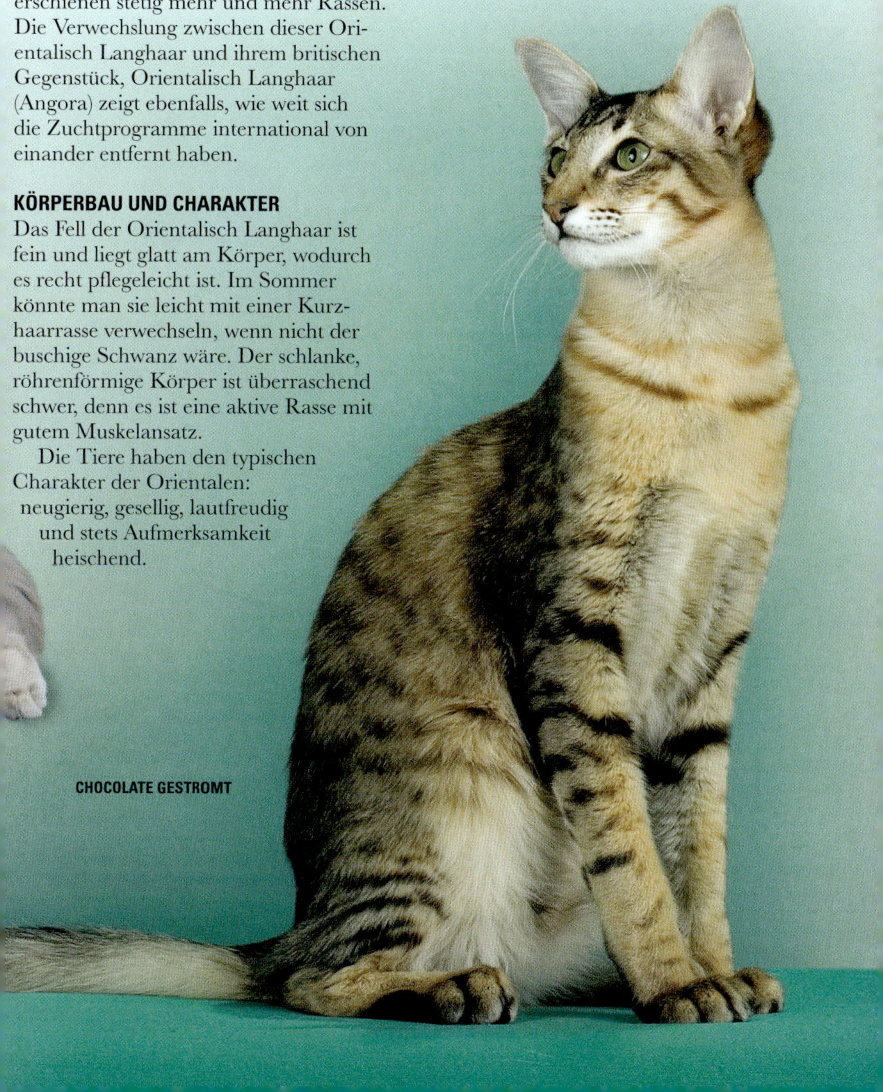
CHOCOLATE GESTROMT

CHANTILLY/TIFFANY

Entstehungszeit: um 1970
Herkunftsort: Kanada und USA
Vorfahren: Ungeklärt
Gewicht: 2,5–5,5 kg
Farbschläge: Einfarbig in traditionellen östlichen Farben, getigert, getupft und getickt
Zuchtverbände: Keine

Diese Rasse ist vermutlich aus denselben Kreuzungen entstanden, die auch die Orientalisch Langhaar (Angora) (*s.* S. 188–189) hervorbrachten. 1967 erwarb die New Yorkerin Jennie Robinson zwei schokoladenbraune, goldäugige Langhaarkatzen unbekannter Herkunft und nannte deren Nachkommen Foreign Longhairs. Sigyn Lund aus Florida kaufte die Katzen und prägte den Namen Tiffany. Die Rasse war jedoch 1988 fast erloschen, bis die Kanadierin Tracy Oraas sich ihrer annahm. Inzwischen hatte man in Großbritannien eine separate Rasse namens Tiffanie (*s.* gegenüber) anerkannt, sodass sich der Name erneut änderte. Die Tiere drücken ihr Wohlbehagen durch ein feines Zirpen aus.

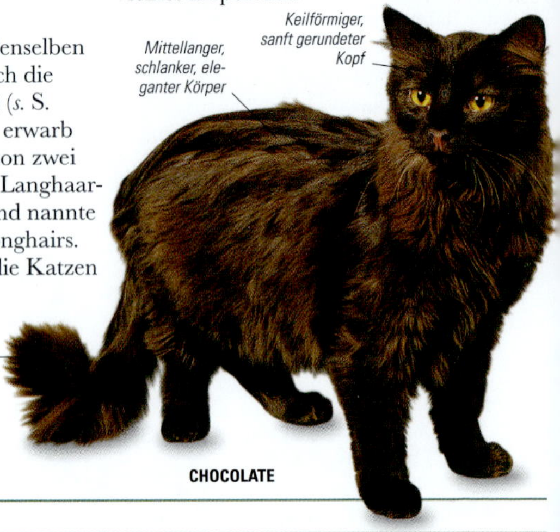
Keilförmiger, sanft gerundeter Kopf
Mittellanger, schlanker, eleganter Körper
Buschiger Schwanz, so lang wie Rumpf
CHOCOLATE

NEBELUNG

Entstehungszeit: 1984
Herkunftsort: USA
Vorfahren: Russisch Blau, Hauskatzen
Gewicht: 2,5–5 kg
Farbschläge: Blau
Zuchtverbände: TICA, TCA

Blaue Kurz- und Langhaarkatzen aus Russland wurden schon vor 100 Jahren ausgestellt. Aus den kurzhaarigen Katzen entstand Russisch Blau (*siehe* Russisch Kurzhaar, S. 95), doch die langhaarigen Tiere gerieten in Vergessenheit. 1986 gingen im Hause von Cora Cobb in Denver, Colorado, aus einer Verpaarung mit einer kurzhaarigen Hauskatze und einer Katze, die man für Russisch Blau hielt, zwei langhaarige, blaue Kätzchen hervor. Siegfried und Brunhilde wurden durch Rückverpaarung mit langhaarigen Russisch Blau zu den Gründerkatzen der Nebelung, einer stillen, zurückhaltenden Rasse.

Der Name weist auf den nebelartigen Schimmer des seidigen, halblangen Felles hin, dessen silberne Spitzen das Licht reflektieren.

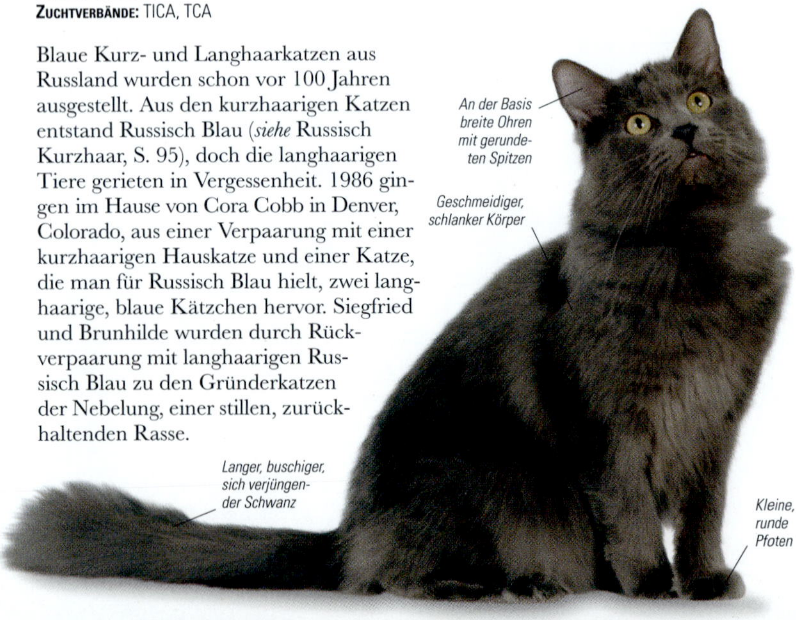
An der Basis breite Ohren mit gerundeten Spitzen
Geschmeidiger, schlanker Körper
Langer, buschiger, sich verjüngender Schwanz
Kleine, runde Pfoten

TIFFANIE

Entstehungszeit: um 1970
Herkunftsort: Großbritannien
Vorfahren: Burma-Chinchilla-Kreuzungen
Gewicht: 3,5–6,5 kg
Farbschläge: Einfarbig und Schildpatt in allen Farben, sowie Schattiert und Sepia
Zuchtverband: GCCF

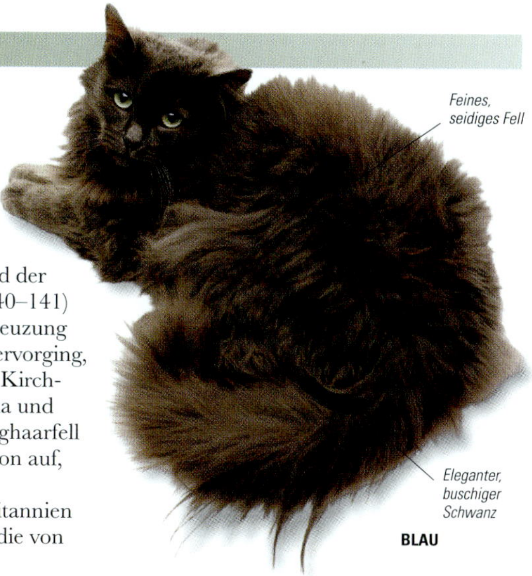

BLAU

Das einzige langhaarige Mitglied der asiatischen Rassegruppe (*s.* S. 140–141) geht vermutlich auf dieselbe Kreuzung zurück, aus der diese Gruppe hervorging, nämlich Baroness Miranda von Kirchbergs Verpaarung von Chinchilla und Burma (*s.* S. 132–135). Das Langhaarfell trat nicht in der ersten Generation auf, sondern erst später.

Die Tiffanie ist nur in Großbritannien anerkannt. Bei der FIFé gibt es die von der asiatischen Gruppe verschiedene Burmilla und in Nordamerika existiert eine Rasse namens Chantilly/Tiffany (*s.* links). In Australien gibt es ebenfalls ein Tiffanie-Zuchtprogramm.

Die Tiffanie gleicht im Aussehen der Burma, während das flauschige, weiche Fell mit voller Krause und buschigem Schwanz von der Chinchilla stammt. Es ist weniger dick als Perserfell und daher leichter zu pflegen. Im Charakter ist sie eine ausgewogene Mischung zwischen der lebhaften Burma und der gelassenen Perser.

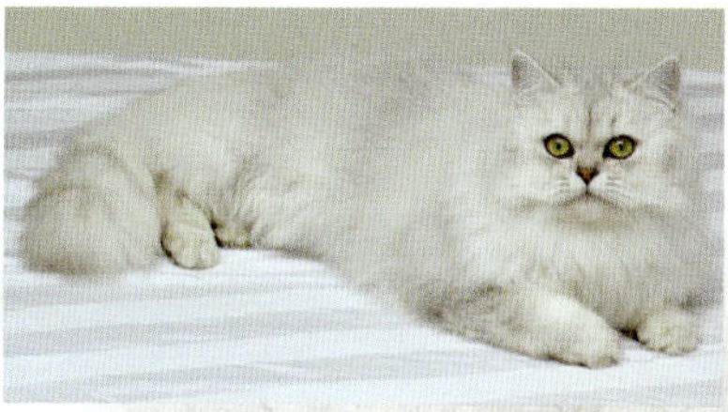

Australische Tiffanie
Die Tiffanie ist in Großbritannien seit langem akzeptiert, anderswo jedoch kaum bekannt. Seit 1999 werden auch in Australien Tiffanies gezüchtet, jedoch nicht aus Importen, sondern aus Neuverpaarungen.

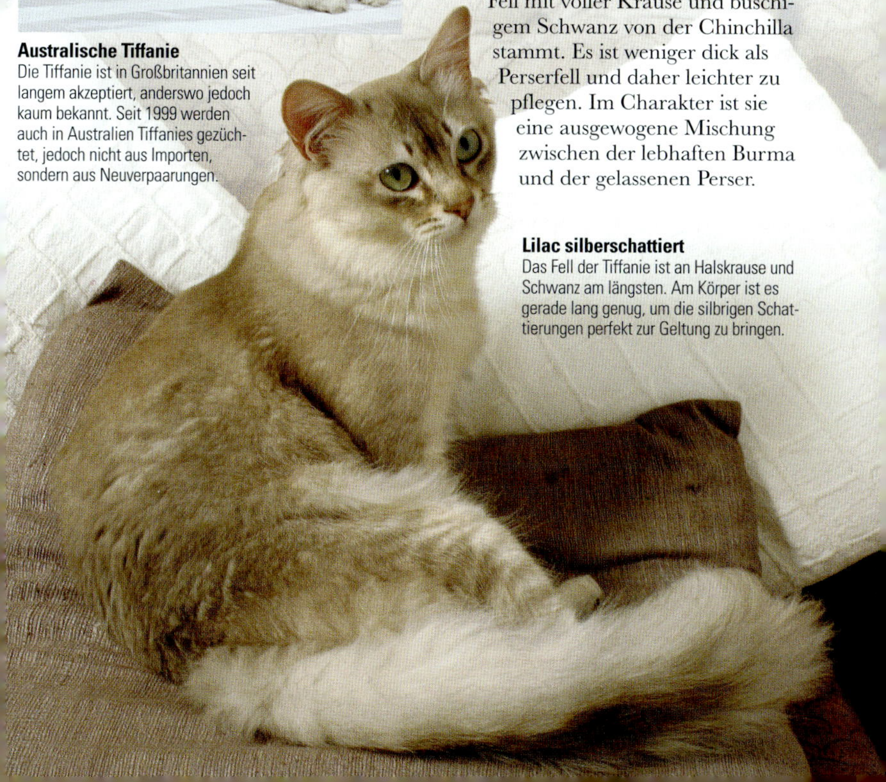

Lilac silberschattiert
Das Fell der Tiffanie ist an Halskrause und Schwanz am längsten. Am Körper ist es gerade lang genug, um die silbrigen Schattierungen perfekt zur Geltung zu bringen.

LAPERM (LANGHAAR)

Entstehungszeit: 1982
Herkunftsort: USA
Vorfahren: Bauernkatzen
Gewicht: 3,5–5,5 kg
Farbschläge: Alle Farben, Schattierungen und Muster
Zuchtverbände: GCCF, CFA, TICA

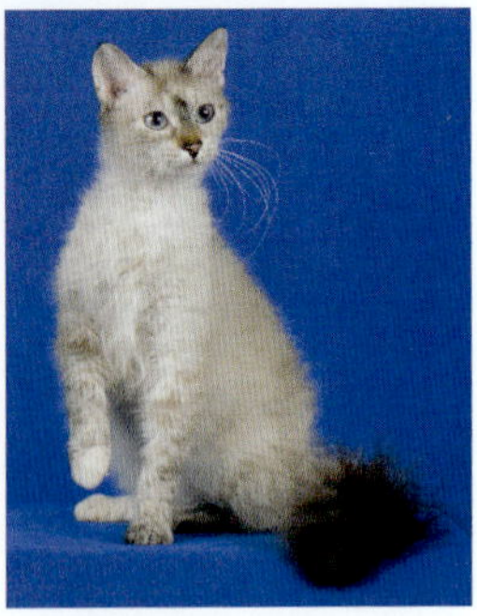

CHOCOLATE TORTIE POINT

1982 fand Linda Koehl in The Dalles, Oregon, ein haarloses, aber sonst gesundes Kätzchen im Wurf einer Bauernkatze. Nach etwa acht Wochen wuchs diesem ein weiches, gelocktes Fell. In den nächsten fünf Jahren brachte Curly eine stetig wachsende Kolonie von Kätzchen mit Rexfell zur Welt, da sich das Gen als dominant erwies. So konnte diese Rasse einen großen Genpool entwickeln und noch heute sind Einkreuzungen mit rasselosen Katzen erlaubt – in Großbritannien vorwiegend mit orientalischen Rassen. Die LaPerm wurde von vielen Zuchtverbänden weltweit anerkannt. Dieser vergleichsweise schnelle Erfolg liegt wohl an der Gesundheit der Rasse, denn an die Mutation sind keine erkennbaren gesundheitlichen Probleme gekoppelt, obwohl gelegentlich Hautallergien auftreten.

Im Gegensatz zur Cornish Rex (*s.* S. 144–145) und zur Devon Rex (*s.* S. 146–147) hat die LaPerm dicke Unterwolle und wirkt dadurch laut Rassestandard zuweilen geradezu »ungepflegt« – ein Look, der Gipsy Shag genannt wird. Dennoch ist das Fell leicht zu pflegen, denn es neigt nicht zum Verfilzen. Die Tiere sind zwar recht leise, aber aktiv und gesellig.

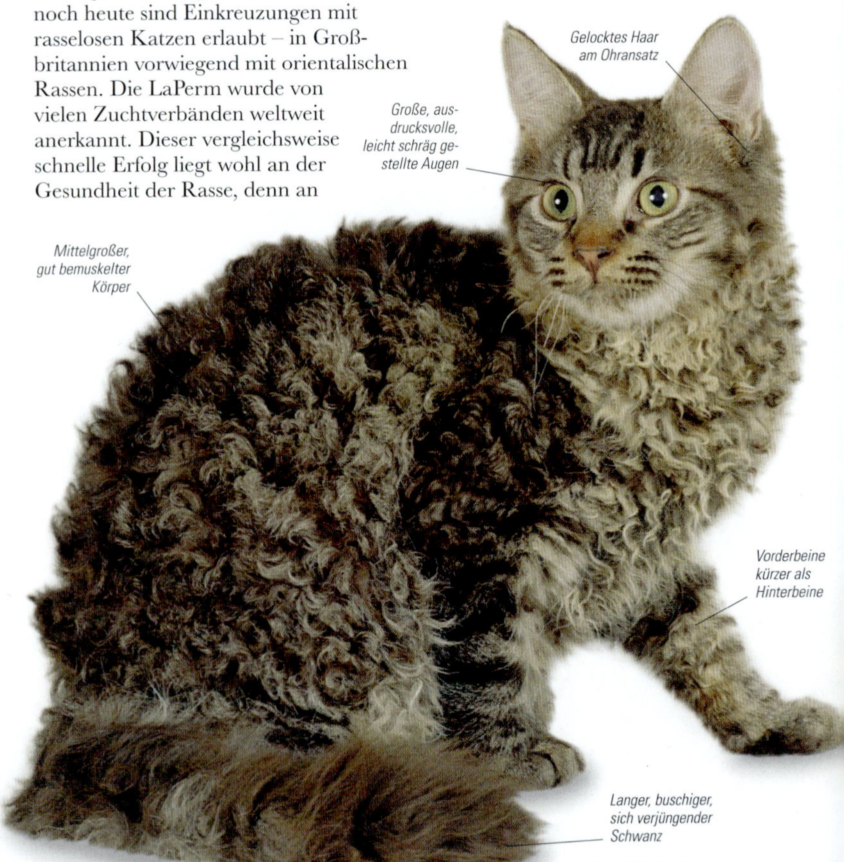
Gelocktes Haar am Ohransatz
Große, ausdrucksvolle, leicht schräg gestellte Augen
Mittelgroßer, gut bemuskelter Körper
Vorderbeine kürzer als Hinterbeine
Langer, buschiger, sich verjüngender Schwanz

BLAU GESTROMT

AMERICAN BOBTAIL (LANGHAAR)

ENTSTEHUNGSZEIT: um 1960
HERKUNFTSORT: USA
VORFAHREN: Unbestimmt
GEWICHT: 3–7 kg
FARBSCHLÄGE: Alle Farben und Muster
ZUCHTVERBÄNDE: CFA, TICA

Der langhaarige American Bobtail hat denselben Ursprung wie die Kurzhaarversion (s. S. 104). Obwohl sich frühe Zuchtprogramme auf kurzhaarige Katzen konzentrierten, hat sich das Langhaargen erhalten, da es rezessiv ist. Langhaar-Bobtails sind zudem der Gründerkatze Yodie vom Aussehen her am ähnlichsten. Beschreibungen, denen zufolge die Rasse dem Rotluchs zum Verwechseln ähnlich sei, sind zwar ein wenig übertrieben, aber die große, muskulöse Katze wirkt, nicht zuletzt durch die »Koteletten« an den Wangen, sehr eindrucksvoll. Die Tiere sind recht sanftmütig, aber immer noch intelligente und passionierte Jäger.

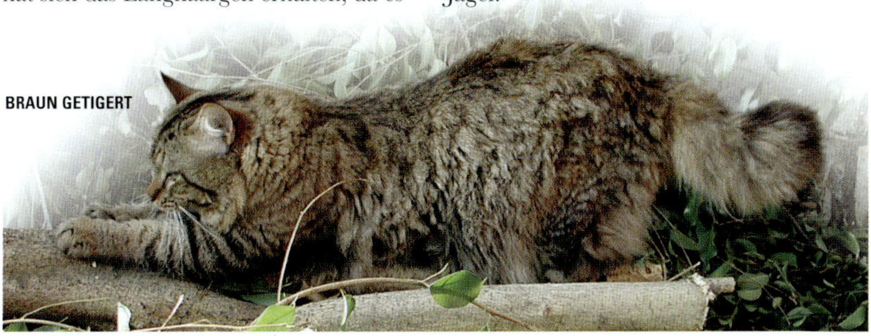

BRAUN GETIGERT

PIXIEBOB (LANGHAAR)

ENTSTEHUNGSZEIT: Um 1980
HERKUNFTSORT: USA
VORFAHREN: Bauernkatzen
GEWICHT: 4–8 kg
FARBSCHLÄGE: Braun getupft
ZUCHTVERBAND: TICA

Der langhaarige Pixiebob ist eine natürliche Variante der Kurzhaarrasse (s. S. 105) und geht auf die sagenhaften »Legendenkatzen« zurück, die als Rotluchshybriden gelten. Diese Behauptung wurde inzwischen widerlegt und die Versuche mancher Züchter, durch Rückverpaarung mit Luchsen ein »wilderes« Aussehen zu erzielen, waren erfolglos.

Das halblange Fell des Pixiebobs ist weich und liegt enger am Körper an als das der Kurzhaarversion. Ungewöhnlicherweise sind bei dieser Rasse bis zu sieben Zehen an jeder Pfote erlaubt. Die Tiere sind leise, liebevolle Gefährten und fühlen sich als Einzelkatze am wohlsten.

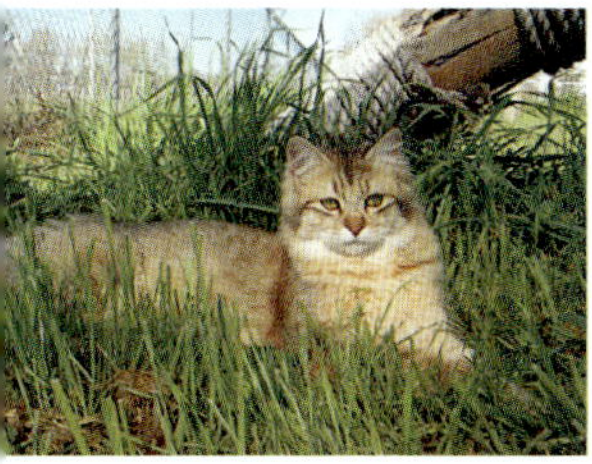

Sommerfarben
Im Sommer wird das Fell des Pixiebobs etwas heller, wodurch sich die Kontraste der Zeichnung verstärken.

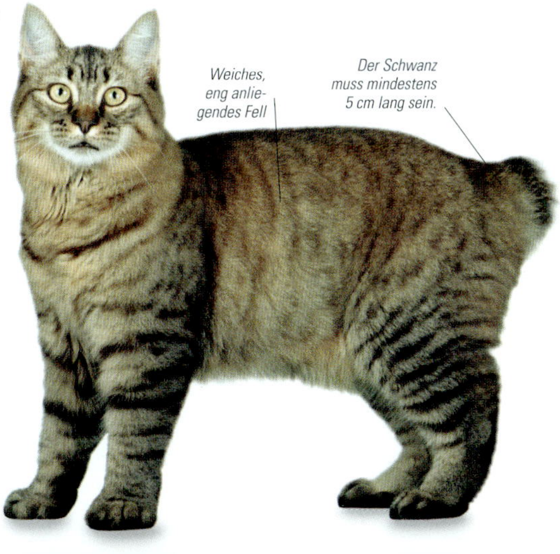

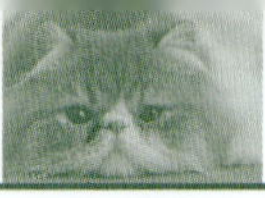

KURILEN-STUMMELSCHWANZKATZE (LANGHAAR)

ENTSTEHUNGSZEIT: Vor dem 18. Jh.
HERKUNFTSORT: Kurileninseln, Östliches Russland
VORFAHREN: Hauskatzen
GEWICHT: 3–4,5 kg
FARBSCHLÄGE: Einfarbig, Schildpatt und Bi-Colour in traditionellen westlichen Farben, Smoke, schattiert, getippt und gestromt
ZUCHTVERBAND: FIFé

Die für den verkürzten Schwanz der russischen Stummelschwanzkatze verantwortliche Mutation ist offenbar dieselbe wie bei der besser bekannten japanischen Rasse (*s.* gegenüber) und die Experten streiten sich darüber, bei wem sie zuerst auftrat. Durch die Isolation der Sowjetunion war die japanische Rasse gegen Ende des 20. Jh.s weltweit wesentlich bekannter, doch seit der Öffnung Russlands wird die Kurilen-Stummelschwanzkatze nun in Nordamerika und in Europa gezüchtet und ihre Anerkennung steht wohl kurz bevor.

Durch ihren wesentlich unwirtlicheren Lebensraum ist die russische Katze stämmiger als ihre japanische Kusine, doch trotz des kalten Klimas existiert auch eine Kurzhaarvariante (*s.* S. 138). Die Tiere sind gesellig, jedoch unabhängig und tanzen am liebsten nach der eigenen Pfeife.

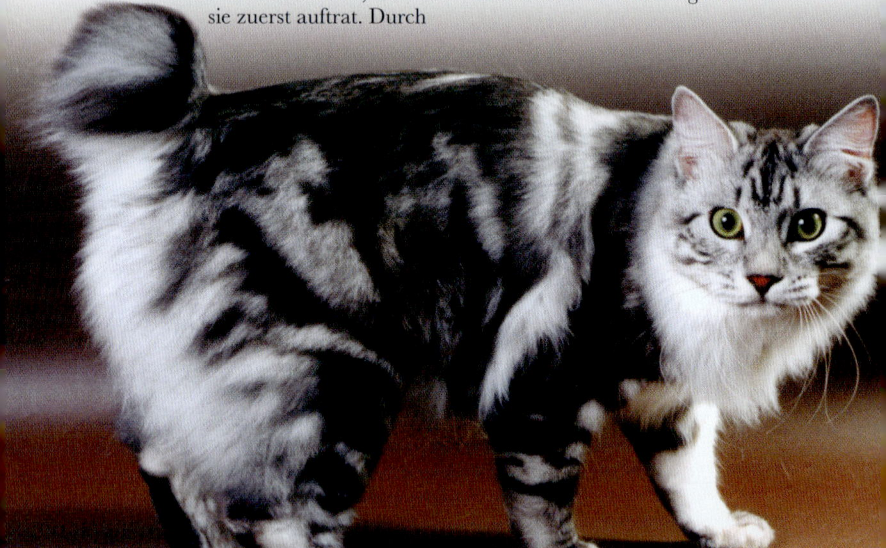

RUSSISCHE RASSEN

Die meisten Katzenrassen entstanden in Europa und Nordamerika, obwohl die Gründertiere häufig von anderswo stammten. Selbst die berühmte Russisch Blau (*s.* S. 95) wurde in Großbritannien und Schweden häufiger gezüchtet als in Russland. Obwohl es auch im Sowjetregime Zuchtprogramme gab, galten diese vornehmlich Nutzhunden. Mit *Glasnost* wurde alles anders: Schon bald kamen viele russische Rassen in den Rest der Welt – darunter die seit dem 2. Weltkrieg bekannte, jedoch erst 1991 akzeptierte Ural Rex, die Sibirische (*s.* S. 176) und die Kurilen-Stummelschwanzkatze.

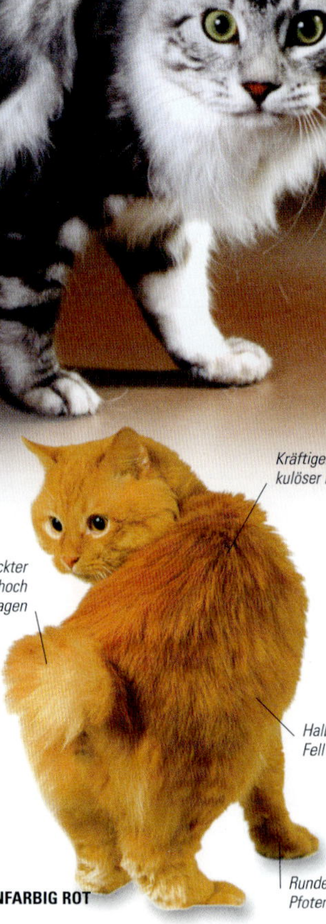
Kräftiger, muskulöser Körper
Kurz gelockter Schwanz, hoch getragen
Halblanges Fell
Runde Pfoten

EINFARBIG ROT

JAPANISCHE STUMMELSCHWANZ-KATZE (LANGHAAR)

Entstehungszeit: Um 1800
Herkunftsort: Japan
Vorfahren: Hauskatzen
Gewicht: 2,5–4 kg
Farbschläge: Einfarbig, Schildpatt und Bi-Colour in allen Farben sowie gestromt
Zuchtverbände: FIFé, CFA, TICA

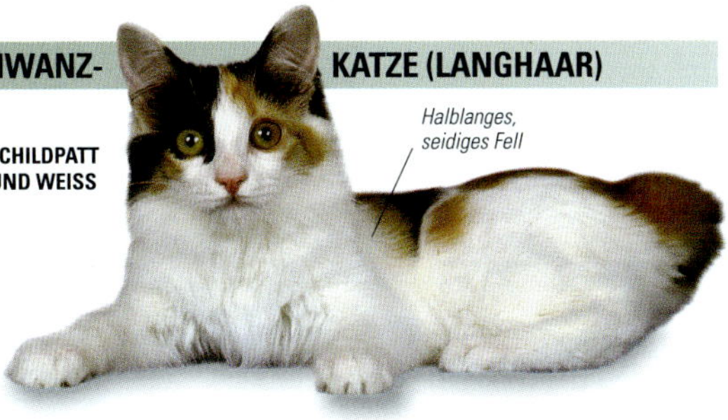
Halblanges, seidiges Fell
SCHILDPATT UND WEISS

Die langhaarige Japanische Stummelschwanzkatze hat dieselbe Entstehungsgeschichte wie die Kurzhaarversion (*s.* S. 138). Beide Typen werden seit Jahrhunderten in einer Reihe von Farben und Zeichnungen in der japanischen Kunst abgebildet. Die ersten in den Westen importierten Tiere trugen das Langhaargen, was sich jedoch erst in den 70er-Jahren des 19. Jh.s herausstellte. Langhaarige Tiere sind immer noch sehr viel seltener als kurzhaarige. Da das Langhaargen rezessiv ist, sind die meisten geborenen Tiere kurzhaarig und Langhaar-mit-Langhaarverpaarungen sind wegen des sehr kleinen Genpools zu riskant.

Der kurze, gerade oder geringelte Schwanz gleicht einem flauschigen Pompon und führt keine Wirbelsäulen- oder Knochendeformationen mit sich. Die Tiere sind neugierig und gesellig und brauchen viel Beschäftigung und Bewegung, denn sie werden leicht destruktiv, wenn sie nicht ausgelastet sind.

MANEKI-NEKO

Die begehrteste Fellfarbe der Stummelschwanzkatze ist Schildpatt und Weiß, u. a. mit verschiedenfarbigen Augen – so wie der japanische Talisman *Maneki-Neko* (wörtlich: winkende Katze, *s.* S. 50). Die CFA akzeptiert bei Langhaar-Bobtails nur traditionelle westliche Farben, andere Verbände sind offener.

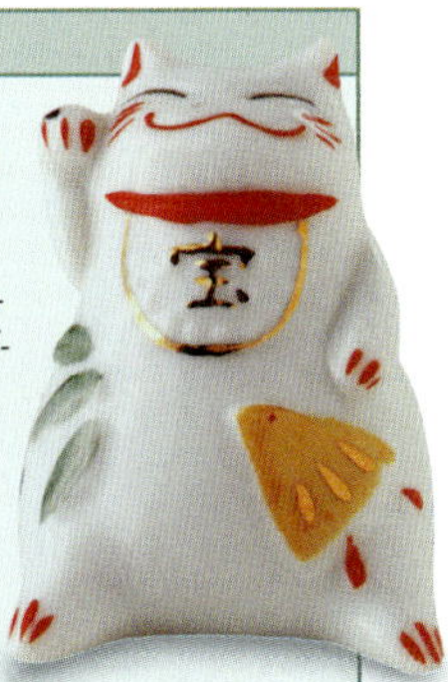

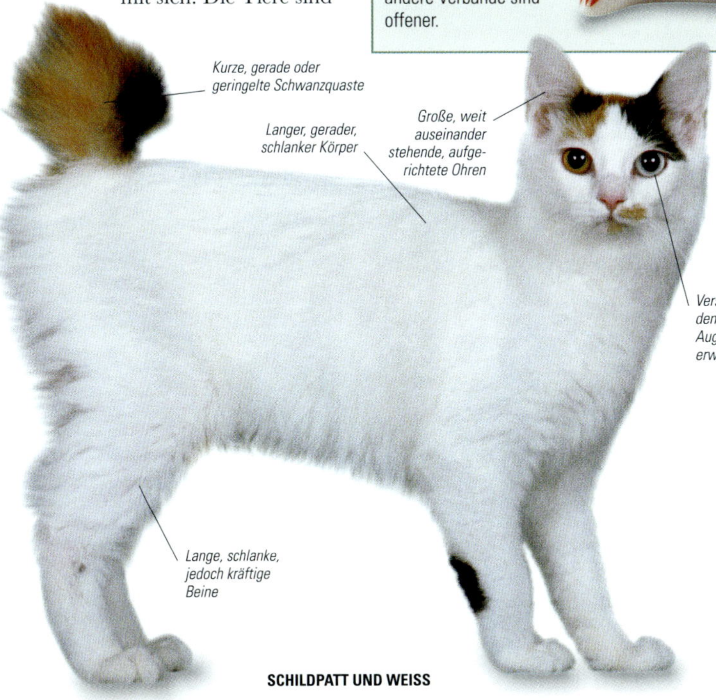
Kurze, gerade oder geringelte Schwanzquaste
Langer, gerader, schlanker Körper
Große, weit auseinander stehende, aufgerichtete Ohren
Verschiedenfarbige Augen erwünscht
Lange, schlanke, jedoch kräftige Beine
SCHILDPATT UND WEISS

RASSELOSE LANGHAARKATZEN

ENTSTEHUNGSZEIT: Vor 1000 v.Chr.
HERKUNFTSORT: Ungeklärt (Türkei, Russland)
VORFAHREN: Hauskatzen
GEWICHT: 2,5–8 kg
FARBSCHLÄGE: Alle Farben und Muster
ZUCHTVERBÄNDE: Die meisten Zuchtverbände haben eine Hauskatzenkategorie für Ausstellungen

Die ersten Hauskatzen stammten von der kurzhaarigen Falbkatze ab. Diese war in der Wüste heimisch, wo ein langes Fell nur Nachteile gebracht und sich eine solche Mutation daher nicht lange gehalten hätte. Auf ihrem Wanderweg nach Norden und Osten jedoch kamen die Katzen allmählich in kühlere Klimazonen, wo ein dichteres Fell durchaus Vorteile hatte und zuletzt in Regionen, in deren harten Wintern Langhaarigkeit geradezu lebenswichtig wurde. Irgendwo auf dem Wege trat die Mutation auf und festigte sich – vermutlich in der Nordtürkei und vielleicht auch in Russland. Diese Langhaarkatzen verbreiteten sich bis nach Südeuropa, von wo aus sie vermutlich von den Wikingern direkt mit nach Skandinavien gebracht wurden. Dort entwickelte sich die Norwe-

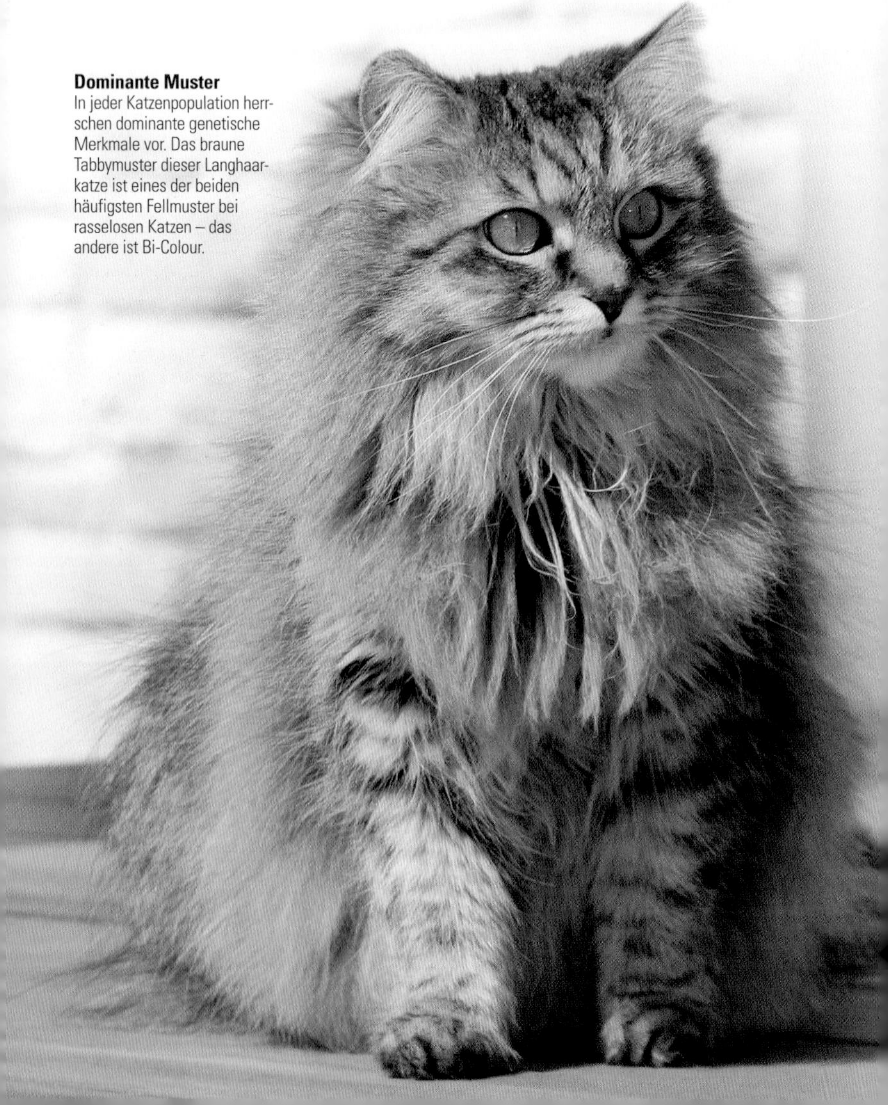

Dominante Muster
In jeder Katzenpopulation herrschen dominante genetische Merkmale vor. Das braune Tabbymuster dieser Langhaarkatze ist eines der beiden häufigsten Fellmuster bei rasselosen Katzen – das andere ist Bi-Colour.

gische Waldkatze (*s.* S. 172–175). Im 16. Jh. brachten portugiesische Kaufleute langhaarige Katzen von Persien nach Indien und im 18. Jh. waren sie schließlich – entweder auf diesem Wege oder als Geschenke aus Persien – auch in China gelandet. Von Europa aus überquerten Langhaarkatzen den Atlantik nach Nordamerika, wo das längste, dickste Fell in den harten Wintern definitiv einen Überlebensvorteil darstellte.

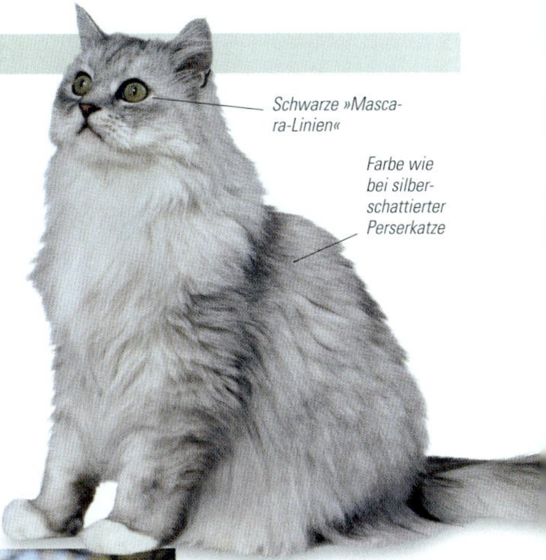
Schwarze »Mascara-Linien«
Farbe wie bei silberschattierter Perserkatze

SILBER SCHATTIERT

KÖRPERBAU UND CHARAKTER

Da es sich bei Langhaarigkeit um ein rezessives Merkmal handelt, sind rasselose Langhaarkatzen stark in der Minderzahl. Das ist vielleicht auch ein Grund, warum ein langes Fell bei Rassekatzen so beliebt ist. Nichtsdestoweniger übertrifft die rasselose Langhaarkatze auch die Rassekatzen noch bei weitem und wird zahlenmäßig nur von den rasselosen Kurzhaarkatzen (*s.* S. 150–151) übertroffen. Das Fell solcher Katzen ist überwiegend halb lang, vergleichbar etwa mit einer Türkisch Angora (*s.* S. 183–185). Das dicke, lange Fell einer Maine Coon (*s.* S. 168–171) entstand auf natürliche Weise in kaltem Klima, doch das lange Haarkleid der Perserkatze (*s.* S. 154–157) ist das Ergebnis jahrelanger Zuchtarbeit.

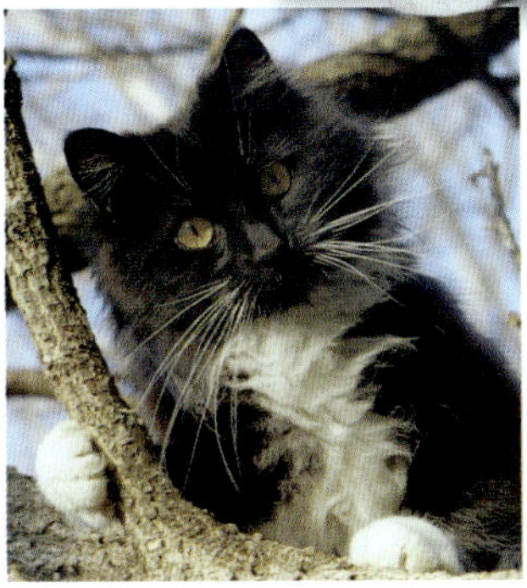

SCHWARZWEISS

Zwar wird der Charakter von Katzen von frühen Erfahrungen stark mitgeprägt, doch er ist daneben auch genetisch bedingt. Rassekatzen sind meist Fremden und neuen Situationen gegenüber wesentlich aufgeschlossener als die vergleichsweise reservierten rasselosen Katzen, was sehr wahrscheinlich auf generationenlange Erfahrung bei Katzenausstellungen zurückzuführen ist.

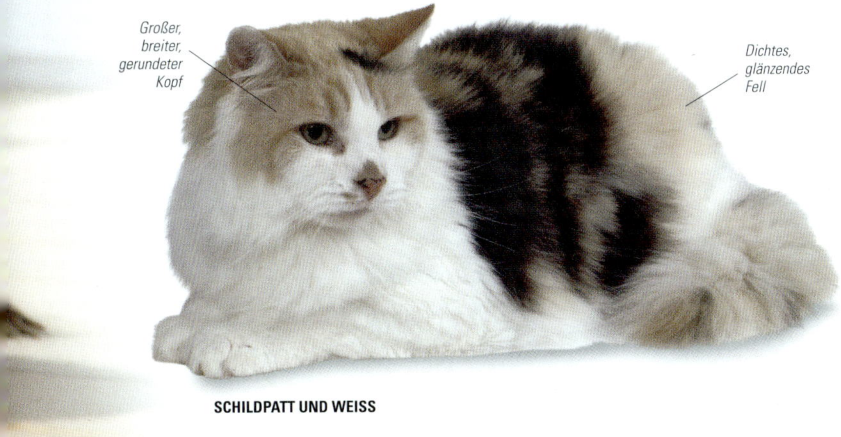
Großer, breiter, gerundeter Kopf
Dichtes, glänzendes Fell

SCHILDPATT UND WEISS

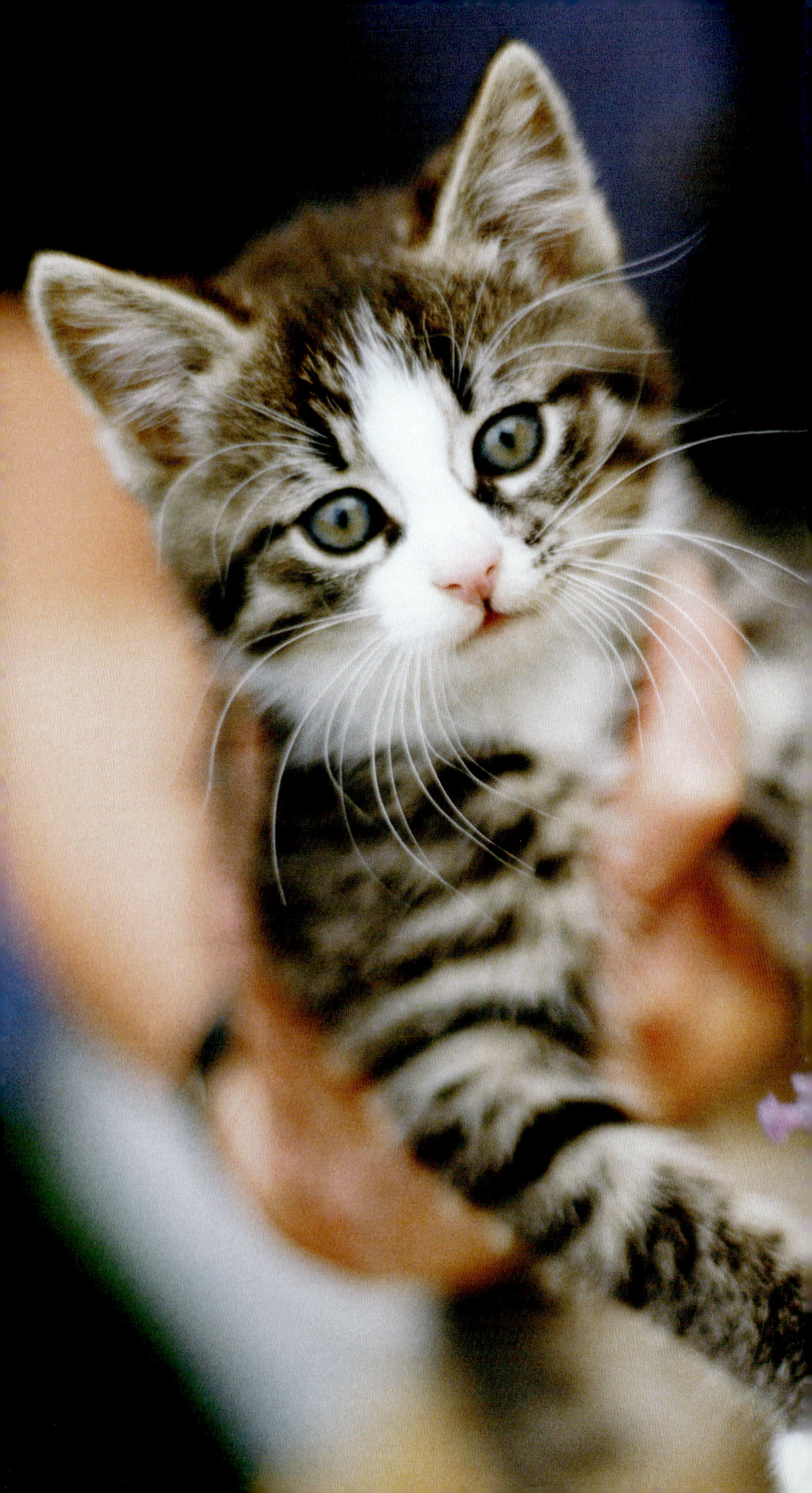

KATZENHALTUNG

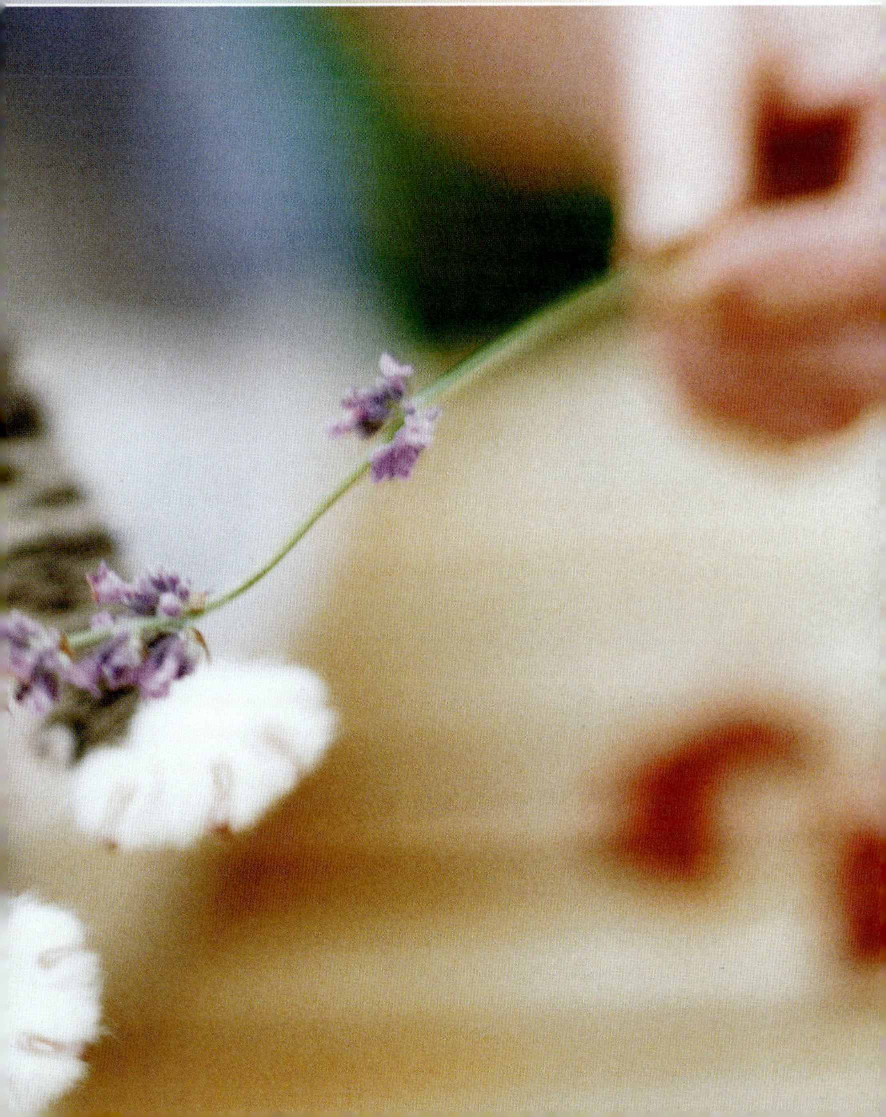

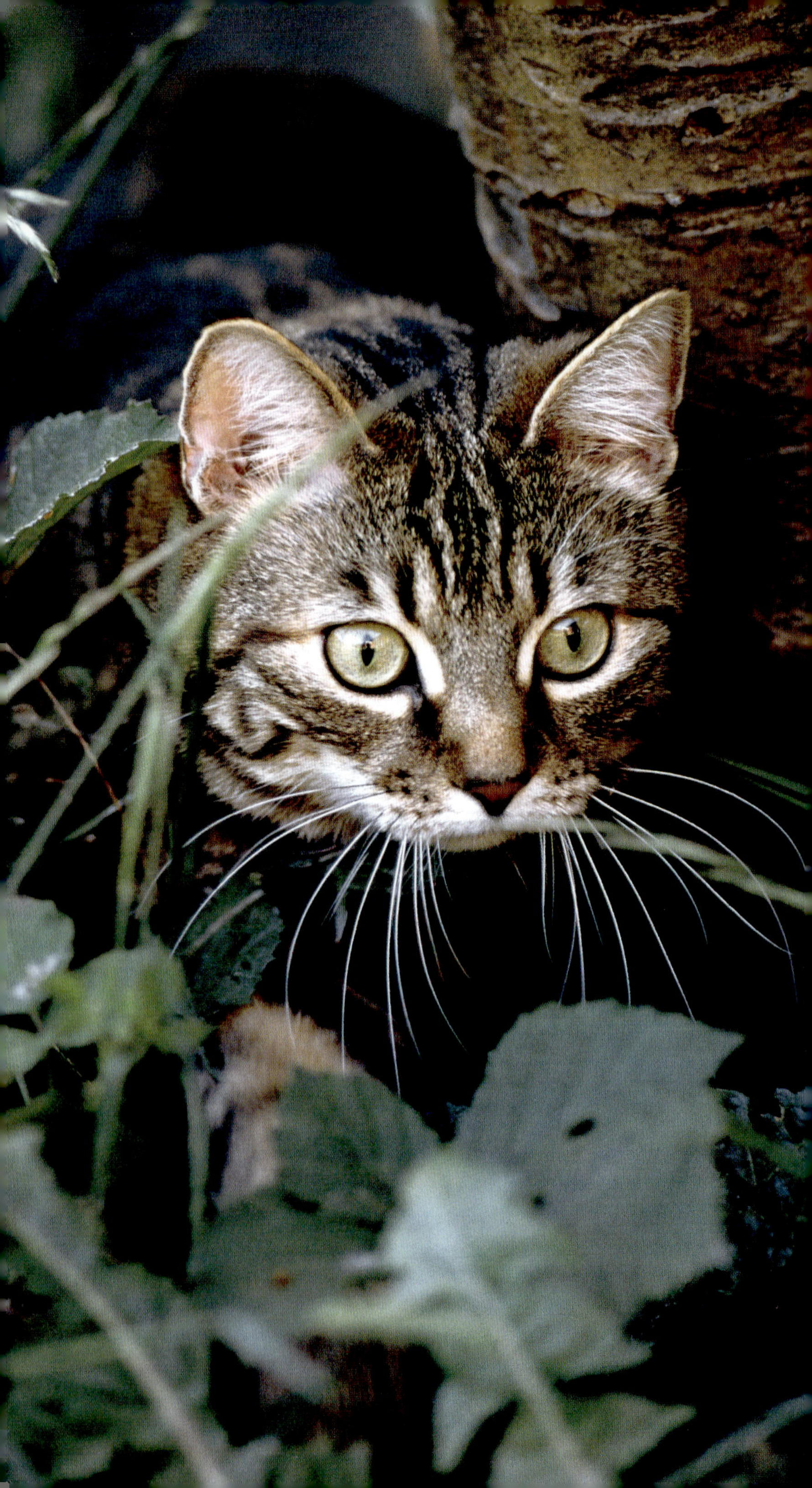

BIOLOGIE DER KATZE

Die Katze ist ein nahezu perfektes Raubtier, wie geschaffen für die Jagd auf kleine Beutetiere. Wie alle Fleischfresser hat sie ein stabiles Skelett, scharfe Zähne, wache Sinne, kräftige Muskeln und einen perfekten Gleichgewichtssinn. Auch der Stoffwechsel ist typisch für einen Überlebenskünstler.

PERFEKT IN FORM UND FUNKTION

Man muss Katzen nur einmal beim Anschleichen zusehen, um zu erkennen, dass man es hier mit geborenen Jägern zu tun hat. Sie erspüren die Beute mit den feinen Sinnesorganen, während die Hormone sie vor zu viel Erregung bewahren. Das Gehirn wertet die Körperimpulse aus und setzt dann die ungeheuren Energieschübe frei, zu denen die Muskulatur fähig ist. Ein perfekter Gleichgewichtssinn schützt das Tier dabei vor »Fehltritten«.

Auch die Organe der Katze sind perfekt angelegt. Wie bei allen Säugetieren ist die Haut das größte Organ und wichtiger Bestandteil des Immunsystems. Herz und Lunge sind auf plötzliche Energieschübe und nicht, wie etwa beim Hund, auf Ausdauerleistungen abgestimmt. So können Katzen Angreifern in Sekundenschnelle entkommen. Durch den Verdauungsapparat des Fleischfressers benötigen Katzen Fleisch zum Überleben.

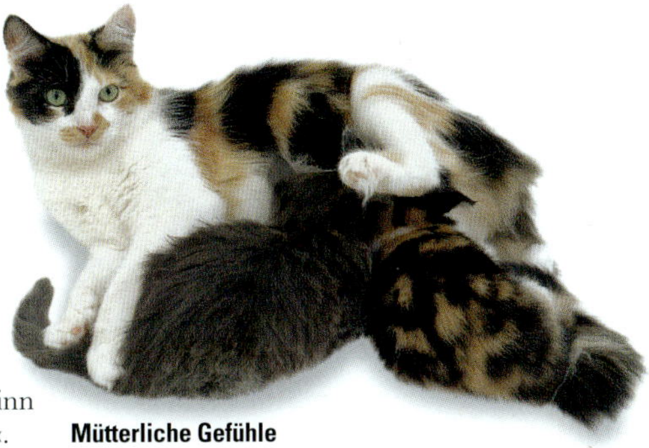

Mütterliche Gefühle
Durch den Mutterinstinkt weiß die Kätzin, wie sie ihre Jungen säugen, waschen und beschützen muss und wie sie ihnen später Selbstständigkeit beibringt.

Das Immunsystem schützt die Katze sowohl vor externen Pathogenen, d. h. Viren und Bakterien, als auch vor inneren Gefahren wie der Bildung von Krebszellen.

In diesem zu Hochleistungen fähigen Körper sitzt auch ein wacher Geist. Katzen sind imstande, Problemlösungen zu finden und diese später auch auf andere Situationen anzuwenden. Sie kommunizieren durch eine breite Palette von Körpersignalen miteinander: Dazu gehören zufriedenes Schnurren, ärgerliches Kreischen (Vokalisierung), Gesichtsausdrücke, Körpersignale (Gebärden) sowie das Berühren der Nasen und gegenseitige Körperpflege (Berührung). Dieses Sozialverhalten spielt auch eine wichtige Rolle beim Paarungsverhalten und damit der Erhaltung der Art.

Unverbesserlich
Auch nach Jahrtausenden ist die Hauskatze noch immer eine ausgezeichnete und passionierte Jägerin.

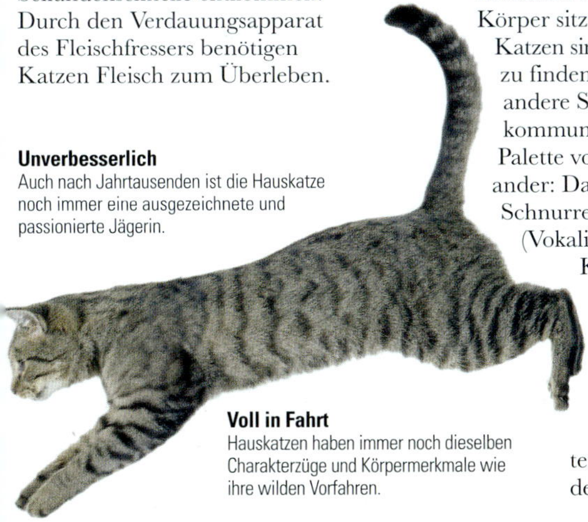

Voll in Fahrt
Hauskatzen haben immer noch dieselben Charakterzüge und Körpermerkmale wie ihre wilden Vorfahren.

Gehirn, Hormone und Nerven

Die Katze muss sich als geschickte Jägerin auf das perfekte Funktionieren der Sinne verlassen – daher sind den Sinnen verknüpfte Bereiche des Gehirns hoch entwickelt. Ihr Nervensystem reagiert im Nu auf äußere Reize, wohingegen die Hormone als chemische Botenstoffe wirken.

DAS STEUERZENTRUM DES KÖRPERS

Über Sinnesorgane und die Hormondrüsen gelangen Informationen in das Hirn, die dieses verarbeitet, um dann entsprechende Reaktionen darauf über das Nervensystem einzuleiten. Auch die in der Schädelbasis sitzende Hypophyse, die den Hormonhaushalt steuert, erhält Signale vom Gehirn. Hirntätigkeit verbraucht sehr viel Energie, daher erhält das Hirn 20 % des vom Herzen gepumpten Blutes, obwohl es nur 1 % des Körpergewichts ausmacht.

Das Gehirn der Katze besteht aus Milliarden von spezialisierten Zellen (Neuronen), die jeweils mit bis zu 10 000 anderen Zellen verbunden sind. Bei einer sieben Wochen alten Katze rasen die Erregungen mit bis zu 390 km/h durch das Gehirn. Diese Geschwindigkeit verringert sich mit zunehmendem Alter. Anatomisch ähnelt das Gehirn der Katze dem anderer Säugetiere. Das Kleinhirn koordiniert die Motorik, das Großhirn steuert Lernfähigkeit, Gefühle und Verhalten, und der Hirnstamm verbindet das Hirn mit dem peripheren Nervensystem. Ein Netzwerk aus Zellen, das so genannte limbische System, vereinigt wahrscheinlich Instinkt und Lernen.

DIE FUNKTION DER HORMONE

Im Gehirn erzeugte Hormone steuern alltägliche Körperfunktionen wie den Stoffwechsel. Bei andauerndem Stress wird die Ausschüttung von Cortisol aus der Nebennierenrinde veranlasst. Die Produktion von Sexualhormonen, Eizellen

Anatomie des Gehirns

Das Hirn wird von den Sinnesorganen mit einer Menge Informationen bombardiert. Diese Information wird dort analysiert und entweder gespeichert oder darauf reagiert.

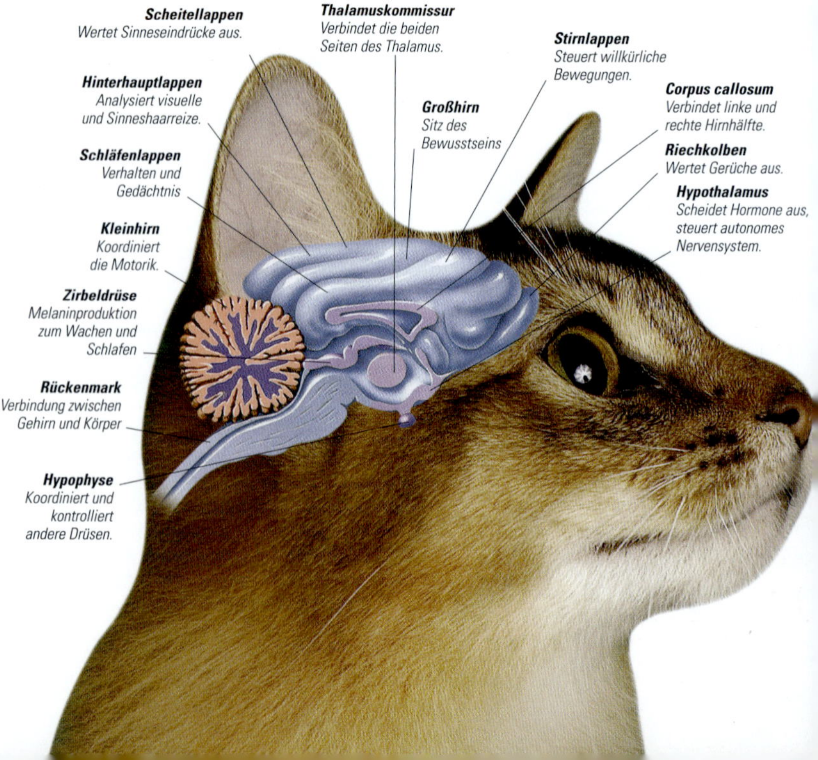

STRESS, HORMONE UND BIOFEEDBACK

Damit hormonelle Reaktionen nicht außer Kontrolle geraten, reguliert sich der Hormonhaushalt durch einen Biofeedback-Mechanismus selbst. Im Falle der Stresshormone bestimmt die Ausgewogenheit des Zyklus den Charakter einer Katze. Die Nebennieren spielen eine wichtige Rolle bei der Ausschüttung von Stresshormonen, die den Fluchtreflex beeinflussen. Adrenalin und Noradrenalin steuern Herzschlag und Blutdruck. Die Nebennieren produzieren auch Cortisol und andere, für den Stoffwechsel wichtige Hormone. Der hier abgebildete Biofeedback-Mechanismus kontrolliert die Cortisolausschüttung. Je besser dies funktioniert, desto ruhiger und ausgeglichener ist die Katze.

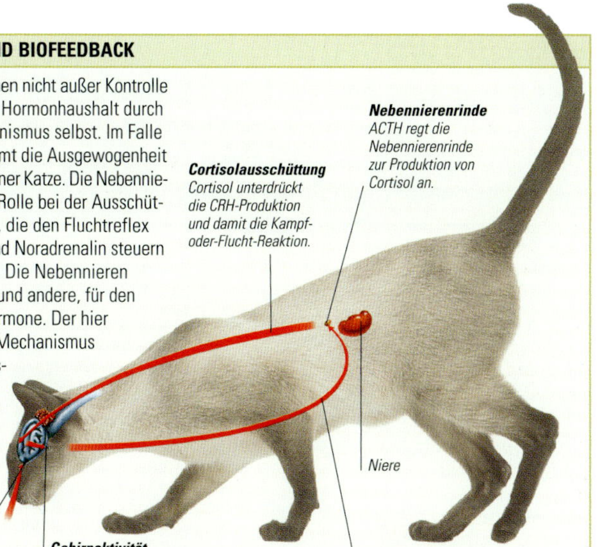

und Spermien wird bei Weibchen durch das follikelstimulierende (FSH) und bei Männchen durch das luteinisierende (LH) Hormon gesteuert.

DAS NERVENSYSTEM

Das Nerven- und das Hormonsystem, die durch die Hypophyse mit dem Gehirn verbunden sind, steuern alle natürlichen Funktionen der Katze. Während der Effekt von Hormonen allmählich, aber lang anhaltend ist, reagiert das Nervensystem blitzschnell auf innere wie äußere Reize. Manche Bereiche des Nervensystems befinden sich unter der bewussten Kontrolle des Tieres, z. B. die Anspannung der Muskeln vor dem Sprung. Andere Funktionen, etwa der Herzschlag, sind scheinbar automatisch, werden aber tatsächlich auf einem tieferen unbewussten Level reguliert.

Informationen werden im Nervensystem in zwei Richtungen transportiert: Informationen über Sinneseindrücke gehen direkt ins Gehirn, sie werden verarbeitet und motorische Neuronen leiten vom Gehirn Informationen zu den Muskeln.

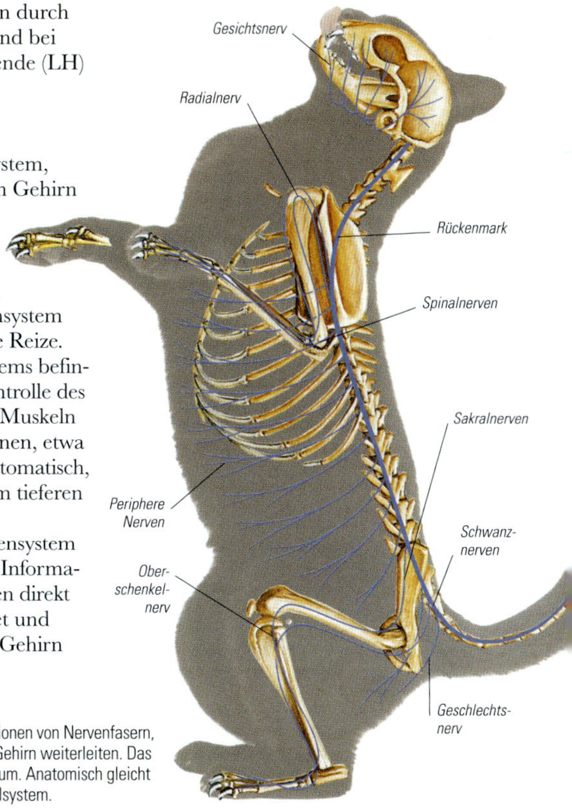

Bewusste Kontrolle
Das periphere Nervensystem besteht aus Millionen von Nervenfasern, die Informationen von Haut und Muskeln ins Gehirn weiterleiten. Das Hirn setzt diese in Befehle an die Muskulatur um. Anatomisch gleicht diese Struktur einem weit verzweigten Wurzelsystem.

Die Sinnesorgane

Die Sinnesorgane sammeln Informationen aus der Umwelt und leiten diese zur Auswertung ans Gehirn weiter. Über die klassischen fünf Sinne hinaus besitzen Katzen ein Gleichgewichtsorgan sowie das Vomeronasalorgan für die Wahrnehmung von Sexualduftstoffen.

SEHEN

Die im Verhältnis zum Körper sehr großen Katzenaugen erkennen Bewegungen besser als wir. Durch die Nachtaktivität ist ihr Farbsehen allerdings eingeschränkt. Dafür haben sie das Tapetum lucidum, eine Schicht aus reflektierenden Zellen hinter der Netzhaut, die das einfallende Licht zurückwirft und so die Nachtsicht verbessert.

HÖREN UND GLEICHGEWICHTSSINN

Das Gehör ist besonders auf die Jagd nach kleinen Nagetieren abgestimmt. So begünstigt die Pinna – die um 180 Grad drehbare Ohrmuschel – die Wahrnehmung der feinsten hohen Pieptöne oder Raschelgeräusche von Beutetieren aus der exakten Richtung.

Das Gleichgewichtsorgan, der Vestibularapparat, befindet sich im Innenohr. Richtungs- oder Geschwindigkeitsänderungen werden dort sofort wahrgenommen und ermöglichen der Katze so einen augenblicklichen Orientierungswechsel.

RIECHEN UND SCHMECKEN

Der Geruchssinn von Katzen ist besser als der unsere, jedoch nicht so empfindlich wie der des Hundes. Er dient zur Wahrnehmung von Beute oder Futter, zum Erkennen von Gefahren und zum Lesen der in Urin oder Kot enthaltenen chemischen Botschaften. Wie viele andere Säugetiere hat auch die Katze ein Vomeronasal- (oder Jacobson'sches) Organ im Gaumen. Beim Einsatz dieses Organs öffnet die Katze ihr Maul zu dem so genannten Flehmen. Mithilfe der Zunge werden Duftstoffe in das Vomeronasalorgan gezogen und die Erregungen dann auf einem anderen Weg als die Geruchsreize in den Hypothalamusbereich des Gehirns geleitet.

Die Katze verfügt über einen guten Geschmackssinn. Die Zunge der erwachsenen Katze ist mit etwa 250 hakenartigen Gewebehügelchen, den Papillen, bedeckt, auf denen sich jeweils 40 bis 40000 Geschmacksknospen befinden.

TASTEMPFINDLICHER SCHNURRBART

Die Vibrissae sind tastempfindliche Schnurrhaare auf Kinn und Oberlippe der Katze. Sie können zur Begrüßung nach vorne und beim Fressen oder Kämpfen zurückgelegt werden. Tasthaare über den Augen und auf den Wangen schützen die Augen vor Verletzungen.

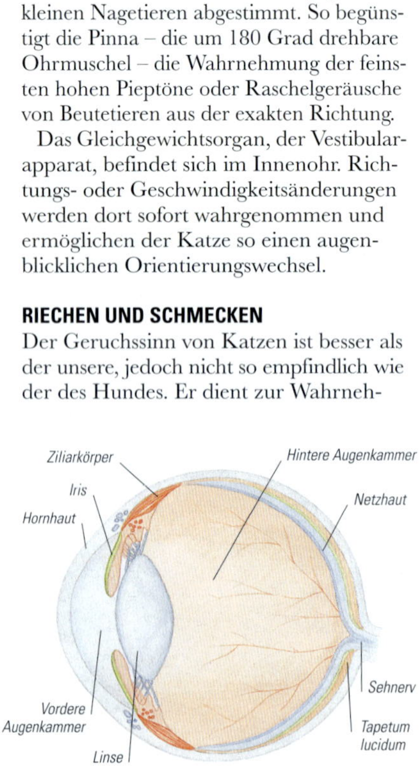

Katzenaugen
Eine klare Hornhaut bedeckt die flüssigkeitsgefüllte vordere Augenkammer. Dahinter liegen die dreiteilige Uvea (die farbige Iris, der stabilisierende Ziliarkörper und die Linse), die flüssigkeitsgefüllte hintere Augenkammer, die Netzhaut und das Tapetum lucidum.

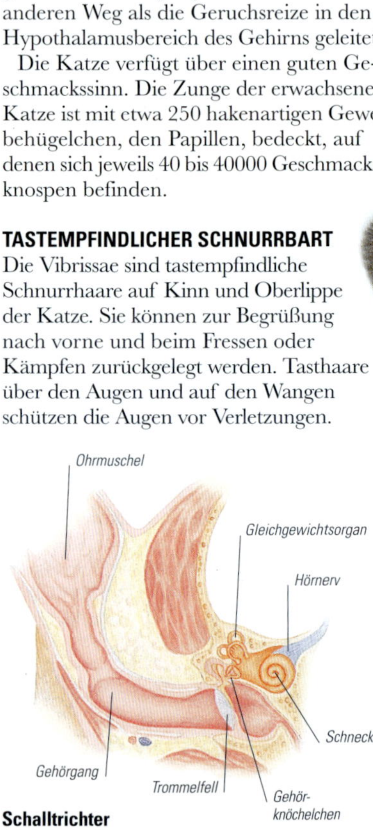

Schalltrichter
Der Schall wandert durch den Gehörgang und versetzt das Trommelfell in Schwingungen. Im Mittelohr übertragen drei Gehörknöchelchen die Schwingungen auf die Schnecke im Innenohr und auf den Hörnerv. Das flüssigkeitsgefüllte Gleichgewichtsorgan befindet sich tief im Innenohr.

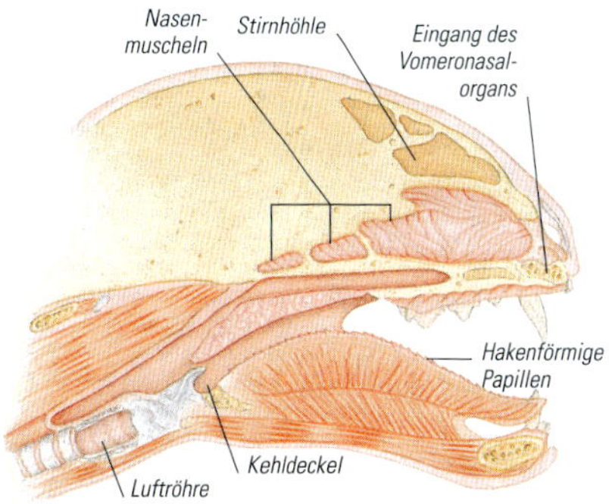

Chemorezeptoren

Jede Geschmacksknospe auf der Zunge hat ein Geschmackshaar, das die chemischen Stoffe in der Nahrung aufspürt. In den Nasenkammern heften sich Duftmoleküle an die klebrigen Membranen der Nasenmuscheln an oder werden vom Vomeronasalorgan im Munddach aufgefangen.

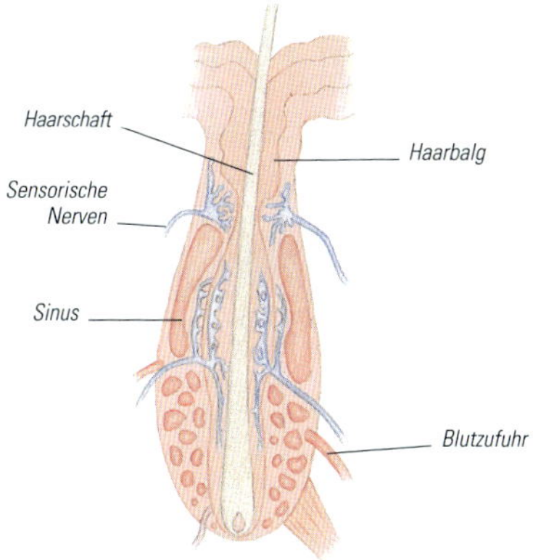

Sensible Haarwurzeln

Der Tasthaarbalg ist ungefähr dreimal so groß wie der Balg eines normalen Haares. Eine blutgefüllte Kapsel, der Sinus, funktioniert wie eine hydraulische Flüssigkeit und verstärkt das Signal, das vom Netz der Sinnesnerven ringsum registriert und ins Gehirn weitergeleitet wird.

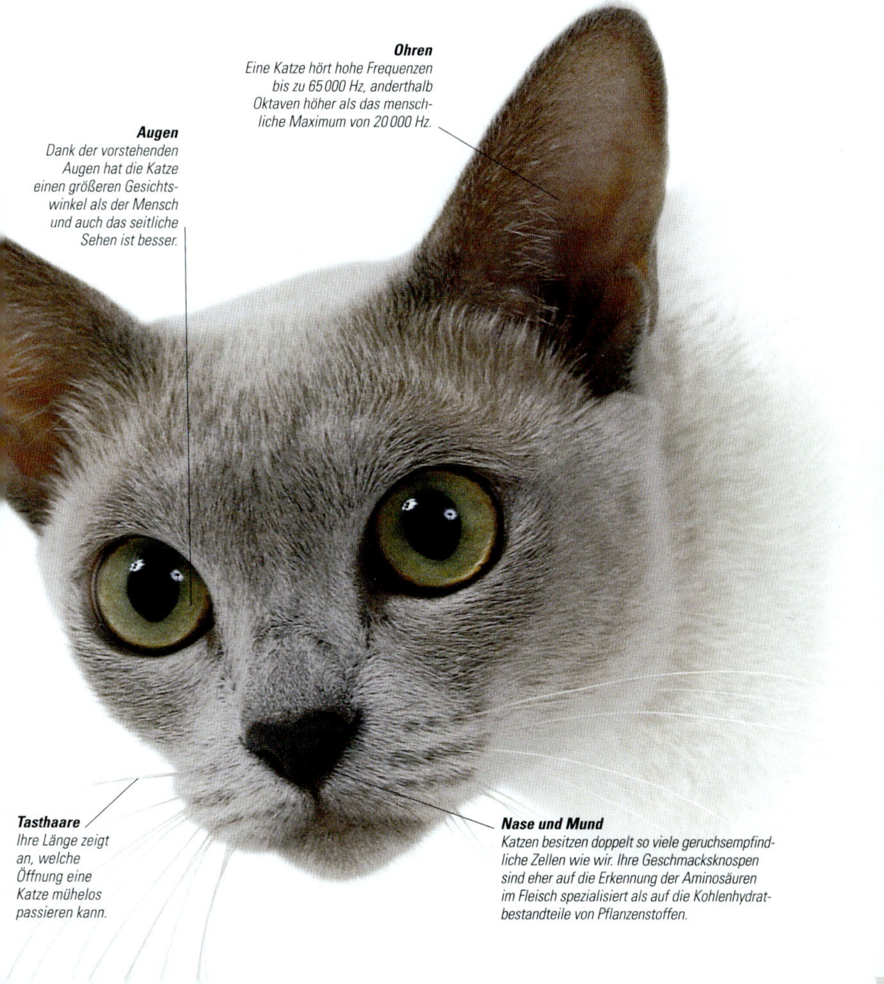
Ohren
Eine Katze hört hohe Frequenzen bis zu 65 000 Hz, anderthalb Oktaven höher als das menschliche Maximum von 20 000 Hz.
Augen
Dank der vorstehenden Augen hat die Katze einen größeren Gesichtswinkel als der Mensch und auch das seitliche Sehen ist besser.
Tasthaare
Ihre Länge zeigt an, welche Öffnung eine Katze mühelos passieren kann.
Nase und Mund
Katzen besitzen doppelt so viele geruchsempfindliche Zellen wie wir. Ihre Geschmacksknospen sind eher auf die Erkennung der Aminosäuren im Fleisch spezialisiert als auf die Kohlenhydratbestandteile von Pflanzenstoffen.

Haut und Haarkleid

Haut und Fell erfüllen wichtige lebenserhaltende Aufgaben. Die Haut ist die erste und wichtigste Abwehrfront gegen schädliche Umwelteinflüsse. Veränderungen der Umwelt spiegeln sich im Fell der Katze wider.

HAUTSTRUKTUR

Die Haut ist das größte Organ der Katze. Sie enthält Zellen, die für das Immunsystem lebenswichtig sind, indem sie schädliche Mikroorganismen vom Körper fernhalten. Millionen von Nervenenden sorgen für die Wahrnehmung von Wärme, Kälte und Schmerzen. Ein weit verzweigtes Blutgefäßnetz sorgt für die Regulierung der Körpertemperatur.

Die Haut der Katze ist zweilagig. Die Oberhaut (Epidermis) besteht aus etwa 40 Schichten abgeflachter toter Zellen, die in fetthaltiges Sebum, eine ölige Ausscheidung, eingebettet sind. Unter dieser »Hornschicht« liegt die vereinte Leder- und Unterhaut, das Strukturelement der Haut. Sie besteht aus starkem, elastischem Bindegewebe und enthält Drüsen, Blutgefäße, Nerven und Rezeptoren.

FELLSTRUKTUR

Haare bestehen größtenteils aus Keratin, dem Gerüsteiweiß, das auch die Außenschicht der Haut (Epidermis) und die Krallen (s. S. 213) bildet. Weil Haar hauptsächlich Protein enthält, wird ein großer Teil der täglichen Proteinaufnahme aufgezehrt.

Die Haaroberfläche setzt sich aus überlappenden, vom Körper wegweisenden

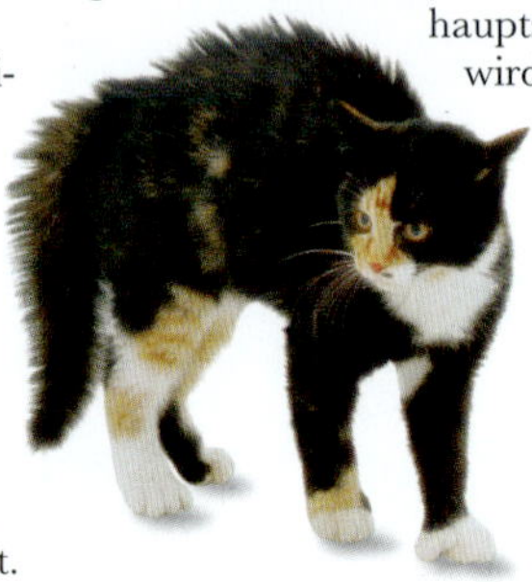

Fellsprache
Wütende oder ängstliche Katzen sträuben ihr Rückenfell, um sich dadurch optisch größer zu machen.

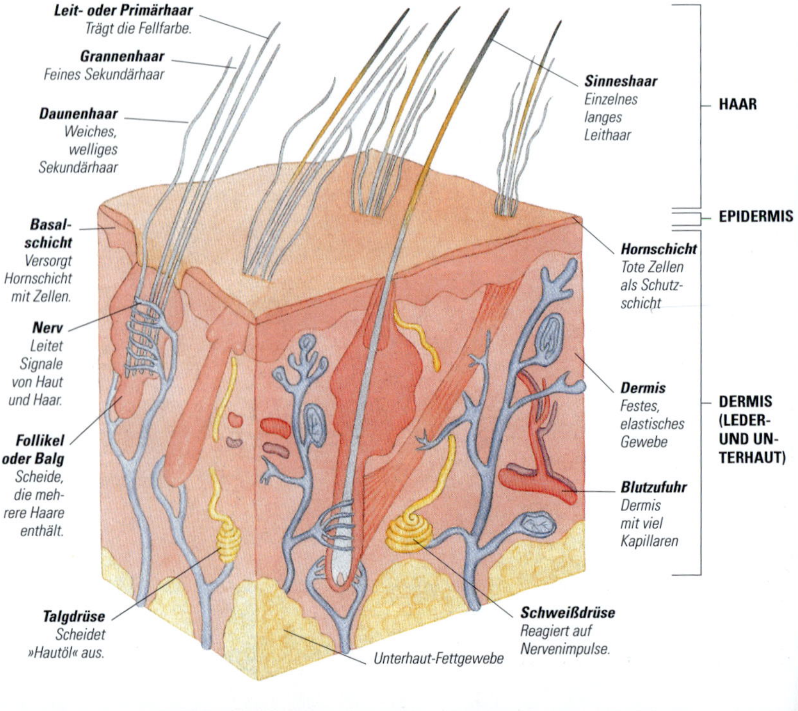

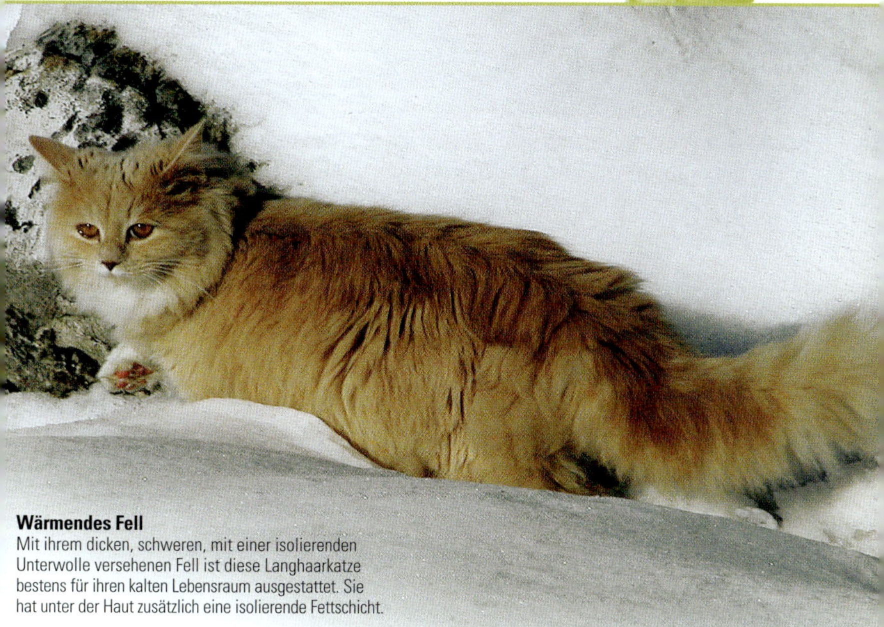

Wärmendes Fell
Mit ihrem dicken, schweren, mit einer isolierenden Unterwolle versehenen Fell ist diese Langhaarkatze bestens für ihren kalten Lebensraum ausgestattet. Sie hat unter der Haut zusätzlich eine isolierende Fettschicht.

Kutikulazellen zusammen, die das Licht reflektieren und so zum Fellglanz beitragen – stumpfes Fell kann auf eine Schädigung der Kutikula hinweisen.

Menschen haben einfache Haarfollikel, aus denen je ein einzelnes, langes Haar wächst. Katzen verfügen über eine effizientere Wärmeisolierung durch kombinierte Follikel: Aus jedem Haarbalg wachsen bis zu sechs Leit- oder Primärhaare, die von feineren Sekundärhaaren (Grannen- und Woll- oder Daunenhaare) umgeben sind. Der Haarbalg hat einen eigenen Arrektormuskel, der die Leithaare aufrichten kann. Katzen »sträuben ihr Fell«, wenn sie beunruhigt sind, aber auch, um es wärmer zu haben.

Katzen haben zwei Arten von Sinneshaaren: Die Schnurrhaare oder Vibrissae, die an Kopf, Kehle und Vorderbeinen wachsen sowie die oben erwähnten Leithaare. Diese sind über den ganzen Körper verteilt und fungieren wie kurze Schnurrhaare.

NATÜRLICHE FLORA UND FAUNA

Wie bei allen Tieren ist auch die Haut der Katze von verschiedenerlei Mikroben besiedelt. Diese leben und vermehren sich, ohne die Haut zu schädigen – sie sind sogar wichtig für deren Gesunderhaltung. Verschiedene Hautpartien weisen unterschiedliche »Mikroklimata« auf. Regionen, die häufig feucht oder nass sind und solche mit dichter Behaarung und Schweißdrüsenkonzentrationen werden von Mikroben bevorzugt.

Haarkleid und Haut, der erste Schutzwall der Katzen, sind anfällig für Krankheiten, von Allergien und Hormonstörungen bis hin zu Parasiten, Infektionen oder Tumoren. Fellkrankheiten fallen ins Auge, weil die Haare brüchig werden oder ausfallen. Häufig ist die Flohallergie Ursache.

SCHWITZEN

Katzen schwitzen nicht: Sie hecheln wenig effektiv oder belecken sich. Die Schweißdrüsensekrete halten die Haut geschmeidig, scheiden Abfallstoffe aus, ernähren die Mikrofauna der Haut, schützen den Körper vor Chemikalien und gefährlichen Mikroben und sondern wahrscheinlich auch Pheromone ab. Mit Haarfollikeln gekoppelte Schweißdrüsen werden epitrichal genannt. Atrichiale Drüsen, etwa an den Fußballen, sondern ihre Sekrete nach außen und nicht in Haarbälge ab.

Belecken zur Abkühlung

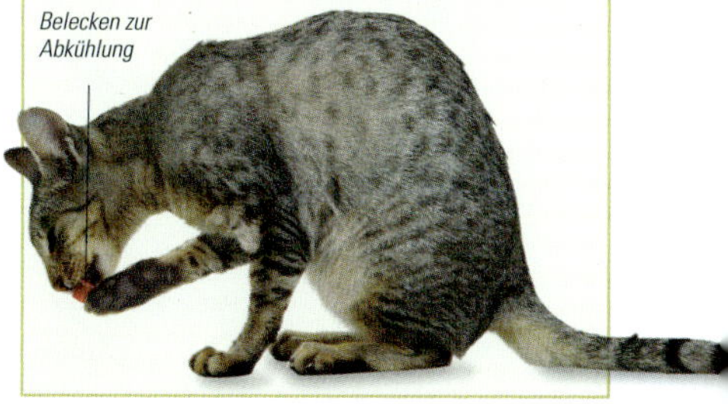

Das Skelett

Die graziöse Katze, deren Gang sich jedes Topmodel zum Vorbild nimmt, hat einen wunderbar auf ihre Lebensweise abgestimmten Knochenbau. Das wohlproportionierte und äußerst flexible Skelett ist gleichermaßen für plötzliche Spurts und große Wendigkeit gebaut.

KLETTERGERÜST

Das leichte, aber stabile Skelett der Katze ist eine Miniaturversion der Großkatzen. Die schlanken Beine tragen einen engen Brustkorb und ein extrem bewegliches Rückgrat. Die Schulterblätter sind nicht mit dem Rumpfskelett verbunden und ermöglichen bei jeder Geschwindigkeit eine hervorragende Flexibilität. Die feste, aber starre Struktur des Katzenskeletts schützt die empfindlichen inneren Organe. Es wird von starken, aber elastischen Bändern und kräftigen Muskeln zusammengehalten, die für fließende Bewegungen sorgen.

SEHNEN UND GELENKE

Katzen besitzen drei verschiedene Gelenktypen: Band-, Knorpel- und synoviale Gelenke. Jeder Typ ist unterschiedlich beweglich und hat eine andere Funktion. Bandgelenke bilden die Nahtlinien zwischen miteinander verwachsenen Knochen und sind nicht flexibel. Knorpelgelenke, etwa die dicken Scheiben zwischen den Rückenwirbeln, bestehen aus zähem Knorpel. Knorpelgelenke sind bei Katzen lockerer und elastischer als bei anderen Arten. Dort, wo größte Beweglichkeit gefordert ist – an Hüften, Beinen und Kiefer – befinden sich synoviale Scharnier- oder Kugelgelenke, umhüllt von einer mit Gelenkschmiere (Synovia) gefüllten Gelenkkapsel, deren Kontaktflächen mit perlmuttartigem, glattem Knorpel überzogen sind. Die Bänder, die alle Knochen zusammenhalten, sind besonders bei diesen instabilen Synovialgelenken lebenswichtig.

PROBLEME DURCH VARIATIONEN

Im Unterschied zum Hund, der durch die Auswahlzucht radikal verändert wurde, ist die Katze von solchen extremen Modifikationen verschont geblieben. Unter dem Druck der Umwelt kommen allerdings natürliche Variationen zustande: In heißem Klima sind Katzen kleiner, da sie durch ein besseres Verhältnis von Körper und Gewicht kühler bleiben. Katzen in einem

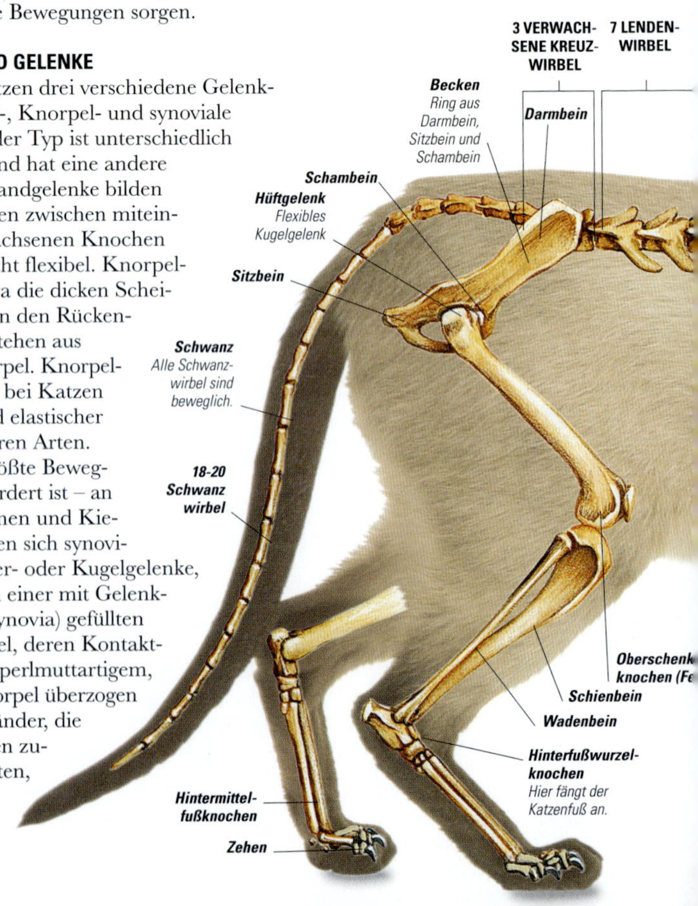

kalten Klima haben meist einen größeren, kräftigeren Knochenbau. Extreme Skelettanomalien verschwinden in der Natur meist von selbst, da mit ihnen oft Überlebensnachteile verbunden sind. Schwanzlosigkeit oder Polydaktylie z. B. konnten sich jedoch in kleinen, isolierten Genpools verfestigen. Die gezielte Selektionszucht für einen Rassestandard hat neuerdings zu extremeren Veränderungen geführt. Moderne Siamesen und Orientalen haben sehr viel dünnere und längere Beinknochen als ihre Vorgänger, während das Skelett der Britisch Kurzhaar immer schwerer und kompakter wird. Durch solche Übertreibungen erhöht sich das Risiko schmerzhafter arthritischer Erbleiden.

Aufbau des Skeletts

Wenn eine Katze schreitet oder kauert, erheben sich die Schulterblätter über die Wirbelsäule. Weniger auffällig ist die komplexe Knochenstruktur des Mittelfußes, der eine außergewöhnliche Geschicklichkeit verleiht.

RÜCKZIEHBARE KRALLEN

Die Krallen sind durch Bänder verankert. Die Katze fährt die Krallen aus, indem sie die Zehenbeugemuskeln im Bein anspannt, wodurch sich die Beugesehnen unter der Pfote straffen.

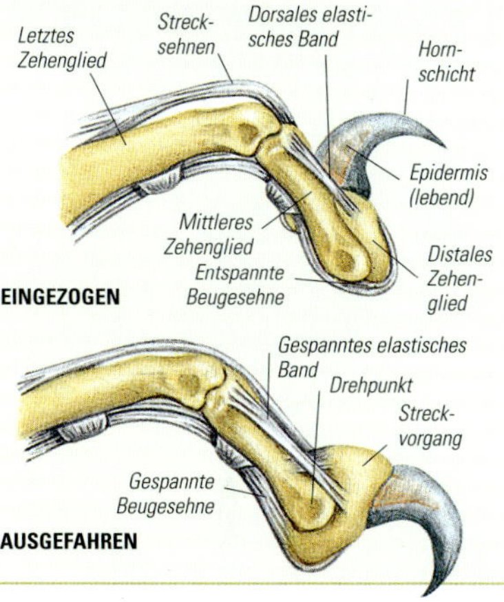

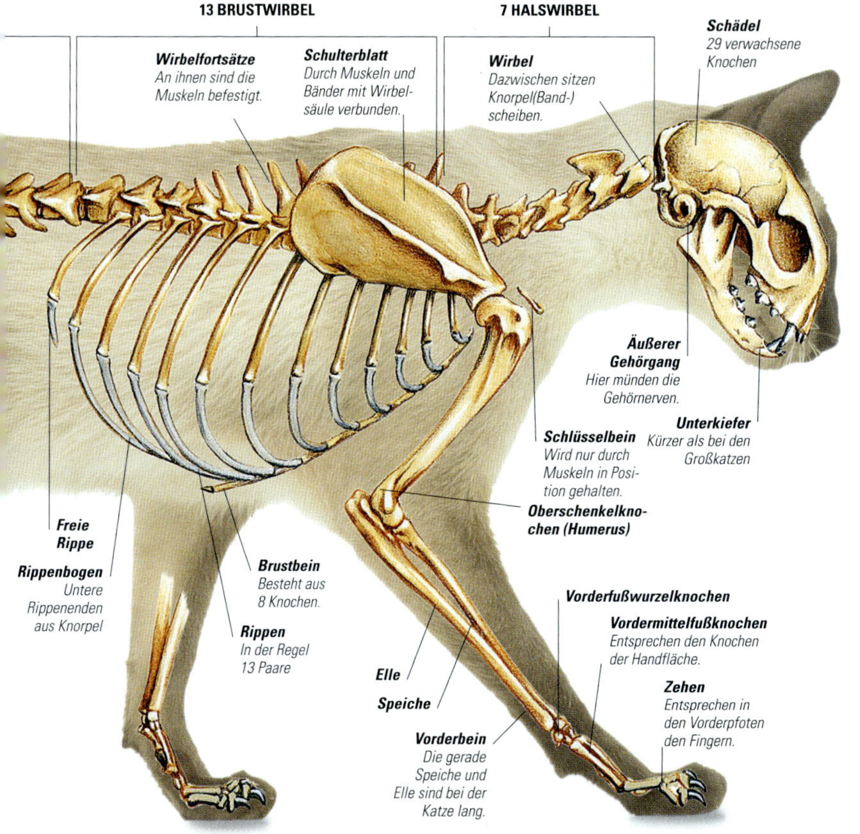

Muskeln und Bewegung

Die Geschmeidigkeit der Katze erklärt sich mit ihrem hoch spezialisierten Skelett, aber auch mit ihrer reaktionsschnellen Muskulatur. Verschiedene Muskelkombinationen machen die Katze zu einer effektiven Jägerin, die zu schnellen Spurts und geschickten Manövern fähig ist.

MUSKELTYPEN

Es gibt drei Grundtypen von Muskeln: Der Herzmuskel ist auf das Herz beschränkt (*s.* S. 218–219). Die glatten Muskeln der inneren Organe arbeiten »unwillkürlich«, sind also nicht dem Willen unterworfen. Die so genannten »quer gestreiften« Muskeln, werden bewusst kontrolliert und bei allen willkürlichen Bewegungen eingesetzt. Die Muskeln der Katzen sind besonders flexibel und sorgen so für eine große Bewegungsfreiheit. Muskeln arbeiten als gegenüber liegende Paare und sind beiderseits des Gelenks befestigt; der eine Muskel kontrahiert, um die Gliedmaße zu beugen, der andere, um sie zu strecken.

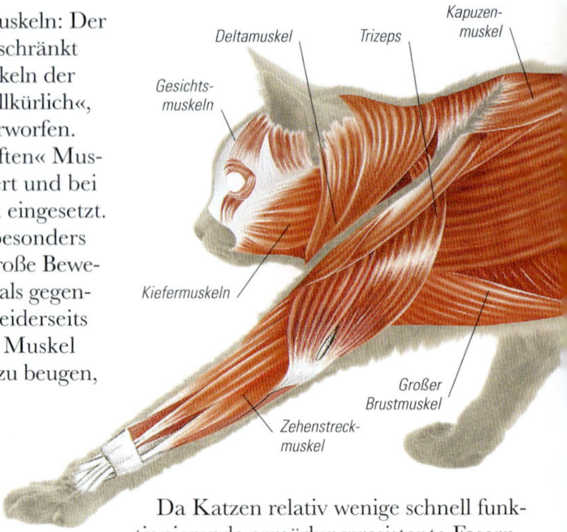

MUSKELZELLEN

Jeder Einzelmuskel setzt sich aus vielen, durch Bindegewebe gebündelten Muskelfasern zusammen. Das Muskelgewebe besteht aus drei Muskelzelltypen. Bei der Katze überwiegen schnell wirkende, jedoch ebenso schnell ermüdende Fasern (FTG-Fasern). Sie verleihen ihr Schnelligkeit und die Fähigkeit, in einem Satz mehrere Körperlängen zurückzulegen, verbrauchen aber ihre Energie im Nu.

Da Katzen relativ wenige schnell funktionierende ermüdungsresistente Fasern (FTO-Fasern) besitzen, haben sie wenig Ausdauer. Nach einem nur eine Minute dauernden Sprint ist das Tier so überhitzt, dass es anhalten und keuchen muss. Langsam kontrahierende Fasern (ST-Fasern) werden vergleichsweise langsam aktiv und ermüden auch ebenso langsam. Dieser Zelltyp tritt bei der Pirschjagd in Aktion, sodass sich die Katze fast unmerklich langsam anschleichen oder lange in kauernder, sprungbereiter Haltung warten kann.

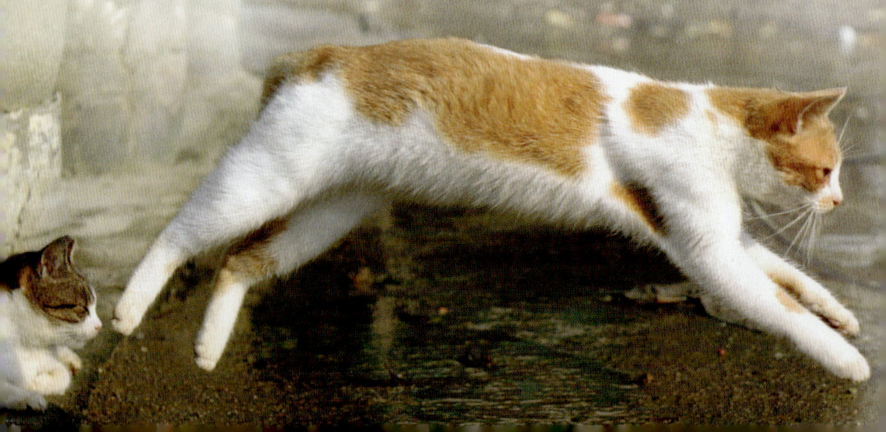

Ein großer Sprung
Die Muskulatur der Katze ist ideal auf den flexiblen Knochenbau abgestimmt, indem sie die maximale Kraft genau dorthin lenkt, wo sie benötigt wird.

Die quer gestreiften Muskeln

Die quer gestreiften Muskeln sind symmetrisch angeordnet und werden vom zentralen und peripheren Nervensystem kontrolliert (s. S. 206–207). Diese Muskeln sitzen an Gelenken und nicht an einzelnen Knochen an. Generell liegen sie einander gegenüber und funktionieren gegenläufig.

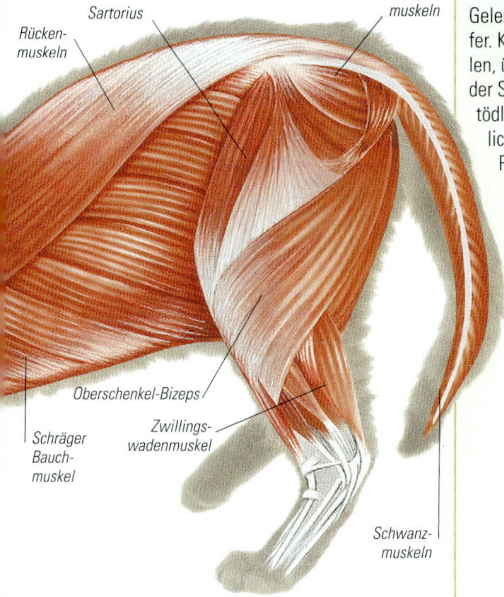

DER KATZENGANG

Fast die gesamte Vorwärtsbewegung kommt beim Gehen von den Hinterbeinen. Die Vorderbeine bremsen beim Aufsetzen und heben den geringen Vorwärtsschub, den sie erzeugen, fast auf, sobald sie den Boden verlassen. Die Katze trabt im Kreuzgang: Dabei werden abwechselnd ein Vorderfuß und der diagonal dazu stehende Hinterfuß aufgesetzt. Beim Galopp wird der Körper den Hinterbeinen gleichzeitig abgestoßen und bleibt in der Luft, bis die Vorderfüße aufsetzen.

ANSCHLEICHEN UND SPRINGEN

Die geschmeidige Muskulatur und die flexible Wirbelsäule der Katze erlauben es ihr, ihren Körper in der Luft um 180 Grad zu drehen. Im Unterschied zu unserem Schlüsselbein, das die Schulter und das Brustbein verbindet, besitzt die Katze ein »frei schwebendes« Schlüsselbeinrudiment, das nur durch die Muskulatur fixiert wird. Die frei bewegliche Schulter verlängert wirksam den Schritt der Katze und verleiht ihr größere Geschmeidigkeit und Flexibilität beim Springen sowie beim Anschleichen, Verfolgen und Ergreifen der Beute.

DER AUFRICHTREFLEX

Der Aufrichtreflex, durch den sich die Katze aus nur 60 cm Höhe um 180 Grad drehen kann, beruht auf ihrem guten Sehvermögen und Gehör, dem flexiblen Rückgrat und der elastischen Muskulatur. Flexible Gelenke und weiche Sohlen wirken wie Stoßdämpfer. Katzen, die weniger als vier Stockwerke tief fallen, überleben gewöhnlich. Aus größerer Höhe ist der Sturz wegen der hohen Beschleunigung meist tödlich. Stürze aus großer Höhe gehen oft glimpflich aus, da die Katze dabei die Haltung eines Fallschirmspringers annimmt: Ausgestreckte Gliedmaßen bremsen den Fall.

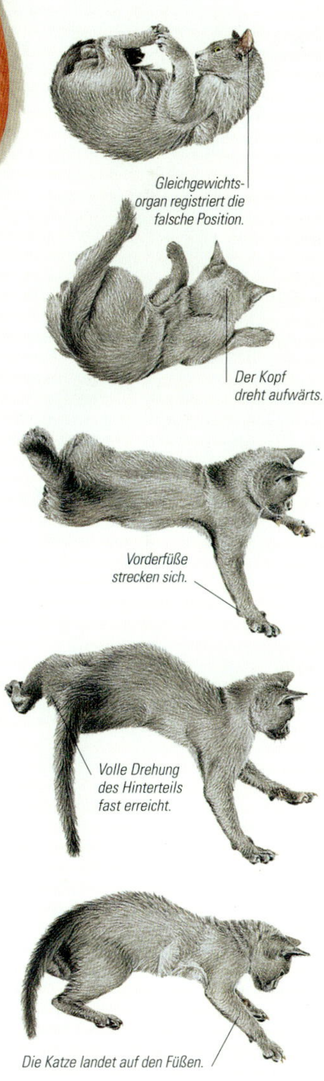
Gleichgewichtsorgan registriert die falsche Position.
Der Kopf dreht aufwärts.
Vorderfüße strecken sich.
Volle Drehung des Hinterteils fast erreicht.
Die Katze landet auf den Füßen.

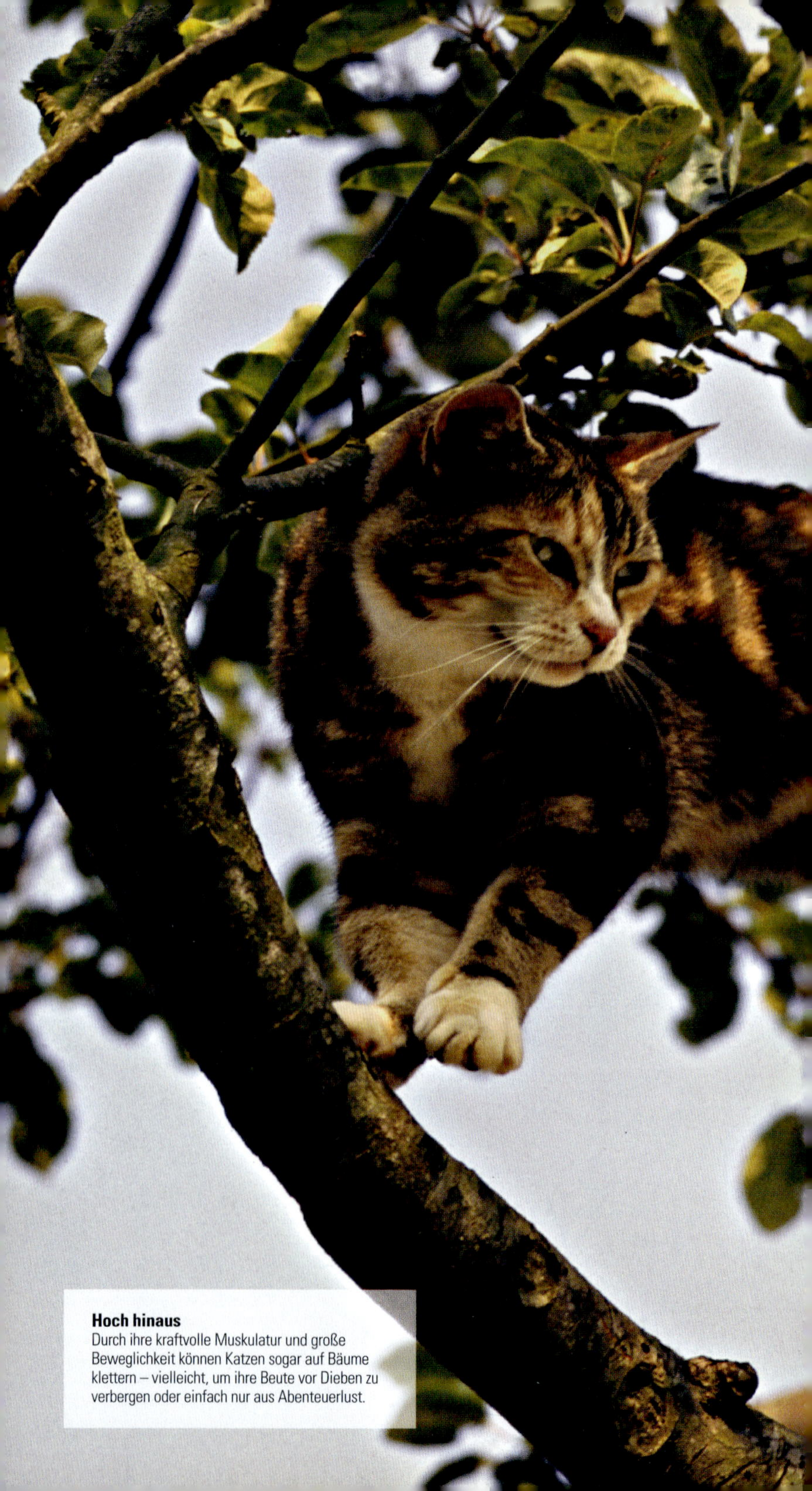

Hoch hinaus
Durch ihre kraftvolle Muskulatur und große Beweglichkeit können Katzen sogar auf Bäume klettern – vielleicht, um ihre Beute vor Dieben zu verbergen oder einfach nur aus Abenteuerlust.

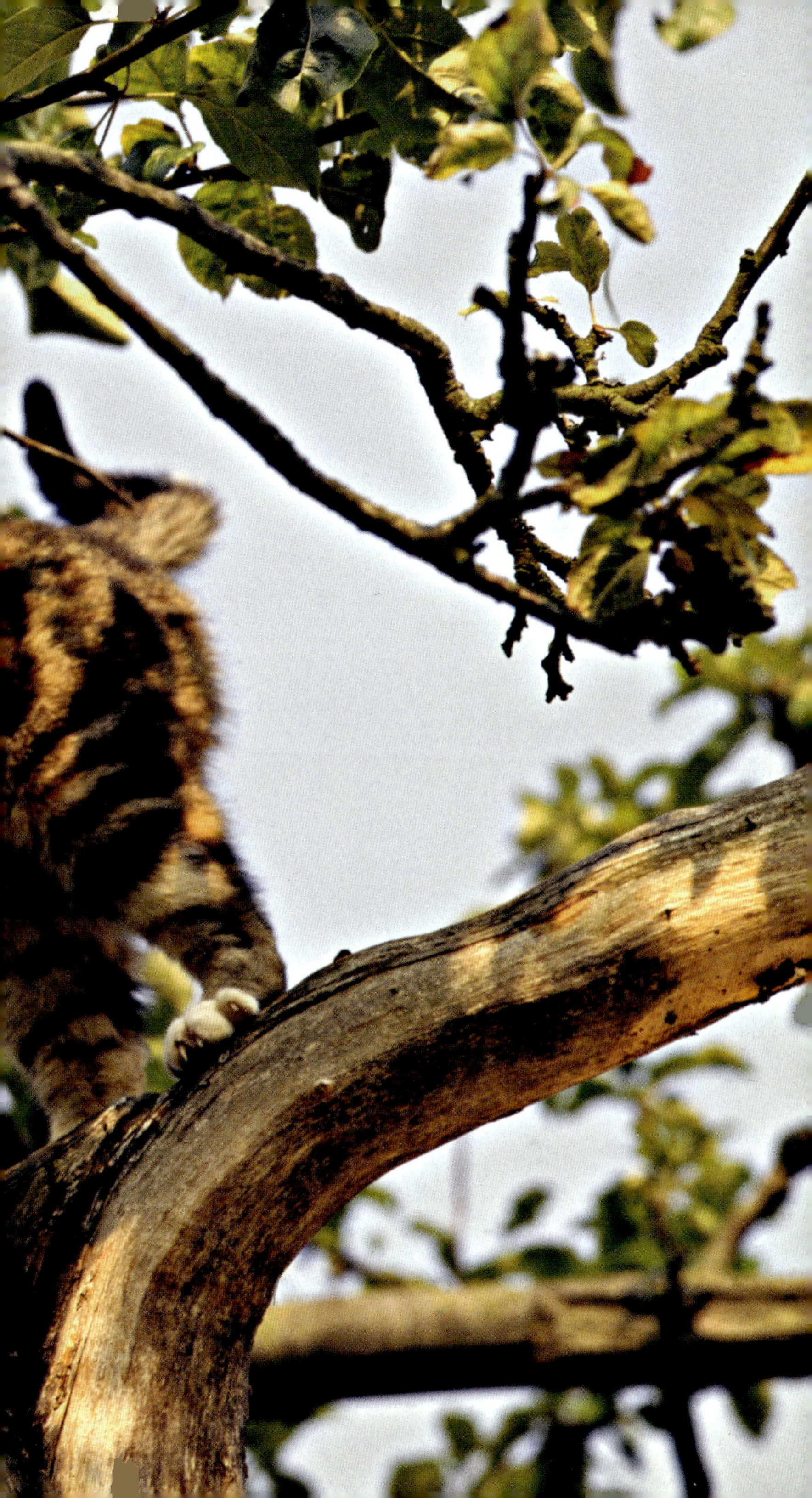

Herz und Lunge

Um plötzliche Energieschübe zu ermöglichen, pumpt das Herz Blut durch den Körper. Dadurch gelangen Sauerstoff und Nährstoffe zu den Organen und Abfallstoffe sowie Kohlendioxid werden gesammelt. Nerven und Hormone passen die Blutzufuhr an wechselnde Anforderungen an.

DAS ATMUNGSSYSTEM

Die eingeatmete Luft strömt zunächst durch den Riechapparat der Nase, der von den Stirnhöhlen umgeben ist. Hier wird die Luft erwärmt, befeuchtet und gefiltert und gelangt dann in die Luftröhre oder Trachea. Diese verzweigt sich in zwei Bronchien, die Hauptbronchien. Jeder Bronchus trennt sich in feinere Bronchiolen auf, die in winzige Hohlräume, die Lungenbläschen oder Alveolen, münden. In diesen Alveolen findet ein Gasaustausch statt, d. h., Sauerstoff aus der Luft wird ins Blut aufgenommen und Kohlendioxid aus dem Blut an die Luft abgegeben.

DAS KREISLAUFSYSTEM

Der Körper einer typischen, 5 kg schweren Katze enthält etwa 330 ml Blut. Die muskulösen, elastischen Wände der Arterien dehnen sich aus und ziehen sich zusammen, wenn das Herz Blut durch sie hindurchpumpt – das ist der Pulsschlag. Die dünneren Wände der Venen haben keinen Puls und enthalten Ventile, die dafür sorgen, dass das Blut darin nur in eine Richtung, zum Herzen hin, fließt.

Verschiedene Körperteile benötigen unterschiedliche Blutmengen. Das Gehirn macht nur einen kleinen Teil des Körpergewichts aus, beansprucht aber 15–20 % des Blutes. Ruhende Muskeln erhalten etwa die doppelte Menge, doch bei einer Verfolgungsjagd können den Muskeln bis zu 90 % des Blutes aus den Organen zugeführt werden.

VENEN UND ARTERIEN

Die Arterien transportieren helleres, sauerstoffreiches Blut aus der Lunge und Nährstoffe aus dem Verdauungssystem vom Herzen zum Körper. Die Venen leiten dunkleres Blut, das Kohlendioxid und Abfallstoffe enthält, zurück zur Lunge, zur Leber und zu den Nieren. Anders Lungenarterie und -vene: Die Lungenarterie bringt verbrauchtes Blut zur Lunge, wo Kohlendioxid gegen frischen Sauerstoff ausgetauscht wird und die Lungenvene befördert das frische Blut zum Herzen. Von dort gelangt es durch die Arterien in den

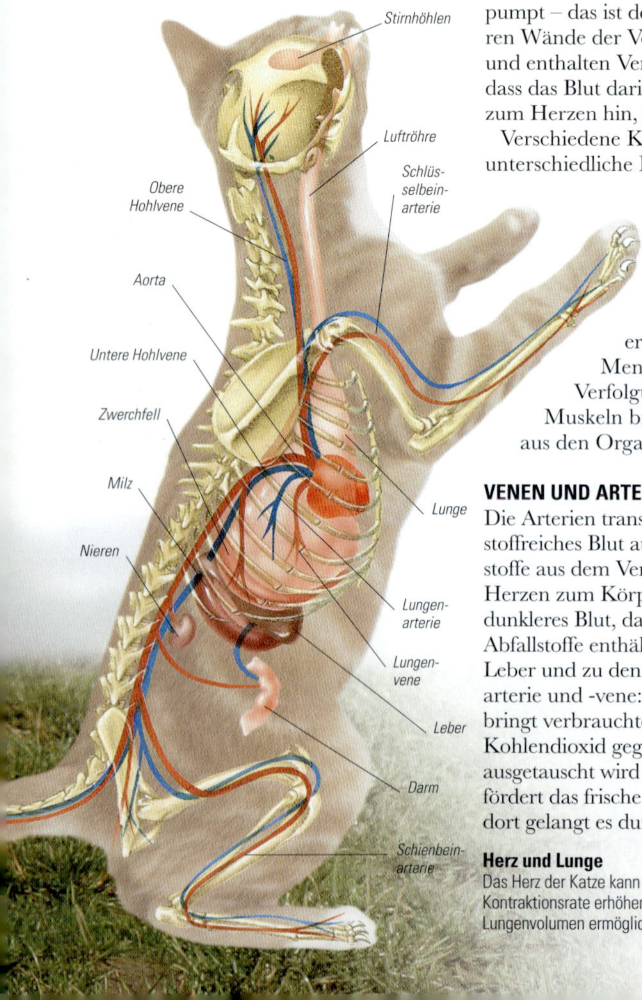

Herz und Lunge
Das Herz der Katze kann bei Bedarf augenblicklich seine Kontraktionsrate erhöhen. Zusammen mit dem großen Lungenvolumen ermöglicht dies plötzliche Energieschübe.

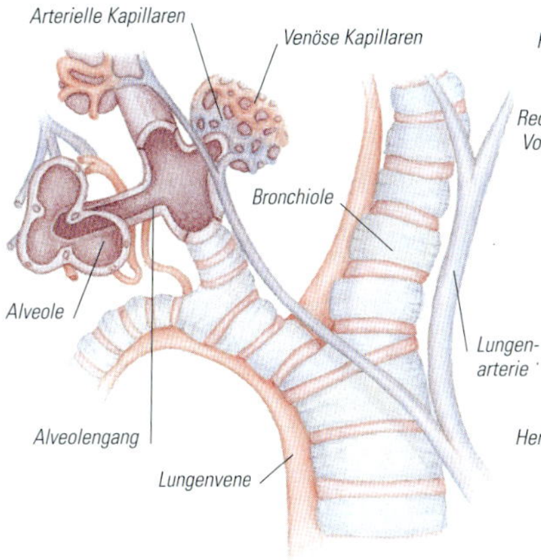

In den Lungen
Kohlendioxid aus dem Blut wird in den mikroskopisch kleinen Alveolen abgegeben und gegen frischen Sauerstoff ausgetauscht. Bei einer typischen Hauskatze beträgt die Gesamtoberfläche der Alveolen etwa 20 m^2.

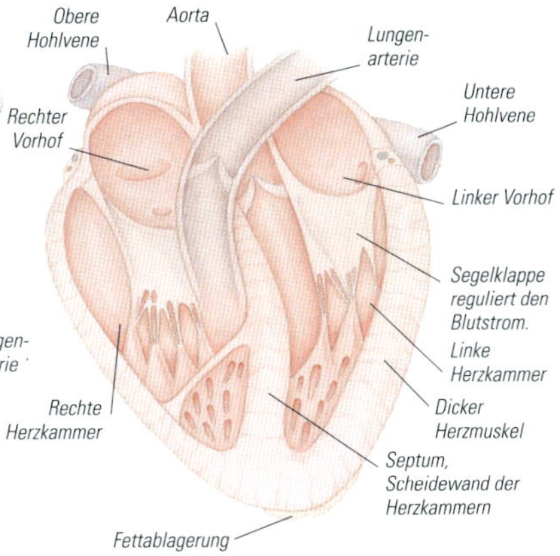

Die Herzkammern
Das Blut aus dem Körper fließt in den rechten Vorhof, dann in die rechte Herzkammer und durch die Lungenarterie in die Lunge. Das Blut aus der Lunge fließt in den linken Vorhof, in die linke Herzkammer und durch die Aorta in den Körper.

Körper. Der Sauerstoff diffundiert in die Zellen und wird dort gegen Kohlendioxid ausgetauscht, der über die Venen zurück ins Herz transportiert wird.

ZUSAMMENSETZUNG DES BLUTES

Das Blut besteht größtenteils aus blassgelbem Plasma, das die Nährstoffe aus dem Verdauungsapparat bringt und Abfallstoffe abtransportiert. Die Plasmamenge wird durch aus Dickdarms aufgenommene Flüssigkeit reguliert. Weitere 30–45 % machen die roten Blutkörperchen aus, die den Sauerstoff in Form von hellroten Oxyhämoglobin zu den Zellen befördern. Dort wird der Sauerstoff gegen Kohlendioxid ausgetauscht und die roten Blutkörperchen transportieren nun blaurotes Methämoglobin zu Herz und Lunge. Den Rest machen weiße Blutkörperchen und Blutplättchen aus. Die weißen Blutkörperchen verteidigen den Körper gegen Mikroben und Parasiten, befreien Wunden von Abfallstoffen, entgiften Substanzen, die bei allergischen Reaktionen freigesetzt werden und bekämpfen Infektionen durch die Bildung von Antikörpern. Die Blutplättchen lassen das Blut an Wunden gerinnen. Bei Kätzchen bilden Leber und Milz die Blutzellen, bei der erwachsenen Katze das Knochenmark.

BLUTGRUPPEN

Katzen haben drei Blutgruppen: A, B, und AB. Die meisten haben Blutgruppe A, was jedoch geografisch schwankt: Fast 100 % der frei verpaarten Schweizer Katzen sind A, in Großbritannien jedoch nur noch 97 % und in Frankreich 85 %. Viele Rassekatzen sind ausschließlich A, doch andere haben unterschiedliche Anteile von B, z. B. die Cornish Rex (bis 25 %) und Devon Rex (fast 50 %). AB ist sehr selten und nicht an bestimmte Rassen gebunden.

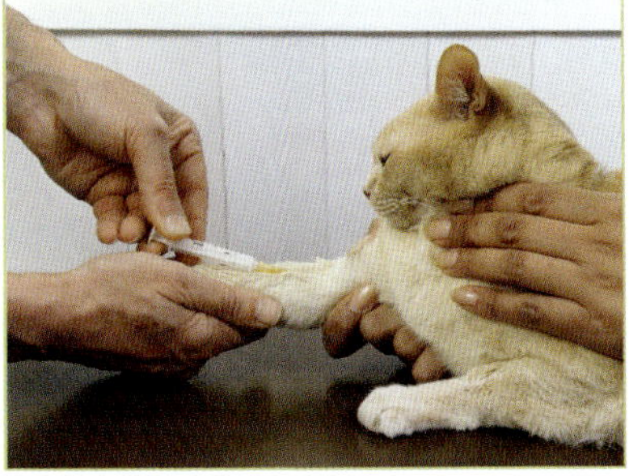

BLUTKRANKHEITEN

Manche Kreislaufbeschwerden haben äußere Ursachen. Wenn eine Katze nicht frisst, befindet sich im Dickdarm zu wenig Wasser zur Aufrechterhaltung des Plasmaspiegels und so wird Wasser aus anderen Körperregionen abgezogen, was zur Austrocknung (Dehydrierung) führt. Das Absinken der Anzahl roter Blutkörperchen bei Anämie wird korrigiert, indem das Knochenmark neue Blutzellen produziert. Erkrankungen der Herzklappen oder des Herzmuskels werden entweder dadurch kompensiert, dass sich das Herz vergrößert oder aber schneller schlägt.

Der Verdauungsapparat

Im Verdauungsapparat werden der Nahrung die Nährstoffe entzogen, die die Katze zur Energieversorgung benötigt. Die Nahrung wird normalerweise innerhalb von 24 Stunden verzehrt, verdaut, verwertet, entwässert und nicht verwertbare Stoffe werden ausgeschieden.

GEBORENE FLEISCHFRESSER

Das Verdauungssystem spaltet die Nahrung in einfache Moleküle auf, die in den Blutkreislauf aufgenommen werden können und ist zudem Schutzwall gegen schädliche Bakterien und andere Krankheitserreger. Es entspricht im Wesentlichen dem unseren, ist aber einfacher. Als Fleischfresser brauchen Katzen keinen Blinddarm zur Verdauung von Pflanzenfasern und ihr Darm ist kurz im Vergleich zu Pflanzenfressern wie z. B. Schafen oder Allesfressern wie dem Menschen.

Die Zähne der Katzen zerreißen das Fleisch wie mit Sägemessern und die mit Hornstacheln besetzte Zunge schabt es vom Knochen ab. Der Speichel »schmiert« und bindet die Nahrung vor dem Schlucken. Die Nahrung gelangt durch die Speiseröhre in den Magen, wo sie mithilfe von Säure aufgeschlossen und durch Enzyme gespalten wird. Der Magenschleim schützt den Magen vor Schäden durch die Säure. Im Zwölffingerdarm kommen fettlösende, in der Leber gebildete Galle aus der Gallenblase und Enzyme aus der Bauchspeicheldrüse hinzu. Im Dünndarm werden die Nährstoffe durch die Darmwände aufgenommen (absorbiert).

Das Blut transportiert diese Stoffe zur Leber. Diese verarbeitet sie zu lebenswichtigen Fett- und Aminosäuren.

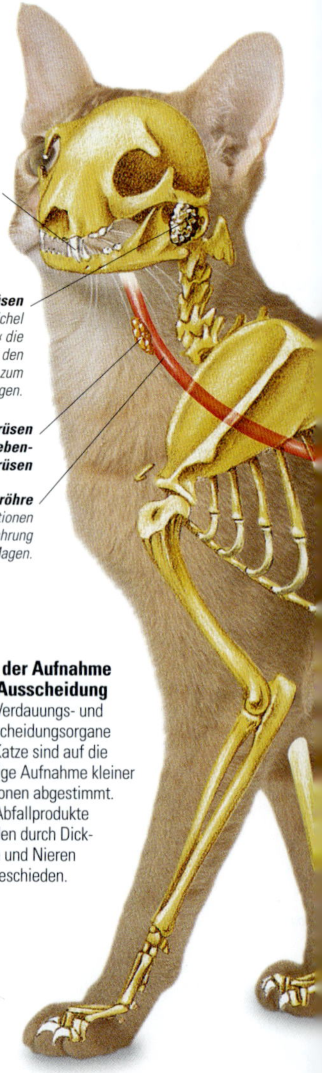

Von der Aufnahme zur Ausscheidung
Die Verdauungs- und Ausscheidungsorgane der Katze sind auf die häufige Aufnahme kleiner Portionen abgestimmt. Die Abfallprodukte werden durch Dickdarm und Nieren ausgeschieden.

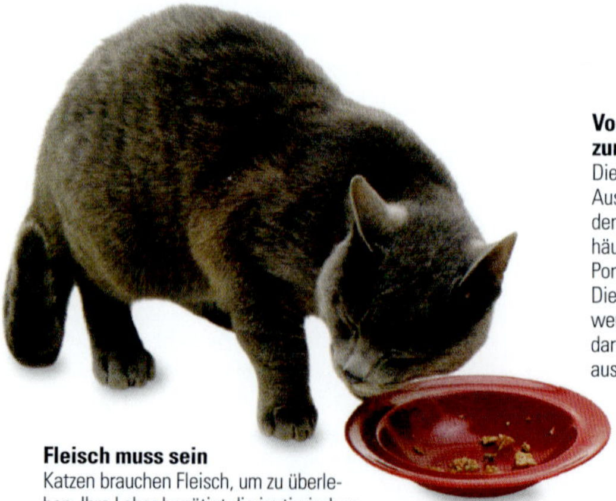

Fleisch muss sein
Katzen brauchen Fleisch, um zu überleben. Ihre Leber benötigt die im tierischen Eiweiß enthaltenen lebenswichtigen Aminosäuren. Frisches Fleisch sorgt außerdem für gesunde Zähne und kräftiges Zahnfleisch.

ENTSORGUNG DER ABFALLSTOFFE

Der unverdauliche feste Rest wandert in den Dickdarm. Gutartige Bakterien zersetzen ihn dort. Wasser wird durch die Dickdarmwand absorbiert und Schleimsekrete machen den trockenen Abfall gleitfähig. Er wird über den Mastdarm ausgeschieden. Das Blut befördert flüssige Abfallstoffe von der Leber in die Nieren, wo sie ausgefiltert und mit dem Urin ausgeschieden werden.

VERDAUUNGSHORMONE

Hormone der Schilddrüsen steuern den Stoffwechsel. Hormone der Nebenschilddrüsen entziehen den Knochen das für die Muskelkontraktion wichtige Kalzium. Durch das in der Bauchspeicheldrüse gebildete Insulin kann Glukose aus dem Blut absorbiert werden. Diabetes bei Katzen kann durch Überfunktion der Hypophyse, der Schilddrüsen oder Nebenschilddrüsen entstehen.

DAS GEBISS DER KATZE

Die Kätzchen werden mit 26 nadelspitzen Milchzähnen geboren, die in den ersten sechs Lebensmonaten durch 30 bleibende Zähne ersetzt werden. Die oberen und unteren Schneidezähne dienen zum Ergreifen der Beute, die Fangzähne packen zu und töten und die Vorderbacken- und Backenzähne zerreißen, zerschneiden und zerkauen das Fleisch. Die oberen beiden Backenzähne sind fast verkümmert.

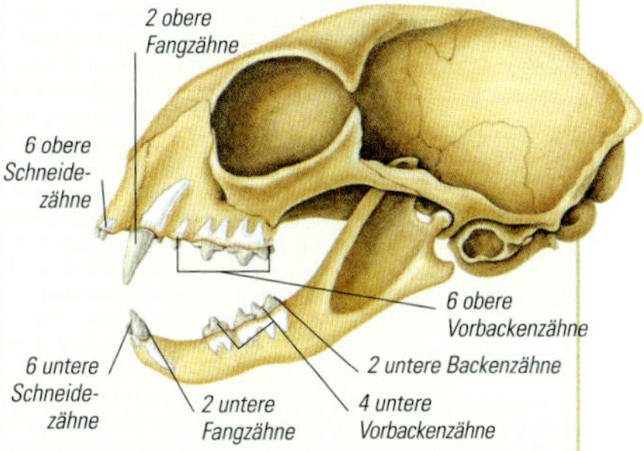

Ein Raubtiergebiss
Die Zähne der Katze zerreißen frisches Fleisch wie mit Sägemessern. Bei natürlicher Ernährung reinigen sie sich von selbst durch das Abschaben am Knochen.

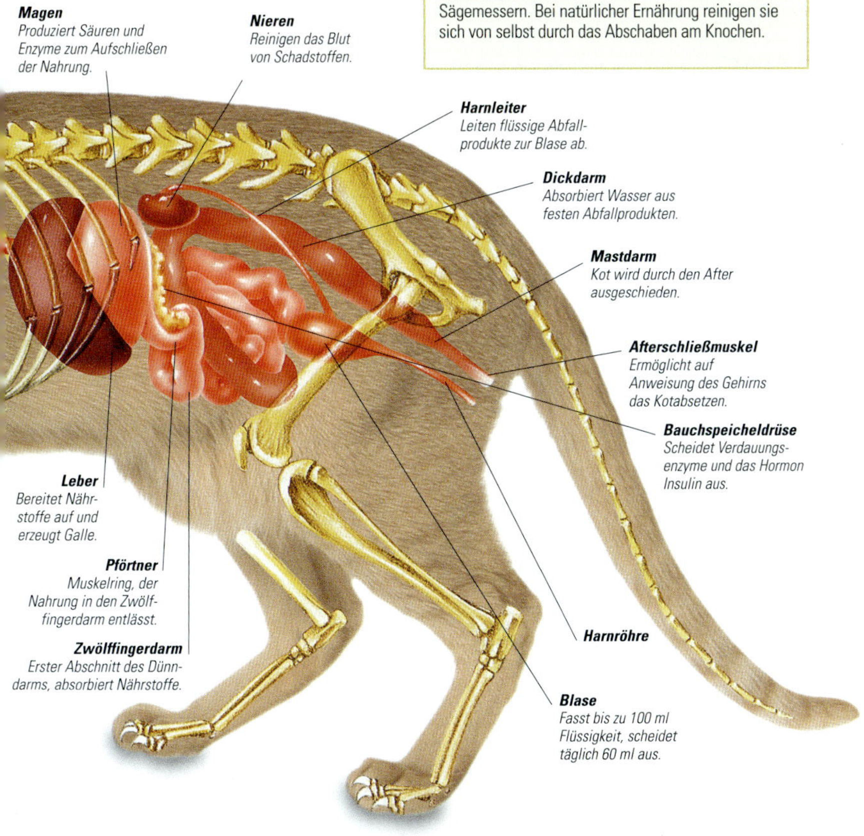

Die Geschlechtsorgane

Da Katzen Einzelgänger sind, haben sie eine sehr effiziente Fortpflanzungsstrategie entwickelt. Kater sind immer paarungsbereit, bei den Kätzinnen jedoch setzt die Rolligkeit ein, sobald im Frühjahr die Tageslichtdauer zunimmt, sodass die Geburten in den Frühling und Sommer fallen.

DIE MÄNNLICHEN GESCHLECHTSORGANE

Katzen werden in der Regel mit 5–9 Monaten geschlechtsreif. Von da an ist der Kater jederzeit in Bereitschaft, um jede sich bietende Chance wahrzunehmen. Das luteinisierende Hormon (LH) der Hypophyse regt die Hoden zur Produktion von Sperma und Testosteron an. Weil diese Produktion bei Temperaturen leicht unter der Körperwärme am besten funktioniert, liegen die Hoden außerhalb des Körpers im Hodensack.

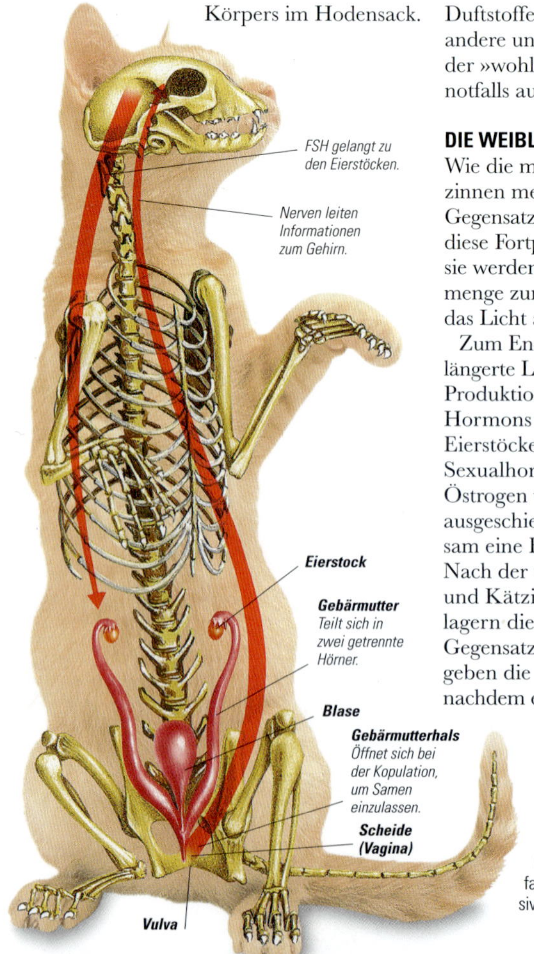

Der Samen wird in den Nebenhoden an der Hodenbasis gespeichert und wandert bei Bedarf durch die Samenleiter zur Vorsteherdrüse und zur Cowper-Drüse. Hier wird ihm ein zuckerhaltiges »Transportmittel« beigemischt.

Der Kater zeigt ganzjährig ein vom Sexualtrieb bestimmtes Verhalten: Er streunt umher, kämpft und spritzt. Seine Sexualität wird durch Gerüche stimuliert. Wenn sein Vomeronasalorgan (*s.* S. 208–209) weibliche Duftstoffe wahrnimmt, vergisst er alles andere und geht sofort auf die Suche nach der »wohlriechenden« Katze, um die er notfalls auch kämpft.

DIE WEIBLICHEN GESCHLECHTSHORMONE

Wie die meisten Haustiere sind auch Kätzinnen mehrmals im Jahr rollig. Doch im Gegensatz zu vielen anderen Tierarten sind diese Fortpflanzungszyklen hier saisonal – sie werden aktiver, wenn die Tageslichtmenge zunimmt, und schwächen ab, wenn das Licht abnimmt.

Zum Ende des Winters hin regt die verlängerte Lichtphase die Hypophyse zur Produktion des follikelstimulierenden Hormons (FSH) an. Das FSH regt die Eierstöcke an, Eier und das weibliche Sexualhormon Östrogen zu bilden. Östrogen wird mit dem weiblichen Urin ausgeschieden und stellt für Kater gleichsam eine Einladung zur Paarung dar. Nach der Geschlechtsreife, die bei Katern und Kätzinnen gleichzeitig eintrifft, lagern die Eier in den Eierstöcken. Im Gegensatz zu den allermeisten Säugetieren geben die Eierstöcke die Eier erst frei, nachdem eine Begattung stattgefunden hat.

Die weiblichen Geschlechtsorgane
In den beiden Eierstöcken werden Eier und das Sexualhormon Östrogen produziert. Die Eier werden bei Kätzinnen erst nach mehrfach erfolgter Kopulation während einer intensiven Brunstphase freigesetzt.

SEXUALVERHALTEN DES KATERS

Für unkastrierte Kater kann die Gegenwart einer rolligen Kätzin dramatische Konsequenzen haben. So versprüht ein stubenreiner Kater plötzlich überall Urin – an Autos, Zäunen, Bäumen und sogar in der Wohnung. Er kann sogar zeitweise den Appetit verlieren. Kastration (s. S. 272) kann diesem Verhalten Einhalt gebieten.

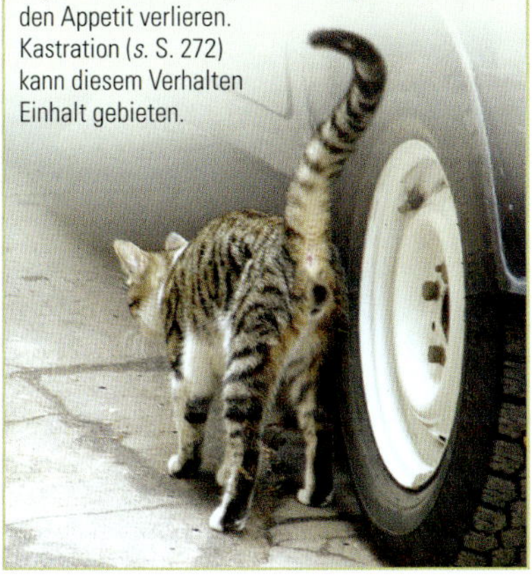

DIE BEGATTUNG

Die Kätzin lässt die Paarung erst zu, wenn sie völlig bereit ist. Wenn der Kater sie besteigen darf, packt er sie im Nackenfell und begattet sie sofort. Der Penis des Katers ist mit hakenförmigen Stacheln besetzt, die beim Zurückziehen die Vulva ritzen. Die Kätzin »schreit« und dreht sich um, um ihn zu beißen, aber ein erfahrener Kater erhält den Nackenbiss aufrecht und lässt erst los, wenn er glaubt, dass er nichts mehr zu befürchten hat. Die Abschürfung der Vulva stimuliert die Freisetzung der Eier, doch dazu sind meist zwei oder mehr Paarungen nötig. Bei den wiederholten Begattungen ermüdet der Kater zuerst. Die Kätzin bleibt jedoch empfängnisbereit, sodass sich noch andere Kater mit ihr paaren dürfen. Sind genügend Kopulationen vollzogen, bewirkt die FSH-Produktion im Gehirn der Kätzin, dass die Eier die Eierstöcke verlassen und durch die Eileiter zu den Gebärmutterhörnern wandern. Es folgt eine Ruhezeit, die zwei Tage bis zwei Wochen dauert, dann schließt sich gegebenenfalls ein neuer Brunstzyklus an. Durch unser künstliches Licht können nicht sterilisierte Kätzinnen ständig rollig bleiben.

TRÄCHTIGKEIT UND GEBURT

Die Befruchtung erfolgt in den bleistiftförmigen Gebärmutterhörnern und die Embryonen gruppieren sich in Reihen um die beiden Hörner. Während der etwa 63 Tage dauernden Tragzeit bewirkt das Schwangerschaftshormon Progesteron Verhaltensänderungen und das Anschwellen der Milchdrüsen.

Die Geburt verläuft meist problemlos, auch wenn manche Kätzchen tot geboren werden. Der Milchfluss setzt kurz nach der Geburt ein und wird durch Saugen stimuliert. Die Katzenmutter verlässt das Wurflager oft schon wenige Tage später und trägt die Jungen einzeln in ein neues geruchsfreieres und somit für ihre Begriffe sichereres Nest.

Die männlichen Geschlechtsorgane
Wenn ein Kater den Geruch oder die Brunstschreie einer Kätzin wahrnimmt, analysiert sein Gehirn die Sinneseindrücke und sendet ein Hormonsignal an die Fortpflanzungsorgane.

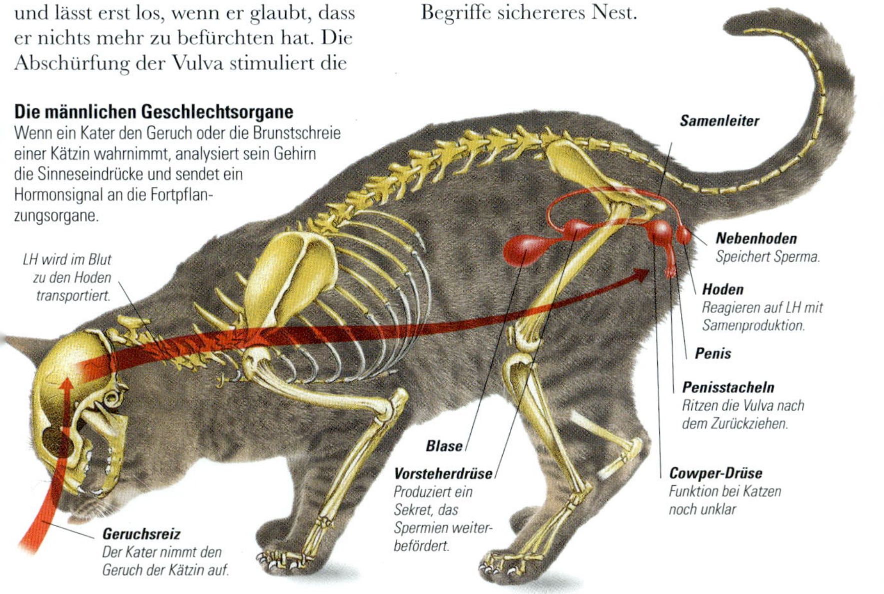

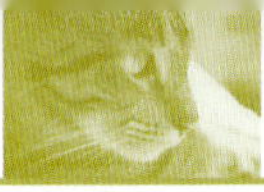

Das Immunsystem

Ein effizientes Immunsystem ist auch für Katzen lebenswichtig. Es beschützt vor inneren Krankheiten wie Krebs und vor externen Krankheitserregern wie Viren und Bakterien. Mit zunehmendem Alter wird auch das Immunsystem schwächer und die Katze wird anfälliger.

LEBENSLANGE IMMUNITÄT

Normalerweise tritt das Immunsystem bei Bedarf sofort in Aktion. Weiße Blutkörperchen, die so genannten Neutrophile, sind die »Verteidiger in der ersten Linie«. Ihre Aufgabe ist der Schutz gegen Bakterien und Pilzerkrankungen. Es gibt vier andere Typen von weißen Blutkörperchen:

- B-Lymphozyten: Sie produzieren Antikörper, die schädliche Mikroben neutralisieren und zerstören.
- T-Zellen: »T-Helferzellen« regen die B-Lymphozyten zur Produktion von Antikörpern an, »T-Suppressorzellen« beenden die Arbeit des Systems.
- T-Gedächtniszellen: Sie »erkennen« Schädlinge »wieder« und vernichten sie

Schutz gegen Ansteckung

Eine Katze, die viel draußen ist, ist durch Umweltverschmutzung oder den Kontakt mit anderen Tieren vielen Ansteckungsgefahren ausgesetzt. Ein starkes Immunsystem spielt eine wichtige Rolle für ihre Gesunderhaltung.

ASTHMA UND ALLERGIEN

Allergische Reaktionen von Katzen auf Futter und chemische Stoffe sind ein relativ neues Phänomen. Wenn eine Katze in Kontakt mit einem »Auslöser« kommt, produziert das Immunsystem den Antikörper Immunoglobin E (IgE). Bei allergischen Katzen bindet sich IgE an Immunzellen, die so genannten Mastzellen, die in der Haut und entlang des Magens, der Lunge und der oberen Luftwege sitzen und mit chemischen Reizstoffen gefüllt sind. Das IgE veranlasst diese, ihre Reizstoffe und Entzündungen hervorrufenden Substanzen wie z. B. Histamine zu verstreuen. Diese Histamine kann man mit Antihistaminika kontrollieren.

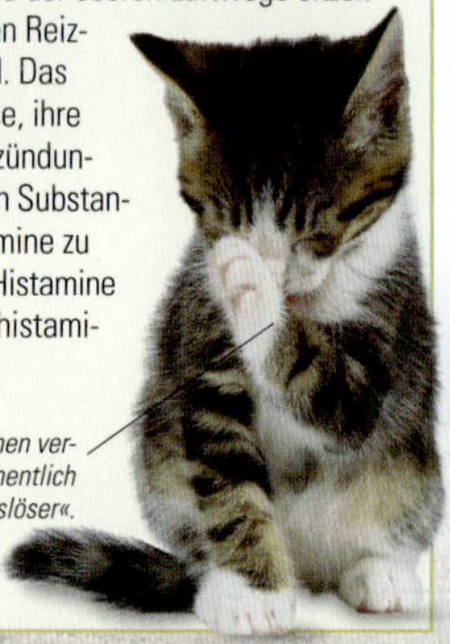

Das Kätzchen verschluckt versehentlich einen »Auslöser«.

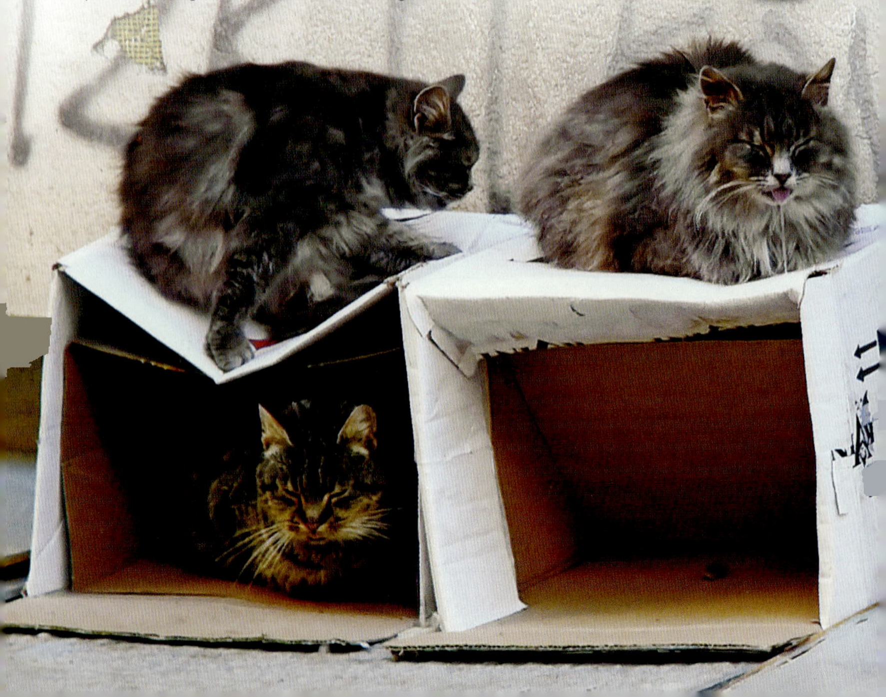

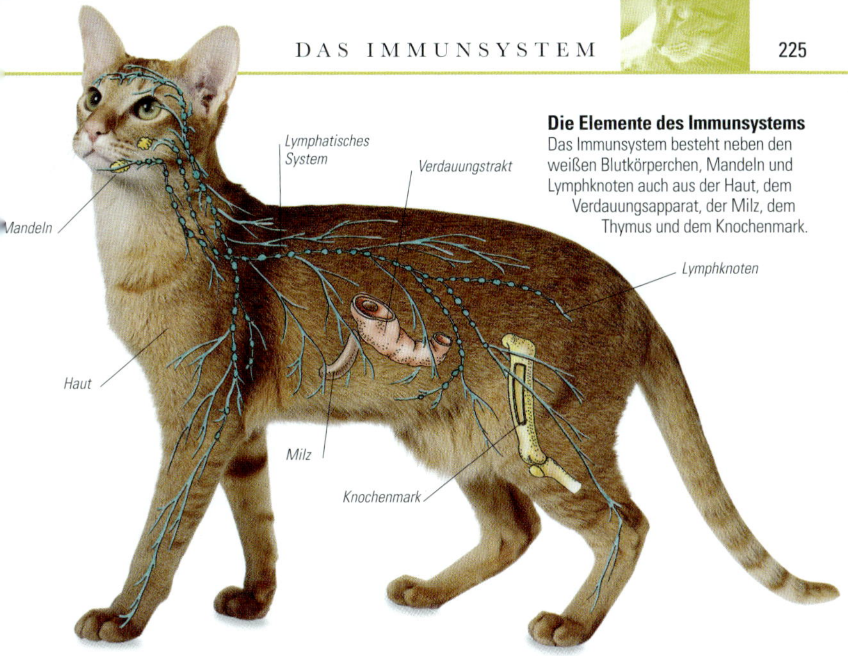

Die Elemente des Immunsystems
Das Immunsystem besteht neben den weißen Blutkörperchen, Mandeln und Lymphknoten auch aus der Haut, dem Verdauungsapparat, der Milz, dem Thymus und dem Knochenmark.

mithilfe von »natürlichen Killerzellen«, die Viren und Tumorzellen angreifen.

- Makrophagen: Die »Fresszellen« vertilgen die Reste der Schädlinge.

EIN ÜBERAKTIVES IMMUNSYSTEM

Manchmal aktivieren T-Helferzellen das Immunsystem auch dann, wenn keine Gefahr besteht, sondern die Katze nur in Kontakt mit normalerweise harmlosen Substanzen wie Flohspeichel, Hausstaub oder Pflanzenpollen gekommen ist. Dann kommt es zu allergischen Reaktionen, die sich in juckender Haut, wässrigen Augen, Niesen, Asthma, Erbrechen oder Durchfall äußern. Probleme gibt es auch, wenn die T-Suppressorzellen es versäumen, das System abzustellen. Dann greift das Immunsystem irrtümlicherweise sogar Teile des eigenen Katzenkörpers an, z. B. die roten Blutkörperchen. Diese selbstzerstörerische Aktion nennt man Autoimmun-Krankheit. Tierärzte verzeichnen einen deutlichen Anstieg von Allergien und Autoimmunerkrankungen bei Katzen. Sie werden mit cortisonhaltigen Medikamenten behandelt.

EIN SCHWACHES IMMUNSYSTEM

Unter bestimmten Bedingungen wie z. B. der Immunkrankheit FIV (Katzen-AIDS) oder der Katzenleukämie wird das Immunsystem der Katze gestört. Diese Tiere sind besonders anfällig für Infektionen und Krebs. Eine nachlassende Aktivität des Immunsystems wird durch hohes Alter oder durch oben genannte Krankheiten verursacht. Solche Katzen sind der Gefahr von Infektionen, Autoimmun-Krankheiten oder Krebs vermehrt ausgesetzt. Krebszellen täuschen den T-Gedächtniszellen vor, mit ihnen identisch zu sein, sodass sie von diesen nicht angegriffen und zerstört werden. So können sie sich ungestört weiter vermehren.

SCHMERZEN UND STRESS

Bestimmte chemische Substanzen im Gehirn, die Neuropeptide, wirken sich auf Schmerzkontrolle, Energie und Wohlbefinden aus. Schmerz ist ein Teil des Abwehrsystems der Katze, der sie veranlasst, Gefahren zu meiden. Während der Aufregung bei einem Kampf werden Endorphine produziert, die das Schmerzempfinden herabsetzen. Chronischer Stress kann entweder extreme Mengen oder gar keine Neuropeptide ausschütten. Man sollte Katzen übrigens nur ausdrücklich für sie bestimmte Schmerzmittel geben!

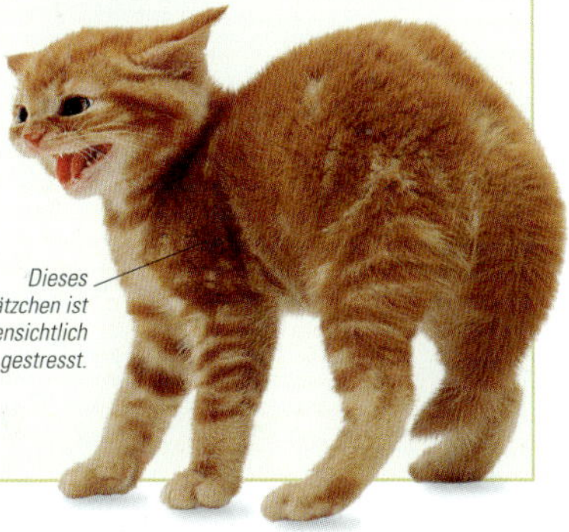

Dieses Kätzchen ist offensichtlich gestresst.

Intelligenz

Es ist einfach, von intelligenten Katzen zu sprechen, doch umso schwieriger ist es, zu definieren, was damit eigentlich gemeint ist. Hirnforscher haben verschiedene Theorien über die vielen Formen der Intelligenz entwickelt und manche davon lassen sich auf Katzen anwenden.

WAS IST INTELLIGENZ?

Wissenschaftler sind sich darüber einig, dass es verschiedene Formen von Intelligenz gibt. Beim Menschen manifestiert diese sich in acht Bereichen:

1 Sprachlich-linguistisch
2 Logisch-mathematisch
3 Musikalisch-rhythmisch
4 Bildlich-räumlich
5 Körperlich-kinästhetisch
6 Naturalistisch
7 Interpersonal (sozial)
8 Intrapersonal (emotional)

Dieses Konzept der menschlichen Intelligenz ist auch für das Studium von Katzen nützlich, denn man kann die letzten fünf Kategorien auf sie anwenden. Katzen scheinen Lernzentren in ihrem Gehirn zu besitzen, die ihnen erlauben, die folgenden Fähigkeiten zu entwickeln:

- Abstecken eines großen Territoriums = 4
- Erfassen von Kraft und Bewegung: mechanisches Verständnis = **5**
- Selbstständige Wahl des sichersten und produktivsten Aufenthaltsorts = **6**
- Verstehen von Konzepten wie Gefahr, Selbstverteidigung und Vorsicht = **6**
- Erkennen/Wiedererkennen von zuträglicher und schädlicher Nahrung = **6**
- Intuitives Verständnis des Verhaltens anderer Tiere sowie die Fähigkeit, ihre wahrscheinlichen Reaktionen vorherzusehen = **7**
- Der intuitive Wunsch, ein Territorium abzuschreiten, zu erkunden und zu markieren = **7**
- Begreifen von Verwandtschaftsverhältnissen, besonders der Beziehung zur Mutter = **7**
- Verständnis der Wichtigkeit persönlicher Sauberkeit = **8**

In Bezug auf bildlich-räumliche, körperlich-kinästhetische und naturalistische Intelligenz sind Katzen uns und unserem anderen besten Freund, dem Hund, doch um einiges voraus.

WIE KATZEN DENKEN

Manche Verhaltensforscher sind der Ansicht, dass Katzen in bildhaften Erinnerungen an Gerüche und Geräusche

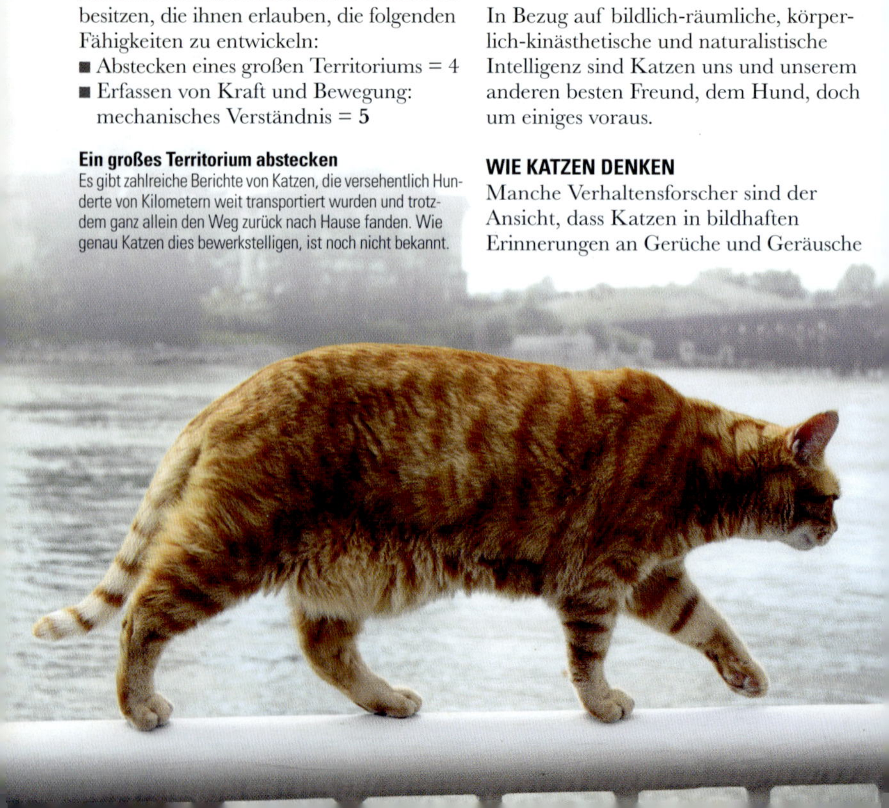

Ein großes Territorium abstecken
Es gibt zahlreiche Berichte von Katzen, die versehentlich Hunderte von Kilometern weit transportiert wurden und trotzdem ganz allein den Weg zurück nach Hause fanden. Wie genau Katzen dies bewerkstelligen, ist noch nicht bekannt.

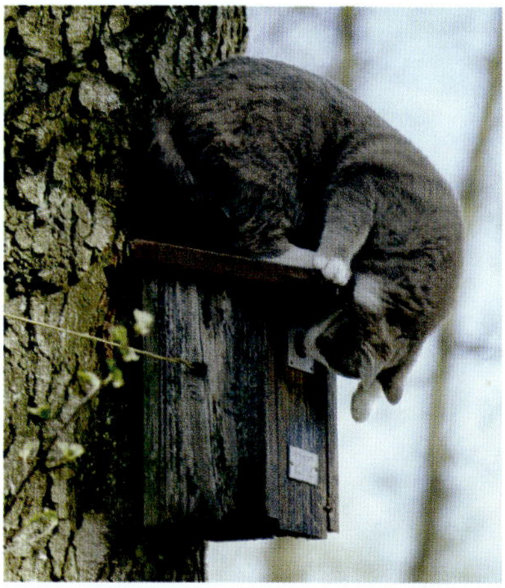

Erfassen von Kraft und Bewegung
Katzen werden täglich mit den physikalischen Gesetzen von Beschleunigung, Kraft und Masse konfrontiert. Das Aufspüren und Verfolgen von Beutetieren ist ein gutes Beispiel.

»denken«. Es ist inzwischen erwiesen, dass Kätzchen durch Beobachtung lernen. Katzen, die ihrer Mutter bei der Jagd auf Mäuse zugesehen haben, werden später bessere Jäger sein.

WIE »INTELLIGENT« IST IHRE KATZE?

Hier ist ein Test, um die Intelligenz Ihres Lieblings festzustellen.

Auswertung: Nie = 0, Manchmal = 5, Immer = 10

	Ergebnis	
Meine Katze ist selbstmotiviert und selbstständig.	10	10
Meine Katze manipuliert mich oft, um zu erreichen, was sie will.	7	10
Meine Katze ist neugierig und aufgeweckt.	10	8
Meine Katze reagiert auf meine Launen und Gefühle.	3	5
Meine Katze ist Fremden gegenüber selbstbewusst und entspannt.	10	5
Meine Katze kennt ihren Namen und kommt, wenn sie gerufen wird.	5	10
Meine Katze kann Probleme lösen, z. B. einen Schrank öffnen.	10	10
	65	58

Auswertung

0–25 – Könnte besser sein
26–49 – Ziemlich clever
50–70 – Eine Superkatze!

KATZENTRÄUME

Schlafende Katzen zucken in der »aktiven« oder REM-Phase (von »rapid eye movement«) mit den Pfoten, bewegen Schnurrhaare oder Schwanz und lassen zuweilen sogar ein leises Knurren oder Schnattern hören. Da das Katzenhirn im Tiefschlaf genau so aktiv ist wie im Wachzustand, liegt der Schluss nahe, dass Katzen in dieser Schlafphase genauso träumen wie wir Menschen. Katzen schlafen im Durchschnitt 18 Stunden pro Tag. Man nimmt an, dass sie in dieser Zeit »für den Ernstfall proben«, indem sie ihren Kampf-oder-Flucht-Reflex trainieren.

EINE EINZIGARTIGE INTELLIGENZ

Obwohl die Katze im Gegensatz zum Hund, zum Schwein oder zu den Primaten nicht besonders begabt ist, aus einem Labyrinth herauszufinden, haben viele Katzen nach Ansicht ihrer Besitzer eine Art »hellseherischer« Begabung: Sie ahnen Ereignisse voraus und sehen Dinge, die wir nicht wahrnehmen. Ihre okkulten Fähigkeiten sind umstritten, aber es steht fest, dass Katzen einen unfehlbaren Orientierungssinn haben. Das liegt möglicherweise daran, dass sich in ihrem Gehirn winzige Mengen von Eisen befinden, mithilfe dessen sie sich am Magnetfeld der Erde orientieren. Benjamin Hart, Professor an der University of California Veterinary School, beobachtete Veränderungen im Verhalten von Katzen unmittelbar vor Erdbeben.

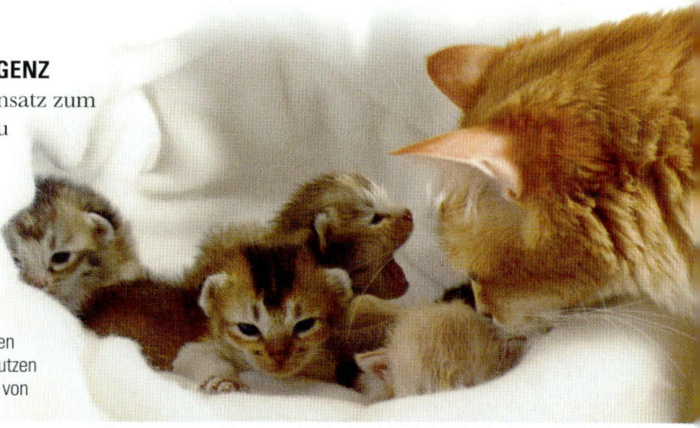

Muttergefühle
Wie alle Säugetiere haben Katzen einen starken Mutterinstinkt. Das Säugen, Putzen und Tragen der Kätzchen ist eine Form von intelligentem Verhalten.

Persönlichkeitsentwicklung

Die Ausformung der Persönlichkeit einer Katze ist das Ergebnis einer Reihe von Faktoren, darunter Vererbung und frühe Erfahrungen mit Mutter, Geschwistern sowie Menschen. Neuere Forschungen des Katzenverhaltens fördern immer neue Ergebnisse zutage.

WIE SICH PERSÖNLICHKEIT ENTWICKELT

Die Katze hat ein erstaunlich anpassungsfähiges und formbares Naturell.

Sie war ursprünglich eine Einzelgängerin, die mit Artgenossen nur zur Paarungszeit Kontakt aufnahm. Dennoch ist in ihr die Fähigkeit angelegt, dauerhafte soziale Bindungen mit Katzen und anderen Tierarten wie z. B. Hunden und natürlich dem Menschen zu formen.

Die Persönlichkeit einer Katze wird von genetischen Faktoren (angeborene Verhaltenweisen) und – besonders in den ersten zwei Lebensmonaten – von umweltbedingten Einflüssen bestimmt. Genetisch bedingtes Verhalten wird durch Genkombinationen beeinflusst, die sich auf die Hormonproduktion, die Nervenleitfähigkeit sowie Enzymbildung auswirken. Das Studium dieser Sachverhalte ist schwierig, da ererbtes Verhalten nicht so leicht erkennbar ist wie ererbtes Fellmuster oder Augenfarbe. Untersuchungen haben jedoch ergeben, dass die Nachkommen besonders »mutiger« Väter – Kater, die freimütig auf unbekannte Dinge und Menschen zugehen – verstärkt ähnliche Verhaltensweisen zeigten, während scheue Väter meist auch scheue Kätzchen zeugen. In einer anderen, mit Britisch Kurzhaar vorgenommenen Studie erwies sich, dass Katzen mit dem Gen für

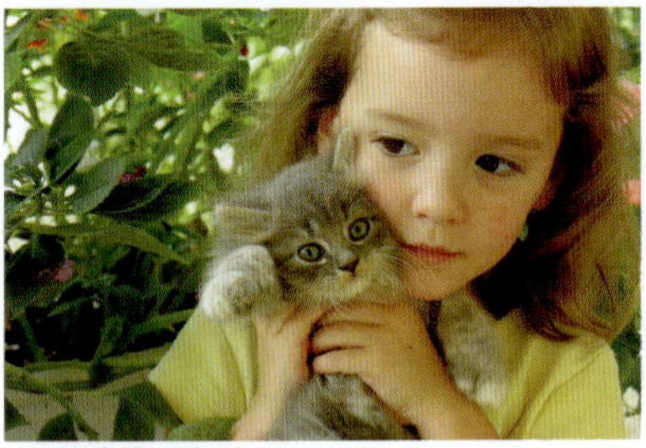

Katzen früh anfassen
Kätzchen sollten so früh wie möglich an den Umgang mit Menschen gewöhnt werden. Verhaltensstudien haben gezeigt, dass der Charakter eines Tieres durch frühe Kontakte mit anderen Lebewesen mit geprägt wird.

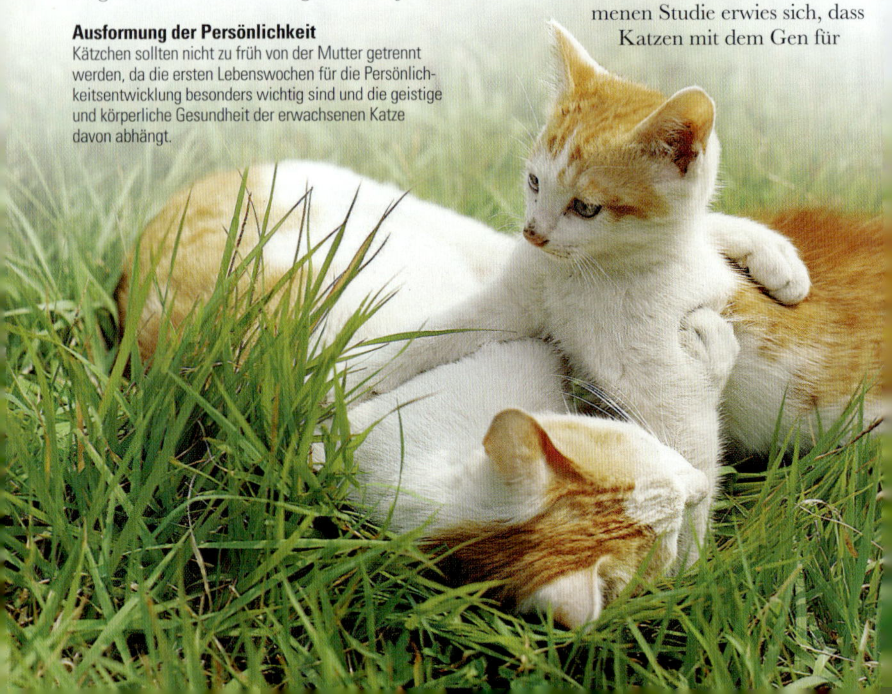

Ausformung der Persönlichkeit
Kätzchen sollten nicht zu früh von der Mutter getrennt werden, da die ersten Lebenswochen für die Persönlichkeitsentwicklung besonders wichtig sind und die geistige und körperliche Gesundheit der erwachsenen Katze davon abhängt.

ENTWICKLUNG

Die ersten acht Lebenswochen sind von entscheidender Bedeutung für Ihre Katze.

0–3 WOCHEN

- Völlig von der Mutter abhängig.
- Wenig mobil, reagiert nur auf Gerüche, Berührungen und Wärme.
- Die Augen öffnen sich mit 7–10 Tagen.
- Milchzähne erscheinen nach 14 Tagen.

3–4 WOCHEN

- Sehvermögen entwickelt sich – lernt durch Beobachten der Mutter.
- Verlässt das »Nest« zu Erkundungszügen.
- Nimmt bereits feste Kost zu sich.
- Beginnt mit den Geschwistern zu interagieren.

4–6 WOCHEN

- Kann Ausscheiden selbstständig kontrollieren.
- Vollständige Entwöhnung mit 6 Wochen.
- Kann bereits Mäuse jagen und töten.
- Entwickelt alle adulten Gangarten.
- Kämpft spielerisch mit Mutter und Geschwistern.

6–8 WOCHEN

- Saugt nur noch aus emotionalen Gründen.
- Entwickelt adulte Reaktionen auf visuelle Bedrohung oder beunruhigende Gerüche.
- Motorik entwickelt sich.
- Kampf-oder-Flucht-Reaktion vertieft sich.
- Spielerische Kämpfe werden rabiater.
- Entwicklung der selbstständigen Temperaturregulierung (Thermoregulierung).

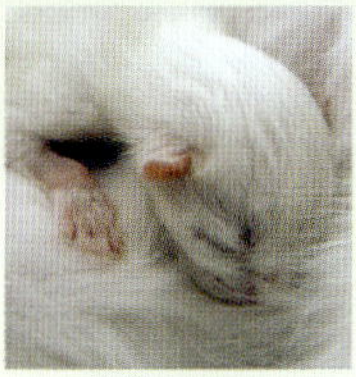
0–3 WOCHEN

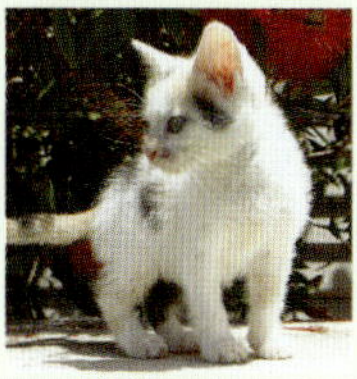
3–4 WOCHEN

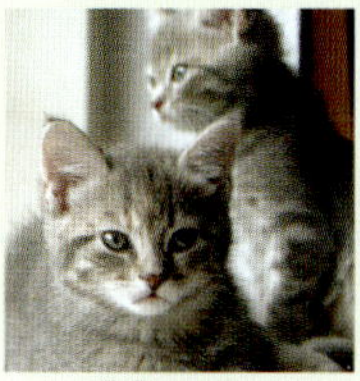
4–6 WOCHEN

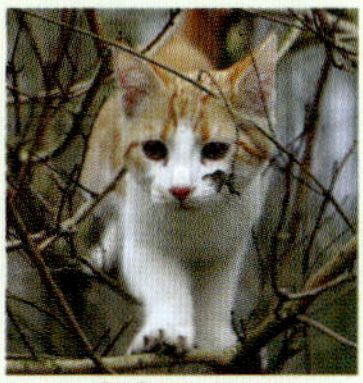
6–8 WOCHEN

rote Fellfarbe Fremden gegenüber wesentlich scheuer waren als Katzen mit anderen Fellfarben.

FRÜHE ERFAHRUNGEN UND PERSÖNLICHKEIT

Zweifellos ist der Charakter der Katze – wie auch der des Menschen – teilweise genetisch bedingt. Das erklärt, warum Kätzchen aus einem Wurf, die unter denselben Bedingungen aufwuchsen, trotzdem ganz unterschiedliches Verhalten zeigen können. Soziale und umweltbedingte Früherfahrungen – besonders zwischen der zweiten und siebten Lebenswoche – sind von elementarer Bedeutung für die Persönlichkeitsentwicklung. Praktisch alle Verhaltensstudien sind sich darin einig, dass die Katze umso geselliger wird, je intensiveren frühen Kontakt sie zu Menschen hatte und dass eine hohe Bandbreite von Erfahrungen (mit Hunden, Kindern und Autos) sie ruhiger und selbstbewusster macht.

PERSÖNLICHKEITSKRITERIEN

Lange Zeit wurden Katzen in polaren Gegensätzen als entweder reizbar (reaktiv) oder scheu (ruhig) bezeichnet. Inzwischen hat sich die Verhaltensforschung jedoch dem Thema intensiver gewidmet und folglich eine sehr viel differenziertere Terminologie für die Beschreibung des Katzencharakters entwickelt:

- Gelassen/reizbar
- Mutig/scheu
- Wachsam/friedfertig
- Freundlich/unfreundlich
- Kontaktfreudig/reserviert
- Aktiv/passiv
- Lautfreudig/leise
- Neugierig/desinteressiert
- Sensibel/unsensibel
- Liebevoll/distanziert
- Gesellig/ungesellig
- Temperamentvoll/zurückhaltend

Die Persönlichkeit jeder Katze ist eine Kombination dieser Eigenschaften und bestimmte Rassen werden auffallend häufig mit denselben Worten beschrieben. Die Burmese ist z. B. als temperamentvoll, aktiv und kontaktfreudig bekannt, während Perser meist als friedfertig, ruhig und passiv beschrieben werden. Diese Tatsache bestätigt die These, dass manchen Charaktereigenschaften angeboren sind.

Kommunikation

Katzen verständigen sich sowohl mit Lauten als auch durch Körpersprache. Anfangs sind es vor allem Laute und Berührungen, doch mit zwölf Wochen verfügen Kätzchen bereits über ein differenziertes »Vokabular« von Körpersprache. Später kommen Gerüche und optische Signale hinzu.

BERÜHRUNG

Der Tastsinn ist einer der ersten Sinne, den das Kätzchen entwickelt. Er bleibt ein Leben lang von großer Bedeutung. Katzen, die einander kennen, begrüßen sich durch Berühren der Nasen und auch manchen Katzenhaltern wird diese Form von Begrüßung zuteil. Zu viel Berührung durch den Menschen hingegen führt bei der Katze oft zu einer unwillkürlichen aggressiven Reaktion (*s.* S. 284–287, *Normale Verhaltensprobleme*).

UNTERSCHIEDLICHE LAUTBILDUNG

Verwilderte Katzen sind im Gegensatz zu Haus- und Wohnungskatzen bemerkenswert leise. Man nimmt an, dass Hauskatzen sich besonders mit dem Menschen durch Laute wie Miauen und Gurren verständigen, weil sie vom frühen Kätzchenalter an dafür belohnt werden. Verhaltensforscher wie Dr. John Bradshaw sind der Ansicht, dass das Miauen der Katzen in diesen Situationen die menschliche Sprache nachahmen soll.

Kätzchen vokalisieren häufiger als erwachsene Katzen. Wenn sie frieren oder hungrig sind, stoßen sie einen hohen Klagelaut aus, auf den selbst unerfahrene Katzenmütter reagieren. Mütter rufen ihre Jungen mit einem Trillern, das Maine Coons auch ihren Haltern gegenüber benutzen.

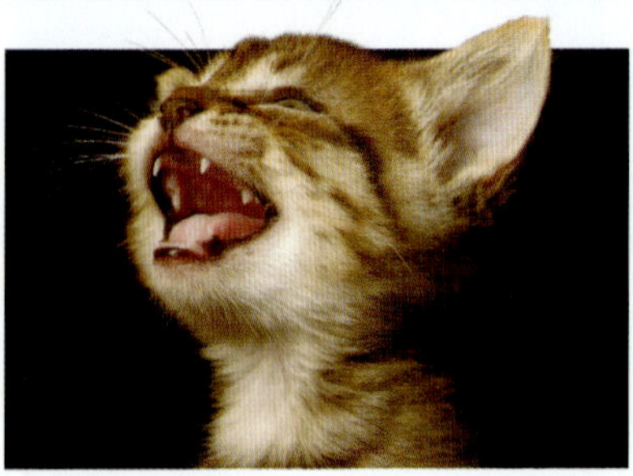

Miauendes Kätzchen
Katzen äußern sich durch verschiedene Laute, von zufriedenem Schnurren über wütendes Kreischen bis hin zu klagendem Miauen.

Schnurren können Kätzchen schon mit wenigen Tagen. Katzen schnurren zur Begrüßung, beim Säugen, beim Schmusen mit Menschen, wenn sie sich an Gegenständen reiben und sogar beim Einschlafen.

Intensive Lautgebung (mit Ausnahme des lauten, schneidenden Miauens der Siam) ist die natürliche Sprache erwachsener Katzen, z. B. bei der Paarung oder vor und während Revierkämpfen. Drohendes Jaulen, Grollen und Knurren wird erzeugt, indem die Katze

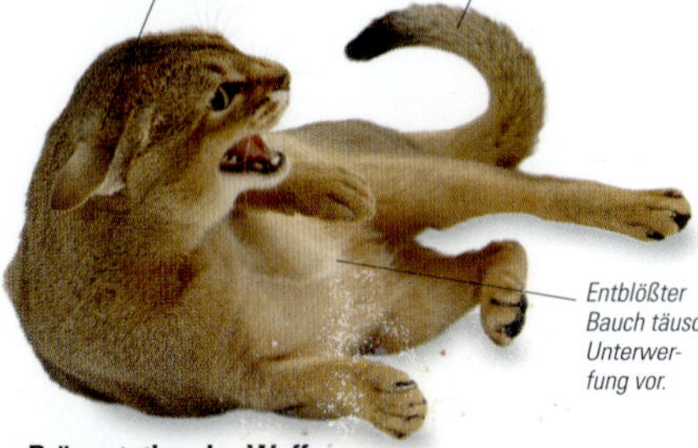
Ohren flach angelegt.
Schwanz peitscht den Boden.
Entblößter Bauch täuscht Unterwerfung vor.

Präsentation der Waffen
Diese Katze mag am Boden liegen, aber sie hat sich noch nicht geschlagen gegeben, wie die ausgefahrenen Krallen und die gebleckten Zähne deutlich zeigen.

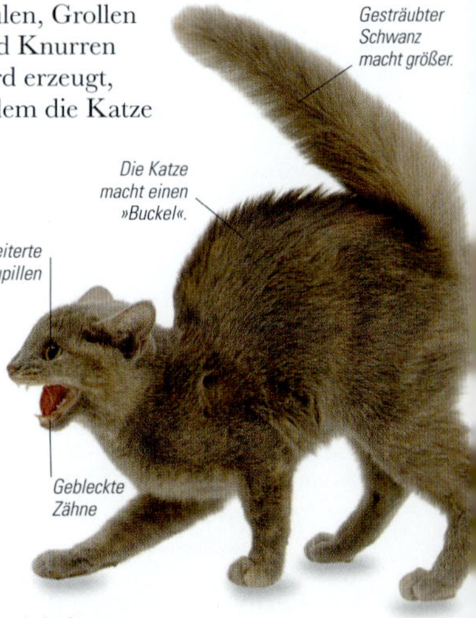
Gesträubter Schwanz macht größer.
Die Katze macht einen »Buckel«.
Erweiterte Pupillen
Gebleckte Zähne

Abwehrhaltung
Diese Katze befindet sich in der Defensive. Katzenbuckel und gesträubtes Fell machen sie optisch größer. Sie schützt die Ohren durch Anlegen vor Verletzungen.

WIE ENTSTEHT DAS SCHNURREN?

Schnurren entsteht durch das Vibrieren der Stimmbänder, die von der Muskulatur des Kehlkopfs in rascher Folge hin- und herbewegt werden. Impuls dazu geben bestimmte Nerven, die den Rhythmus des Schnurrens bestimmen. Wir verbinden es zumeist mit Wohlbehagen, doch gestresste und traumatisierte Katzen schnurren ebenfalls – ein Phänomen, dass jeder Tierarzt kennt.

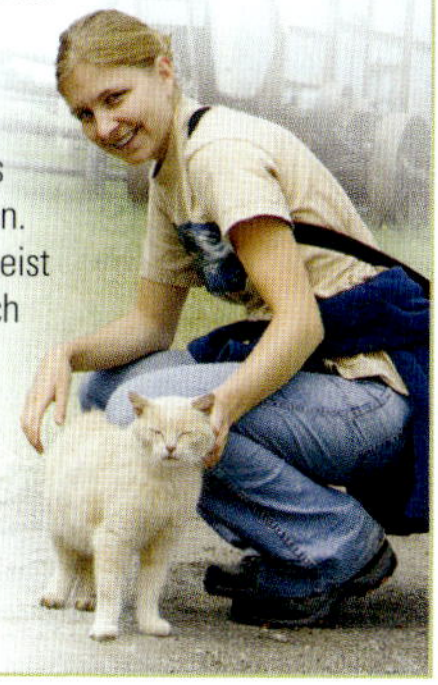

die Gesichtsmuskulatur versteift. Fauchen und Spucken dienen der Defensive, ebenso wie plötzliche Schmerzensschreie.

KÖRPERSPRACHE

Aggressive Katzen machen sich größer, während in die Defensive gedrängte Tiere sich ducken, den Blick abwenden und sogar gähnen. Eine Katze mit gesträubtem Fell, angelegten Ohren und peitschendem Schwanz, die ihr Gegenüber direkt anstarrt, ist zum Angriff bereit. Vor allem Menschen und Hunden gegenüber machen Katzen in Defensivhaltung sich oft durch einen Katzenbuckel und gesträubtes Fell größer. Ängstliche Tiere klemmen den Schwanz unter den Körper.

DUFTMARKIERUNG

Wie viele andere Tierarten setzen auch Katzen Kot und Urin als Kommunikationsmittel ein. Beim Kotabsetzen quetscht die Katze ein duftendes Sekret aus den Analbeuteln und versieht den Kot dadurch mit einer »Erkennungsmarke«.

Der Duft des Urins erfüllt einen noch wichtigeren Zweck. Unkastrierte Kater erzeugen einen säuerlichen, stechenden Geruch, der als Duftmarke an aufrecht stehende Gegenstände versprüht wird. Rollige Kätzinnen locken Kater durch den Geruch ihres Urins an. Katzen beiderlei Geschlechts hinterlassen durch Schweißdrüsen an den Pfoten eine Art Duftspur. Auch an Wangen, Lippen und Kinn befinden sich Drüsen, die ein Duftsignal freisetzen, wenn die Katze das Gesicht an Objekten ihres Territoriums (oder Menschen) reibt. Versuche mit dem synthetisierten Drüsensekret der Wangen an ängstlichen Tieren ergaben, dass dies eine beruhigende Wirkung hat.

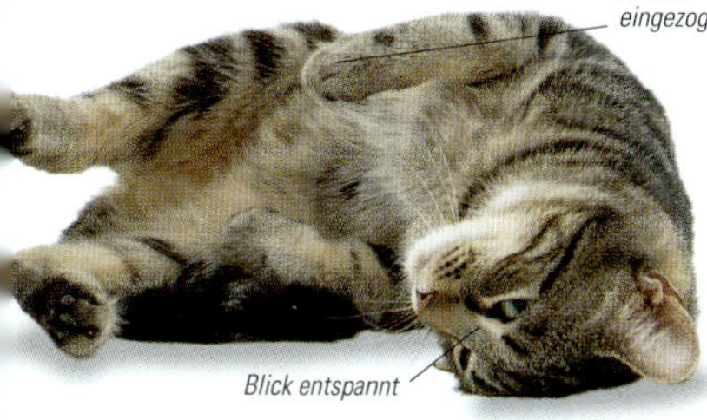

Entspannte Unterwerfung
Diese Katze rollt sich entspannt und spielerisch von einer Seite auf die andere, um jemanden dazu einzuladen, sie zu streicheln.

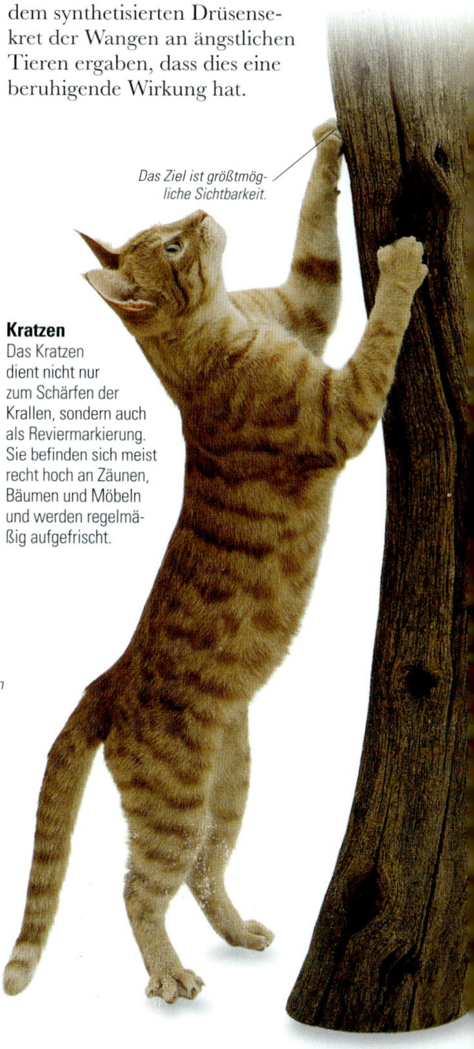

Kratzen
Das Kratzen dient nicht nur zum Schärfen der Krallen, sondern auch als Reviermarkierung. Sie befinden sich meist recht hoch an Zäunen, Bäumen und Möbeln und werden regelmäßig aufgefrischt.

Sozialverhalten

Obwohl die Falbkatze eine territoriale Einzelgängerin ist, verhalten sich ihre Nachkommen, die Hauskatzen, wesentlich sozialer. Bei ausreichendem Nahrungsangebot können mehrere Katzen – wenn auch mit bestimmten sozialen Regeln – auf engstem Raum zusammenleben.

GRUPPENDYNAMIK

Das Einzelgängertum ist bei Katzen nicht genetisch festgelegt – wenn das Nahrungsangebot reichlich ist, können sich Hauskatzen problemlos ein Gebiet mit anderen Katzen teilen. In diesem Fall müssen sie sich miteinander verständigen, nicht nur, um ihr Revier zu verteidigen, sondern auch, um Konflikte beizulegen und die Hierarchie innerhalb der Gruppe festzulegen. Im Gegensatz zu etwa einem Wolfsrudel haben Hauskatzenpopulationen keine festgelegte hierarchische Ordnung. Das macht es Verhaltensforschern zuweilen recht schwer, die Dynamik innerhalb einer solchen Gruppe zu interpretieren.

ZUSAMMENLEBEN

Obwohl die soziale Ordnung innerhalb einer Gruppe von Katzen recht dynamisch ist, kann man doch gewisse Faustregeln feststellen. In einer kleinen Katzenkolonie reagiert z. B. jede Katze auf jedes Mitglied ihrer Gruppe anders.

In größeren Kolonien, die gewöhnlich aus mehreren Familien bestehen, erkennen Katzen ihre unmittelbaren Nachbarn als Individuen und behandeln die übrigen entsprechend ihres Geschlechts, ihres Alters oder ihrer jeweiligen Familienzugehörigkeit.

Aggressionen innerhalb von Gruppen oder Familien sind selten und richten sich

NEUE KONTAKTE KNÜPFEN

Kätzchen, die weniger als 7 Wochen als sind, knüpfen leicht neue Kontakte. Erwachsene Katzen brauchen bis zu 5 Wochen, um sich an eine neue Umgebung zu gewöhnen und mindestens so lange, um eine andere Katze im Haus zu akzeptieren. Die Kontaktfreudigkeit fällt Persern eher leicht, Siamesen am schwersten. Schon eine kurze Trennung zwischen zusammenlebenden Katzen kann die Beziehung gefährden.

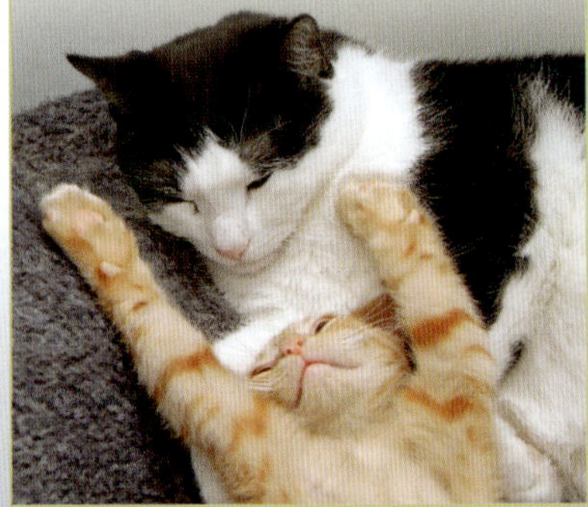

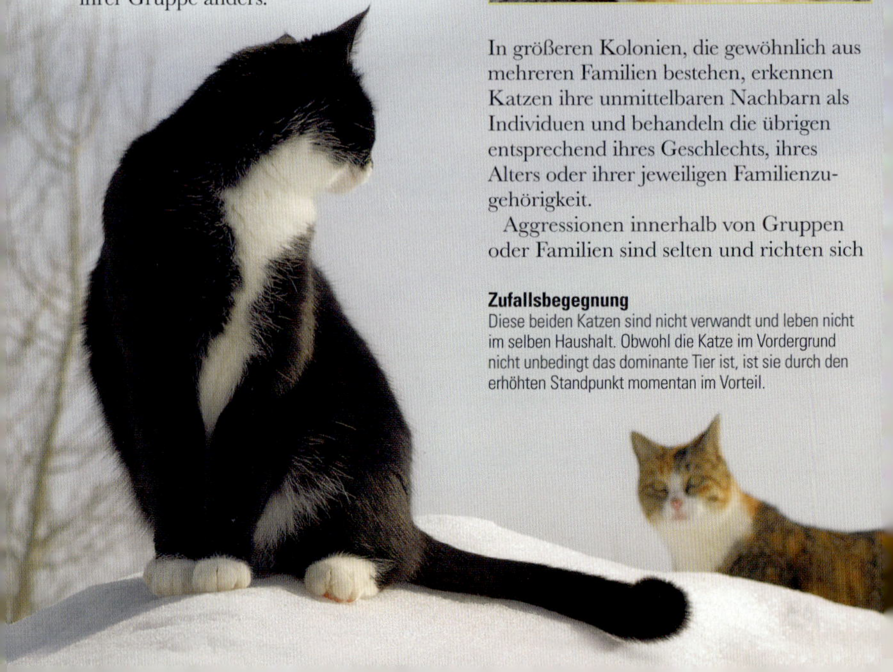

Zufallsbegegnung
Diese beiden Katzen sind nicht verwandt und leben nicht im selben Haushalt. Obwohl die Katze im Vordergrund nicht unbedingt das dominante Tier ist, ist sie durch den erhöhten Standpunkt momentan im Vorteil.

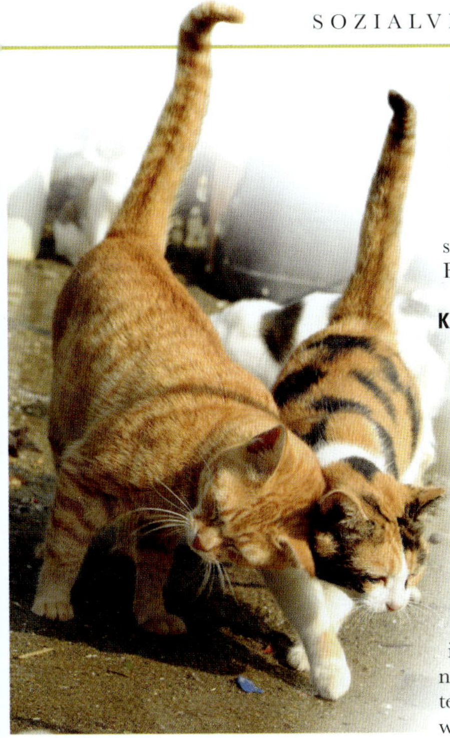

Ein freundliches Schulterreiben
Das Aneinanderreiben gehört zum normalen Begrüßungsverhalten der Katze. Durch die am Kopf befindlichen Duftdrüsen imprägniert sie dadurch Mensch, Tier und sogar Gegenstände wie Möbel, Zäune und Bäume mit ihrem Eigengeruch.

meist gegen Außenseiter. Katzen, die sich in der Gruppe wohl fühlen, schlafen nahe beieinander oder sogar in unmittelbarem Körperkontakt und betreiben gegenseitige Körperpflege. Gegenseitiges Lecken zementiert soziale Beziehungen. Die Untersuchung einer verwilderten Katzenkolonie ergab, dass 64 % der Interaktionen Belecken, 29 % Aneinanderreiben und nur 7 % Aggressionen beinhalteten.

KÖRPERKONTAKT

Katzen reiben sich häufig aneinander, wobei stets das rangniedrigere Tier den Kontakt herstellt. Kätzchen suchen stets zuerst den Kontakt zur Mutter, die ihn dann vielleicht erwidern. Katzen nähern sich den Katern, doch diese erwidern das Kompliment praktisch nie, außer, wenn es sich um kastrierte Tiere handelt. Alle Katzen – männlich, weiblich und sterilisiert – initiieren den Kontakt mit den Katzenhaltern und sogar mit manchen Fremden. Nicht selten reiben sie sich nach einer ärztlichen Untersuchung am Bein des Tierarztes. Stets handelt es sich dabei um eine Annäherung des Unterlegenen an den Ranghöheren. Im Gegensatz zum Hund jedoch, der sich vor einem Angreifer regelrecht zusammenkauert, setzen Katzen das Nasereiben niemals als Beschwichtigung ein.

KATZEN IN DER WOHNUNG

Katzen verhalten sich in der Wohnung ganz ähnlich wie in frei lebenden Kolonien. Sie benehmen sich zwar allen Katzen gegenüber freundlich, verteidigen aber ihren auserwählten Schlafplatz energisch. Begegnen sich zwei Katzen auf »neutralem« Boden, ist diejenige auf dem höheren Standort sozial überlegen. Bei Begegnungen zu ebener Erde »schlägt« die dominante Katze zuweilen symbolisch nach der »unterlegenen«. Das Aneinanderreiben ist bei Hauskatzen üblicher als in Kolonien von verwilderten Katzen. Kastrierte Hauskater suchen Kontakte so häufig wie sterilisierte Kätzinnen, die wiederum kontaktfreudiger sind als nicht sterilisierte. Wir lassen zwar unsere Katzen aus Gründen der Geburtenkontrolle kastrieren, aber die Auswirkungen auf das gesellige Verhalten sind durchaus positiv.

KÖNNEN KATZEN TRAUERN?

Nach einer Studie über Wohnungskatzen, die zusammenlebten, fraßen nach dem Tod eines Tieres mehr als die Hälfte der überlebenden Katzen weniger als zuvor, wurden lautstärker und forderten von den Menschen im Haushalt mehr Zuneigung. Über 40 % suchten den Lieblingsplatz des gestorbenen Artgenossen auf und verbrachten dort viel Zeit.

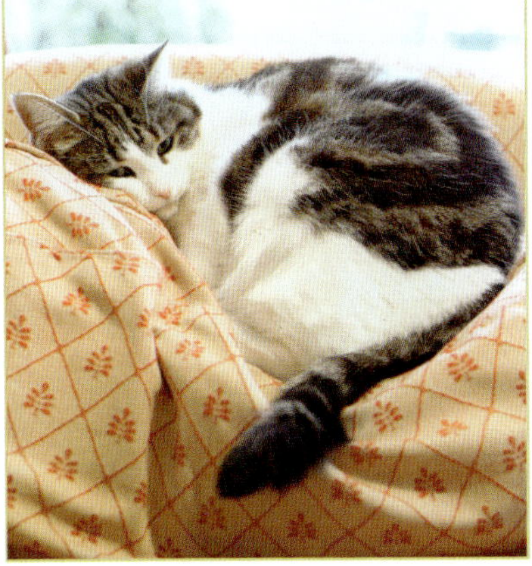

Perfekte Jäger

Die Jagd ist allen Katzen angeboren – ob verwildert oder Hauskatze, ob hungrig oder wohlgenährt. Alles, was klein ist und sich bewegt, wird als potenzielle Beute betrachtet, von Insekten und Kaninchen im Freien bis hin zu Motten oder den Knöcheln der Katzenhalter in der Wohnung.

JAGDMETHODEN

Katzen jagen am liebsten in der Morgen- und Abenddämmerung, obwohl dies je nach Wetterlage variieren kann. In einem heißen Sommer gehen sie die ganze Nacht hindurch auf die Jagd, in einem kalten Winter um die Mittagszeit. Die bevorzugte Jagdstrategie ist das Sitzen und Abwarten. Sobald die Beute auftaucht, schlägt die Katze zu. Hat sie Hunger, tötet sie ihre Beute mit einem raschen Biss. Bei der Vogeljagd pirscht sie sich im Schutz der Bodenvegetation an. Dabei drückt sie sich dicht an den Untergrund, erstarrt, pirscht weiter, erstarrt und pirscht, so lange, bis sie nahe genug zum Anspringen ist. Verwilderte Katzen, besonders säugende Kätzinnen, sind die besten Jäger. Sie machen bei jedem dritten oder vierten Versuch Beute. Eine säugende Bauernkatze braucht meist weniger als zwei Stunden, um ein Nagetier für ihre Jungen zu fangen. Wohlgenährte Hauskatzen sind geduldiger und können stundenlang auf Beute warten. Sie sind aber nur etwa jedes zwölfte Mal erfolgreich.

WORAUF KATZEN JAGD MACHEN

Obwohl Katzen in Bezug auf ihr Fertigfutter sehr wählerisch sein können, machen sie praktisch auf alles Jagd, was sich bewegt. Sie töten und fressen neben Vögeln, Mäusen und Kaninchen sogar Spinnen, Hummeln und Grashüpfer.

NAHRUNGSRESERVE

Während hungrige verwilderte Katzen wie diese (unten) ihre Beute sofort töten und fressen, verzehren Haustiere meist nur Teile davon und horten den Rest an bestimmten Stellen im Garten. Diese Anhäufung von toten Beutetieren ist jedoch in Wahrheit vermutlich eher Friedhof als Vorratskammer.

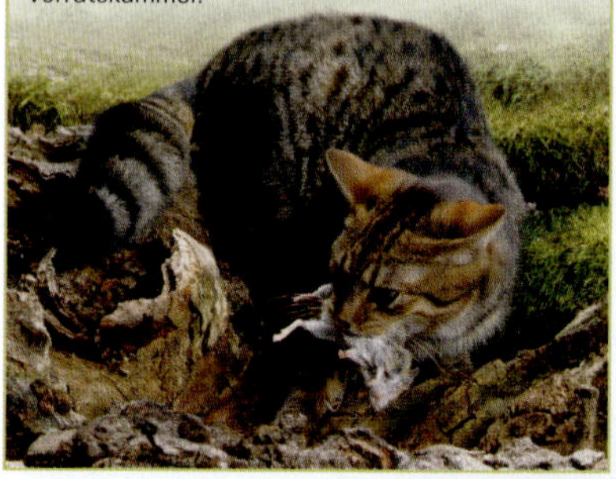

In Nordamerika erbeuten Katzen Streifen-, Erd- und Rothörnchen, Taschenratten, Mäuse und Vögel, besonders Rotkehlchen. Skandinavische Katzen jagen Kaninchen, weiter südlich in Europa vorwiegend Mäuse, Spitzmäuse, Spatzen und Jungvögel – die Spitzmäuse allerdings werden selten gefressen. In Australien jagen Katzen neben Kaninchen, die dort Schädlinge sind, auch Kletterbeutler, Reptilien und Bodenbrüter und in den Tropen fressen junge und erwachsene Katzen Insekten und Spinnen. Frösche werden gejagt und getötet, jedoch

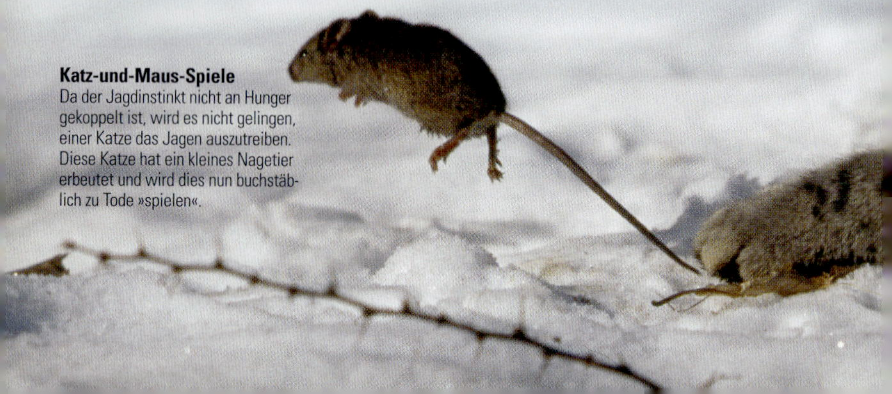

Katz-und-Maus-Spiele
Da der Jagdinstinkt nicht an Hunger gekoppelt ist, wird es nicht gelingen, einer Katze das Jagen auszutreiben. Diese Katze hat ein kleines Nagetier erbeutet und wird dies nun buchstäblich zu Tode »spielen«.

selten gefressen. Alle Katzen jagen, doch hungrige Katzen werden eher Abfälle fressen als jagen. Wenn die Müllbeutel aufgerissen sind und Hühnerknochen auf dem Rasen verstreut liegen, war der Übeltäter höchstwahrscheinlich eine verwilderte Katze, kaum eine wohlgenährte Hauskatze.

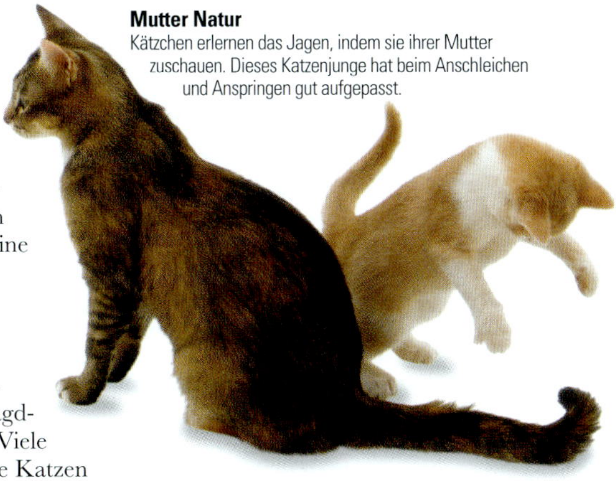

Mutter Natur
Kätzchen erlernen das Jagen, indem sie ihrer Mutter zuschauen. Dieses Katzenjunge hat beim Anschleichen und Anspringen gut aufgepasst.

HOBBYJÄGER

Verwilderte Katzen jagen, um zu fressen, doch auch in Haus- und Wohnungskatzen ist der Jagdinstinkt immer noch lebendig. Viele Katzenhalter leugnen, dass ihre Katzen jagen, doch es ist nun einmal so, und das hat wenig mit dem Hunger zu tun. Hunger und Jagen werden durch verschiedene Gehirnbereiche reguliert. Wenn eine Katze eine Ratte oder Maus sieht, während sie gerade ihr Lieblingsfutter verzehrt, wird sie diese töten und hinterher weiterfressen. Eine in Deutschland durchgeführte Studie des Mageninhalts von Hauskatzen, die bei einem Verkehrsunfall getötet wurden, ergab, dass 40–60 % der Tiere Überreste von Beutetieren im Magen hatten.

Wenn die Katze Hunger hat, tötet sie sie die Beute mit einem raschen Biss. Ihre Eckzähne passen genau zwischen die Halswirbel eines kleinen Nagetiers. Die Beute stirbt auf der Stelle und wird sofort verzehrt. Katzen, die mit vollem Magen jagen, spielen ihrer Beute dagegen eine Weile lang übel mit, bevor sie sie endlich töten.

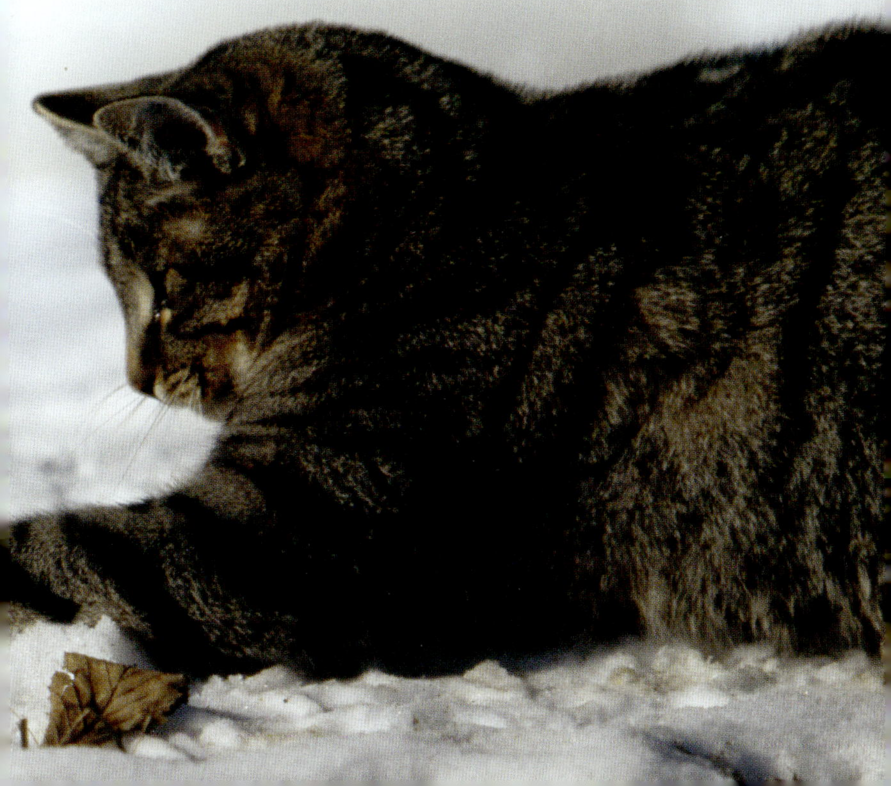

Werbung und Paarung

In puncto Sex sind Katzen lautstark und enthusiastisch und die Weibchen könnten geradezu »mannstoll« genannt werden. Doch für dieses ungestüme Verhalten gibt es gute biologische Gründe: Bei nur zwei Brunstzeiten im Jahr dürfen sie sich keine Gelegenheit zur Paarung entgehen lassen.

DER RUF NACH EINEM PARTNER

Gesellige Arten wie der Mensch, der Hund oder die Nutztiere finden ideale Paarungsbedingungen vor, denn Männchen sind ständig verfügbar. Katzen dagegen sind einsame Jäger mit individuellen Territorien und wenn Kätzinnen rollig werden, kann es passieren, dass sich in ihrer Nähe keine Kater aufhalten. Die Kätzin ist den größten Teil des Jahres sexuell inaktiv, doch mit zunehmendem Tageslicht wird eine hormonelle Kettenreaktion in Gang gesetzt, die in die Rolligkeit mündet.

Außerhalb der Brunstzeit benehmen sich unkastrierte Kätzinnen kaum anders als kastrierte Tiere, doch mit dem Einsetzen der Brunst vollziehen sich dramatische Veränderungen. Die ersten Anzeichen sind zunehmende Unruhe und ein gesteigertes Bedürfnis, sich an Gegenständen und anderen Tieren zu reiben.

Wenn die Katze Auslauf hat, uriniert sie häufiger und an neuen Stellen und sie spritzt manchmal auch, um den Katern in der Gegend ihren Zustand anzuzeigen. Wenig später stößt sie ein unverkennbares

DER BEGATTUNGSAKT

Das Vorspiel ist äußerst kurz. Wenn der dominante Kater seine Vorrechte geltend gemacht hat, gestattet das Weibchen ihm schließlich, es zu beschnüffeln. Die Kätzin lässt die Paarung erst zu, wenn sie völlig bereit dazu ist. Im Laufe des Tages findet der Begattungsakt noch bis zu 20-mal mit mehreren Geschlechtspartnern statt, da die Eier von den Eierstöcken erst nach mehreren Kopulationen freigegeben werden.

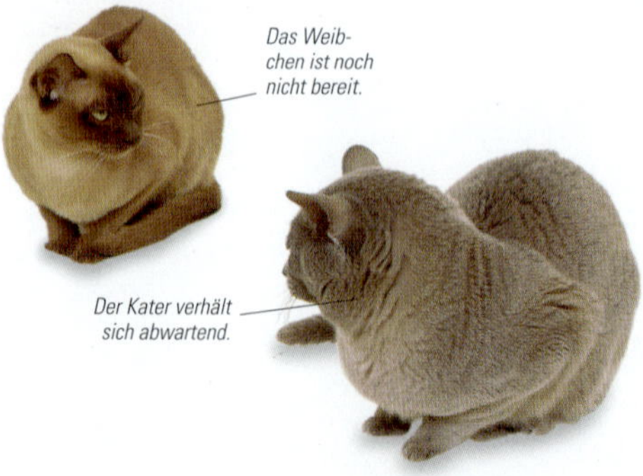
Das Weibchen ist noch nicht bereit.
Der Kater verhält sich abwartend.

1 Das Weibchen (links) bestimmt den Zeitpunkt des Paarungsaktes. Der blaue Burmakater macht zaghafte Annäherungen und wartet auf ein einladendes Zeichen. Ist er zu unvorsichtig, wird die Burma-Kätzin ihn zurückweisen oder sogar angreifen.

2 Unerfahrene Kater sind oft allzu stürmisch und riskieren so heftige Attacken. Das Weibchen wird einen Partner ihrer Wahl akzeptieren, wenn sie bereit ist. Wenn der auserwählte Kater sie hinter den Ohren beleckt, zeigt sie ihre Willigkeit, indem sie sich ausstreckt, damit er sie beschnüffeln kann.

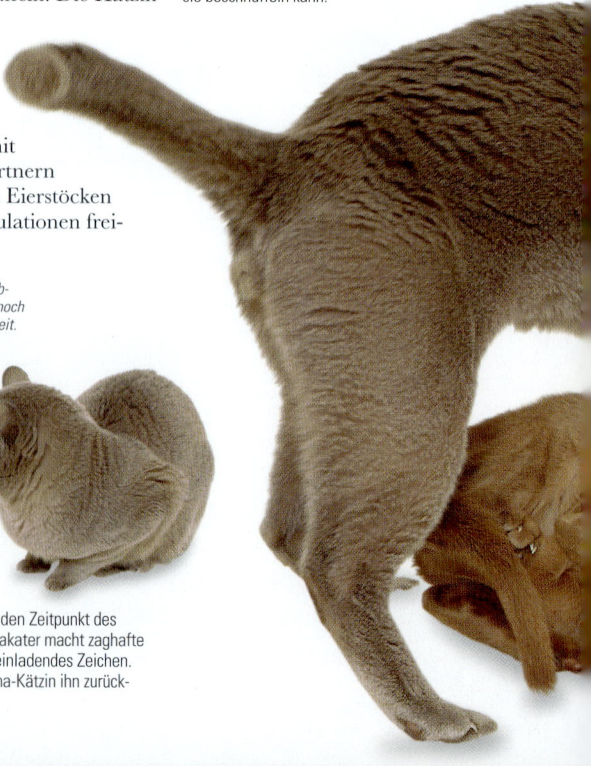

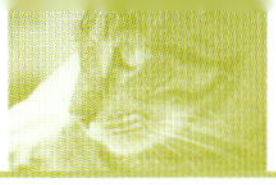

klagendes Jaulen aus, ein akustisches Signal für alle Kater, dass sie paarungswillig ist. Sie kauert sich mit angehobenem Hinterteil hin und wendet den Schwanz zur Seite, um die Vulva freizugeben. Oft maunzt sie dabei, tritt mit den Vorderpfoten und streckt sich.

ERWIDERUNG DES RUFS

Der Kater ist ein Opportunist. Ist er nicht kastriert, patrouilliert er regelmäßig sein Territorium ab, um zu spritzen und auf Duftmarken und Rufe zu reagieren. Oft ist er allerdings nicht der einzige Kater, der sich angesprochen fühlt. Schnell versammeln sich mehrere Kater und streiten um das Begattungsrecht. Meist geschieht das jedoch, indem sich ein Kater durch Einschüchterung oder überlegene Stärke statt durch Kämpfen zum »Zentralmännchen« aufschwingt. Er darf sich dann zuerst mit der Kätzin paaren.

WÜRFE MIT MEHREREN VÄTERN

Die Mehrfachkopulationen stimulieren eine Kaskade von Hormonen, die die Freigabe der Eier auslösen. Die Befruchtung erfolgt 24 Stunden später. Verwilderte Katzen paaren sich nicht selten mit mehreren Katern. Genetische Studien haben bestätigt, dass sich in einem einzigem Wurf Nachkommen mehrerer Väter befinden können. Diese Gewährleistung der genetischen Vielfalt führt dazu, dass Wurfgeschwister einander außerordentlich unähnlich sein können.

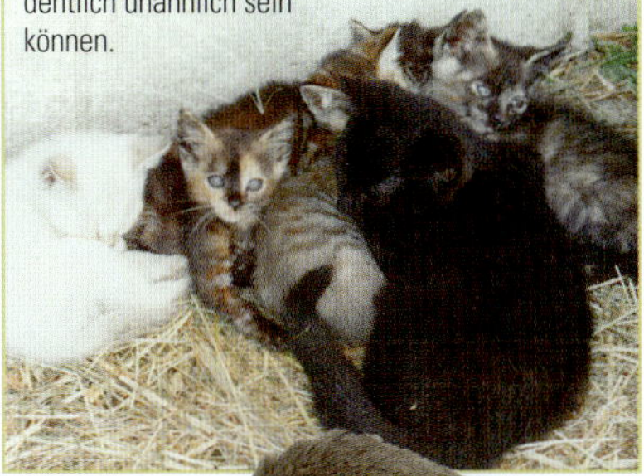

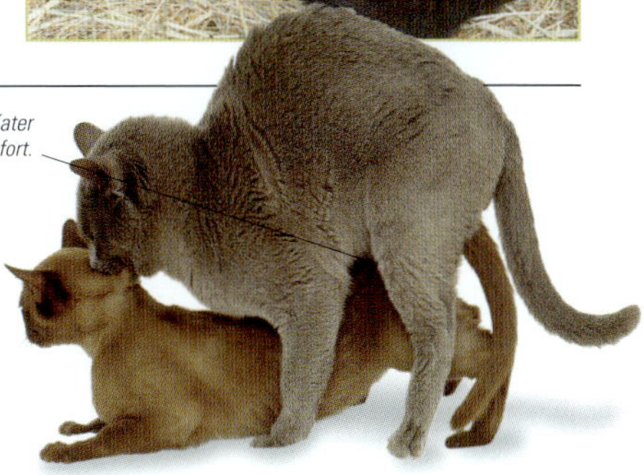

Der Kater ejakuliert sofort.

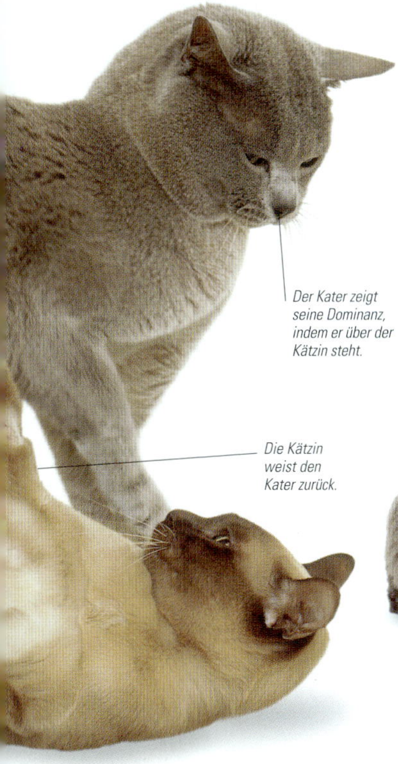

Der Kater zeigt seine Dominanz, indem er über der Kätzin steht.

Die Kätzin weist den Kater zurück.

3 Die Kätzin akzeptiert den Kater und nimmt die Begattungsstellung ein. Dabei packt er sie mit den Zähnen am Nackenfell, um sie am Beißen zu hindern. Beim Zurückziehen ritzen die Penisstacheln die Scheide der Kätzin und stimulieren so die Freigabe der Eier.

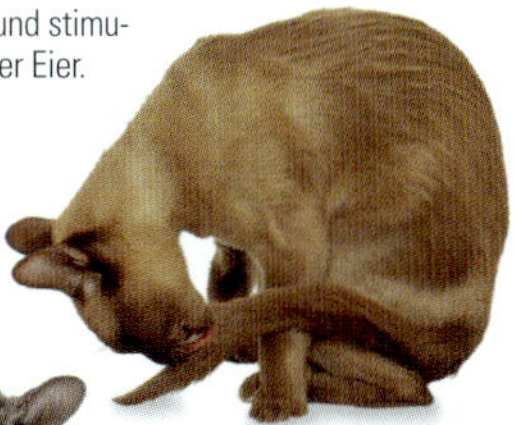

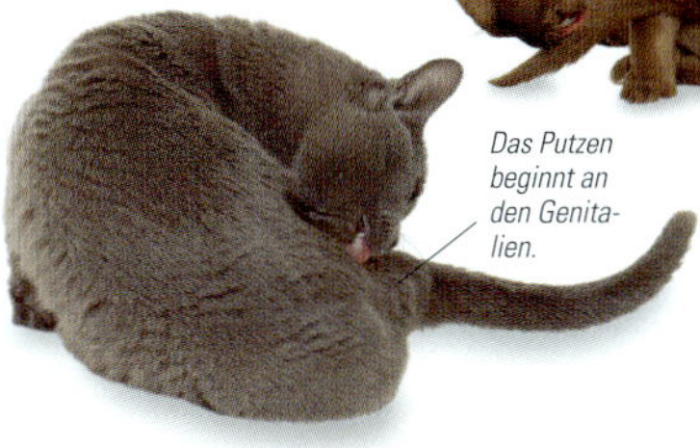

Das Putzen beginnt an den Genitalien.

4 Nach jeder Begattung putzen sich beide Partner. Es wird an den Genitalien begonnen und auf den ganzen Körper ausgedehnt, bevor die nächste Kopulation erfolgt. Die Serien der Paarungen dauern oft den ganzen Tag lang an und enden jeweils mit der Körperpflege.

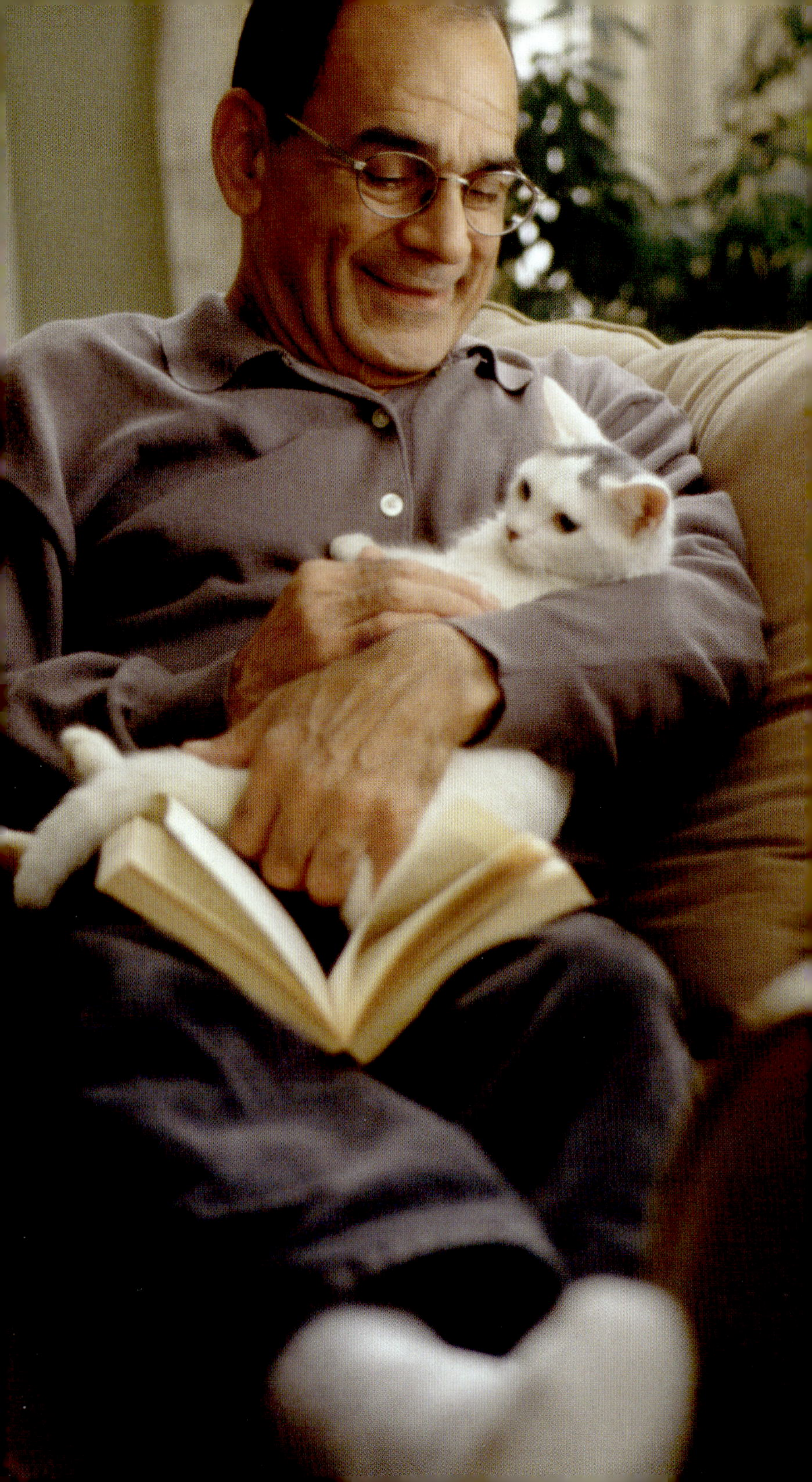

KATZENHALTUNG

Es ist schon kurios, dass ein so perfektes Raubtier wie die Katze so problemlos mit dem erfolgreichsten Primaten der Erde zusammenleben kann. Eine Katze zu »halten« – mit ihr zu spielen, sie zu pflegen und zu trainieren, ja sogar, sie zu beschützen – ist sehr beglückend, sofern man bereit ist, genügend Zeit und Aufmerksamkeit darin zu investieren.

BEIDERSEITIGE ZUFRIEDENHEIT

Seit etwa 1990 sind Katzen in Nordamerika und Europa das Haustier Nummer eins. Die Gründe dafür sind vielfältig – mittlerweile weiß man, dass die Gegenwart einer Katze nicht nur emotionale, sondern sogar physiologische Vorteile hat. Untersuchungen haben ergeben, dass Kinder, die in Haushalten mit Hunden oder Katzen aufgewachsen sind, seltener unter Asthma und Allergien leiden. Nach australischen Studien suchen Katzenhalter seltener den Arzt auf – und ist dies doch einmal der Fall, kommen sie mit weniger Medikamenten aus als Patienten ohne Haustiere. Einer in Großbritannien durchgeführten Untersuchung zufolge sind 80 % der Katzenhalter über 50 Jahre davon überzeugt, dass ihre Katze ihnen dabei hilft, Stress abzubauen.

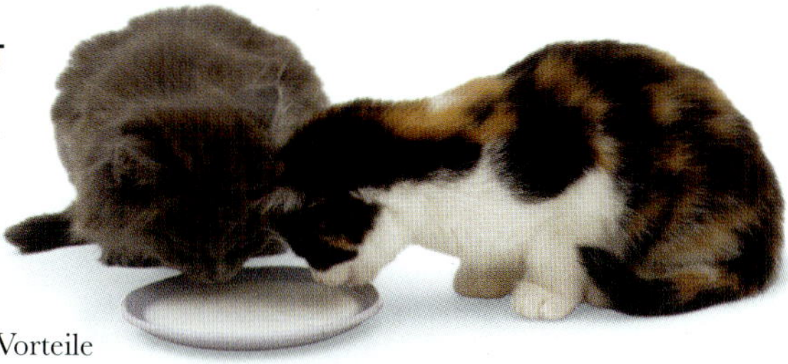

Aller Anfang ist wichtig
Gute Ernährung ist lebenswichtig. Katzen sind ausgesprochene Fleischfresser und brauchen daher speziell auf sie abgestimmte Nahrung.

VERANTWORTUNGSVOLLE HALTUNG

Doch all das ist natürlich mit Verantwortung verbunden – wer eine Katze hält, übernimmt in gewisser Hinsicht die Mutterrolle. Durch das Zusammenleben mit dem Menschen bleiben Katzen länger »kindlich«. Es fällt nun dem Katzenhalter zu, das beste Futter für sie auszuwählen, sie zu pflegen, mit ihr zu spielen und sie vor Parasiten und den Gefahren einer vom Menschen dominierten Umwelt zu schützen. Gleichzeitig sollten wir uns der Risiken bewusst sein, die das Zusammenleben mit einer anderen Spezies auch für uns mit sich bringt.

Die Basis ist gute Erziehung – und das gilt für beide Parteien. Katzen brauchen wenig Training und werden schnell stubenrein. Wir können ihnen zu ihrer – und unserer – Sicherheit ein paar Verhaltensweisen angewöhnen, doch im Grunde sind die Katzen die wahren Meister: Ein kurzes Miauen, und wir fressen ihnen aus der Hand.

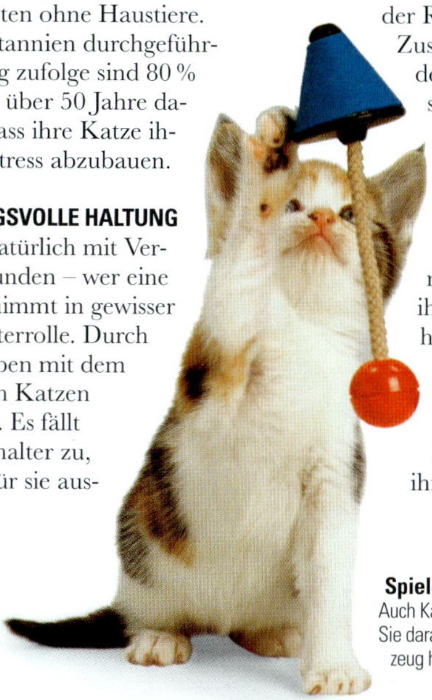

Wir zwei
Eine »Schmusekatze« befriedigt das menschliche Bedürfnis nach Gesellschaft.

Spielen muss sein
Auch Katzen brauchen viel Bewegung. Achten Sie darauf, dass Ihr Kätzchen ausreichend Spielzeug hat, um seinen Spieltrieb auszuleben.

Die Wahl der richtigen Katze

Kätzchen oder erwachsenes Tier, Promenadenmischung oder Rassekatze, Lang- oder Kurzhaar – wer die Wahl hat, hat die Qual. Machen Sie sich ein klares Bild davon, was Sie von einer Katze erwarten und was für ein Leben sie ihr bieten können, bevor Sie sich vorschnell entscheiden.

SORGFÄLTIG AUSWÄHLEN

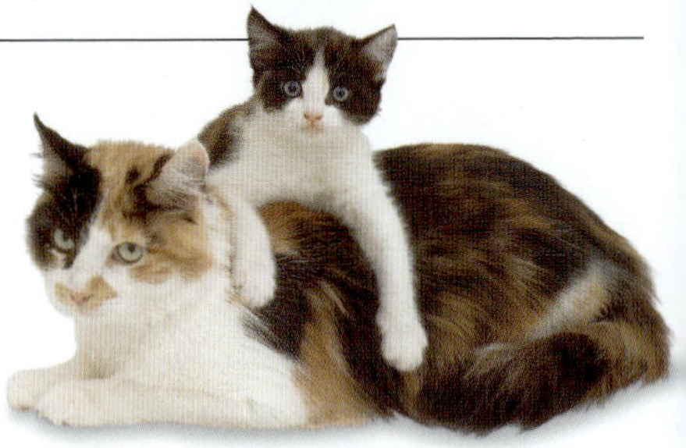

Schauen Sie sich die Mutter an
Vom Aussehen und dem Gesundheitszustand der Mutter können Sie darauf schließen, wie sich Ihr Kätzchen entwickeln wird. Nehmen Sie niemals ein krankes Tier auf.

Die Wahl der geeigneten Katze hängt stark von Ihrem Lebensstil ab. Muss bei Ihnen alles am richtigen Platz sein? Gibt es in Ihrer Familie Fälle von Heuschnupfen, Asthma oder anderen Allergien? Müssen Sie auf das Geld achten? Verreisen Sie viel oder ziehen Sie häufig um? Kurz und gut – ist Ihr Heim überhaupt geeignet für eine Katze? Wenn ja, ist der nächste Schritt die Entscheidung zwischen Rassekatze und Mischling. Eine Rassekatze hat den Vorteil, dass man sie nach Aussehen und Charakter aussuchen kann. Siamkatzen z. B. sind lebhaft, gesellig, aber auch »sensibel«, während eine Perserkatze normalerweise ruhig, gelassen und geradezu passiv ist. Nicht kastrierte Kater versprühen überall ihren stark riechenden Urin und Kätzinnen können mit zunehmendem Alter zurückhaltender und sogar kratzbürstig werden. Bei kastrierten oder sterilisierten Katzen jedoch verlieren sich diese Unterschiede weitge-

Rasse und Temperament
Ihre Katze muss sich gut in Ihren Lebensstil einfügen können. Eine Abessinier (unten) z. B. ist sehr gesellig und spielt gern mit Kindern, doch sie ist nicht besonders verschmust.

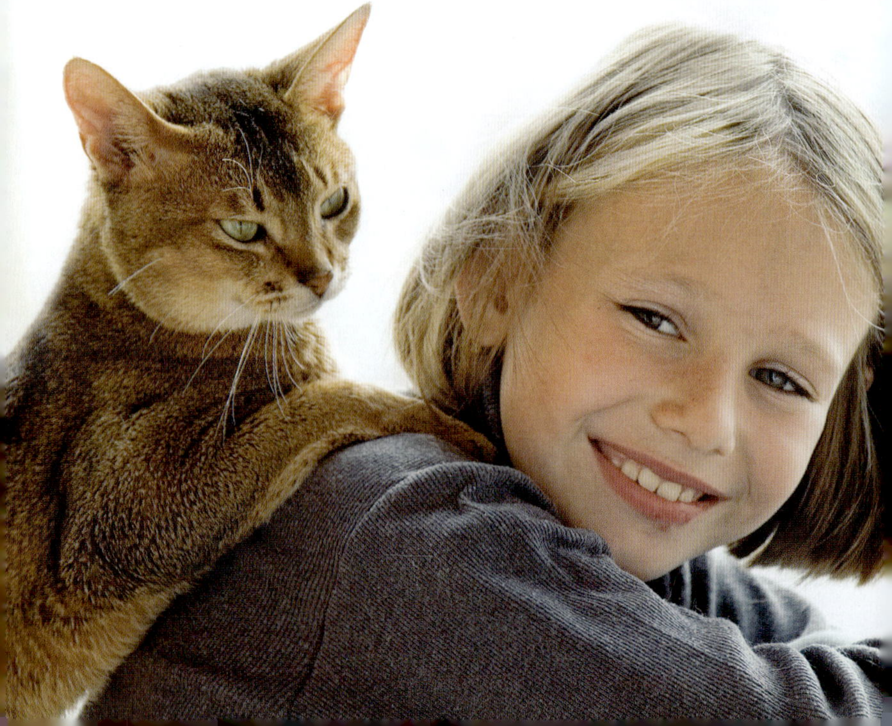

hend, daher ist die Wahl des Geschlechts bei Katzen weniger wichtig als etwa bei Hunden.

ALTER UND AUSSEHEN SIND WICHTIG

Die Vor- und Nachteile eines Kätzchens oder einer erwachsenen Katze sind etwa gleich groß. Ausgewachsene Katzen sind meist stubenrein und oft bereits kastriert. Da ihre Persönlichkeit bereits voll entwickelt ist, sind Sie bereits im Vorwege auf ihr Temperament eingestellt. Bei Kätzchen haben Sie die Freude, sie aufwachsen zu sehen und auf ihren Charakter einwirken zu können.

Auch die Wahl des Katzentyps ist sehr wichtig. Langhaarkatzen sind zwar wunderschön, aber wären Sie bereit, die nötige Zeit für die Fellpflege aufzubringen? Zwar sind Katzen sehr saubere Tiere und putzen sich täglich selbst, doch auch die reinlichste Langhaarkatze braucht ein bisschen zusätzliche Hilfe. Denken Sie unbedingt auch an die Kosten der Katzenhaltung. Manche Posten, z. B. Futter, Zubehör und alljährliche Tierarztbesuche, sind schnell überschaubar. Sehr variabel dagegen sind die Kosten im Fall von Unfällen und Krankheit. Es empfiehlt sich, das Tier versichern zu lassen. Alternativ dazu können Sie ein Sparkonto anlegen und dort regelmäßig einen dem Versicherungsbeitrag vergleichbaren Betrag einzahlen.

DIE RICHTIGEN FRAGEN STELLEN

Wenn Sie aktiv nach einer Katze suchen, ist das Notizbrett des Tierarztes ein sinnvoller erster Anlaufort. Vermeiden Sie Tierhandlungen, da in einer unhygienischen Umgebung nur allzu oft Katzengrippe übertragen wird. Auch das Internet oder Zeitungsinserate sind mit Vorsicht zu genießen, da sich skrupellose Halter auf diese Weise oft kranker Tiere zu entledigen suchen. Leider sind auch nicht alle Tierheime zu empfehlen. Stellen Sie in jedem Fall dem dort zuständigen Pfleger die folgenden Fragen:

- Wurde die Katze tierärztlich untersucht und für gesund befunden?
- Wurde die Katze sterilisiert, geimpft und entwurmt?
- Wurde die Katze separat untergebracht, um die Übertragung von Infektionen zu vermeiden?
- Ist bekannt, ob es sich um eine Hauskatze oder eine verwilderte Katze handelt?

VERWILDERTE KATZEN

Nur sehr geduldige Menschen sollten eine erwachsene verwilderte Katze bei sich aufnehmen. Die Tiere sind zumeist sehr scheu und ängstlich. Sie sind oft Träger von Krankheiten oder Infektionen, die schwer festzustellen und ebenso schwer zu behandeln sind. Nach tierärztlicher Behandlung jedoch können sie ein ebenso gesundes und langes Leben genießen wie Hauskatzen und sich allmählich zu einem entspannten Hausgast entwickeln.

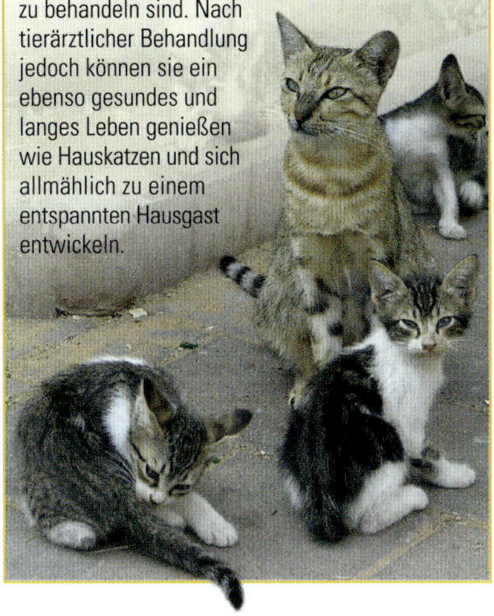

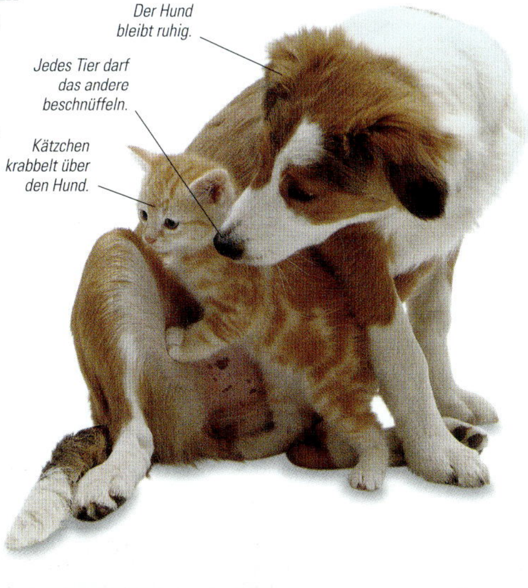
Der Hund bleibt ruhig.
Jedes Tier darf das andere beschnüffeln.
Kätzchen krabbelt über den Hund.

Den Haushund kennen lernen
Nur weil Sie bereits einen Hund haben, müssen Sie nicht auf Katzen verzichten. Am besten ist es jedoch, sie legen sich ein Kätzchen zu. Es ist ratsam, die ersten Begegnungen zu überwachen und den Tieren viel Zeit zu lassen, sich aneinander zu gewöhnen.

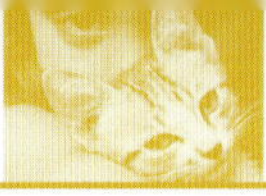

Drinnen oder draußen?

Katzen sind äußerst anpassungsfähig. Sie können ein großes Territorium beherrschen oder sich in einer 50 Quadratmeter großen Wohnung wohl fühlen. Die Entscheidung, eine Katze ausschließlich in der Wohnung zu halten oder ihr Auslauf zu gewähren, ist jedoch nicht immer einfach.

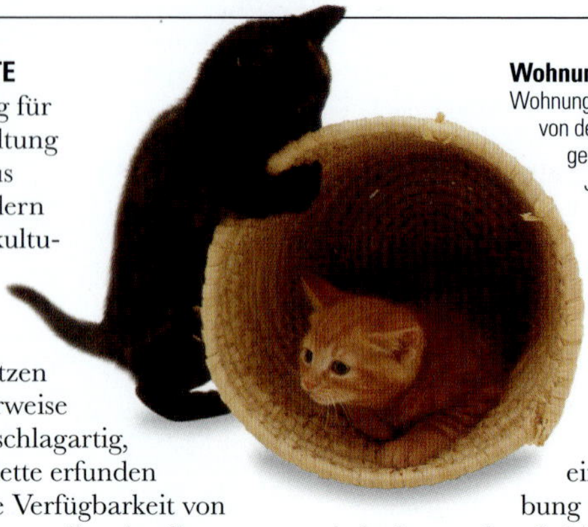

Wohnungshaltung
Wohnungskatzen leben länger, da sie von den Gefahren des Freilandes geschützt sind. Sie leben ihren Jagdinstinkt jedoch an allem aus, das ihnen drinnen vor die Pfoten kommt.

GESETZ UND SITTE

Die Entscheidung für die Wohnungshaltung wird nicht nur aus praktischen, sondern häufig auch aus kulturellen Gründen gefällt. Bis vor 50 Jahren hatten praktisch alle Katzen Auslauf. Kurioserweise änderte sich das schlagartig, als die Katzentoilette erfunden wurde. Durch die Verfügbarkeit von billigem Katzenstreu, die schnell zu entsorgen war (entgegen dem bis dato üblichen schweren Sand), brauchten Katzen nun nicht mehr »Gassi« zu gehen.

In den USA wird Katzenhaltern von Rassezuchtverbänden und Tierheimen ausdrücklich empfohlen oder sogar vorgeschrieben, die von ihnen stammenden Tiere in der Wohnung zu halten. In Teilen von Australien und Neuseeland ist der Auslauf von Katzen gesetzlich auf das Grundstück des Halters beschränkt. In manchen europäischen Ländern dürfen sich Katzen nicht über einen bestimmten Umkreis um das Heim des Katzenhalters hinaus bewegen. Ganz anders verhält es sich in Großbritannien: Dort wird Katzen, wenn möglich, täglich Auslauf in eine sichere Umgebung gewährt. Sie sollen jedoch von abends bis frühmorgens im Hause gehalten werden.

UMGEBUNG UND »STRESS«

Ein wichtiger Faktor bei der Wahl zwischen Wohnungshaltung oder Auslauf ins Freie ist, mit welcher Lebensweise sich die Katze am wohlsten fühlt. Die Auswirkungen von Stress werden auf S. 284–285 eingehender beschrieben (*Normale Verhaltensprobleme*). Kurze Stressphasen sind normal, doch andauernder, durch die Umgebung hervorgerufener Stress muss unbedingt vermieden werden. Die folgenden Punkte sollen Ihnen bei der Wahl des Lebensraums Ihrer Katze ein paar Entscheidungshilfen geben.

EINE FREILANDKATZE IN DIE WOHNUNG VERPFLANZEN

Jede Situation ist anders, doch es ist niemals leicht, eine an Auslauf gewöhnte Katze auf das (aus ihrer Perspektive) winzige Territorium einer Wohnung zu beschränken. Katzen, die von Anfang an in der Wohnung gehalten wurden, vermissen den Auslauf nicht. Ängstliche Freilandkatzen mögen sich in der Wohnung am Ende wohler fühlen, doch anderen Tieren fällt es wahrscheinlich sehr schwer, sich mit dem Eingesperrtsein abzufinden. Wenn es gar nicht zu vermeiden ist, eine Freilandkatze ausschließlich in der Wohnung zu halten, sollten Sie sich auf jeden Fall viel mehr als bisher mit ihr befassen. Vielleicht wird der Tierarzt empfehlen, ihr eine Weile Antidepressiva zu verabreichen, doch nach meiner Erfahrung ist das selten hilfreich.

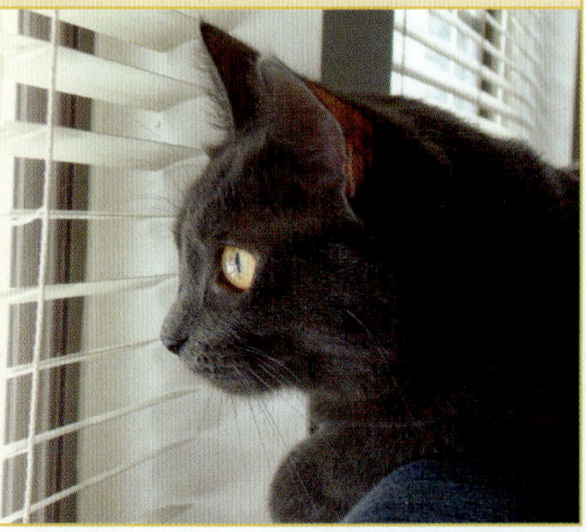

VORTEILE DES FREIEN AUSLAUFS

- Eine natürlichere Lebensweise durch den Kontakt mit Sonnenlicht, Wind und Regen
- Angeborenes Verhalten wie das Markieren des Territoriums kann ausgelebt werden.
- Erhaltung der Muskelspannung durch regelmäßiges körperliches Training
- Geistiges Training durch die Herausforderungen der Umwelt
- Sozialer Kontakt zu anderen Katzen
- Schädlinge im Garten werden bekämpft.

NACHTEILE DES FREIEN AUSLAUFS

- Risiko von Verkehrsunfällen
- Risiko von Verletzungen, besonders solchen mit Abszessbildung
- Gefahr der Übertragung von Viruskrankheiten
- Gefahr der Übertragung von Parasiten, besonders Flöhen
- Vergiftungsgefahr durch Pestizide und Vertilgen von infizierten Tieren
- Das Tier kann verloren gehen.
- Das Tier kann versehentlich in Fahrzeuge klettern und wegtransportiert werden.
- Ärger mit den Nachbarn

VORTEILE IN DER WOHNUNG

- Kaum Verletzungsgefahr durch Kämpfe und Unfälle
- Kaum Ansteckungsgefahr durch andere Hauskatzen
- Kein Parasitenbefall
- Keine Probleme mit den Nachbarn
- Mehr Zeit, die Beziehung zur Katze zu vertiefen.
- Kaum tote Beutetiere in der Wohnung, mit Ausnahme von Hausmäusen

NACHTEILE IN DER WOHNUNG

- Weniger Bewegung, Gefahr von Übergewicht
- Nicht kastrierte Kater versprühen Urin in der Wohnung.
- Nicht sterilisierte Kätzinnen urinieren häufiger, wenn sie rollig sind und werden laut und unruhig.
- Angst vor Veränderungen und Panik, wenn die Katze die Wohnung einmal verlassen muss.
- Allzu starke Abhängigkeit vom Menschen
- Gestörtes Sozialverhalten neuen Katzen gegenüber
- Langeweile, Frustration, Aggression und andere Verhaltensstörungen
- Möbel, Gardinen und andere Einrichtungsgegenstände können Schaden nehmen.
- Wenn Fenster oder Türen offen gelassen werden, kann das Tier entlaufen.
- Die Notwendigkeit, Fenster und Türen stets geschlossen zu halten.
- Das tägliche Säubern der Katzentoilette

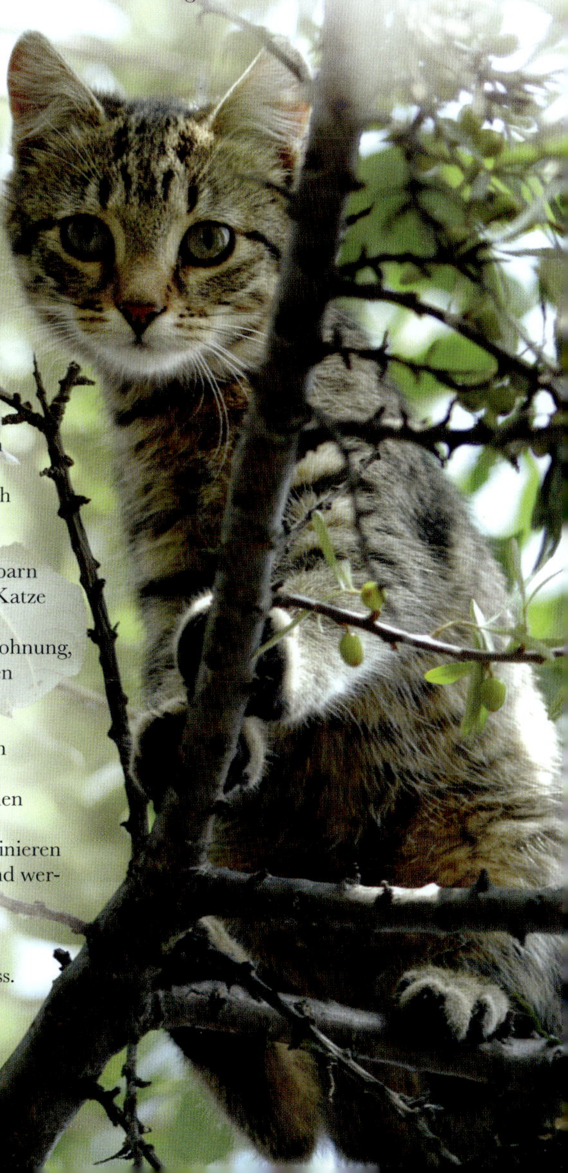

An der frischen Luft
Vielen Katzenhaltern ist es sehr wichtig, dass ihre Tiere ein weitgehend normales Katzenleben im Freien und im Kontakt mit anderen Katzen führen können.

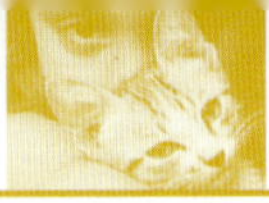

Vorbereitung auf die Ankunft

Alle Katzen, egal, ob sie ausschließlich in der Wohnung leben oder Auslauf haben, brauchen Futter- und Wassernäpfe, ein Katzenbett und eine Katzentoilette. Machen Sie Ihre Wohnung so katzenfreundlich wie möglich und lassen Sie die Katze nicht ohne Erkennungsmarke ins Freie.

KATZENBETTEN

Katzen fühlen sich am wohlsten an weichen, warmen, geschützten Plätzen. Ein Katzenbett an einem ruhigen und an kalten Tagen warmen Ort ist für die meisten Katzen völlig ausreichend. Auch ein Katzenzelt oder Iglu ist eine gute Alternative. Viele Katzen lieben mit Granulat gefüllte Kissen, in denen sie sich durch Treteln ein kleines »Nest« bauen können. Jedes Bett sollte hygienisch und waschbar sein. Stellen Sie es an einen Lieblingsaufenthalt der Katze. Katzenbetten, die man an die Heizung hängen kann, sind bei Katzen ebenfalls beliebt.

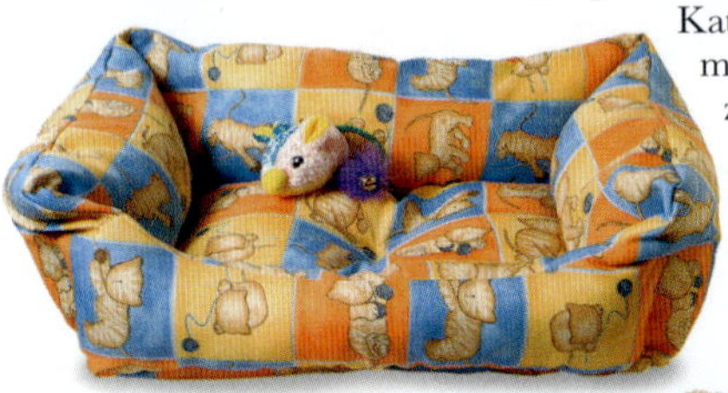

KATZENBETT

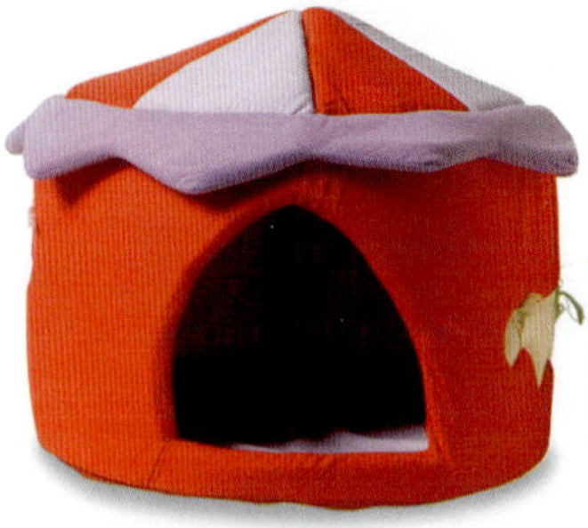

KATZENHÖHLE

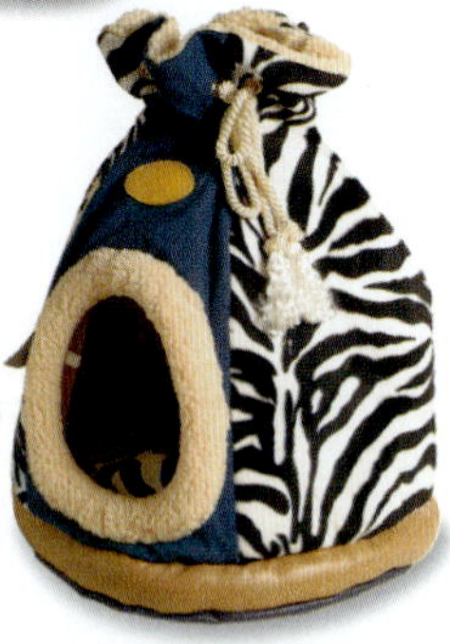

IGLU-SACK MIT ZUGBAND

KLEINE TRICKS

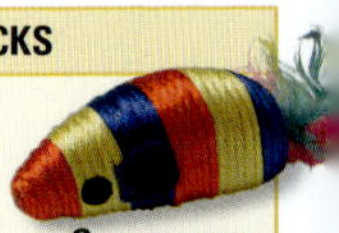

SPIELZEUG MIT KATZENMINZE

Neben dem notwendigen Zubehör gibt es noch vieles, was Sie kaufen – oder tun – können, um Ihnen und Ihrer Katze das Leben angenehmer zu machen. Hier sind ein paar Anregungen:

- Multifix-Haftpunkte – hindert Ihre Wertsachen am Umfallen.
- Flusenroller – entfernen Katzenhaare von der Kleidung.
- Pheromonspray – um das Zusammenleben mehrerer Tiere zu erleichtern.
- Katzenminze – Katzen lieben es einfach.
- Katzengras – Katzen knabbern gern daran.
- Alkoholfreies Anti-Katzen-Spray – verhindert das Anfressen von Zimmerpflanzen.
- Tischtennisbälle – billiger können Spaß und Spiel nicht sein.
- Tiersendungen im Fernsehen – Katzen sind fasziniert davon.
- Räumen Sie Topfpflanzen aus der Reichweite der Katze.
- Doppelseitiges Klebeband auf der Küchenarbeitsfläche hält Ihre Katze fern.

FUTTER- UND WASSERNÄPFE

Wählen Sie die Futterbehälter nach ihrer Zweckmäßigkeit aus. Die Näpfe sollten so flach wie möglich sein, damit die Schnurrbarthaare nicht an die Gefäßwände stoßen. Innen sollten sie sanft gerundet sein, damit sie leicht sauber zu lecken sind. Katzen ziehen fließendes oder tropfendes Wasser vor, daher gibt es spezielle batteriebetriebene Trinkautomaten.

Alle Futter- und Wasserbehälter sollten täglich gereinigt werden. Öffnen Sie Dosen mit einem eigens dafür bestimmten Dosenöffner. Verschließen Sie angebrochene Dosen und bewahren diese nicht länger als zwei Tage im Kühlschrank auf.

Futternäpfe
Wählen Sie flache, weite Futternäpfe. Harte Materialien wie Keramik sind am besten, doch vermeiden Sie billiges Plastik, da die meisten Katzen dessen Geruch nicht besonders mögen. Edelstahl ist sehr hygienisch, fühlt sich jedoch auf der Zunge sehr kühl an.

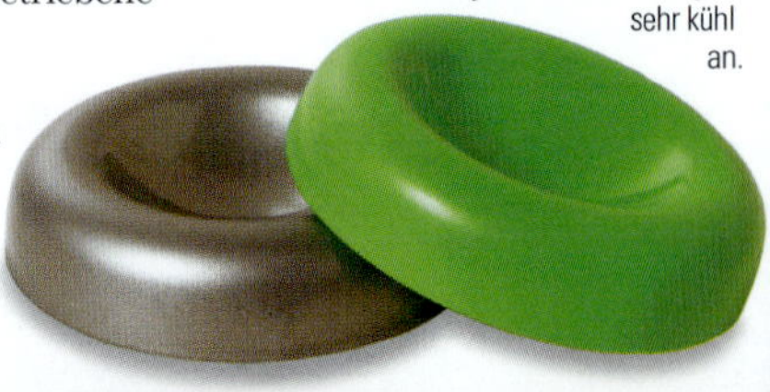

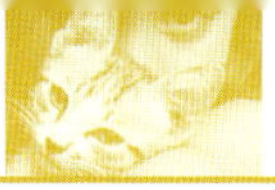

FÜR ZUFRIEDENHEIT SORGEN

Alle Kätzchen sind nach ihrer Geburt eine Weile lang Wohnungskatzen. Ob Sie ihr später Auslauf gewähren, liegt ganz bei Ihnen. Wählen Sie das Zubehör für Wohnungskatzen besonders sorgfältig aus und beherzigen Sie die folgenden Tipps, dann kann wenig schiefgehen.

- Zwei Kätzchen leisten einander Gesellschaft und erleichtern Ihnen das Gewissen.
- Spielzeug hält die Kätzchen geistig und seelisch gesund (s. S. 254–255, *Spielen mit Ihrer Katze*).
- Sorgen Sie für Abwechslung beim Spielen und wechseln Sie Spielzeuge regelmäßig aus.
- Finden Sie sich damit ab, dass Ihre Möbel gelegentlich Schaden nehmen. Ein Kratzbaum kann helfen.

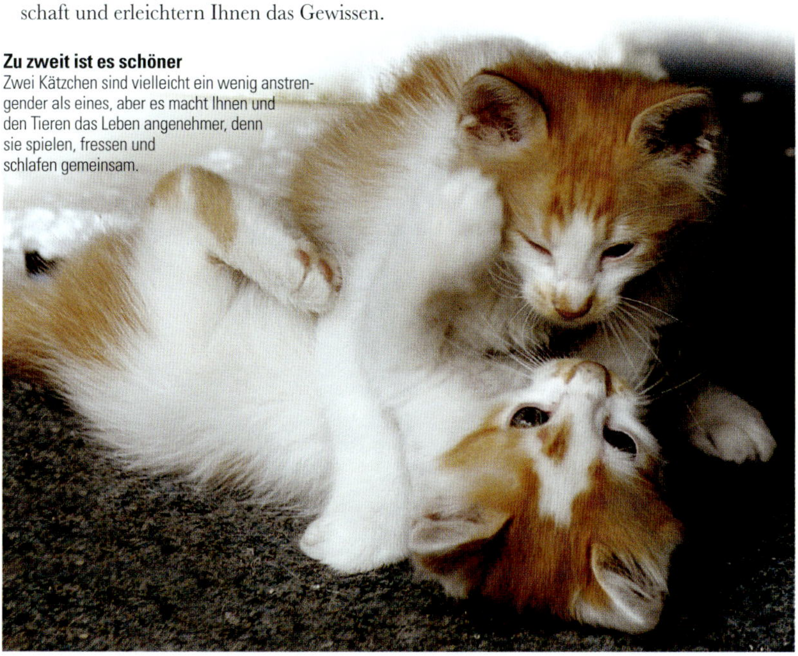

Zu zweit ist es schöner
Zwei Kätzchen sind vielleicht ein wenig anstrengender als eines, aber es macht Ihnen und den Tieren das Leben angenehmer, denn sie spielen, fressen und schlafen gemeinsam.

DIE KATZENTOILETTE

Katzentoiletten gibt es in vielen verschiedenen Ausführungen, mit oder ohne Abdeckung. Manche sind fast selbstreinigend, andere maskieren den Geruch. Katzen sind saubere Tiere, die ihren Kot abseits absetzen und verscharren. Im Haus lebende Katzen brauchen daher ebenfalls »Scharrmaterial«. Wählen Sie die Katzenstreu jedoch nicht nach Ihrer Nase und Ihrem Geschmack aus, sondern lassen Sie unbedingt die Katze entscheiden. Katzentoiletten müssen häufig gereinigt werden. Man rechnet eine Katzentoilette pro Hausetage.

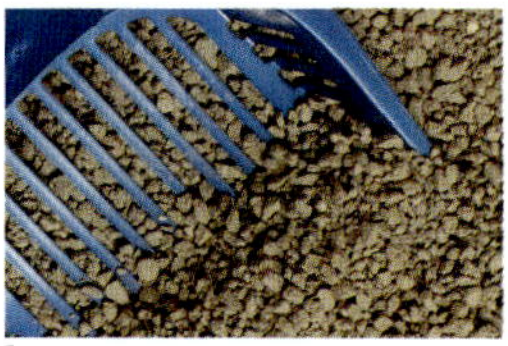

Ton
Die häufigste Katzenstreu. Sie klumpt recht gut und wird mit Geruchshemmern versetzt. Sie darf nicht durch die Toilette entsorgt werden.

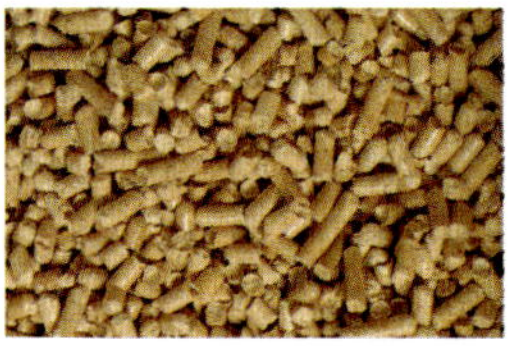

Pflanzliches Material
Streu bzw. Pellets aus Stroh, Holzfasern und anderen Pflanzenteilen. Kompostierbar.

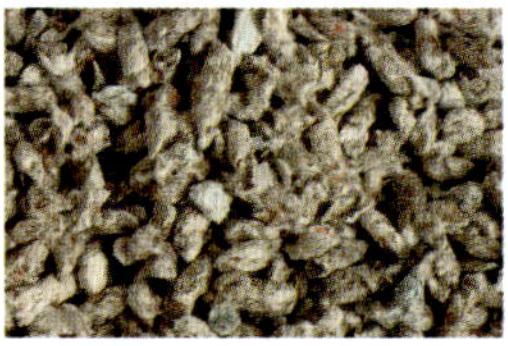

Andere Einstreu
Sie können jegliche Art von Katzenstreu über den Hausmüll entsorgen.

Vorbereitung für einen Freigänger

Lassen Sie die Katze erst ins Freie, wenn Sie sicher sind, dass die Katzenklappe einwandfrei funktioniert und der Garten »katzensicher« ist. Die Katze sollte eine Identifizierung tragen und notfalls nur in einen umzäunten Gartenbereich gelassen werden.

DIE RISIKEN MINIMIEREN

Die meisten Katzen sind am liebsten im Freien, wo sie ihr Territorium durchstreifen und Jagd auf Nagetiere oder fallende Blätter machen. Hier sind ein paar Tipps für die Sicherheit Ihrer Katze.

- Gewöhnen Sie der Katze an, zu kommen, wenn sie gerufen wird (*s.* S. 282–283, *Angewandtes Training*).
- Achten Sie auf ausreichenden Impfschutz und Vorbeugung gegen innere und äußere Parasiten (*s.* S. 268–271, *Krankheits- und Parasitenvorbeugung*).
- Die Katze sollte eine Identifizierung tragen. Katzenhalsbänder sollten eine Sollbruchstelle haben, sodass das Tier nicht daran hängen bleiben und sich erwürgen kann.
- Die Kennzeichnung mittels Mikrochip ist einfach und fast schmerzlos.
- Kastrierte Katzen wandern nicht so weit von ihrem Heim fort (*s.* S. 272–273, *Die Gesundheit erhalten*).

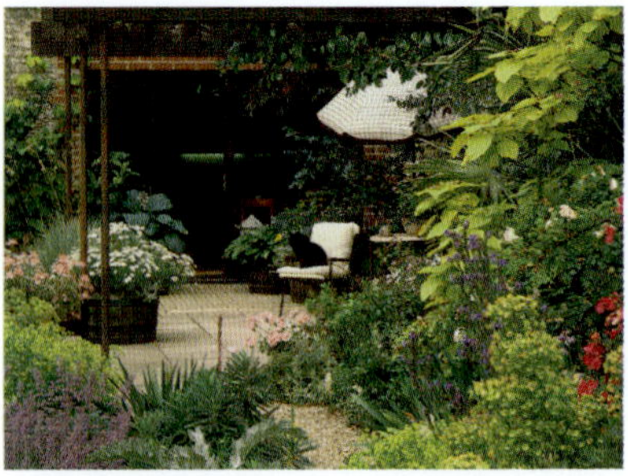

Dichte Bepflanzung
Dichte Bodenbepflanzung ist nicht nur attraktiv, sondern verhindert, dass die Katze den Garten als Katzentoilette verwendet. Legen Sie an einer speziell dafür bestimmten Stelle eine Sandgrube an.

- Die Nacht ist gefährlich. Vom Scheinwerferlicht geblendete Katzen bleiben einfach stehen und können überfahren werden. Bringen Sie Ihre Katze abends ins Haus. Ein reflektierendes Halsband ist ebenfalls nützlich.
- Entfernen Sie giftige Chemikalien und andere Gefahrenquellen aus dem Garten.

EIN KATZENGERECHTER GARTEN

Je kreativer Sie Ihren Garten gestalten, desto interessanter ist er für die Katze. An erhöhten Stellen kann sie

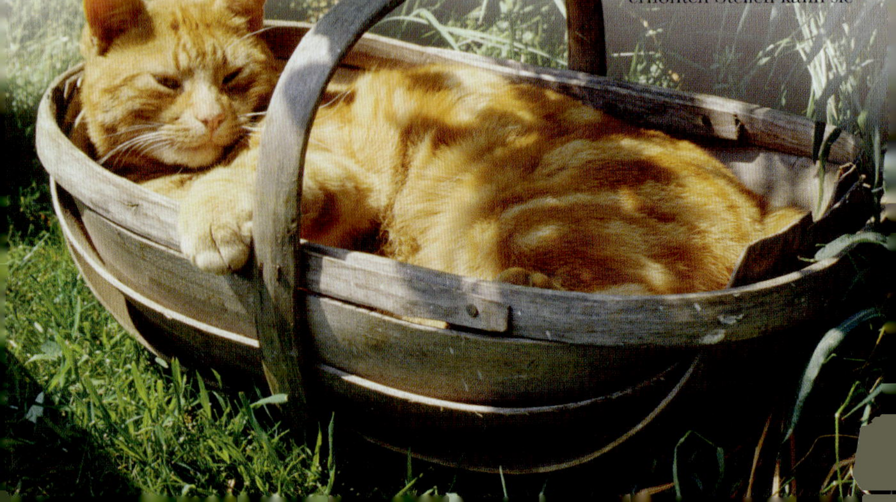

Schatten ist wichtig
Katzen haben es gern warm, aber in der heißen Sommersonne suchen auch sie sich ein schattiges Plätzchen. Laubbäume und Sträucher im Garten sorgen für natürlichen Sonnenschutz.

KATZENHALSBÄNDER

Da Katzen gerne klettern, sollte das Katzenhalsband unbedingt eine Sollbruchstelle oder einen Stretcheinsatz haben, damit die Tiere nicht erwürgt werden, wenn sie hängen bleiben. Natürlich birgt das die Gefahr, dass so eine Identifizierung verloren gehen kann. Daher sollten Katzen mit Auslauf zusätzlich mit einem Mikrochip gekennzeichnet sein. Dies ist ein winziger Transponder mit einer Identifikationsnummer, der der Katze schmerzlos in die Nackenhaut gespritzt wird. Tierheime überprüfen Findlinge stets auf solche Kennzeichen, damit die Ausreißer schnell wieder zurückgebracht werden können.

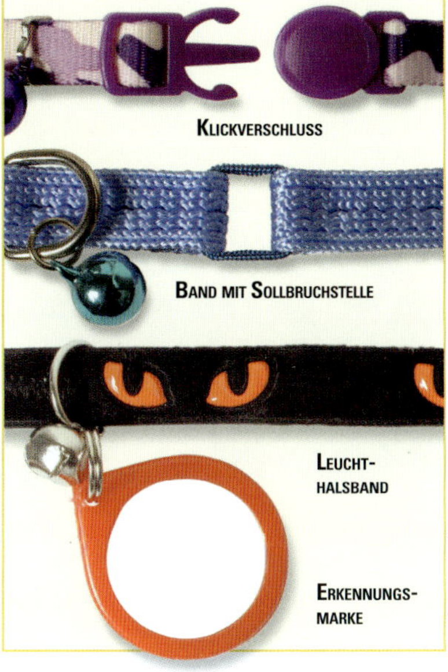

in der Sonne schlafen und Büsche spenden Schatten. Wählen Sie keine Pflanzen, die Vögel anziehen, sondern z. B. den Schmetterlingsstrauch (*Buddleja davidii*). Der Boden sollte ganz bepflanzt sein, denn kahle Stellen werden schnell zu Katzentoiletten. Wenn die Katze irgendwo zu kratzen anfängt, legen Sie dort Kaninchendraht aus. Schneiden Sie Bäume entlang der Zäune so zurück, dass die Katze nicht in Nachbars Garten springen kann. Man kann auch eine Eisenmanschette oben um den Stamm legen, an die etwa 1 m lange Eisenstäbe wie ein Kranz geschweißt und mit Maschendraht bespannt werden.

KATZENKLAPPEN

Katzen brauchen ihren eigenen Eingang. Eine simple Lösung für das Parterre ist ein leicht geöffnetes Fenster, das man mit Sicherheitshaltern fixiert. Besser ist eine Katzenklappe. Es gibt sogar »persönliche« Varianten, die mit einem Magneten am Halsband aktiviert werden. Zeigen Sie der Katze, wie sie funktioniert, indem Sie sie zunächst voll öffnen und sie sanft hindurch dirigieren. Schließen Sie es immer weiter, bis die Katze ihren Kopf gegen die Klappe stemmen muss, um sie zu bewegen.

EINE TOILETTE IM GARTEN

Suchen Sie einen ruhigen Platz, an den keine Kleinkinder kommen. Heben Sie eine Grube aus und mischen den Sand mit Katzenstreu, die der Katze aus dem Haus vertraut ist. Dann wird sie die Toilette annehmen, die Sie ab jetzt regelmäßig säubern müssen. Entsorgen sie den Kot nicht auf dem Kompost, da die Darmparasiten dort überleben, und werfen Sie ihn nur in die Toilette, wenn kaum Sand daran klebt.

UMZÄUNUNGEN

Es ist zwar möglich, aber äußerst aufwändig, einen Garten katzensicher zu umzäunen. Beziehen Sie unbedingt auch Ihre Nachbarn und das städtische Bauamt in diesbezügliche Pläne mit ein. Der Zaun muss mindestens 1,80 m hoch und oben nach innen abgewinkelt sein. Er wird meist von Eisenpfählen oder Holzpfosten gehalten und besteht aus festem Maschendraht. Sie können aber auch ein Katzenschutznetz spannen. Die Maschenweite sollte nicht mehr als 2 cm betragen, damit kleine Köpfe nicht darin stecken bleiben.

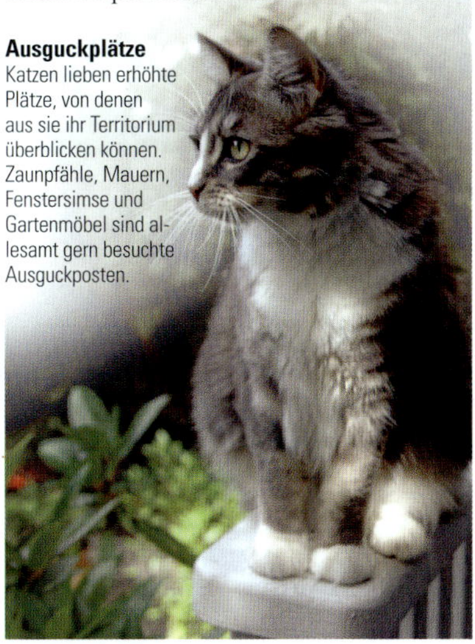

Ausguckplätze
Katzen lieben erhöhte Plätze, von denen aus sie ihr Territorium überblicken können. Zaunpfähle, Mauern, Fenstersimse und Gartenmöbel sind allesamt gern besuchte Ausguckposten.

Die Ankunft Ihrer Katze

Manche Katzen gewöhnen sich sofort an ihr neues Zuhause, während andere sich damit zunächst schwertun. Es empfiehlt sich daher, Heim und Familienmitglieder auf die neue Ankunft vorzubereiten. Gehen Sie behutsam vor und geben Sie Ihrer Katze viel Privatsphäre.

DIE ANKUNFT

Öffnen Sie gleich nach der Ankunft die Klappe des Transportkastens und lassen die Katze aus eigenem Antrieb die neue Umgebung erkunden. Ein Schälchen mit Futter und ein paar verstreute Leckerbissen helfen dabei, das Eis zu brechen. Legen Sie ihr möglichst früh ein Katzenhalsband an, damit man sie identifizieren kann, falls sie entwischt. Wählen Sie einen kurzen, prägnanten Namen und rufen Sie sie stets damit.

Ihre Katze braucht zuerst einmal Zeit. Ermahnen Sie daher die Kinder, behutsam mit ihr umzugehen und sie nicht zu viel anzufassen. Stellen Sie ihr zunächst ein einzelnes Zimmer zur Verfügung, das sie in aller Ruhe gründlich erkunden kann. Stellen Sie die Katzentoilette in eine Zimmerecke, Futter- und Wassernapf in gebührendem Abstand dazu. Ein paar verstreute Spielzeuge laden zum Spielen ein. Zeigen Sie der Katze, wo sich der Kratzbaum befindet – dieser ist ein Territorialmarker und sollte sich daher in der Nähe des Katzenbetts befinden.

PRIVATSPHÄRE

Wo die Katze schläft, bleibt natürlich Ihnen überlassen, wird aber auch durch das Alter des Tieres und dessen frühere Erfahrungen mit bestimmt. Kätzchen werden es höchst wahrscheinlich vorziehen, bei Ihnen zu schlafen, während ältere Katzen sich einen separaten Schlafplatz suchen. Wenn Sie keine Tiere im Schlafzimmer haben wollen oder an Allergien leiden, sollte die Katze dort von

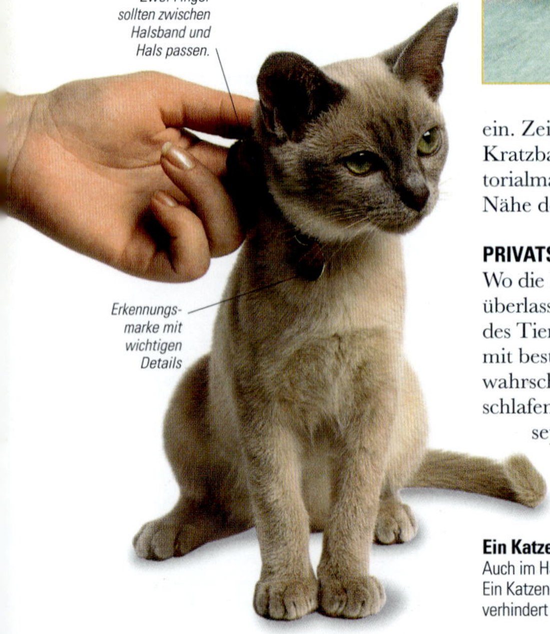
Zwei Finger sollten zwischen Halsband und Hals passen.
Erkennungs-marke mit wichtigen Details

Ein Katzenhalsband anlegen
Auch im Haus lebende Katzen sollten identifizierbar sein. Ein Katzenhalsband mit Sollbruchstelle oder Elastikeinsatz verhindert das Hängenbleiben.

FRÜHE ERFAHRUNGEN SIND WICHTIG

Katzen, die in frühester Jugend gelegentlich leichten Stresssituationen ausgesetzt waren, finden sich im späteren Leben sehr viel besser zurecht. Kätzchen sind am lernfähigsten in der Zeit von der zweiten bis zur siebten Lebenswoche. Leider halten viele Züchter in dieser Phase alle Aufregung von den Tieren fern. Setzen Sie sich daher, wenn möglich, lange vor dem Erwerb Ihrer Katze mit dem Züchter in Verbindung und vergewissern Sie sich, dass den Kätzchen viel Abwechslung und, in Maßen, auch Aufregung geboten wird, damit sie die Mechanismen zur Stressbewältigung rechtzeitig lernen.

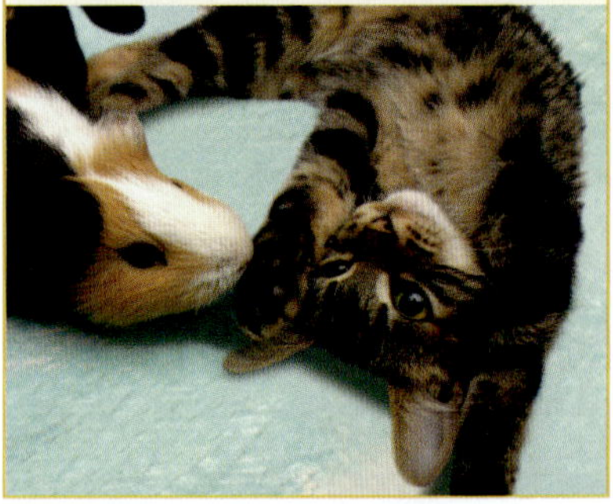

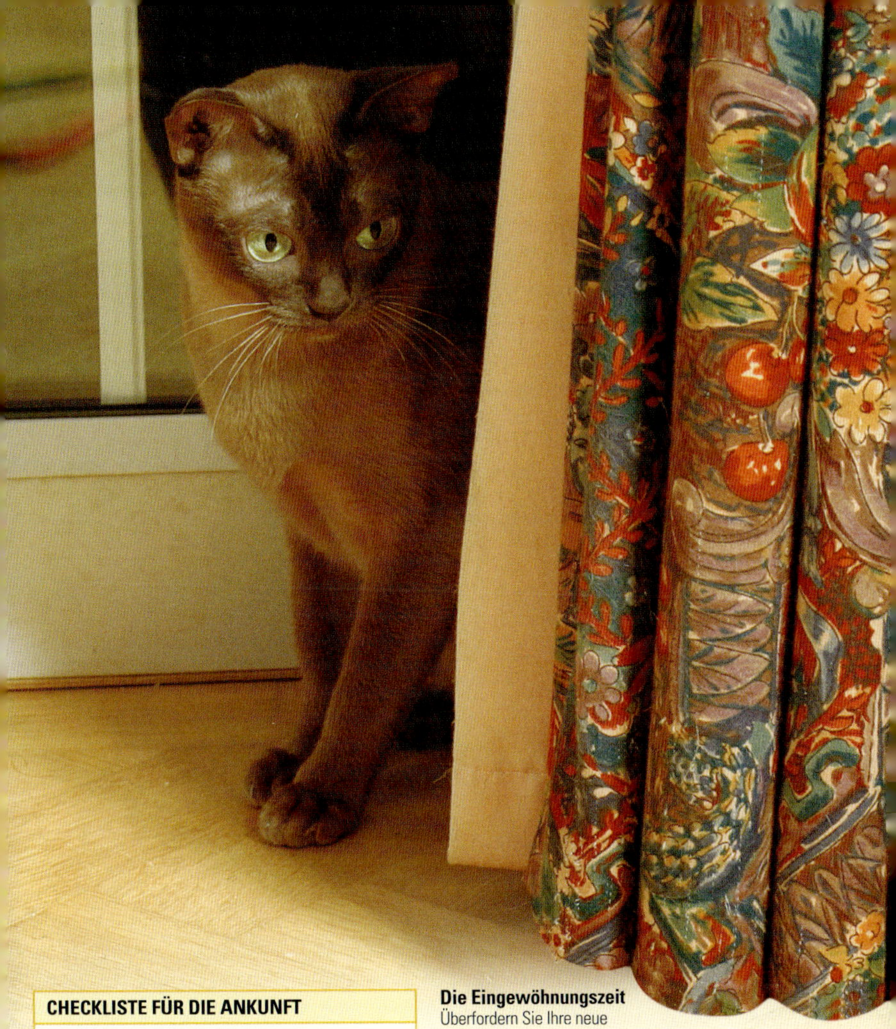

Die Eingewöhnungszeit Überfordern Sie Ihre neue Katze nicht mit Sinneseindrücken oder Körperkontakt. Erklären Sie den Kindern, dass die Katze noch ängstlich ist und erst einmal ungestört und in aller Ruhe das neue Heim erkunden muss.

CHECKLISTE FÜR DIE ANKUNFT

Beobachten Sie Ihre neue Katze in den ersten 24 Stunden genau und füllen dabei diese Liste aus. Wenn Sie irgendwo »Nein« angekreuzt haben, machen Sie einen Termin beim Tierarzt.

	Ja	Nein
Frisst normal	☐	☐
Hat keine Probleme beim Aufsuchen der Katzentoilette.	☐	☐
Kein Durchfall oder Erbrechen	☐	☐
Atmet geräuschlos und frei, keine Kurzatmigkeit.	☐	☐
Augen sind klar, Ohren sauber.	☐	☐
Weiße Zähne, rosa Zahnfleisch, Atem riecht angenehm.	☐	☐
Glänzendes Fell ohne glänzende schwarze »Krümchen« (Flohausscheidungen)	☐	☐
Bewegt und streckt sich ohne Schwierigkeiten.	☐	☐
Aktiv und aufgeweckt, selbst wenn ängstlich	☐	☐

Anfang an keinen Zugang haben (*s.* S. 266). Sorgen Sie dafür, dass sie einen warmen, bequemen Platz ganz für sich allein bekommt.

DIE ERSTE MAHLZEIT

Jeder Umzug ist traumatisch für Katzen. Geben Sie ihr daher eine Zeit lang dasselbe Futter, das sie vorher erhalten hat, selbst, wenn Sie sie später auf eine andere Ernährung umstellen wollen. Die Wahl des Futters hängt sowohl von Ihnen als auch von den Vorlieben Ihrer Katze ab (*s.* S. 256–259). Sie sollten aber stets zur selben Zeit und am selben Ort füttern. Das ist auch ein guter Zeitpunkt, ihrer Katze das Miauen oder Herbeilaufen auf Kommando beizubringen (*s.* S. 282–283).

Die neue Familie kennen lernen

Eine neue Katze den anderen Haustieren vorzustellen, kann eine heikle Angelegenheit sein. Gewöhnen Sie das Tier zunächst an sich und die Familie und erst dann an die anderen Tiere – und erwarten Sie keine Wunder. Wahrscheinlich müssen Sie die Begegnungen aktiv mit beeinflussen.

DEN HUND KENNEN LERNEN

Es ist meist leichter, die neue Katze dem Haushund vorzustellen als einer anderen Katze. Bis auf wenige Ausnahmen werden Hunde von Katzen dominiert. Hunden macht es nichts aus, von Tieren herumkommandiert zu werden, die viel kleiner sind als sie. Außerdem sind sie so gesellig, dass sie sich über neue Spielkameraden freuen.

Halten Sie die neue Katze durch eine geschlossene Tür von Ihrem Hund fern, bis sie sich etwas eingelebt hat. Eine Glastür ist ideal, denn sie lässt nicht nur Geräusche und Gerüche durch, sondern erlaubt Sichtkontakt. Halten Sie Ihren Hund beim ersten Treffen fest am Halsband, besonders, wenn dieser ein Terrier ist. Die Katze ergreift sofort die Initiative – ein Schlag mit der Pfote, und der Hund weiß, wer der Boss ist. Ältere Katzen, die keinen Kontakt zu Hunden hatten, werden ängstlich sein, doch ein deutliches Fauchen weist die meisten Hunde in ihre Schranken. Lassen Sie Hund und Katze erst allein, wenn Sie sicher sind, dass die beiden miteinander auskommen.

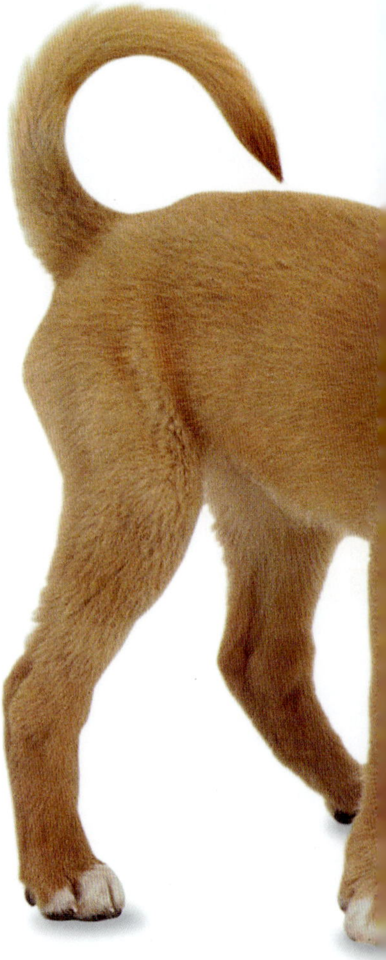

HAUSREGELN

Es empfiehlt sich, ein paar wichtige Hausregeln gut sichtbar für die ganze Familie anzubringen:

- Türen und Fenster geschlossen halten.
- Katzenklappe abends zuschließen, wenn die Katze im Haus ist.
- Mama [oder XYZ] füttert die Katze.
- In Mamas [bzw. XYZs] Abwesenheit … wird sie von [ABC] gefüttert.
- Die Katze darf nicht … [genauer ausführen].
- Ihr Bett bleibt … [Standort].
- Die Katze wird nicht aus der Hand gefüttert.
- Sie soll immer mit ihrem Namen gerufen werden.
- Denkt bei Reiseplänen an die Katze.

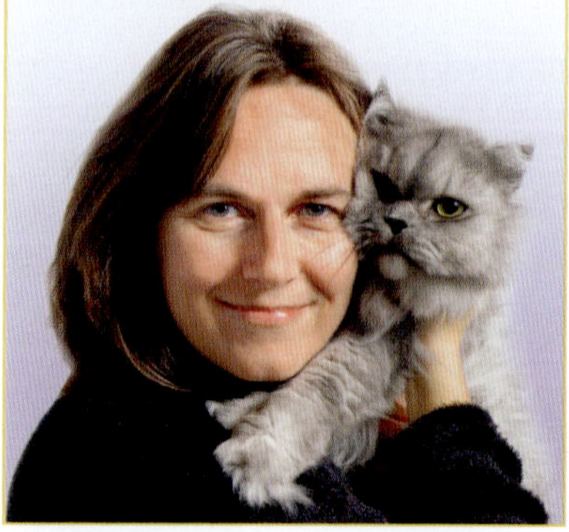

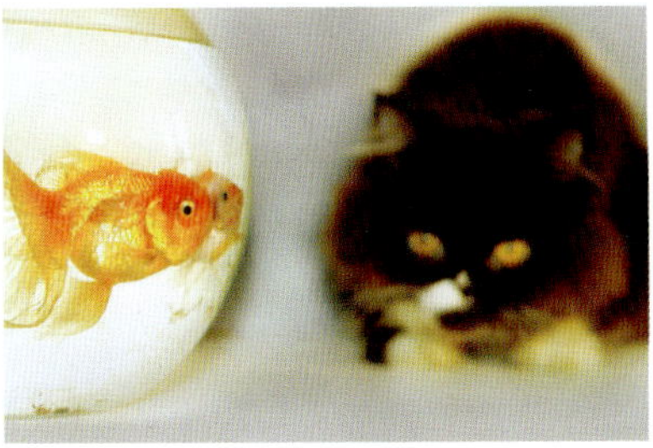

Denken Sie an die anderen Tiere
Ihre Katze wird von einem Goldfisch fasziniert sein – achten Sie daher unbedingt darauf, dass das Goldfischglas sich außerhalb ihrer Reichweite befindet.

DIE KATZE KENNEN LERNEN

Ihr Heim ist das Territorium der ersten Katze. Diese wird ganz und gar nicht begeistert sein. Erzwingen Sie nichts. Die alteingesessene Katze sollte die Initiative ergreifen. Lassen Sie sie in das Zimmer eines neuen Kätzchens, wenn dieses fest schläft. Ist die neue Katze älter, halten Sie beide Tiere ein paar Tage getrennt, füttern sie jedoch zu beiden Seiten einer geschlossenen Tür. Wenn die »alte« Katze starrt, knurrt und faucht, ist das normal. Glücklicherweise beschränken sich die meisten »Platzhirsche« auf Drohgebärden. Füttern Sie dann die Katzen im selben Raum, zuerst weit voneinander entfernt und rücken die Schälchen jeden Tag etwas näher zusammen, bis beide nur noch durch einen Stuhl getrennt sind. Nun werden sie sich nach dem Fressen nur beschnüffeln und dann jeder seiner Wege gehen.

ANDERE TIERE KENNEN LERNEN

Achten Sie darauf, dass kleine Säugetiere wie Frettchen, Hamster, Mäuse oder Ratten sich außer Reichweite der Katze befinden. Wenn Sie Kätzchen schon im Alter von drei bis sieben Wochen mit solchen Tieren zusammenbringen, werden sie diese als erwachsene Tiere nicht verfolgen. Nicht kastrierte Kaninchenrammler können sehr aggressiv sein, sind aber, ebenso wie Meerschweinchen, vor Katzen nicht sicher. Vogelkäfige sollten unerreichbar sein.

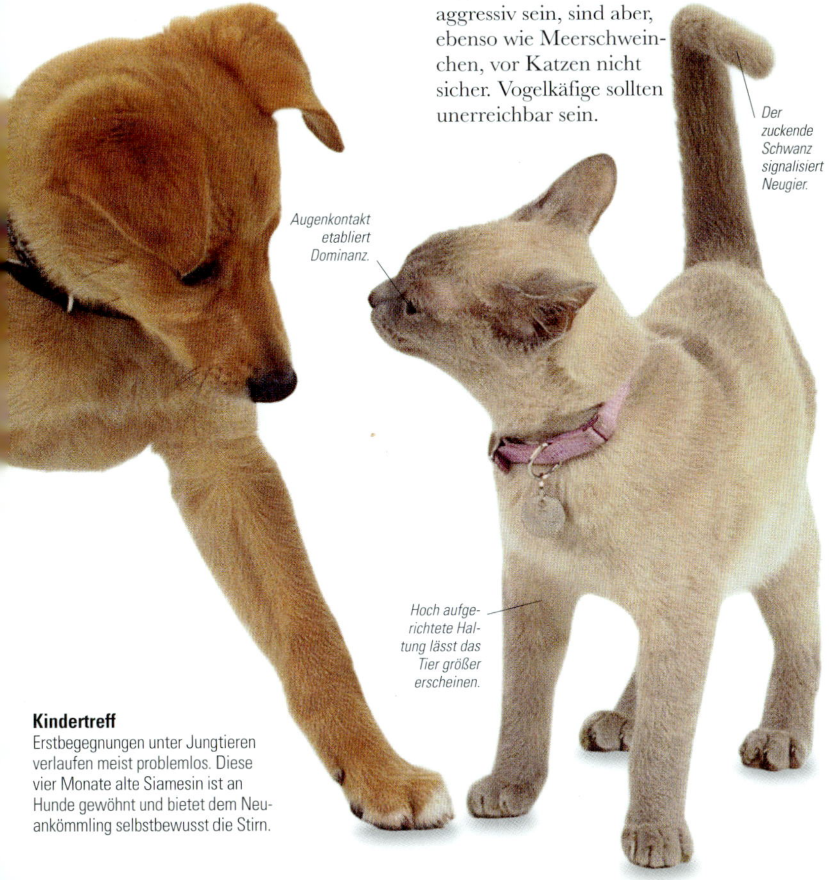
Der zuckende Schwanz signalisiert Neugier.
Augenkontakt etabliert Dominanz.
Hoch aufgerichtete Haltung lässt das Tier größer erscheinen.

Kindertreff
Erstbegegnungen unter Jungtieren verlaufen meist problemlos. Diese vier Monate alte Siamesin ist an Hunde gewöhnt und bietet dem Neuankömmling selbstbewusst die Stirn.

Gib Küsschen

Seien Sie realistisch, wenn es darum geht, Ihrem Haustier einen neuen Mitbewohner vorzustellen. Es kann Wochen oder Monate dauern, bis sie sich aneinander gewöhnt haben. Manchmal ist gegenseitige Duldung schon das höchste der Gefühle.

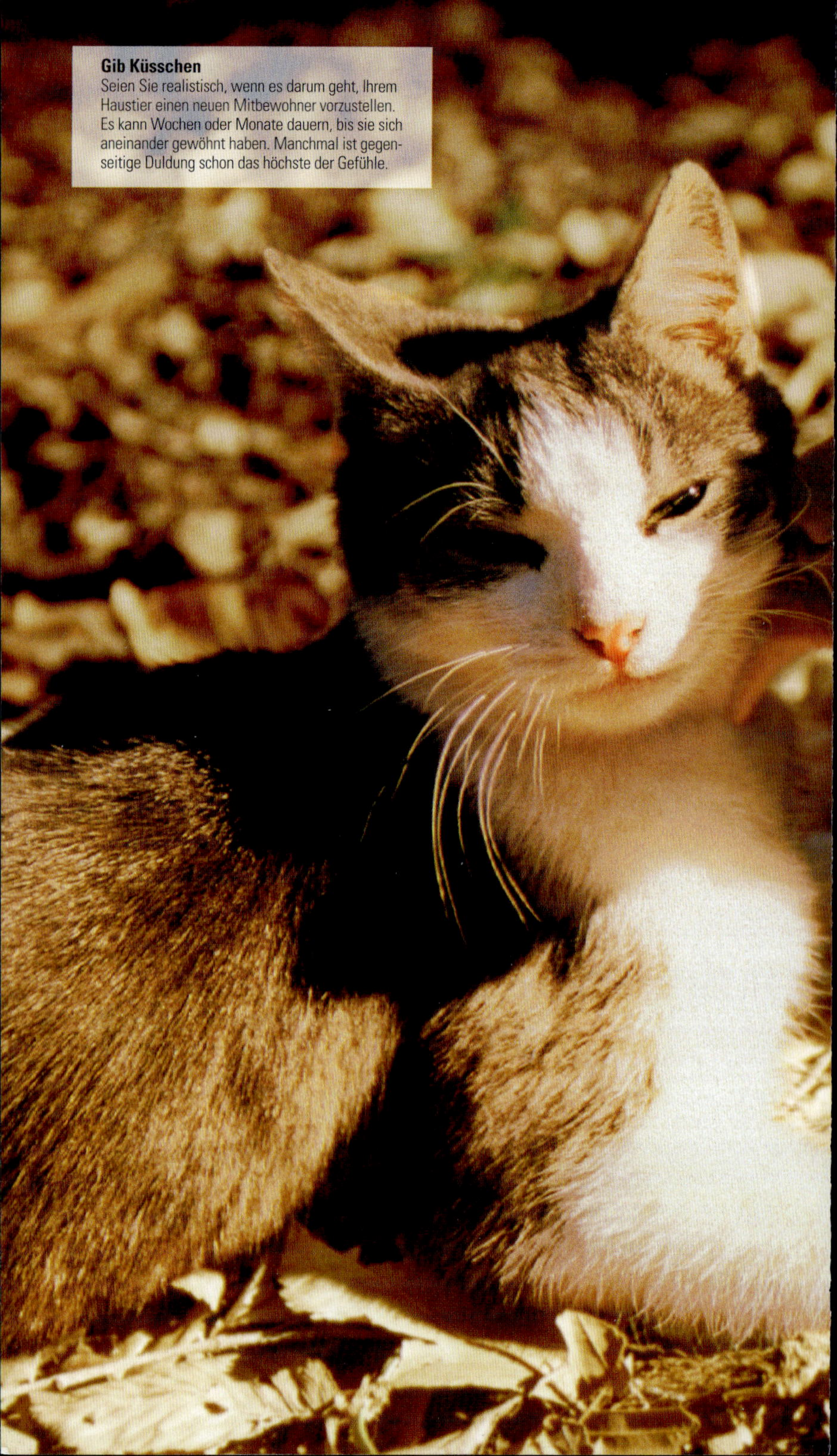

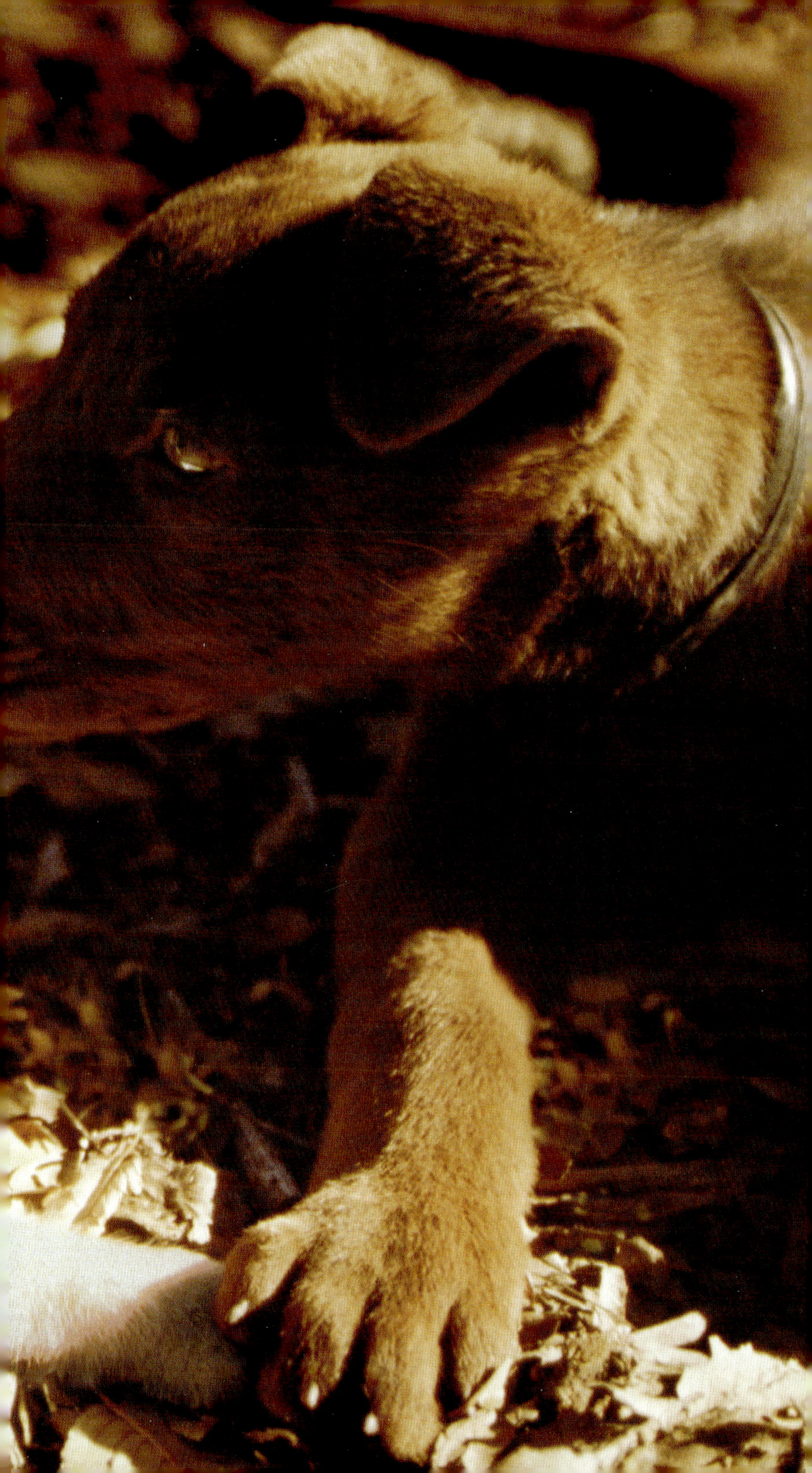

Spielen mit Ihrer Katze

Alle Katzen, besonders jedoch Wohnungskatzen, spielen gern. Sorgen Sie dafür, dass es in der Wohnung reichlich Spielzeug und Spielkameraden gibt. Katzenmöbel wie Kletter- und Kratzbäume ersetzen die Bäume und Zäune der freien Natur.

SPIELEN IST WICHTIG

Auch für erwachsene Katzen ist Spielen sehr wichtig. Kätzchen üben daran wichtige Verhaltensweisen – aggressive und defensive Gebärden, Anschleichen, Angreifen und Töten, kurz: Alles, was sie später zum Überleben brauchen. Spielen festigt jedoch auch das Sozialverhalten. Kätzchen, die beim Aufwachsen zu wenig Gelegenheit zum Spielen mit anderen Katzen hatten, sind später ängstlich und eigenbrötlerisch.

Für ältere Wohnungskatzen ist Spielen ebenfalls sehr wichtig, denn es sorgt nicht nur für Bewegung, sondern hält die Tiere auch geistig beweglich. Bringen Sie einen kleinen Ball ins Spiel und Ihre Katze wird sich stundenlang damit beschäftigen, ihn mit den Pfoten hin und her zu jagen.

SPIELEN – EINE WISSENSCHAFT FÜR SICH

Spielerische Aktivität erhöht die Ausschüttung des »Glückshormons« Serotonin. Ein niedriger Serotoninspiegel führt bei Katzen wie beim Menschen zu Gereiztheit, Depression und sogar Aggression. Je höher die Serotoninproduktion, desto größer ist das Wohlbefinden und das Selbstbewusstsein. Durch Spielen kann die Katze angestaute seelische und körperliche Energie abarbeiten. Wenn Sie sich zu wenig mit ihr beschäftigen, wird sie eigene Spiele erfinden und z.B. Ihre Knöchel beschleichen und angreifen oder an Gardinen hinaufklettern. Bei Katzen, die nicht genügend gefordert werden, ist ein solcher Frustrationsabbau normal und zählt noch nicht als Verhaltensstörung (s. S. 284–285). Hier ist es an Ihnen, mehr Zeit in das Spiel mit Ihrer Katze zu investieren.

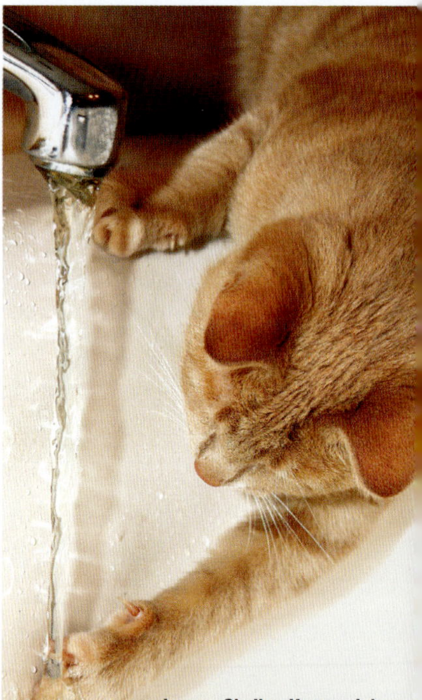

Lassen Sie Ihre Katze spielen
Katzen sind von Dingen, die wir ganz alltäglich finden, völlig fasziniert. Lassen Sie sie ruhig gewähren, denn das Erkunden und Spielen erhält die Tiere geistig und körperlich fit.

VERRÜCKT NACH KATZENMINZE

Katzenminze (*Nepeta cataria*) enthält ätherische Öle, Nepetalacton und Actinidin, von denen sich die meisten geschlechtsreifen Katzen angezogen fühlen. Ein Atemzug der Öle kann die Tiere »high« machen – sie gebärden sich wie toll, rollen sich schnurrend auf dem Boden und kauen an den Blättern. Die ekstatische Reaktion der Katzen, sobald sie das Öl über ihr Vomeronasalorgan (s. S. 208–209) aufnehmen, erklärt man damit, dass Nepetalacton eine ähnliche Zusammensetzung hat wie LSD. Geben Sie Katzenminze nur in Abständen, damit die Wirkung nicht abstumpft und versuchen es bei Katzen, die Katzenminze kaltlässt, einmal mit Wald-Geißblatt (*Lonicera periclymenum*).

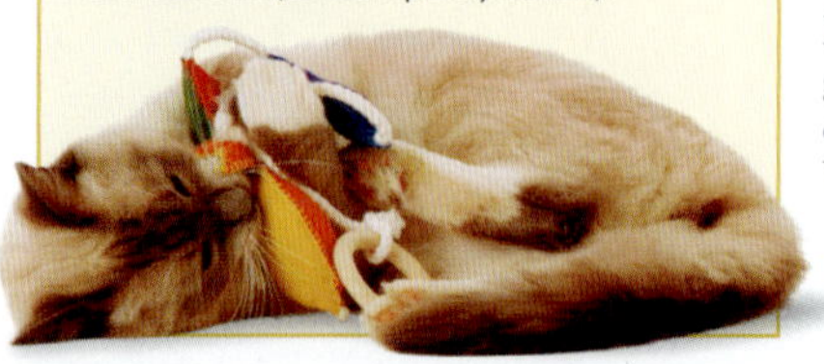

MIT DER KATZE SPIELEN

Die meisten Katzen finden das Spielen noch einmal so aufregend, wenn Sie oder die Kinder mit von der Partie sind. Ziehen Sie einen Gegenstand vor ihrer Katze her, der an einem Bindfaden befestigt ist. Sie kann daran das Anschleichen und Anspringen üben. Es gibt auch Angelruten ähnliche Katzenspielzeuge, mit denen man den »Köder« regelrecht auswirft – dann ist das »Anbeißen« vorprogrammiert. Bei Spielzeugen mit Bind- oder Wollfäden ist jedoch Vorsicht geboten: Katzen haben diese Gegenstände gern im Maul, doch wenn sie sie verschlucken, kann das schlimme Folgen haben.

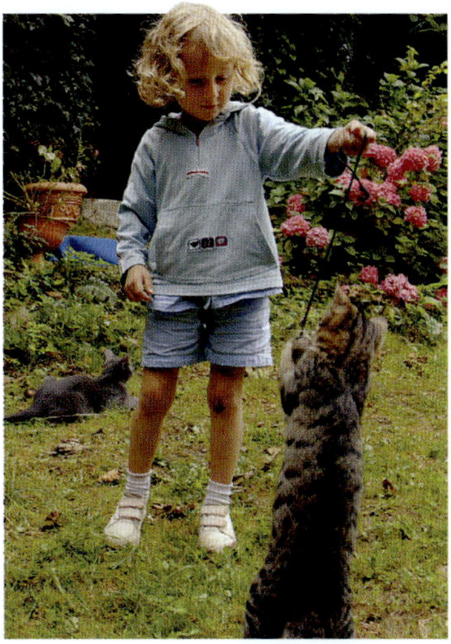

Bindfadenspiele
Am Bindfaden tanzende Köder locken auch die faulste Katze hinter dem Ofen hervor. Gemeinsame Spiele vertiefen die Freundschaft und sorgen für ausreichende Bewegung.

KATZENSPIELZEUG

Es gibt mittlerweile eine Riesenauswahl von Katzenspielzeug, darunter sogar interaktive Spiele, die zwischendurch Leckerbissen frei geben, elektrisch betriebene Spiele sowie solche zum Aufziehen. Kletter- und Kratzbäume laden zum Klettern ein. Doch Sie brauchen eigentlich nicht einmal viel Geld auszugeben: Katzen spielen zu gern mit großen, raschelnden Papiertüten, besonders, wenn sich auch noch ein Leckerli darin verbirgt. Eine Plastikflasche mit einem Rest Wasser darin ist leicht genug, um mit viel Getöse durch die ganze Wohnung »gekämpft« zu werden und Tischtennisbälle kann man nie genug vorrätig haben.

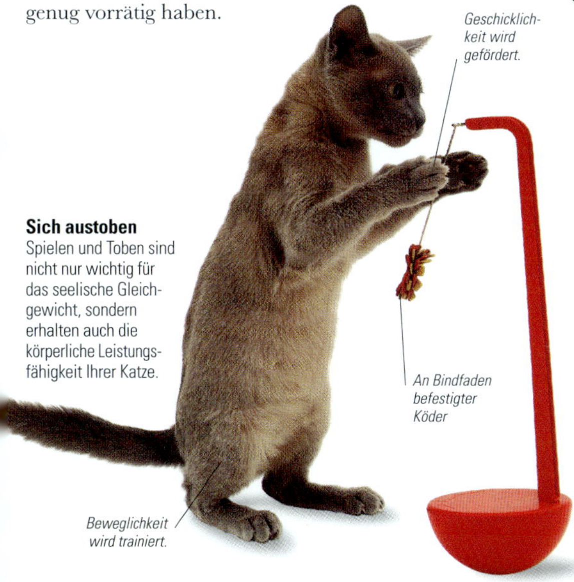
Geschicklichkeit wird gefördert.
An Bindfaden befestigter Köder
Beweglichkeit wird trainiert.

Sich austoben
Spielen und Toben sind nicht nur wichtig für das seelische Gleichgewicht, sondern erhalten auch die körperliche Leistungsfähigkeit Ihrer Katze.

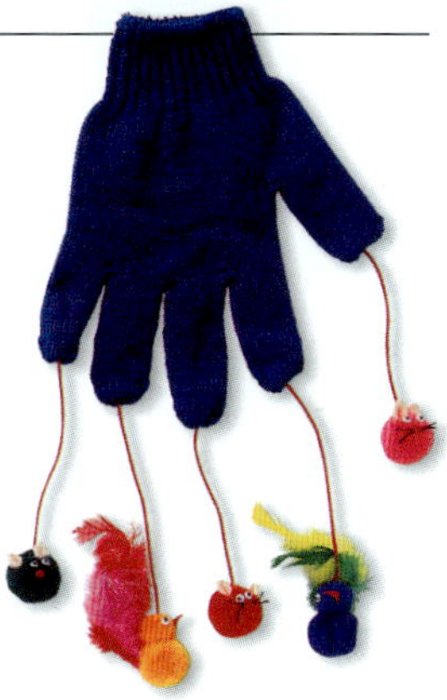

SPIELZEUGHANDSCHUH

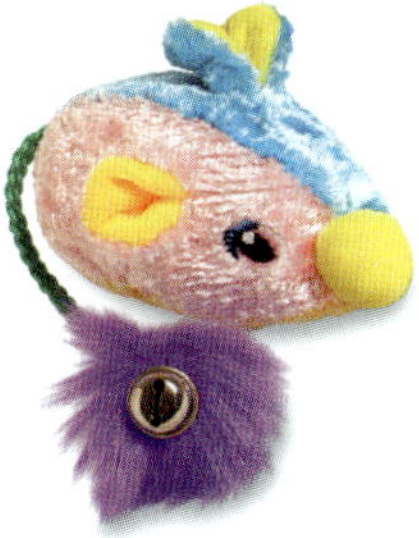

SPIELZEUGMAUS

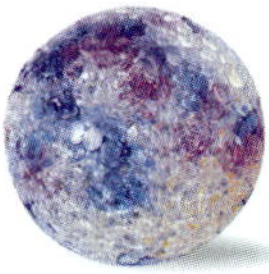

LEICHTER BALL

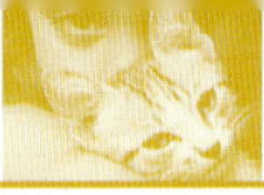

Die richtige Ernährung

Katzen müssen Fleisch fressen, um zu überleben. Die Hersteller von Katzenfutter führen immer wieder Untersuchungen durch, um zu gewährleisten, dass ihre Produkte eine ausgewogene Zusammensetzung von Nährstoffen für eine gesunde Katzenernährung aufweisen.

VERNÜNFTIGE ESSER

Katzen sind wählerisch, was ihr Futter anbelangt, und das hat gute Gründe: In der freien Natur sind sie auf selbst erlegte Beute angewiesen. Im Gegensatz zum Hund können Katzen gewisse lebenswichtige Amino- und Fettsäuren nicht selbst produzieren. Wenn sie ausschließlich pflanzliche Nahrung erhalten, werden sie daran sterben.

Tierisches Fett enthält Arachidon- und Linolsäure, das Katzen nicht selbst herstellen können. Arachidonsäure ist wichtig für Fortpflanzung, Blutgerinnung und Haarwuchs, Linolsäure reguliert den Wachstumsprozess, die Wundheilung und die Leberfunktion. Vitamin A und Taurin, das Katzen ebenfalls nicht selbst produzieren können, ist wichtig für die Gesundheit der Augen. Vitamin A ist in Fischöl oder Leber enthalten. Frisch erbeutete Mäuse oder Vögel sorgen nicht nur für eine ausgewogene Ernährung – Aminosäuren

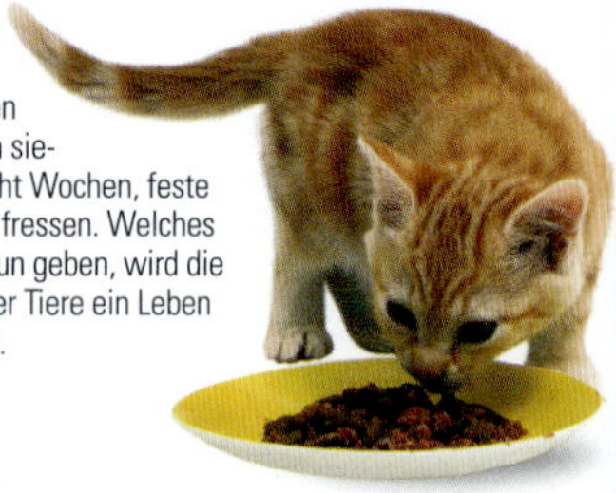

Kätzchen Junge Katzen beginnen im Alter von sieben oder acht Wochen, feste Nahrung zu fressen. Welches Futter Sie nun geben, wird die Vorlieben der Tiere ein Leben lang prägen.

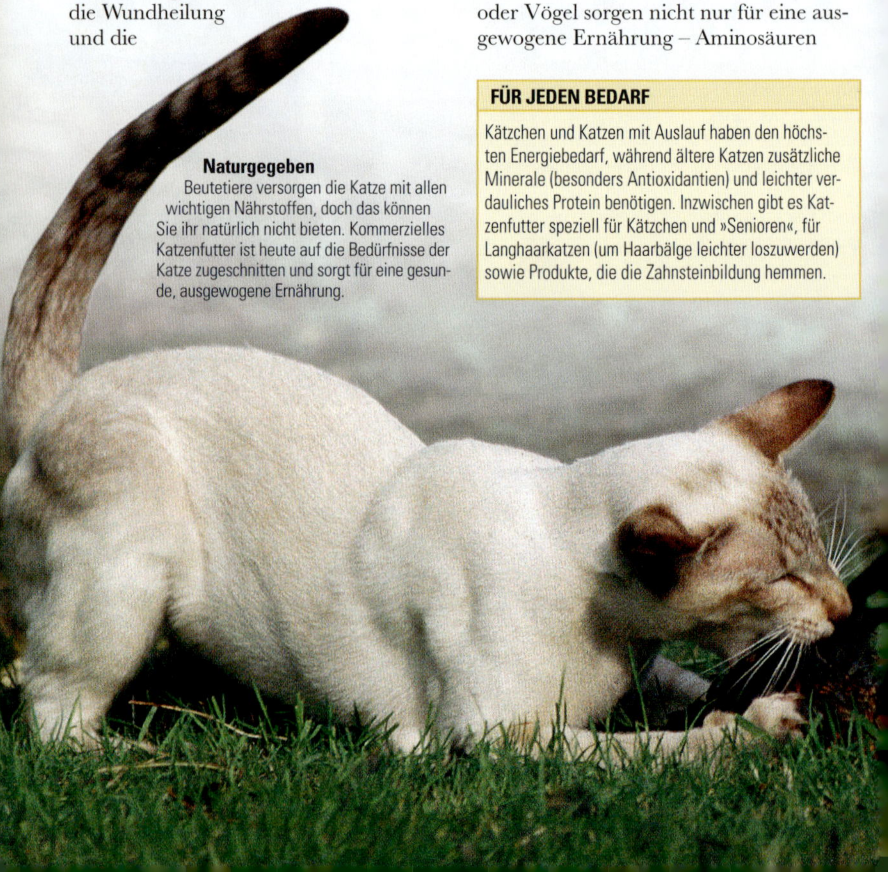

Naturgegeben Beutetiere versorgen die Katze mit allen wichtigen Nährstoffen, doch das können Sie ihr natürlich nicht bieten. Kommerzielles Katzenfutter ist heute auf die Bedürfnisse der Katze zugeschnitten und sorgt für eine gesunde, ausgewogene Ernährung.

FÜR JEDEN BEDARF

Kätzchen und Katzen mit Auslauf haben den höchsten Energiebedarf, während ältere Katzen zusätzliche Minerale (besonders Antioxidantien) und leichter verdauliches Protein benötigen. Inzwischen gibt es Katzenfutter speziell für Kätzchen und »Senioren«, für Langhaarkatzen (um Haarbälge leichter loszuwerden) sowie Produkte, die die Zahnsteinbildung hemmen.

AUSGEWOGENE ERNÄHRUNG

Um gesund zu bleiben, brauchen Katzen eine Reihe von Nährstoffen. Von manchen, wie z. B. Proteinen, werden große Mengen benötigt, von anderen jedoch sehr kleine – z. B. Vitamine, Mineralien sowie pflanzliche Fasern. Protein, Fett und Knochen in Fertigfutter sind zumeist Abfallprodukte der Lebensmittelherstellung für Menschen: Fleischreste, Innereien, Knochenmark und Knochen. Dazu kommen entweder unbehandelte oder behandelte Kohlenhydrate. Unbehandelte Kohlenhydrate sind zwar nährstoffreicher, aber wesentlich schwerer zu verdauen als behandelte. Diese wiederum können chemische Zusätze enthalten.

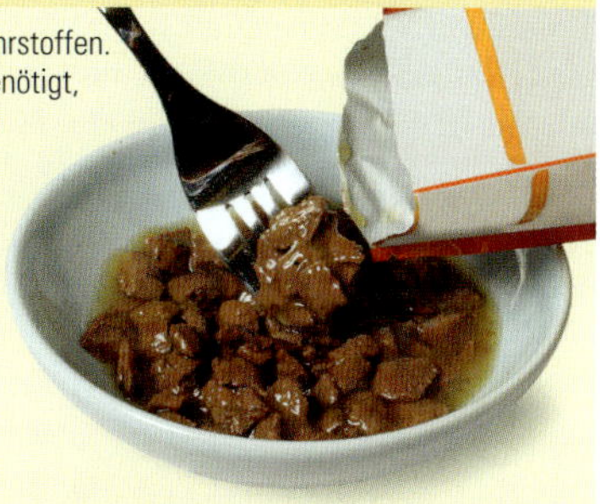

Nährstoffe	Quellen	Funktionen
■ Aminosäuren	■ Fleisch oder von der Katze aus anderen Quellen produziert.	■ Bausteine für Körpergewebe und Enzyme, die den chemischen Haushalt des Körpers unterstützen.
■ Essenzielle Aminosäuren ■ Taurin	■ Nur Fleisch. Kann nicht selbst produziert werden.	■ Wichtig für die Herzfunktion. Ihr Fehlen führt zu Herzerkrankungen.
■ Fettsäuren	■ Tierfett oder von der Katze aus anderen Quellen produziert.	■ Energielieferanten sowie Vehikel der fettlöslichen Vitamine
■ Essenz. Fettsäuren ■ Linolsäure und Arachidonsäure	■ Nur Tierfett. Kann nicht selbst produziert werden.	■ Körperwachstum ■ Wundheilung ■ Blutgerinnung
■ Fasern	■ Fell, Federn, Innereien	■ Reguliert den Blutzuckerspiegel. ■ Reguliert die Verdauung.
■ Vitamin A	■ Leber ■ Kann nicht selbst produziert werden.	■ Gesunde Augen
■ Vitamin D, E, K	■ Pflanzen/Tiere. ■ Fettlösliche Vitamine.	■ Knochenwachstum ■ Bekämpfung der freien Radikale ■ Blutgerinnung
■ Vitamin C	■ Im Gegensatz zum Menschen produzieren Katzen ihr eigenes Vitamin C.	■ Infektionsbekämpfung. Ein Zuviel ist gefährlich und verursacht Harnsteine.
■ Vitamin B-Komplex	■ Pflanzen/Tiere	■ Stärkung des Herzens und der Verdauungsfunktionen.
■ Kalzium ■ Phosphor	■ Knochen	■ Zellmembranen und Nervensystem ■ Knochenwachstum und -gesundheit
■ Zink ■ Selen	■ Pflanzen/Tiere	■ Bekämpfung der freien Radikale ■ Hält das Immunsystem intakt.
■ Eisen	■ Pflanzen/Tiere	■ Bildung von roten Blutkörperchen

in Form von Protein, im Fett enthaltene Fettsäuren, Vitamine und Mineralstoffe aus Eingeweiden und Mageninhalt sowie Schnabel, Federn, Krallen und Fell als Ballaststoffe –, sondern auch für eine Vielfalt von Strukturen beim Zerkauen der Nahrung. Da die Konsistenz des Futters für Katzen sehr wichtig ist, gibt es sowohl Trocken- als auch Nassfutter in vielen verschiedenen Formen und Strukturen.

FERTIGFUTTER

Trockenfutter wird in Druckkesseln gekocht, gepresst und mit Fett eingesprüht. Konservierungsmittel verhindern, dass das Fett ranzig wird. Nassfutter wird gekocht, pasteurisiert und luftdicht in Dosen und Tüten verpackt. Die Vakuumverpackung macht Konservierungsstoffe überflüssig. Vom Nährstoffgehalt her sind sich Trocken- und Nassfutter qualitativ etwa gleich. Trockenfutter hat den Vorteil, dass Zähne und Zahnfleisch dadurch zusätzlich trainiert werden, wodurch Zahnproblemen vorgebeugt wird.

Seriöse Futterhersteller verarbeiten nur Abfälle aus der Lebensmittelherstellung für Menschen. Es gibt aber auch Hersteller, die Produkte verarbeiten, die für den menschlichen Verzehr nicht geeignet sind. Ob es sich nun um Trocken- oder Dosenfutter handelt, die Rezeptur ist entweder konstant oder variabel. Konstante Rezepte sind immer gleich und haben die Bezeichnung »Premium« oder »Super-Premium«. Das sind die teuersten Futtermittel, denn das Produkt hat grundsätzlich immer dieselbe Zusammensetzung. Ein Produkt mit variablem Rezept muss aber keineswegs schlechter sein, solange die Zutaten von hoher Qualität und richtigem Nährwert sind. Normalerweise haben sie denselben Energiegehalt wie Premiumware.

Fortschritte bei der Zusammenstellung von Spe-

NÄHRWERTE IM VERGLEICH

Um den Nährwert von Trocken- und Nassfutter zu vergleichen, muss man die Prozentangaben auf Trockenbasis umrechnen. Das geht so:

Packungsinformation von Nassfutter:

Rohprotein	8 %
Rohfett	7 %
Asche	2 %
Rohfaser	1 %
Feuchtigkeit	82 %

Das Futter enthält 18 % Trockenmasse.

Erst die Information auf Trockenfutterbasis ermöglicht den Vergleich verschiedener Produkte. Den Trockenfutteranteil von Protein und Fett berechnen Sie mit dieser Formel:

$$\text{Trockenfutteranteil} = \frac{\text{Angegebener Nährwertgehalt} \times 100}{\text{Angegebener Trockenfutteranteil}}$$

Zum Beispiel:

$$\text{Proteingehalt des Trockenfutteranteils} = \frac{8 \times 100}{18} = 44.4\,\%$$

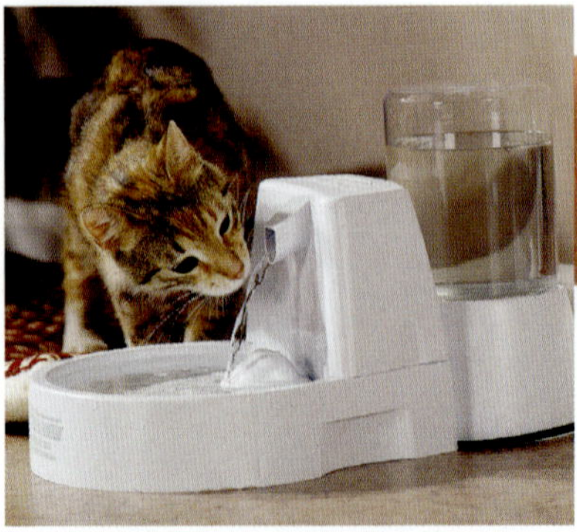

Frisches Wasser ist lebenswichtig
Achten Sie darauf, dass Ihre Katze stets reichlich zu trinken hat. In diesem Trinkbrunnen zirkuliert das Wasser und ist dadurch sauerstoffreicher.

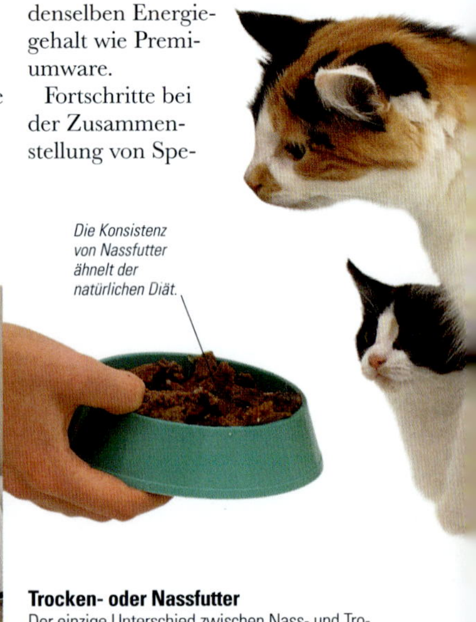

Trocken- oder Nassfutter
Der einzige Unterschied zwischen Nass- und Trockenfutter ist der Feuchtigkeitsgrad. Trockenfutter hat einen Feuchtigkeitsgehalt von 10–15 %, bei Nassfutter liegt dieser bei 80 %. Der Nährstoffgehalt ist in beiden Futterarten etwa gleich, doch die Produktinformation richtet sich nach dem Feuchtigkeitsgehalt und ist daher sehr verschieden.

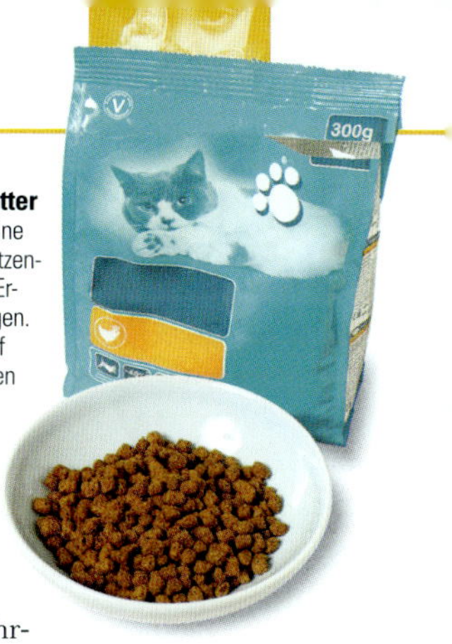

Kalorienarmes Futter Neuerdings gibt es eine breite Palette von Katzenfutter für besondere Ernährungsanforderungen. Dieses Produkt ist auf übergewichtige Katzen zugeschnitten.

zialdiäten für die Behandlung bestimmter Krankheiten, wie z. B. Diabetes, haben zur Entwicklung immer neuer Sorten von Spezial-Tiernahrung geführt. Diese werden stets nach dem gleichen Rezept hergestellt. Doch selbst konstante Rezepturen verändern gelegentlich einmal die Korngröße oder die Zusammensetzung mancher Geschmacksstoffe.

SELBST GEKOCHTES FUTTER

Wenn man die Nahrungsbedürfnisse der Katze kennt, ist diese Lösung hervorragend. Wegen der modernen Schlachtmethoden sollte man kein rohes Fleisch füttern: Das Risiko eines Bakterienbefalls ist zu stark. Rohes Fleisch kann auch den Parasiten *Toxoplasma gondii* enthalten, der die Katze als Wirtstier benutzt und dann auf uns übergeht. Vermeiden sollte man auch eine reine Eiweißkost. Eine reine Thunfischfütterung z. B. kann zu schweren Lebererkrankungen führen und eine Ernährung rein aus Muskelfleisch führt zu Kalziummangel in den Knochen. Eine ausschließlich vegetarische Ernährung ist nicht möglich, da Katzen tierisches Protein und Fett brauchen. Knochen, wie beispielsweise gekochtes Hühnerklein, sind für die Katze ein hervorragendes Nahrungsmittel. Für Katzen, die als Jungtiere nicht gelernt haben, wie man Knochen frisst und für Katzen, die wie Hunde schlingen, können sie jedoch gefährlich werden.

HÄUFIGE ERNÄHRUNGSPROBLEME

Zwei der häufigsten Gründe für Tierarztbesuche sind an die Ernährung gekoppelt: Fettleibigkeit (*s.* S. 292–293) und Probleme mit Zähnen und Zahnfleisch (*s.* S. 298–299). Beide Probleme können vermieden werden, indem die Kalorienzufuhr eingeschränkt und für ausreichendes Training des Kauapparates durch die Nahrung gesorgt wird. Wenn Ihre Katze zunimmt, reduzieren Sie entweder das Futter oder stellen auf ein kalorienarmes Produkt um. Achten Sie darauf, ob die Katze häufiger oder unter Schwierigkeiten uriniert. In diesem Falle braucht sie unbedingt mehr Wasser. Geben Sie Nassfutter statt Trockennahrung, sorgen jedoch auch hier für genügend sauberes, frisches Trinkwasser. Erbrechen oder Durchfall kann viele Ursachen haben – unter Umständen wird z. B. ein Bestandteil der Nahrung nicht vertragen. Dann empfiehlt es sich, eine andere Sorte Futter zu geben.

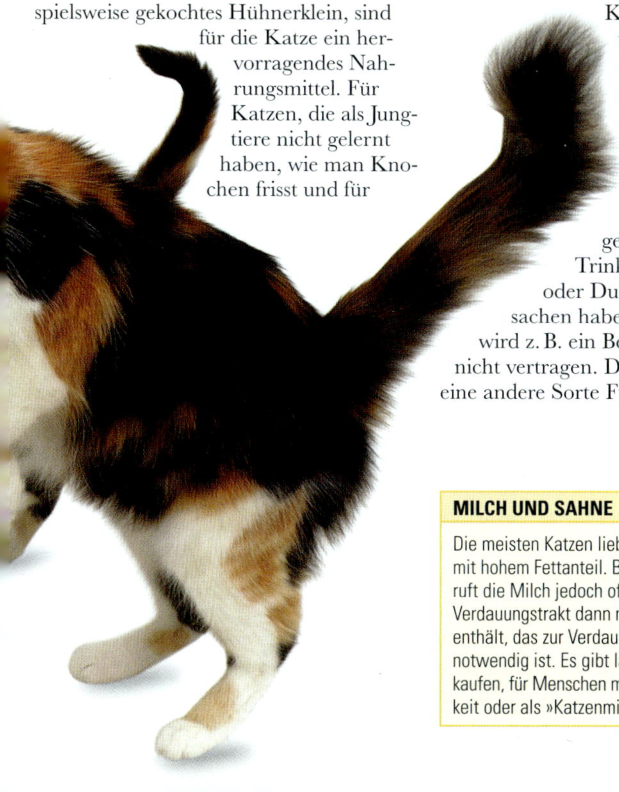

MILCH UND SAHNE

Die meisten Katzen lieben Milch, am liebsten mit hohem Fettanteil. Bei erwachsenen Tieren ruft die Milch jedoch oft Durchfall hervor, da der Verdauungstrakt dann nicht mehr jenes Enzym enthält, das zur Verdauung des Milchzuckers notwendig ist. Es gibt lactosefreie H-Milch zu kaufen, für Menschen mit Lactose-Unverträglichkeit oder als »Katzenmilch«.

Pflege und Hygiene

Katzen sind angenehme Hausgenossen, da sie von Natur aus sehr reinlich sind. Da sie sich immer wieder putzen, ist ihr Fellkleid stets im allerbesten Zustand. Doch besonders bei Langhaarkatzen ist ein wenig menschliche Hilfe nicht nur notwendig, sondern auch willkommen.

WIE KATZEN SICH SELBST PFLEGEN

Katzen verbringen rund 10 % ihrer Zeit mit der Fellpflege. Das geschieht stets nach dem gleichen Muster: Zuerst wird das gesamte Fell von Staub und Verunreinigungen gesäubert, dann die Pfoten mit Speichel benetzt und über Kopf und Gesicht gefahren, denn hier kommt die Katzenzunge nicht hin. So befreit sich die Katze nicht nur von Schmutz und Speiseresten, sondern auch von Gerüchen, die größere Raubtiere anziehen könnten.

DIE VORTEILE DER KATZENPFLEGE

Die regelmäßige Hilfe bei der Körperflege – das Bürsten des Fells und die Pflege der Haut sowie Augen, Ohren, Zähne, Krallen und Analregion – sorgt nicht nur für eine optimale Gesundheit des Tieres. Sie festigt auch die Bindung zwischen Ihnen und Ihrer Katze und etabliert eine Art Mutter-Kind-Beziehung, bei der Sie die Mutterrolle übernehmen.

PFLEGEWERKZEUGE

Sie brauchen für die Fellpflege Kamm und Bürste, Talkumpuder, um das Entwirren von Kletten zu erleichtern, mildes Shampoo sowie eine Krallenzange zum schmerzlosen Kürzen der Krallen. Zur Zahnpflege ist eine Kinderzahnbürste geeignet.

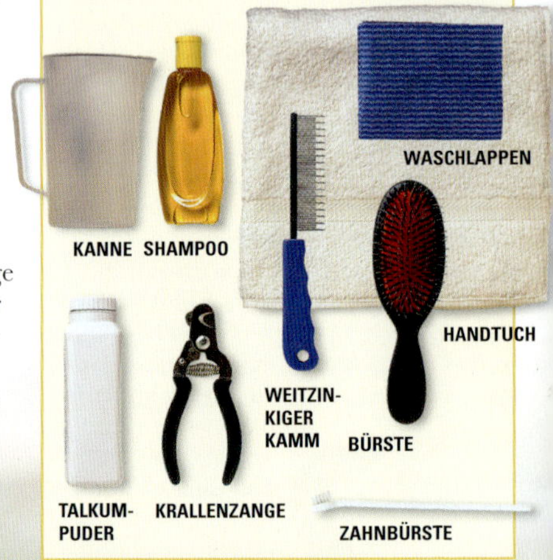

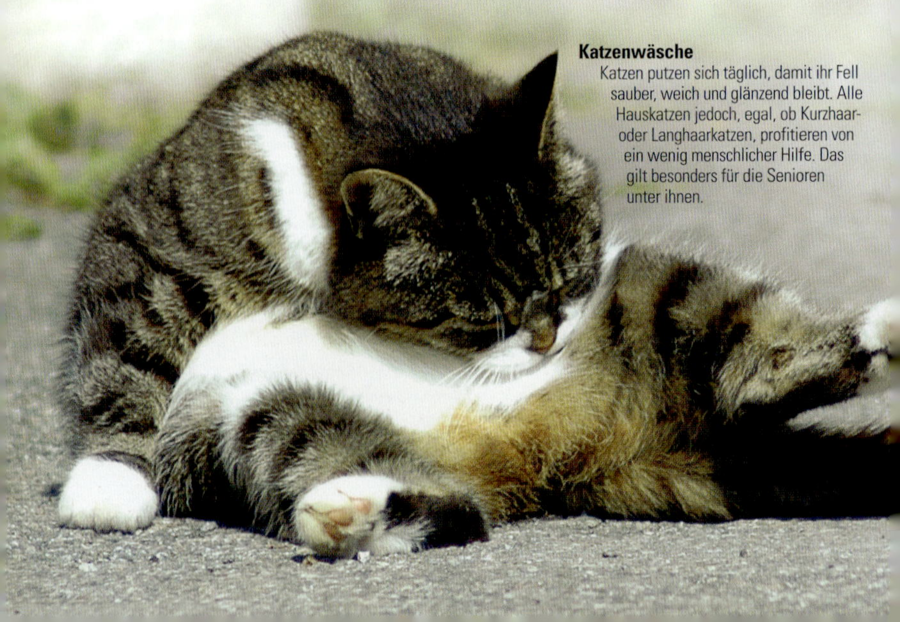

Katzenwäsche
Katzen putzen sich täglich, damit ihr Fell sauber, weich und glänzend bleibt. Alle Hauskatzen jedoch, egal, ob Kurzhaar- oder Langhaarkatzen, profitieren von ein wenig menschlicher Hilfe. Das gilt besonders für die Senioren unter ihnen.

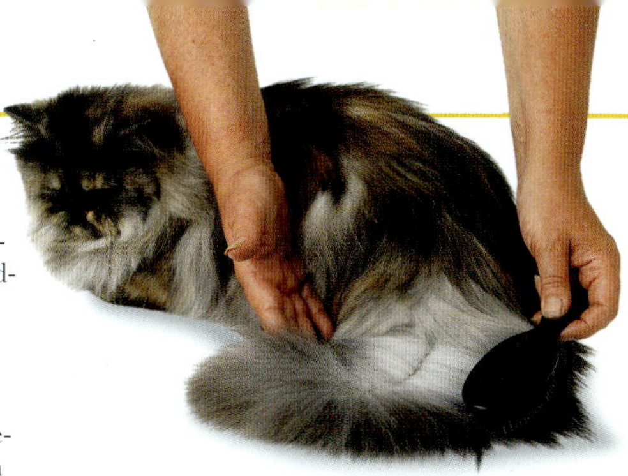

GRUNDPFLEGE

Kurzhaarkatzen brauchen nur einmal wöchentlich mit einer Gummibürste gebürstet oder mit einem Waschlederhandschuh abgerieben zu werden.

Semilanghaarkatzen sollten mindestens zweimal pro Woche mit einer harten Bürste gebürstet und anschließend mit einem weitzinkigen Kamm durchgekämmt werden, Langhaarkatzen jedoch täglich.

Regelmäßige Pflege ist natürlich auch der beste Weg, um Anzeichen von Krankheit wie Schwellungen, Gerüche oder andere Veränderungen sofort zu bemerken. Je früher Sie Ihre Katze an die tägliche Pflege gewöhnen – gern durch Verabreichungen von kleinen Belohnungen – desto gelassener wird sie sie über sich ergehen lassen.

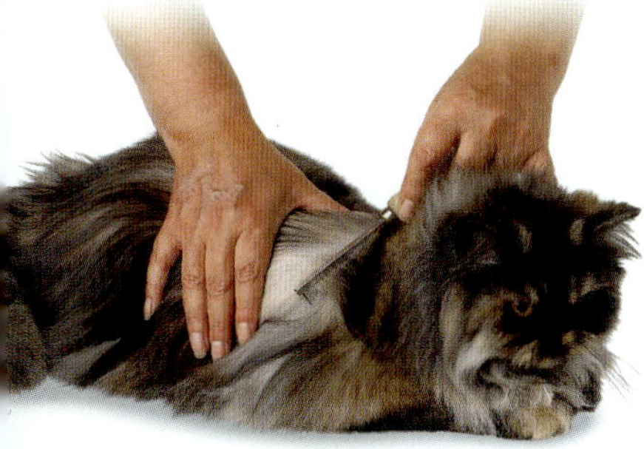

1 Bürsten Sie Staub und ausgefallene Haare gründlich aus dem Fell. Knoten bilden sich vor allem hinter den Ohren, hinter den Ellenbogen, am Bauch und zwischen den Hinterbeinen. Etwas Talkumpuder hilft beim Entwirren. Wenn sich die Katze gegen das Auskämmen der Kletten wehrt, schneiden Sie diese entweder vorsichtig mit einer Schere ab (man erwischt doch überraschend schnell ein wenig Haut dabei) oder lassen sie vom Fachmann entfernen.

2 Kämmen Sie abschnittweise von vorne nach hinten mit einem weitzinkigen Kamm die kleinen Kletten aus, bevor sich große Knoten bilden. Teilen Sie dabei das Haar und kämmen sanft von der Wurzel nach oben, am Schwanz jedoch von der Wurzel aus seitwärts, da viele Katzen die Längsrichtung gar nicht mögen. Besondere Vorsicht ist auch beim Bauchfell geboten.

TIPPS

- Fassen Sie sich die ersten Male bei der Körperpflege so kurz wie möglich.
- Beobachten Sie die Reaktionen Ihrer Katze genau.
- Peitschender Schwanz: gleich Aufhören.
- Wenn sich die Katze an das Kämmen gewöhnt hat, verlängern Sie die Dauer allmählich, doch stets mit Rücksicht auf die Toleranzgrenze.

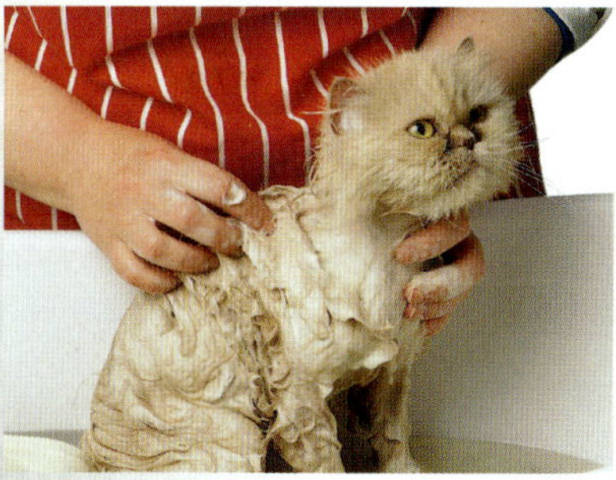

EINE KATZE BADEN

Katzen wälzen sich im Staub, um starke Verunreinigungen loszuwerden. Wenn nötig, kann Trockenshampoo dieselbe Funktion erfüllen. Gebadet werden sollten Katzen wirklich nur in zwingenden Fällen, d. h., extreme Verschmutzung oder Allergien. Kaum eine Katze wird die Prozedur freiwillig über sich ergehen lassen, daher sollte ein Bad stets mit Belohnung verbunden werden. Hier sind ein paar nützliche Tipps:

1 Bürsten Sie das Fell vorher gründlich durch, um Kletten und grobe Vermutzungen zu entfernen. Eine Gummimatte verhindert Unfälle durch Ausrutschen. Wenn Sie ein Seil über die Badewanne oder das Duschbecken hängen, wird sich die Katze instinktiv dort anklammern. Das Waschwasser sollte, wie bei Babys, nicht mehr als Körpertemperatur haben.

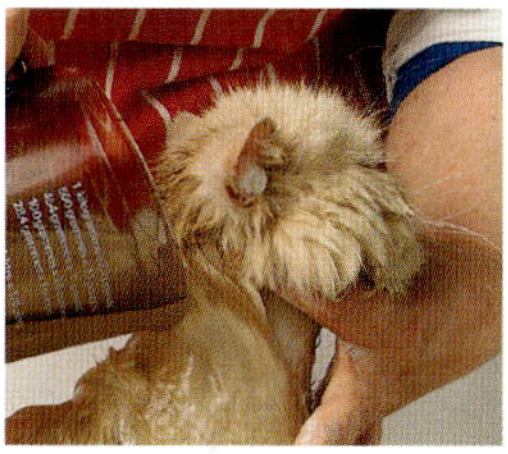

2 Verwenden Sie nur vom Tierarzt empfohlenes Shampoo gemäß der Packungsanleitung. Der Kopf der Katze sollte stets trocken bleiben, damit kein Shampoo in die Augen gerät. Schäumen Sie das Fell gut ein und spülen es sofort sehr gründlich mit dem Brausekopf ab. Dann wird die Katze mit dem Handtuch gut trocken gerieben, oder, wenn sie es geschehen lässt, auf Kaltstufe geföhnt.

REINIGUNG VON AUGEN UND NASE

Die meisten Katzen besitzen eine hervorragende Anatomie, doch Eingriffe des Menschen haben bei einigen Rassen Augen- und Nasenprobleme nach sich gezogen. Konsultieren Sie den Tierarzt, wenn Ihre Katze an chronischem Tränenfluss leidet oder häufig niest und Nasenschleim absondert. Bei langgesichtigen Rassen sammelt sich häufig Schleim in den Augenwinkeln an. Bei flachgesichtigen Katzen tränen die Augen und die normalen Nasenausscheidungen verkrusten die Nasenlöcher. Der Tränenfluss führt zu einer mahagonifarbenen Verfärbung der Haare in der Augenumgebung. Säubern Sie Augen- und Nasenbereich täglich mit einem Wattebausch, der mit Wasser oder Speziallösung angefeuchtet ist.

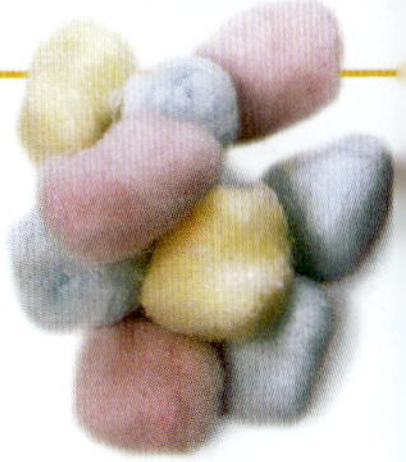

WATTEBÄUSCHE

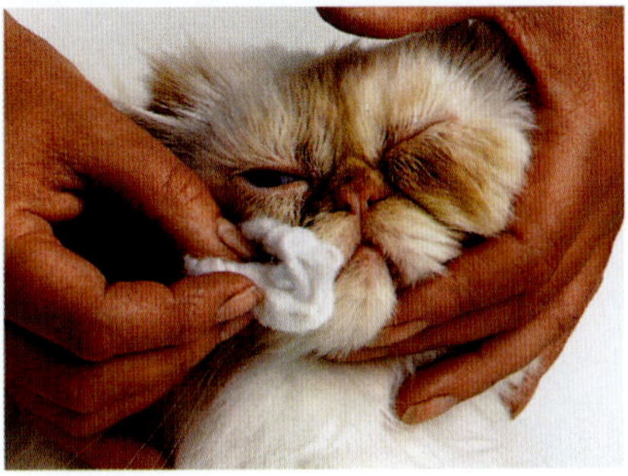

Augen reinigen
Flachgesichtige Katzen wie dieser Perser neigen zu Tränenfluss und Schleimabsonderungen an Augen und Nasenlöchern. Sie benötigen tägliche Gesichtspflege.

OHRREINIGUNG

Ohrräudemilben (*s.* S. 271) sind besonders bei Kätzchen die häufigste Ursache von krümeligem, dunklem Ohrschmalz. Überlassen Sie die Behandlung dem Tierarzt. Ein Überschuss an normalem, aber öligem juckendem Ohrschmalz kommt ebenfalls häufig vor, besonders bei Wohnungskatzen. Verwenden Sie einen guten Ohrentupfer und beseitigen Sie das überschüssige Ohrschmalz mit weicher Watte. Stochern Sie jedoch nie mit einem Wattestäbchen in den Ohren herum, da Sie dadurch das Ohrschmalz in den Gehörgang drücken.

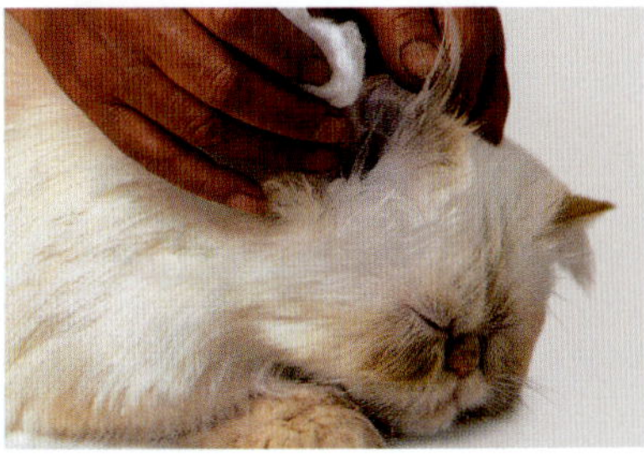

Ohren reinigen
Um überschüssiges Ohrschmalz zu entfernen, betupfen Sie das Ohr mit einem angefeuchteten Wattebausch oder verwenden Sie eine vom Tierarzt empfohlene Reinigungslösung, um das Wachs zu lösen. Konsultieren Sie bei nässenden Absonderungen den Tierarzt.

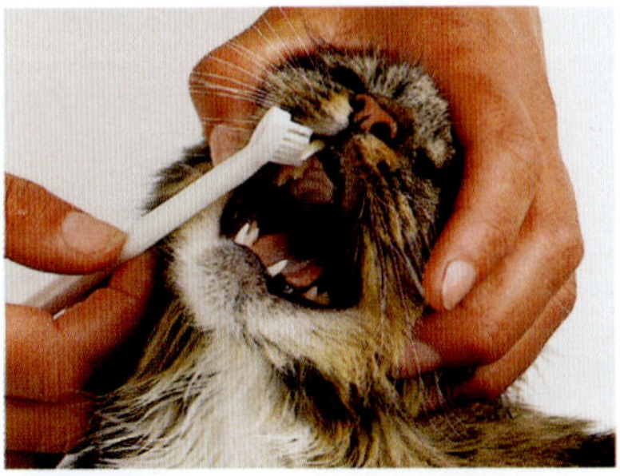

Zähneputzen
Beginnen Sie zunächst mit einem Wattestäbchen und massieren Sie das Zahnfleisch und vor allem die Backenzähne zunächst ein paar Sekunden lang, dann allmählich immer länger. Geben Sie stets eine Belohnung. Gehen Sie etwas später auf eine Kinderzahnbürste über.

ZÄHNEPUTZEN

Mundgeruch ist meist ein Zeichen von Problemen mit Zähnen oder Zahnfleisch. Das Zahnfleisch sollte rosa sein und keine roten Verfärbungen um die Zähne herum aufweisen, die Zähne weiß, ohne Zahnstein und fest im Kiefer verankert sein. Gewöhnen Sie Ihrer Katze von Anfang an das Zähneputzen an – es gibt sogar spezielle Katzenzahnpasta mit Fleischgeschmack. Weigert sie sich jedoch standhaft, verabreichen Sie täglich ein Oralantiseptikum, das es auf Rezept gibt.

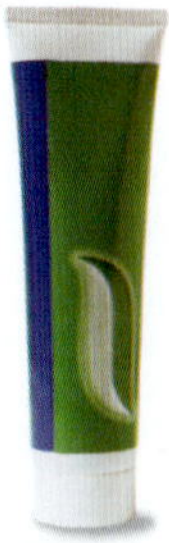

KATZENZAHNPASTA

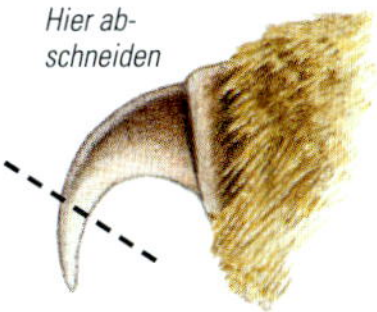

ZU LANG

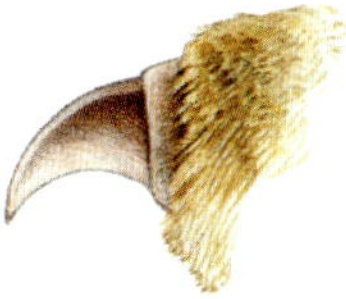

KORREKTE LÄNGE

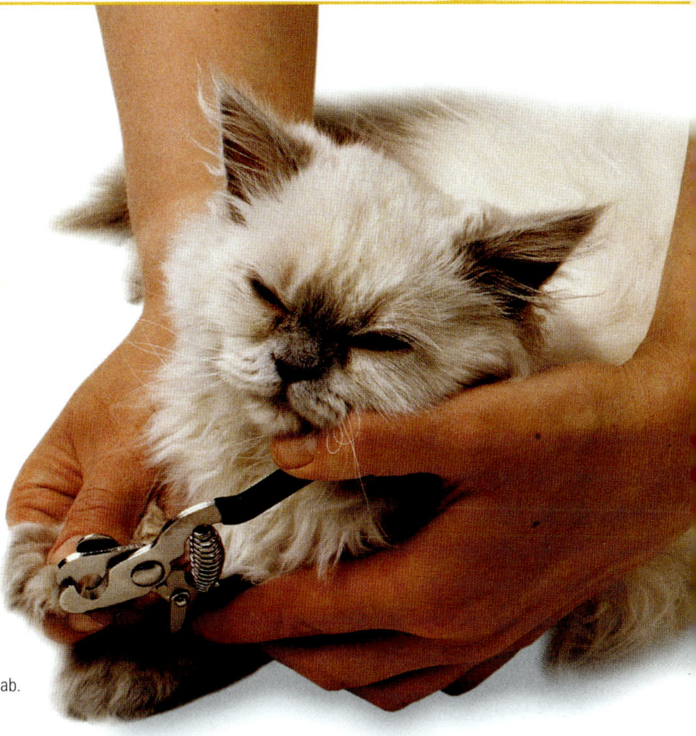

Krallenschneiden
Drücken Sie auf die beiden letzten Zehenglieder, um die Kralle zu strecken. Setzen Sie die Krallenzange über der Kralle, aber vor dem »Leben« an und schneiden die Spitze mit festem Druck gerade ab.

KRALLENSCHNEIDEN

Bei frei laufenden Katzen sind scharfe Krallen natürliche Abwehrwaffen und Kletterhilfen. Sie wetzen sich auf natürliche Weise von selbst ab. Wohnungskatzen jedoch müssen hin und wieder die Krallen gekürzt werden. Besonders bei älteren Tieren werden diese oft zu lang und wachsen bogenförmig in den Ballen ein. Benutzen Sie stets eine spezielle Krallenzange, doch wenn eine Kralle eingewachsen ist, überlassen Sie den Eingriff dem Tierarzt. Versteht es Ihre Katze jedoch, sich Ihrem Zugriff stets geschickt zu entwinden, sollten Sie die Prozedur jedes Mal an einer anderen Stelle in der Wohnung durchführen, damit sie sich nicht angewöhnt, einen bestimmten Platz mit dem Eingriff zu assoziieren.

Das Krallenschneiden ist zwar schmerzlos, wird aber als unangenehm empfunden. Deswegen sollten Sie Ihre Katze früh daran gewöhnen, dass man ihre Pfoten anfasst und die Krallen streckt. Drücken Sie dafür sanft auf die beiden letzten Zehenglieder, damit die braune bis weiße Spitze und das rosige innere der Kralle, das »Leben«, zum Vorschein kommt. Dort darf nicht eingeschnitten werden, denn das ist eine blutige und schmerzhafte Angelegenheit. Setzen Sie die Krallenzange über der Kralle, aber vor dem »Leben« an und schneiden mit festem Druck die Spitze gerade ab. Reden Sie beruhigend auf die Katze ein and belohnen sie vorher und hinterher mit einem Leckerbissen.

ANALBEUTEL

Die Analbeutel sind Drüsen, die dem Katzenkot ein Sekret zur Markierung des Territoriums zusetzen. Sie sitzen beidseitig des Afters unter der Haut. Frei laufende Katzen leeren sie regelmäßig auf natürliche Weise aus, doch bei Wohnungskatzen kann das Sekret austrocknen und die Analbeutel schmerzhaft verstopfen. Prüfen Sie die Analregion der Katze regelmäßig auf Rötungen oder Schwellungen und Anzeichen exzessiven Leckens – ein sicheres Zeichen, dass Sie eingreifen müssen. Ziehen Sie dafür Latexhandschuhe an. Platzieren Sie nun Daumen und Zeigefinger beidseitig des Afters auf die 4-Uhr- sowie 8-Uhr-Position. Drücken Sie dann sanft aufwärts, wobei sich die Finger auf 3 Uhr bzw. 9 Uhr zu bewegen.

Katzenausstellung

Auf Katzenausstellungen werden Katzen nach Schönheit, Gesundheit und Temperament beurteilt. Sie sind ein Forum, auf der neue Katzenrassen vorgestellt und, mit Glück, anerkannt werden. Je nach Zuchtverband können dabei Regeln, Klassifizierungen und Ablauf beträchtlich variieren.

DIE GRÜNDUNG VON ZUCHTVERBÄNDEN

Die erste formelle Katzenausstellung fand 1971 im Kristallpalast im Londoner Hyde Park statt. Sie wurde von Harrison Weir ausgerichtet, der auch die Standards für alle gezeigten Rassen formulierte und als einer der drei Wertungsrichter fungierte. Diese Show sowie weitere, die in Kontinentaleuropa und den Vereinigten Staaten veranstaltet wurden, lieferte den Hauptanstoß für die moderne Katzenzucht und die wachsende Nachfrage nach Rassekatzen.

Die Rolle der Zuchtverbände, die über die Rassen wachen, ist widersprüchlich, da jeder Verband seine eigenen Regeln hat. Manche Verbände verbieten das Ausstellen bei ihnen registrierter Katzen auf Veranstaltungen anderer Verbände. In Großbritannien dürfen beim Governing Council of the Cat Fancy (GCCF) registrierte Katzen nun auch auf Ausstellungen der Felis Britannica (FB) gezeigt werden. FB ist ein Zusammenschluss von Katzenclubs, der an den internationalen Dachverband FIFé (Fédération Internationale Féline) angeschlossen ist. Die Genehmigung dazu wird vom GCCF auf schriftliche Anfrage erteilt und ist an die Bedingung gekoppelt, dass Katzenhalter ihre Katzen 13 Tage vor oder nach der betreffenden Ausstellung

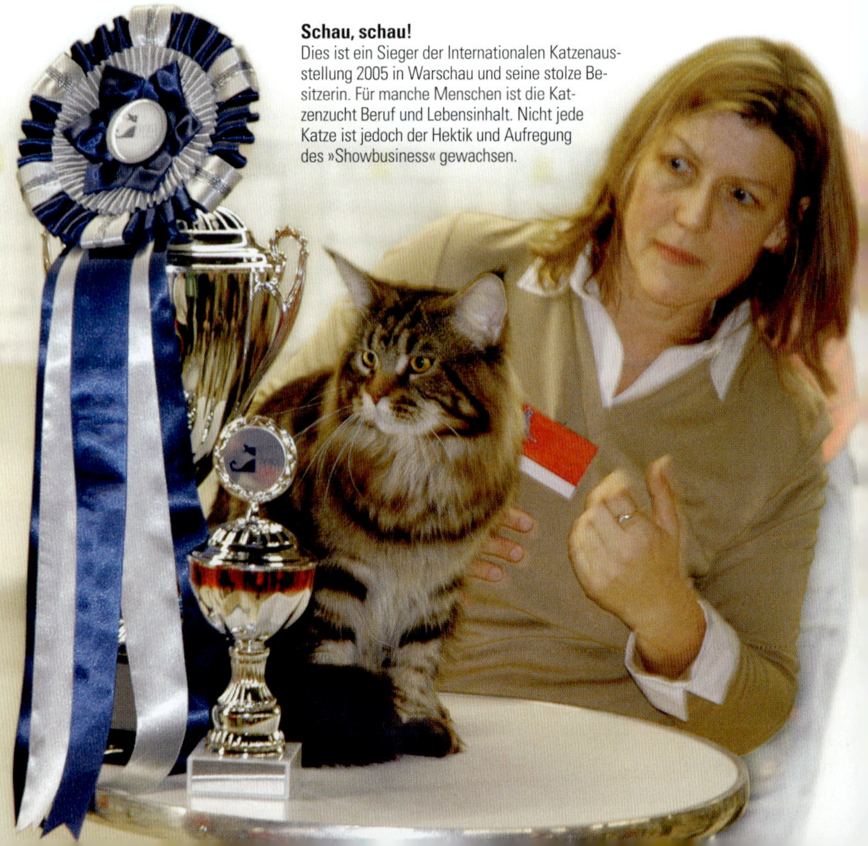

Schau, schau!
Dies ist ein Sieger der Internationalen Katzenausstellung 2005 in Warschau und seine stolze Besitzerin. Für manche Menschen ist die Katzenzucht Beruf und Lebensinhalt. Nicht jede Katze ist jedoch der Hektik und Aufregung des »Showbusiness« gewachsen.

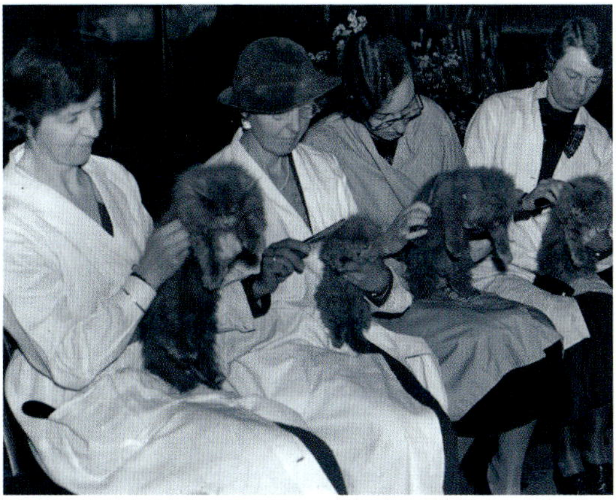

Haarige Sache
Auf den allerersten Katzenausstellungen, wie dieser Londoner Ausstellung von Blauen Persern, bestand ein hohes Risiko von tödlichen Infektionen. Glücklicherweise sind die Tiere heutzutage alle geimpft.

nicht auf Ausstellungen der GCCF zeigen. Die Cat Fanciers' Association (CFA) der USA lässt keine Katzen zu, deren Krallen amputiert wurden, während The International Cat Association (TICA) solche Tiere ausdrücklich zulässt.

SCHAUKATEGORIEN

Jeder Zuchtverband hat eigene Schauklassen oder Kategorien. Normalerweise treten jeweils Katzen derselben Rasse, desselben Geschlechts und derselben Farbe gegeneinander an. Es gibt Ausstellungen, bei denen jede Katze zugelassen ist sowie Sondershows für bestimmte Katzenrassen oder Haarlängen.

Zwar haben alle Katzenausstellungen eine »Kätzchen«-Kategorie, doch die Definition eines Kätzchens kann sehr variieren – bei einigen Verbänden sind es drei bis sechs Monate, bei anderen vier bis acht Monate. Auch Katzen ohne Ausstellungserfahrung sind willkommen: Die GCCF z. B. hat eine »Anfänger«-Klasse für Tiere, die noch nie an GCCF-Ausstellungen teilgenommen haben. In der CFA gibt es eine »Veteranen«-Kategorie für Tiere, die über sieben Jahre alt sind. In jedem Verband gibt es eine Kategorie für rasselose Katzen. Diese müssen jedoch kastriert oder sterilisiert sein, während Rassekatzen in manchen Kategorien intakt sein dürfen. Doch da damit noch nicht genug Verwirrung gestiftet wurde, werten einige Verbände Hauskatzen nach »Gesundheitszustand, Schönheit und Show-Appeal«, während es anderen schlicht und einfach auf »Einzigartigkeit« ankommt.

Doch nur den widerstandsfähigsten Katzen machen all das Herumreisen, die Hektik und der Kontakt mit anderen Menschen und Katzen, mit denen Ausstellungen nun einmal verbunden sind, nichts aus. Die »Sieger« sind nicht nur besonders rasserein, sondern haben eine starke, gelassene Persönlichkeit und ein Flair für das Rampenlicht. Wenn Sie Ihre Katze auf Ausstellungen zeigen wollen, beginnen Sie so früh wie möglich mit dem Training. Sie muss auf Autofahrten und inmitten von Aufregung und unbekannten Geräuschen im Transportkasten die Ruhe bewahren sowie Krallenschneiden, Rundum-Körperpflege und gelegentliche Bäder klaglos über sich ergehen lassen.

WAS PASSIERT AUF EINER AUSSTELLUNG?

Viele Ausstellungen beginnen mit der Prüfung des Impfpasses und einer tierärztlichen Untersuchung Ihrer Katze. Danach bringen Sie die Katze zu dem ihr zugewiesenen Käfig, den Sie zunächst mit Desinfektionsmittel reinigen. Dann bekommt das Tier zu trinken und geht auf die Katzentoilette. Währenddessen statten Sie den Käfig mit Katzenbett und Vorhängen aus. Je nach Zuchtverband müssen Sie nun vielleicht das Schaugelände verlassen, damit die Wertung anonym bleibt. Nachdem die Jury ihre Auswahl getroffen hat, geht es ins Finale. Dort werden die Klassensieger gekürt. Zum Schluss wird aus diesen Siegern der Ausstellungssieger gewählt. Vergessen Sie nicht, zur Katzenausstellung folgende Dinge mitzunehmen:

- Impfpass (auf dem neuesten Stand)
- Desinfektionsmittel
- Katzentoilette und -streu
- Katzenbett
- Vorhänge und Befestigungsklammern für drei Seiten des Käfigs
- Pflegewerkzeug
- Krallenzange

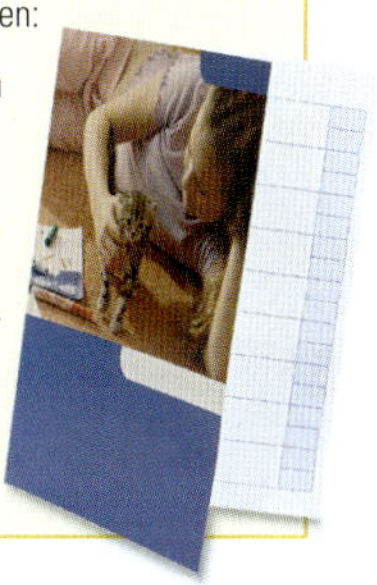

IMPFPASS

Gefahren für den Menschen

Katzen sind zwar für ihre Reinlichkeit bekannt, doch auch sie werden gelegentlich von Krankheiten und Parasiten (z. B. Allergien oder Toxoplasmose) befallen, die unter bestimmten Umständen auch auf den Menschen übergehen können.

KATZENALLERGIE

In den letzten 30 Jahren hat sich das Auftreten von Allergien, besonders bei Kindern, dramatisch erhöht. Für Katzenallergien ist besonders das Protein Fel d1 verantwortlich, das vor allem im Speichel und im Fell zu finden ist.

■ Reiben Sie die Katze täglich mit einem feuchten Schwamm ab, um die Ablagerungen des allergenen Proteins zu entfernen. Reinigen und lüften Sie die Wohnung regelmäßig und lassen Sie die Katze nicht ins Schlafzimmer.

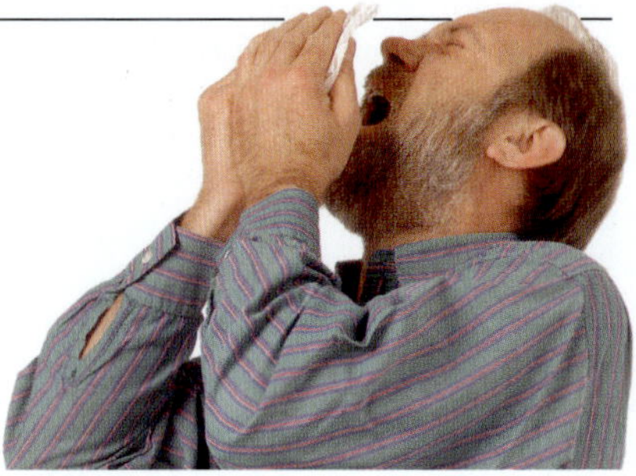

Hatschi!
Etwa 15 % aller Menschen sind gegen ein bestimmtes, im Katzenspeichel enthaltenes Protein allergisch. Bisher gibt es kein wirksames Mittel dagegen.

KATZENBISSE

Katzenbisse sind gar nicht einmal so selten. Sie sind zwar meist harmlos, führen aber zuweilen zu schmerzhaften Schwellungen und sogar Abszessen, besonders, wenn sie mit dem Bazillus *Pasteurella multocida* infiziert sind.

■ Lassen Sie sich grundsätzlich gegen Tetanus impfen. Wenn Sie von einer Katze gebissen wurden, reinigen und desinfizieren Sie die Wunde sofort gründlich und suchen bei Schwellungen, Schmerzen und Entzündungen den Arzt auf.

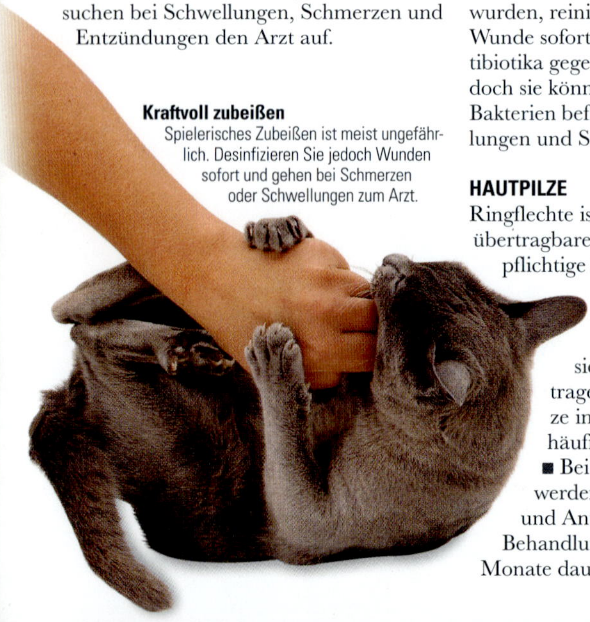

Kraftvoll zubeißen
Spielerisches Zubeißen ist meist ungefährlich. Desinfizieren Sie jedoch Wunden sofort und gehen bei Schmerzen oder Schwellungen zum Arzt.

KRATZER

Kratzer kommen zwar häufiger vor als Bisse, doch dadurch werden selten Bakterien übertragen. Zuweilen jedoch ruft das Stäbchenbakterium *Bartonella henselae* die so genannte Katzenkratzkrankheit hervor, die sich durch eine gutartige regionale Lymphknotenschwellung äußert.

■ Wenn Sie von einer Katze gekratzt wurden, reinigen und desinfizieren Sie die Wunde sofort gründlich. Zwar helfen Antibiotika gegen die Katzenkratzkrankheit, doch sie können die Katze nicht von den Bakterien befreien. Suchen Sie bei Schwellungen und Schmerzen den Arzt auf.

HAUTPILZE

Ringflechte ist eine auf alle Säugetiere übertragbare langwierige und meldepflichtige Pilzerkrankung. Die Sporen des Pilzes *Microsporum canis* setzen sich im Fell der Katze fest und können sich auf den Menschen übertragen, ohne dass sich die Katze infiziert hat. Perser sind die häufigsten Überträger.

■ Bei Katzen wie Menschen werden fungizide Medikamente und Antibiotika verabreicht. Die Behandlung kann jedoch mehrere Monate dauern.

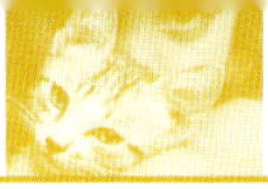

FLÖHE

Flöhe sind wohl der häufigste Katzenparasit. Sie brauchen Wärme, um sich fortzupflanzen und sind daher seit der Einführung der Zentralheizung auch in kälteren Klimazonen Dauergäste. Katzen können regelrechte Flohallergien entwickeln. Der Juckreiz wird durch den gerinnungshemmenden Flohspeichel hervorgerufen. Heftiges Kratzen kann zu einer Reihe von Komplikationen wie Schuppenbildung und Haarausfall führen. Flöhe verschmähen auch den Menschen nicht und beißen besonders in der Knöchelregion. Die heftig juckenden Flohbisse ähneln Mückenstichen.

■ Behandeln Sie alle Tiere im Haushalt regelmäßig mit flohhemmenden Mitteln. Diese töten nicht nur die Flöhe, sondern auch deren Eier ab. Suchen Sie das Fell der Tiere nach Flohausscheidungen ab. Katzenbetten sollten gewaschen und abgesaugt und Möbel und Teppiche eingesprüht werden.

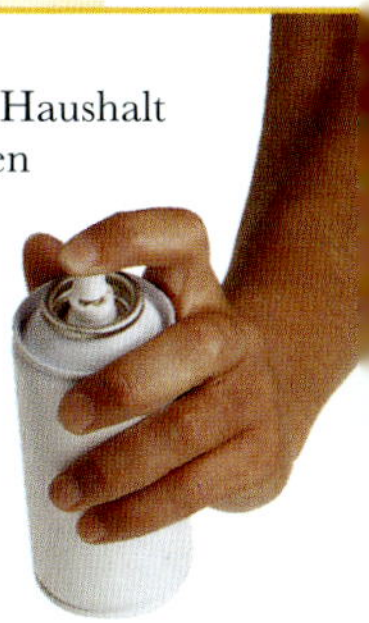

FLOHSPRAY

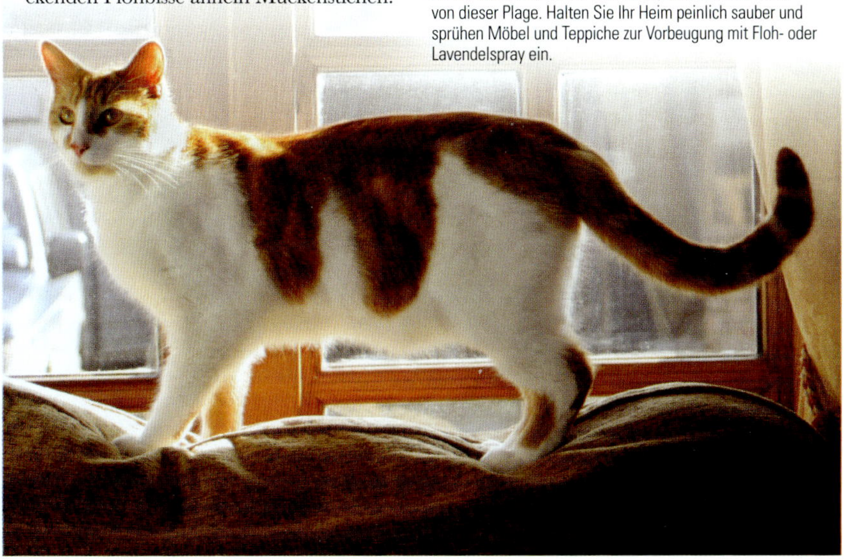

Kampf den Flöhen
Flohmittel befreien zwar Ihre Katze, aber nicht Ihr Heim von dieser Plage. Halten Sie Ihr Heim peinlich sauber und sprühen Möbel und Teppiche zur Vorbeugung mit Floh- oder Lavendelspray ein.

TOXOPLASMOSE

Toxoplasmose ist eine Infektionskrankheit, die durch den Parasiten *Toxoplasma gondii* übertragen wird. Leider macht sie sich erst bemerkbar, wenn sie schon beträchtlichen Schaden angerichtet hat. Der Parasit kann beim Menschen zu Fehlgeburten und Schädigungen des Fötus im Mutterleib führen. Auch für Personen mit geschwächtem Immunsystem ist Toxoplasmose gefährlich. Die Infektion erfolgt meist durch den Genuss von rohem Fleisch, aber auch durch den Kontakt mit dem Kot von Katzen, die verseuchte Nahrung gefressen haben. Schwangere sollten daher beim Reinigen der Katzentoilette, bei der Gartenarbeit und beim Verarbeiten von rohem Fleisch stets Gummihandschuhe tragen. Rohes Fleisch und unpasteurisierte Milchprodukte sind zu meiden, denn Toxoplasmose muss mit Antibiotika behandelt werden.

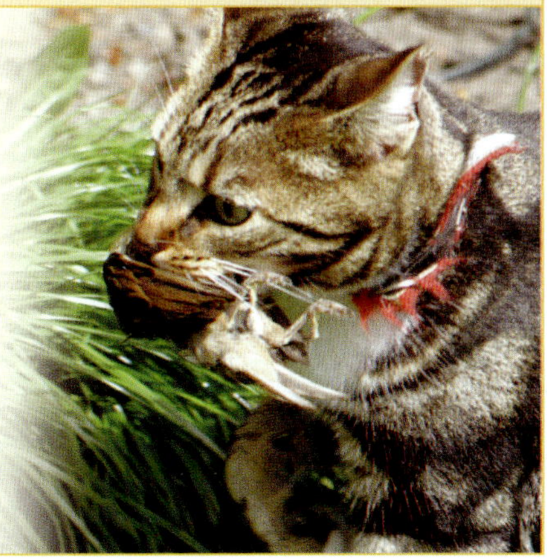

Krankheits- und Parasitenvorbeugung

Im Laufe des 20. Jahrhunderts wurden auch in der Veterinärmedizin viele wirksame Impfstoffe gegen lebensbedrohende Krankheiten entwickelt. Durch die einfache und unkomplizierte Behandlung von Parasiten leben Katzen heute länger und bleiben gesünder.

IMPFUNG

Die Impfung schützt vor Krankheiten, indem der Körper zur Bildung von Antikörpern gegen die Krankheitserreger angeregt wird. Dieses Konzept existiert schon seit der Antike. So wurden die Soldaten der persischen Armee zum Schutz gegen Pocken absichtlich mit dem Gewebe von Menschen infiziert, die daran erkrankt waren. Die moderne Ära des Impfschutzes begann jedoch erst im späten 18. Jh., als Edward Jenner nachwies, dass die Infektion mit Kuhpocken für einen wirksamen Schutz vor Pocken sorgt. Heute sind die Viren oder Bakterien in den Impfseren genetisch so verändert, dass sie keine Krankheiten mehr hervorrufen. Sie sind jedoch dem Erreger immer noch so ähnlich, dass dieser durch die vom Immunsystem gebildeten Antikörper – Proteine, die sich an den Erreger ankoppeln und sie dadurch den Immunzellen präsentieren – wirksam bekämpft wird. Impfstoffe enthalten entweder abgetötete oder lebende, jedoch genetisch modifizierte Erreger oder harmlose Bakterien, denen Teile eines Erregers aufgepflanzt wurden.

Es gibt heute eine Menge von Impfstoffen für Katzen, die jedoch nicht für alle Katzen gleich wirksam sind. Sie sollten in jedem Falle zuallererst den Tierarzt zu Rate ziehen. Dieser wird einen auf Sie und Ihre Lebensumstände zugeschnittenen Impfplan aufstellen. Nicht gegen alle gefährlichen Krankheiten gibt es Impfstoffe. Die Tabelle auf Seite 269 gibt ein paar Anhaltspunkte.

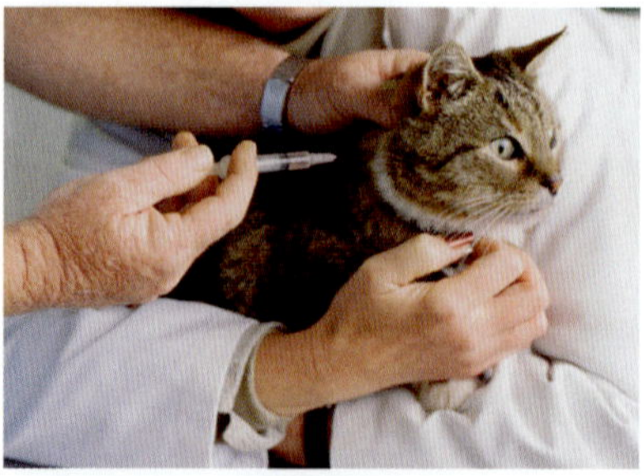

Vorbeugung
Regelmäßige Impfungen gegen Infektionskrankheiten sowie eine wirksame Vorbeugung gegen Parasiten aller Art sind wichtig. Führen Sie genau Buch über die Impfungen und verabreichten Medikamente.

IMPFPÄSSE UND TIERPÄSSE

Katzenzüchter lassen Kätzchen mindestens eine Woche, bevor sie zum Verkauf angeboten werden, routinemäßig gegen Katzenseuche und Katzengrippe impfen. Sie erhalten einen vom Tierarzt abgezeichneten Impfpass. In manchen Ländern ist auch die Impfung gegen Tollwut gesetzlich vorgeschrieben. Der blaue Tierpass der Europäischen Union hat einen eigenen Abschnitt, in dem alle Impfungen vermerkt werden.

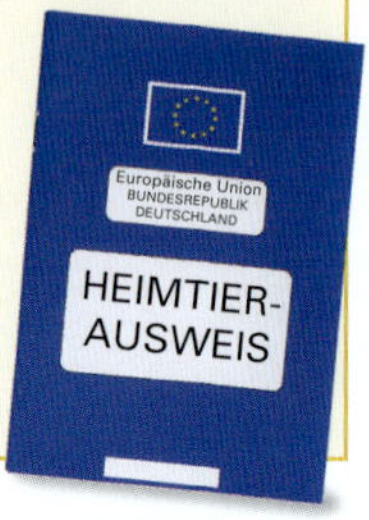

EU-HEIMTIERAUSWEIS

NEBENWIRKUNGEN

Nebenwirkungen bei Injektionen sind zwar selten, kommen jedoch gelegentlich vor. In Großbritannien wurden bei vom dortigen Veterinäramt (Veterinary Medicines Directorate) in den letzten Jahren durchgeführten Untersuchungen als die weitaus häufigste Nebenwirkung auf Impfungen Lahmheit oder Polyarthritis beobachtet, dicht gefolgt von einer einfachen lokalen Rötung oder Schwellung. In den USA jedoch war in den 1990er-Jahren bei einer von 10 000 Katzen die Bildung von Tumoren an der Einstichstelle zu verzeichnen – fast immer Sarkome (meist bösartige Bindegewebstumoren) und zumeist nach der Impfung gegen Tollwut oder Katzenleukämie. Im selben Zeitraum (1995–1999) wurden in Großbritannien 50-mal weniger Fälle verzeichnet. Damals wurde dort zwar routinemäßig gegen Leukämie, jedoch seltener gegen Tollwut geimpft. Die extrem hohe Krebsrate

INFEKTIONSKRANKHEITEN

Infektionskrankheiten werden wie Viren, Bakterien, Pilze oder Parasiten verursacht. Sie können durch direkten Kontakt übertragen werden und werden deshalb auch als »ansteckend« bezeichnet. Der Organismus nistet sich im Körper der Katze ein und vermehrt sich dort, wodurch das Tier krank wird. In dieser Liste finden Sie sämtliche Viren und Bakterien, gegen die Sie Ihre Katze impfen lassen können.

Virus	Vorbeugende Massnahme
Tollwut Der lebensbedrohliche Tollwut-Virus wird durch den Speichel von infizierten Tieren übertragen. Symptome sind Lähmungen und Schluckstörungen. Es gibt keine Heilung.	Impfung ist empfohlen und in Ländern mit Tollwutproblemen sogar gesetzlich vorgeschrieben. Der Impfschutz hält meist drei Jahre an. Je nach Land oder Vorschriften erfolgt die Impfung an verschiedenen Stellen, z. B. subkutan ins Hinterbein (USA). In Deutschland ist die Impfung nur bei Auslandsreisen vorgeschrieben.
Katzenseuche Sehr ansteckend, Vorbeugung ist jedoch möglich. Auch als Katzenstaupe bekannt. Typische Symptome sind Durchfall und Erbrechen.	Unbehandelte FIE kann tödlich verlaufen, daher wird die Impfung empfohlen. Die meisten Hersteller empfehlen jährliche Wiederholungsimpfungen, doch nach unabhängigen Untersuchungen besteht bereits nach der ersten Wiederholungsimpfung ein Impfschutz von mindestens 3 Jahren.
Katzengrippe Katzengrippe wird entweder durch den Herpesvirus (FHV-1) oder den Calici-Virus (FCV) hervorgerufen. Symptome sind jeweils tränende Augen, Triefnase und Husten.	Impfung wird empfohlen. Diese schützt jedoch vor den Virustypen, die im Serum vorhanden sind. Gegen andere, in der Natur vorkommende Typen besteht kaum Schutz, doch erfolgte Impfung kann den Krankheitsverlauf positiv beeinflussen. Die Impfung sollte nach einem Jahr, dann nach drei Jahren wiederholt werden.
Leukämievirus-Infektion (FeLV) FeLV hat eine oft Jahre dauernde Inkubationszeit und führt zu schwerer tödlicher Krankheit. Symptome: u.a. krankhaft vergrößerte Lymphknoten.	Impfung ist für alle Katzen empfohlen, die mit infizierten Katzen in Berührung kommen könnten. Freilandkatzen sollten eine jährliche Wiederholungsimpfung erhalten. In Nordamerika wird oft subkutan ins Hinterbein gespritzt.
Katzenschnupfen *Chlamydophila felis* (früher *Chlamydia psittaci*) wird durch Direktkontakt besonders auf Jungtiere übertragen und verursacht schwere Bindehautentzündung. Die Bakterien sind so klein, dass man sie lange Zeit für Viren hielt. Andere Chlamydien verursachen Geschlechtskrankheiten beim Menschen.	Da die Krankheit gut auf Antibiotikabehandlung anspricht und etwa 3 % der Katzen bei der Impfung Gegenreaktionen zeigen, wird eine vorbeugende Impfung nicht empfohlen. 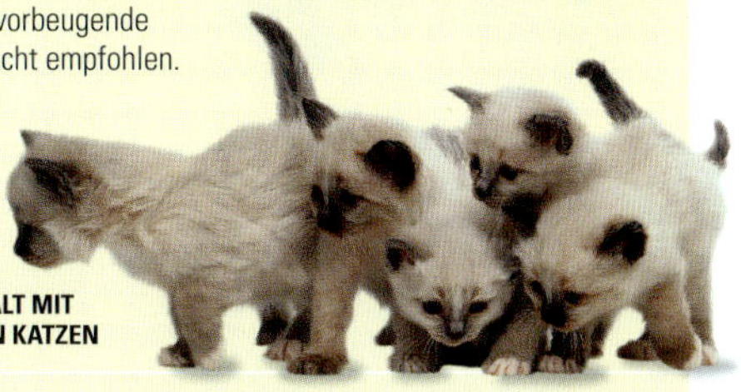 HAUSHALT MIT MEHREREN KATZEN
Feline Bordetellose Durch *Bordetella bronchiseptica* verursachte Form der Bronchitis.	Es gibt einen intranasalen Impfstoff für Katzen, doch da diese Krankheit sehr gut auf Antibiotikabehandlung anspricht, wird eine vorbeugende Impfung nicht empfohlen.
Immunschwächevirus (FIV) Katzen-Aids ist eine am Ende stets tödlich verlaufende Immunschwächekrankheit.	Ein Impfstoff gegen FIV wurde 2002 in den USA freigegeben. Es ist jedoch unklar, ob dieser wirklich gegen alle FIV-Typen wirksam ist. Vorbeugende Impfung ist noch heftig umstritten.
Feline infektöse Peritonitis (FIP) Besonders Jungtiere stecken sich mit dem FIP-Virus an, der eine Mutation des Feline Coronavirus ist. Es gibt »feuchte« und »trockene« Verläufe der stets tödlichen Krankheit.	Ein intranasaler Impfstoff gegen diese stets tödlich verlaufende Krankheit gibt es in den USA seit Jahren. Doch da die Katzen zum Zeitpunkt der Impfung mindestens 16 Monate alt sein müssen, die Ansteckung jedoch fast immer bei oder kurz nach der Geburt stattgefunden hat, ist die Wirksamkeit fraglich. Die Hersteller geben zudem zu, dass der Impfschutz nicht lange anhält.

veranlasste amerikanische Tierärzte darauf hin, diese beiden Impfstoffe in verschiedene Hinterbeine zu spritzen. Darüber hinaus begannen Hersteller mit der Produktion von Adjuvans-freien Impfstoffen. Ein Adjuvans, das oft Aluminium enthält, macht das Immunsystem auf die Einstichstelle aufmerksam, könnte aber eine Ursache der Sarkome sein.

KATZENPARASITEN

Ein Parasit ist ein Organismus, der einen anderen Organismus als Lebensraum verwendet und sich von diesem »Wirtstier« ernährt. Hoch entwickelte Parasiten schwächen ihren Wirt zwar, jedoch nicht so sehr, dass sie sich durch dessen Tod ihre Nahrungsgrundlage entziehen. Katzen können innere oder äußere Parasiten haben. In warmen Klimazonen sind die Lebensbedingungen für äußere Parasiten am günstigsten. Ohrmilben oder Flöhe werden entweder durch direkten Kontakt mit anderen Katzen übertragen oder dadurch, dass sie von einem Wirt ab- und auf einen anderen aufspringen. Bei inneren Parasiten ist die Übertragung komplexer. Der Katzenbandwurm z. B. wird durch Fliegen oder Flöhe übertragen, die gleichfalls von diesem parasitiert wurden und dessen Eier tragen. Parasiten sind für sehr junge und sehr alte Katzen am gefährlichsten.

ZECKEN – EINE ECHTE PLAGE

Zecken sind die bösen Verwandten der Spinnen. Sie ernähren sich von Blut. Eine Zecke legt sich oft lange Zeit auf langen Grashalmen auf die Lauer. Wenn sie das Kohlendioxid im Atem eines nahen Tieres riecht, lässt sie sich fallen und landet auf dem nichts ahnenden Opfer. Zecken übertragen eine ganze Reihe von potenziell tödlichen Krankheiten. Ergreifen Sie die Zecke nahe über der Haut der Katze mit einer Pinzette und drehen die Zecke vorsichtig heraus, damit der Kopf nicht abreißt.

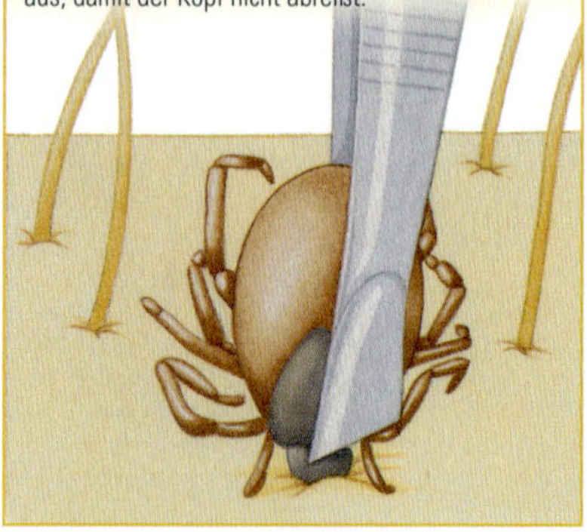

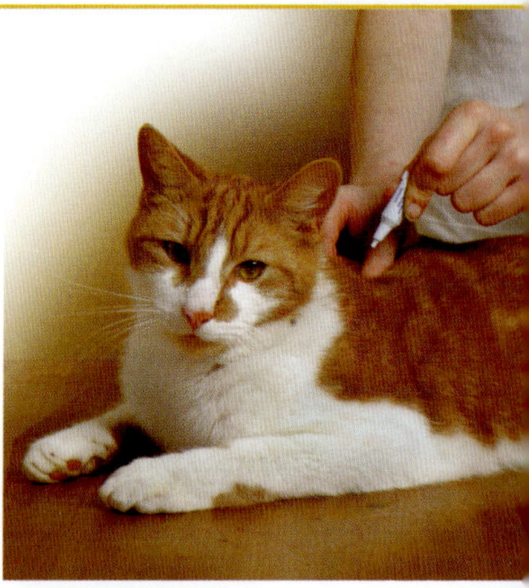

Punktuelle Behandlung
Es gibt eine ganze Reihe von wirksamen Mitteln zur äußeren Anwendung gegen Zecken und Flöhe. Sie werden zwischen den Schulterblättern aufgetragen, da die Katze sie dort nicht ablecken kann.

EINZELLIGE PARASITEN

Einzellige Parasiten leben zumeist im Verdauungstrakt des Wirtstieres, manche jedoch auch in den roten Blutkörperchen (s. unten, *Haemobartonella felis*).

Giardia ist ein einzelliger Parasit, der im Darm von Katzen nistet. Sie bilden Zysten, die jahrelang im Wasser und in der Umgebung überleben können. Giardien verursachen langwierige Durchfälle und zuweilen auch Lethargie und Appetitverlust. Man kann Katzen auf Giardien testen lassen.

Cryptosporidium felis verursacht ebenfalls Durchfall. Die Zysten im Katzenkot sind durchs Mikroskop gut erkennbar. Sie sind sehr kälte- und hitzebeständig und können monatelang im Freien überleben. Es gibt noch keine wirksame Behandlung gegen Kryptosporidien.

Isospora felis verursacht chronischen, oft sehr heftigen wässrigen, manchmal auch blutigen Durchfall. Manche Katzen tragen den Parasiten jahrelang in sich, scheiden seine Zysten aus, zeigen jedoch keine nennenswerten Beschwerden.

Haemobartonella felis ist ein Parasit der roten Blutkörperchen, der Blutarmut verursacht. Die Diagnose erfolgt durch Kotuntersuchung und Blutproben.

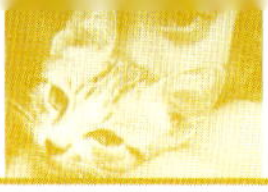

VORBEUGUNG GEGEN PARASITEN

Eine Menge innerer und äußerer Parasiten haben sich an das oft friedliche Zusammenleben mit Katzen angepasst. Einige davon können auf uns übergehen, andere werden es bei der ersten Gelegenheit tun.

Glücklicherweise ist Parasitenbefall heute relativ leicht zu behandeln und oft sogar zu verhindern. Freilandkatzen sollten routinemäßig vorbeugend behandelt werden.

INNERE PARASITEN	ANSTECKUNG	SYMPTOME	BEHANDLUNG
Nematoden (Fadenwürmer)	■ Bei Jungkatzen oft durch die Plazenta oder die Muttermilch	■ In Erbrochenem oder Katzenkot sichtbar	■ Milbemycin, Selamectin
Bandwürmer	■ Meist durch das Verspeisen von infizierten Flöhen ■ Durch das Verspeisen von mit Bandwurmeiern infizierten Rinderinnereien	■ Reiskorngroße Wurmsegmente werden durch den After ausgeschieden. ■ Sie bewegen sich wie Raupen und sind im Haar um den After herum oder im Kot sichtbar.	■ Praziquantel und Milbemycin sind fast 100 % effektiv, Droncit ■ Die meisten Bandwürmer können mit Flohmitteln bekämpft werden.
Hakenwürmer	■ Dringen in die Haut ein.	■ Verursachen wässerigen bis blutigen Durchfall.	■ Fenbendazol oder Milbemycin
Giardia	■ Durch verseuchtes Trinkwasser	■ Verursachen chronischen Durchfall.	■ Fenbendazol oder Metronidazol
Microfilaria	■ Übertragung durch Mückenstiche ■ Kommen eher in Hunden zur Vollreife.	■ Ausgewachsene Würmer verstopfen Herz und Blutgefäße und schwächen das Tier.	■ Zur Verbeugung Selamectin äußerlich, Ivermectin oder Milbemycin oral

ÄUSSERE PARASITEN	ANSTECKUNG	SYMPTOME	BEHANDLUNG
Flöhe 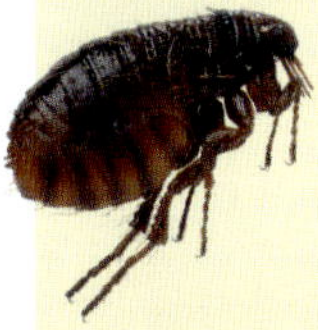	■ Die Eier fallen von der Katze auf den Teppich, ins Bettzeug oder auf den Boden und entwickeln sich dort zu Larven. ■ Die Larven halten sich bis zum Verpuppen bis zu ein Jahr lang. 5 Tage nach dem Verpuppen schlüpfen die Flöhe.	■ Ein einziger Flohbiss verursacht heftigen Juckreiz, das Kratzen führt bis zur Verschorfung und Haarausfall. ■ Schwarze, glänzende Krümchen im Fell sichtbar. ■ Floheier sind manchmal im Fell sichtbar.	■ Alle Tiere, die mit dem infizierten Tier in Berührung kommen, mit Flohmittel wie Fipronyl oder Selamectin behandeln. Auch zur Vorbeugung ■ Lufenuron-Injektion zur Behandlung oder Vorbeugung
Ohrmilben 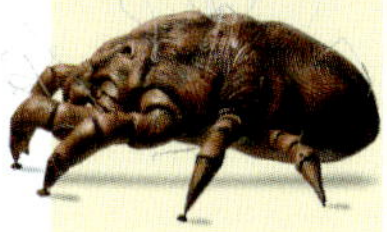	■ Oft von der Mutter ererbt oder von Nachbarskatzen übertragen. ■ Meist bei Jungtieren oder Freilandkatzen ■ Ohrmilben sind mit bloßem Auge gerade erkennbar.	■ Krümelige, sandige Krusten am Ohrrand und Ohrgrund ■ Ohren werden oft gekratzt und gerieben. ■ Allergische Reaktion führt zu Entzündungen.	■ Alle Tiere, die mit dem infizierten Tier in Berührung kommen, mitbehandeln. Selamectin örtlich tötet die meisten Milben ab. Mineralöl in die Ohren erstickt die Milben. Örtliche Behandlung mindestens 2 Wochen fortsetzen.
Zecken 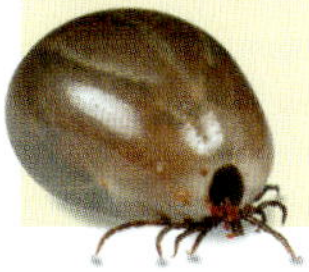	■ Lassen sich von anderen Tieren fallen und sitzen im Gras oder im Teppich. ■ Spüren Bewegung, Wärme und Kohlendioxid.	■ Hungrige Zecken saugen sich tagelang voll. ■ Zecken übertragen eine Reihe tödlicher Krankheiten.	■ Fipronyl zur Behandlung und Vorbeugung

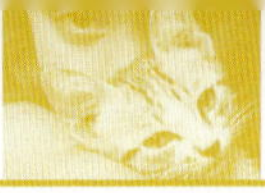

Die Gesundheit erhalten

Die Gesundheit Ihrer Katze beruht nicht nur auf der regelmäßigen Parasitenkontrolle und der Vorbeugung und Behandlung von Infektionskrankheiten. Auch die Entscheidung für eine Kastration bzw. Sterilisation kann sich günstig auf die Lebensspanne des Tieres auswirken.

DER NATUR NACHHELFEN

Jede Katze ererbt ein bestimmtes Potenzial für Gesundheit und mehr oder weniger langes Leben – Siam und Burma z. B. haben eine längere Lebenserwartung als andere Katzen. Zu diesem ererbten Potenzial kommen die Lebensbedingungen in der menschlichen Umgebung. Wir beeinflussen Gesundheit und Wohlbefinden der Katze durch das Futter, das wir ihnen geben und die Pflege, die wir ihnen angedeihen lassen. Darüber hinaus gibt es ein paar erstaunlich einfache Dinge, die wir tun können, um unsere Katzen gesund zu erhalten.

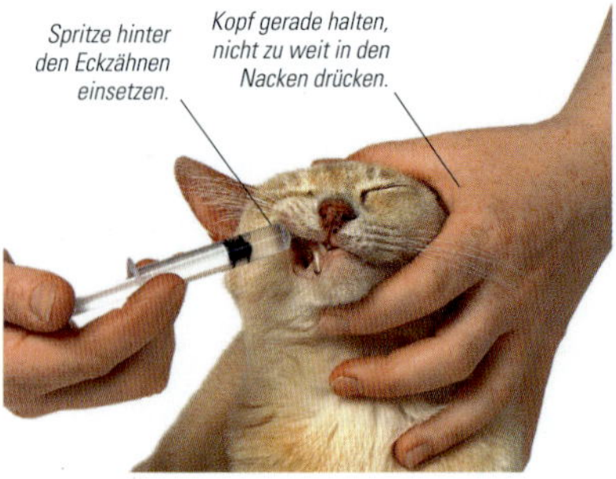

Flüssige Medizin
Flüssige Medizin ist etwas leichter zu verabreichen als Tabletten. Wenn die Katze ganz entspannt ist, führen Sie die Spitze einer Spritze oder einer Pipette hinter den Eckzähnen ein und drücken ein paar Tropfen aus. Lassen Sie das Tier schlucken, bevor Sie weitermachen.

DIE FOLGEN DER KASTRATION

Der offensichtliche Grund für eine Sterilisation oder Kastration ist die Geburtenkontrolle. Dazu entfallen die (für uns) unangenehmen Begleiterscheinungen des Paarungsverhaltens. Doch darüber hinaus sorgt Kastration gerade bei Kätzinnen für eine wesentlich stabilere Gesundheit. Wenn sie sterilisiert werden, bevor sie das erste Mal trächtig werden, verringert sich das Brustkrebsrisiko dramatisch. Brustkrebs ist die häufigste Form von Krebs bei Katzen. Auch die weniger häufig auftretenden Formen wie Eierstock-, Gebärmutter- oder Gebärmutterhalskrebs werden eliminiert, ebenso wie Pyometra, eine lebensbedrohliche Infektion des Uterus. Das hat zur Folge, dass sterilisierte Kätzinnen wesentlich länger leben als intakte Tiere.

Die Kastration von Katern dagegen wirkt nicht ganz so lebensverlängernd wie bei Kätzinnen. Doch kastrierte Kater kämpfen weniger und stecken sich daher wesentlich seltener mit lebensgefährlichen Viren an

KASTRATION/STERILISATION

Die Kastration beim Kater ist ein unkomplizierter Eingriff. Unter Vollnarkose werden die Hoden durch einen kleinen Einschnitt in den Hodensack entfernt. Die Samenleiter und damit verbundenen Blutgefäße werden abgebunden. Die Operation wird meist durchgeführt, wenn das Tier etwa 6 Monate alt ist. Die Sterilisation der Kätzin ist dagegen schon eine schwerere Operation. Dabei werden ihr unter Vollnarkose beide Eierstöcke und ein Teil der Gebärmutter entfernt.

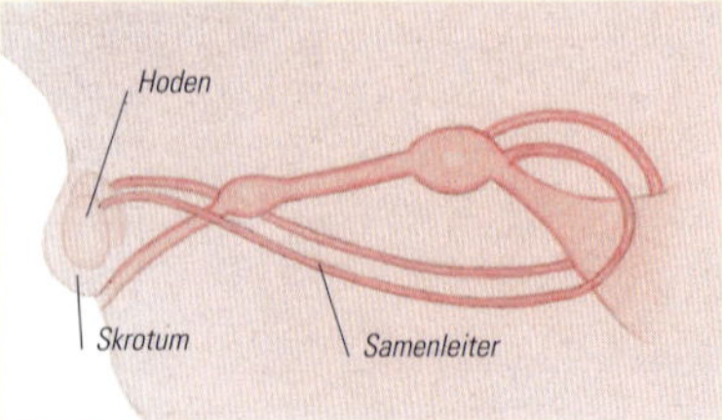

KATER

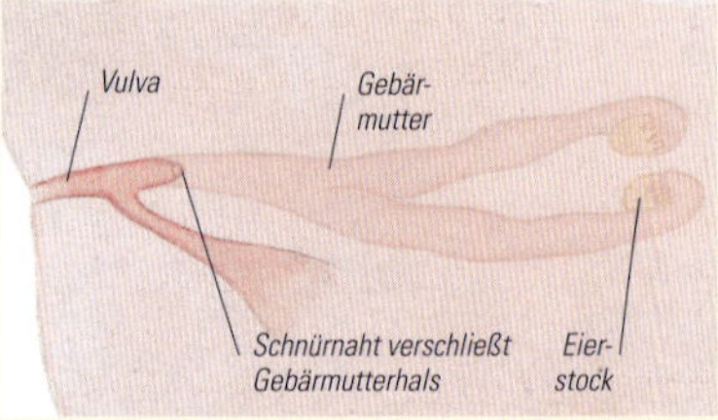

KÄTZIN

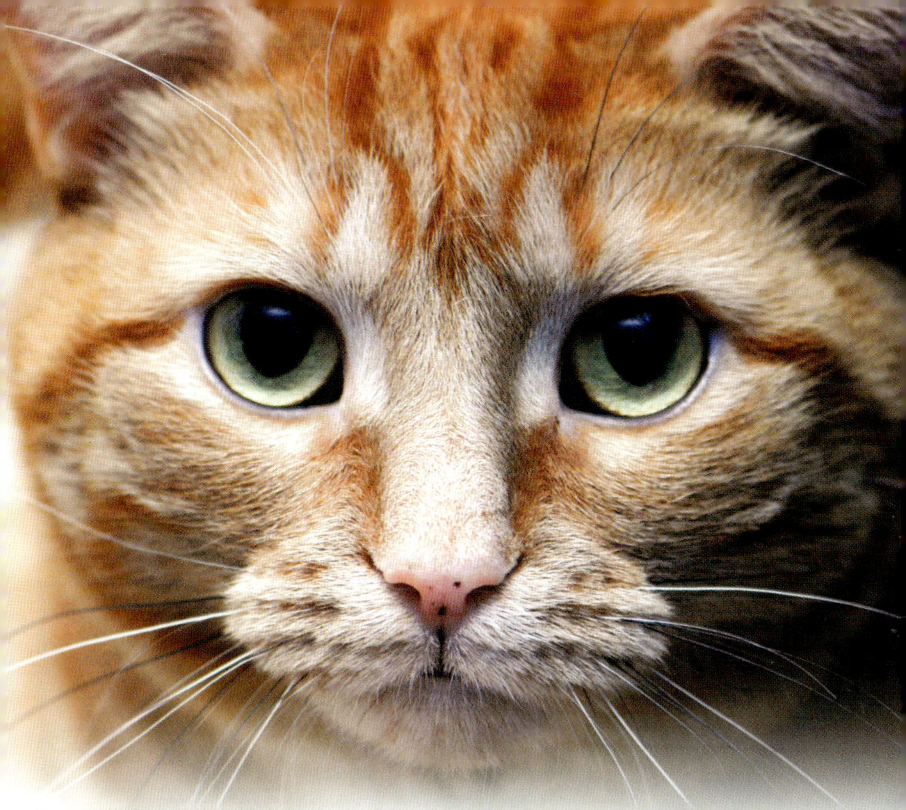

Strotzend vor Gesundheit
Die Gesundheit und Zufriedenheit Ihrer Katze hängt stark davon ab, was Sie ihr zu fressen geben und welche Pflege Sie ihr angedeihen lassen.

(*s.* S. 269), z. B. dem Immunschwächevirus (FIV) oder der Latzen-Leukose-Virus (FeLV). Außerdem bleiben sie weitgehend von Bisswunden und deren Komplikationen verschont.

ARZNEIMITTEL RICHTIG EINSETZEN

Katzenhalter sind oft unsicher im Umgang mit modernen Arzneimitteln. Vielen lehnen cortisonhaltige Medikamente ab und ziehen es vor, Krankheiten mit Naturheilmitteln zu behandeln. Medikamente »heilen« jedoch keine Krankheiten, sondern unterstützen den Körper lediglich bei der Selbstheilung. Antibiotika z. B. töten zwar Bakterien, doch sie unterstützen den Körper vor allem beim Erreichen der »Homöostase« – dem natürlichen Gleichgewicht der Körperfunktionen – indem sie ihm genügend Zeit geben, seine eigenen Abwehrmaßnahmen zu ergreifen. Diese bestehen im Aussenden von »Killerzellen« sowie von Makrophagen, die die Störenfriede auffressen. Ein vernünftiger Einsatz von Medikamenten kann die Gesundheit und Lebensdauer der Katze daher sehr positiv beeinflussen.

KRALLEN AMPUTIEREN IST UNNÖTIG

Das Amputieren der Krallen hat für Katzen keinerlei Vorteile und geschieht ausschließlich aus egoistischen Erwägungen von Katzenhaltern. In Ländern, wo dieser Eingriff nicht üblich ist, hat man gelernt, dass es auch anders geht. Am einfachsten ist es, die Krallen regelmäßig zu beschneiden und wenn Sie für einen Kratzbaum sorgen, muss die Katze sich nicht an Ihren Möbeln vergreifen (*s.* S. 284–287, *Normale Verhaltensprobleme*).

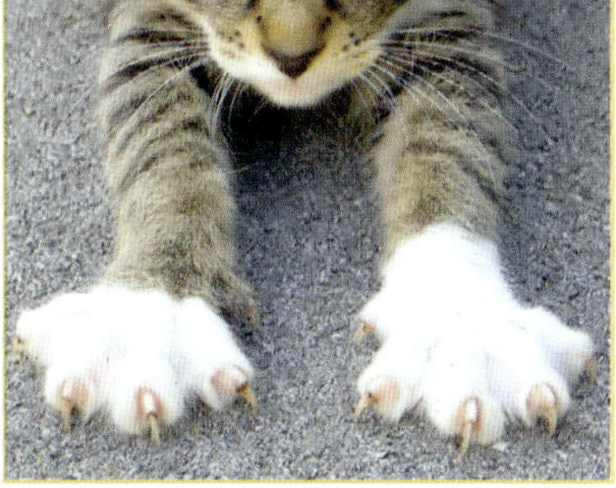

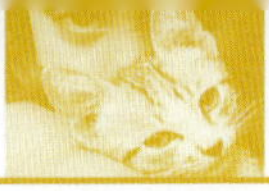

Die ältere Katze

Katzen leben heute wesentlich länger als je zuvor – manche Tiere werden bis zu 20 Jahre alt. Daher ist die Gerontologie, die sich mit den körperlichen und seelischen Veränderungen während des Altersprozesses beschäftigt, ein wachsendes Fachgebiet der Tiermedizin.

ALTERN IST NORMAL

Alt werden ist keine Krankheit – im Gegenteil: Man sollte die »Golden Oldies« der Katzenwelt besonders feiern. In Nordamerika, Großbritannien, Deutschland und Japan sind mittlerweile ein Drittel aller Hauskatzen über zehn Jahre alt. Der Alterungsprozess ist eine natürliche Funktion, die von dem tief in einem evolutionstechnisch sehr alten Teil des Gehirns sitzenden Hypothalamus gesteuert wird. Nicht nur Menschen verlieren im Alter einen Teil der grauen Zellen: Untersuchungen ergaben, dass alle Säugetiere während des Alterns einen Teil der Gehirnzellen verlieren, in denen der Botenstoff Dopamin produziert wird. Doch nicht alle Katzen sind gleich betroffen: Orientalen, Siam und Burma leben im Durchschnitt 10–15 % länger als andere Rassen.

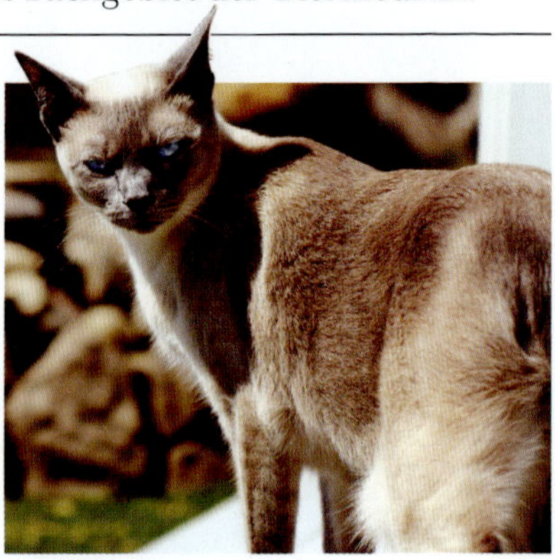

Die Veteranen
Neben Orientalen und Burma haben auch Siamkatzen eine höhere Lebenserwartung als andere Rassen. Die Gründe dafür sind noch unbekannt.

NATÜRLICHE VERHALTENSÄNDERUNGEN

Mit fortgeschrittenem Alter ist auch bei Katzen eine Art von Altersstarrsinn zu beobachten. Eine 16 Jahre alte Katze entspricht in etwa einem 80-jährigen Menschen (*s.* Tabelle gegenüber). Wie beim Menschen bleiben auch bei den Katzen manche geistig und körperlich rege, während andere vergesslich und reizbar werden. In einer groß angelegten Studie wurde aufgezeigt, dass 70 % der Katzen über 16 Jahre mehr oder weniger starke Orientierungsprobleme

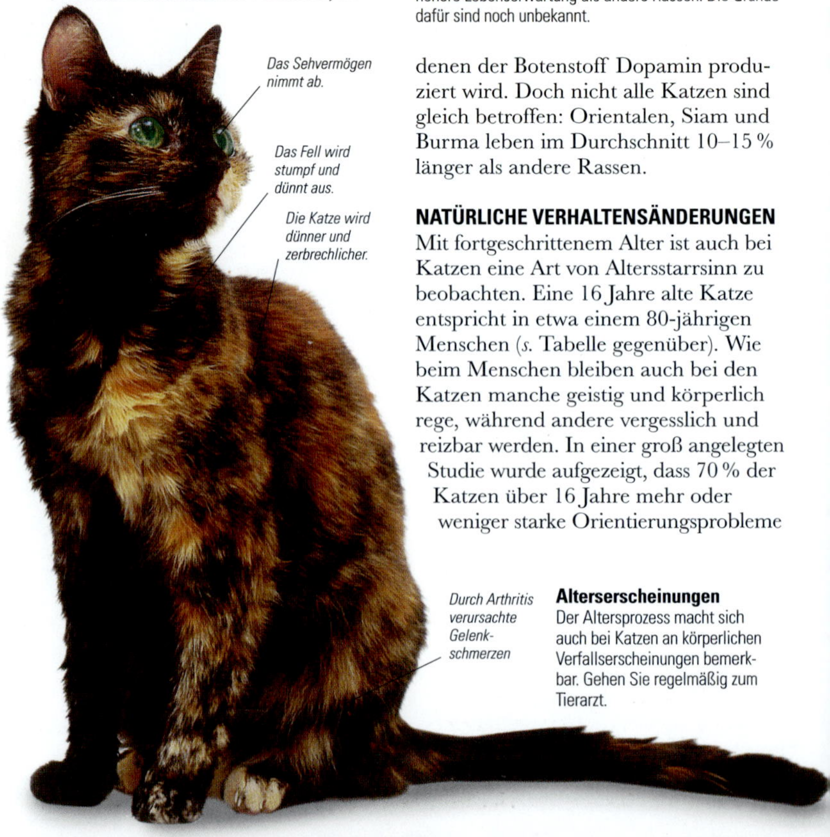
Das Sehvermögen nimmt ab.
Das Fell wird stumpf und dünnt aus.
Die Katze wird dünner und zerbrechlicher.
Durch Arthritis verursachte Gelenkschmerzen

Alterserscheinungen
Der Altersprozess macht sich auch bei Katzen an körperlichen Verfallserscheinungen bemerkbar. Gehen Sie regelmäßig zum Tierarzt.

ES ALTER

eugender Medizin, rnährung und zu- n Aufenthalt in der /ohnung leben Katzen er. Die alte Formel njahr = 7 Katzenjahre cht mehr gültig. Die de Tabelle ist etwas alistischer:

1 Monat	=	10 Monate
3 Monate	=	7 Jahre
6 Monate	=	9 Jahre
1 Jahr	=	24 Jahre
2 Jahre	=	36 Jahre
3 Jahre	=	42 Jahre

… usw., in Schritten von 3 Katzen- auf 1 Menschenjahr …

18 Jahre	=	87 Jahre
19 Jahre	=	90 Jahre
20 Jahre	=	93 Jahre

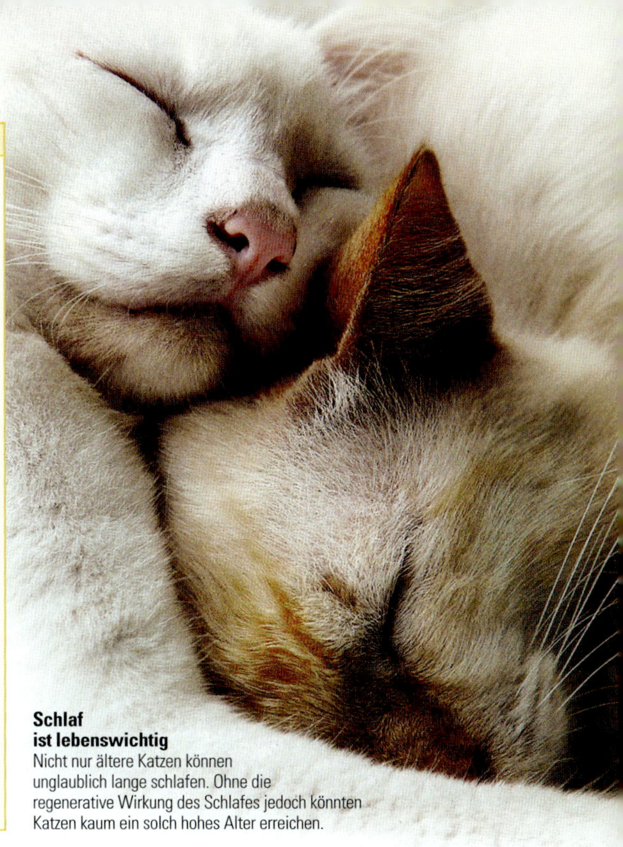

Schlaf ist lebenswichtig
Nicht nur ältere Katzen können unglaublich lange schlafen. Ohne die regenerative Wirkung des Schlafes jedoch könnten Katzen kaum ein solch hohes Alter erreichen.

hatten. Manche vergaßen, wie ihre Katzenklappe funktionierte, während andere aus Zimmerecken und engen Plätzen nicht mehr herausfanden. Manche starrten einfach vor sich hin und andere miauten häufig klagend, aber offenbar ohne Anlass. Über 60 % der Katzen wurden reizbarer und knurrten und fauchten häufig ohne besondere Provokation. Ein Viertel der Katzen schliefen tagsüber länger, waren aber nachts länger wach und verlangten nach der Zuwendung des Katzenhalters.

An kalifornischen Katzen vorgenommene Studien ergaben, dass eine von vier gesunden, 16 Jahre alten Wohnungskatzen die Katzentoilette nicht mehr richtig annahm und entweder außerhalb davon urinierte oder kotete. Mit zunehmendem Alter scheinen es Katzen auch allgemein mit der Körperpflege nicht mehr so genau zu nehmen.

ERNÄHRUNGSPROBLEME

Für manche ältere Katzen werden die Mahlzeiten zum Höhepunkt des Tages. Sie gewöhnen sich an, den Katzenhalter ständig um Futter anzubetteln. Fettleibigkeit ist eines der größten Gesundheitsprobleme von Katzen (*s.* S. 292–293, *Übergewicht bei Katzen*) und kann besonders bei älteren Katzen zu Gelenkschmerzen, Diabetes und Kreislaufproblemen führen. Normalgewichtige Katzen sind gesünder – ein weiterer guter Grund, Ihre Katze nicht zu überfüttern.

KÖRPER UND GEIST STIMULIEREN

Regelmäßiges geistiges und körperliches Training kann dabei helfen, den Dopaminverlust und damit den Altersprozess der Katze zu verlangsamen. Versuchen Sie es einmal damit:

- Sorgen Sie für Abwechslung, indem Sie Spielzeug oft wechseln.
- Regelmäßiges Bürsten sorgt für gute Durchblutung.
- Stellen Sie viele warme, weiche Ruheplätze zur Verfügung.
- Antioxidantien wie Selen und Zink in der Katzennahrung vernichten freie Radikale.
- Viele kleine Mahlzeiten machen den Tag spannender.
- Halten Sie die Katzentoilette peinlich sauber und stellen Sie eine auf jede Etage.

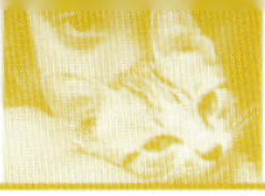

Gefahren für Katzen

Selbst in der sichersten Wohnung gibt es Verletzungsgefahren u Ausreißer ist es draußen gefährlich. Giftige Putzmittel oder anc Chemikalien können das Fell der Katze verschmutzen und ma geben wir selbst ihnen unabsichtlich gefährliche Substanzen.

VERGIFTUNGEN

Katzen vergiften sich meist indirekt durch das Verzehren von verseuchten Beutetieren oder beim Belecken des Fells, das mit giftigen Substanzen verschmutzt sein kann. Manche toxische Stoffe werden durch die Haut der Pfoten absorbiert. Allzu oft sind wir unabsichtlich die Schuldigen, indem wir unseren Tieren für Menschen bestimmte Arzneimittel wie Paracetamol oder Aspirin geben. Manche Flohmittel für Hunde und auch viele ätherische Öle sind für Katzen giftig. Lassen Sie auch bei Zimmerpflanzen Vorsicht walten.

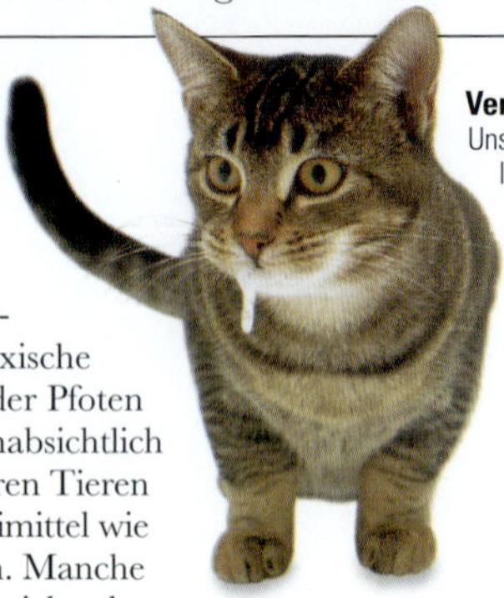

Vergiftungen
Unsere Heime sind voller Chemikalien, mit denen sich Katzen zum Teil tödlich vergiften können. Wenn ihre Katze Schaum vor dem Mund hat (links), ist dies ein sicheres Zeichen dafür, dass sie sich vergiftet hat. Lassen Sie das Tier nicht entkommen und gehen Sie umgehend zum Tierarzt.

Wenn Ihre Katze Säure, Lauge oder Mineralölprodukte geschluckt hat:

- Kein Brechmittel verwenden.
- Bei Säure Kaiser-Natron und Pflanzenöl oral verabreichen.
- Bei Lauge Milch und Essig zu gleichen Teilen oral verabreichen.
- Bei Mineralöl muss die Katze reichlich Wasser trinken.
- Sofort zum Tierarzt, die Packung der verschluckten Substanz nicht vergessen.

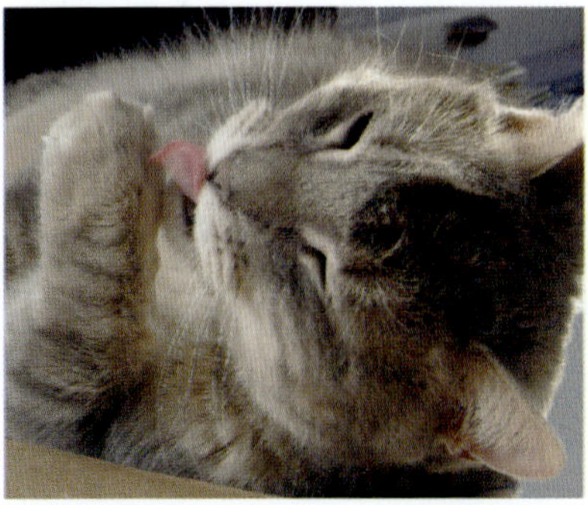

Lecker
Der einzige Nachteil an der sprichwörtlichen Reinlichkeit der Katze ist die Gefahr, sich an mit gefährlichen Substanzen verschmutztem Fell zu vergiften. Wischen Sie verspritzte Reinigungsmittel etc. umgehend auf.

Wenn Ihre Katze andere gefährliche Substanzen, z. B. Medikamente für Menschen geschluckt hat:

- Alle 15 Minuten einen Natron- oder Waschsodakristall oder Wasserstoffsuperoxid in 3-prozentiger Verdünnung verabreichen, bis das Tier sich erbricht.
- Sofort zum Tierarzt, die Packung der verschluckten Substanz nicht vergessen.

Bei Verschmutzung des Fells durch giftige Substanzen:

- Ziehen Sie Gummihandschuhe an und wickeln die Katze in ein Handtuch, damit sie sich nicht putzen kann.
- Flohhalsbänder und Katzenhalsbänder abnehmen.
- So viel des verseuchten Fells wie möglich abschneiden – es wächst nach.
- Bei Lauge (z. B. Natronlauge) das verseuchte Fell mindestens 15 Minuten mit frischem Wasser abspülen.

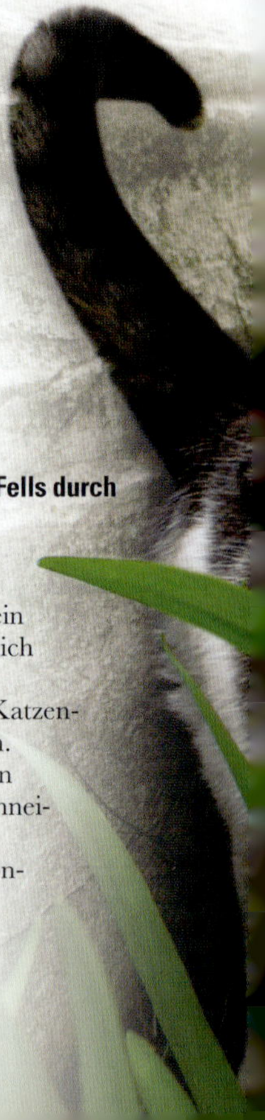

- Stecken Sie die Katze in einen Nylonsack, während Sie das kontaminierte Fell reinigen und mit handwarmem Seifenwasser nachspülen.
- Mineralöl mit warmem Pflanzenöl abtupfen, dann abreiben und mit Geschirrspülmittel nachreinigen.
- Das Fell trocknen, um Erkältungen zu vermeiden.

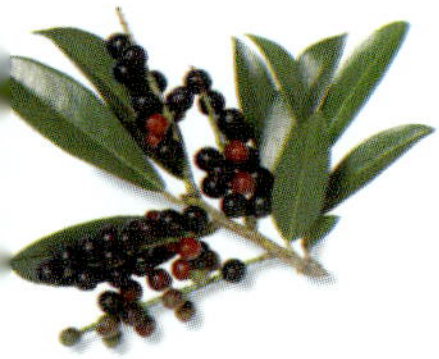

KIRSCHLORBEER

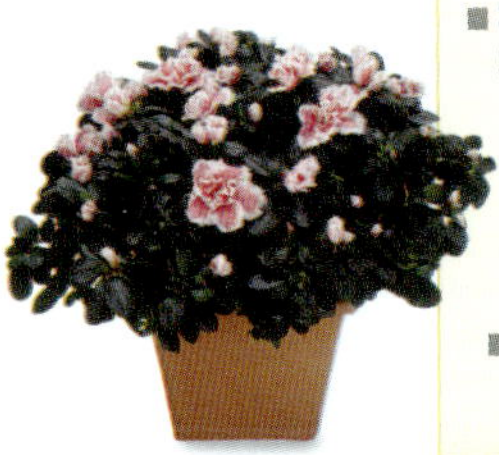

AZALEE

- Azalee
- Dieffenbachie
- Efeu
- Fingerhut
- Gefleckter Schierling
- Goldregen
- Jasmin
- Kirschlorbeer
- Lorbeer
- Maiglöckchen
- Misteln
- Mohn
- Oleander
- Philodendron
- Rhabarber
- Rhododendron
- Wunderbaum (Rizinus)
- Zwiebeln von Blütenpflanzen

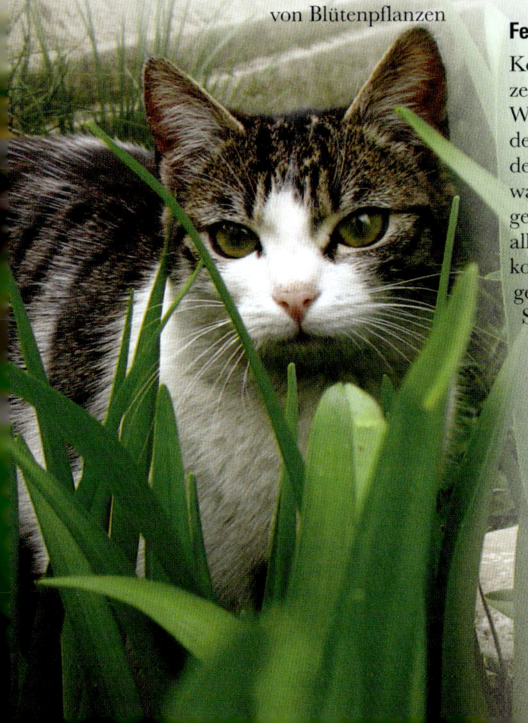

WAS TUN, WENN DIE KATZE WEG IST?

Wohl jedem Katzenhalter ist sein Tier schon einmal abhanden gekommen – selbst, wenn es sich um eine Wohnungskatze handelt. Katzen sind neugierig und verlaufen sich schnell in Geräteschuppen oder Garage. Verängstigte oder verletzte Tiere verstecken sich instinktiv. Keine Panik:

- Denken Sie nach. Wo könnte sich das Tier verstecken? Vielleicht im Wäscheschrank?
- Suchen Sie die Umgebung ab und fragen Sie die Nachbarn. Hinterlassen Sie stets eine Kontaktnummer.
- Hinterlassen Sie bei der Polizei, den Tierärzten und Tierheimen der Gegend eine Kurzbeschreibung der Katze sowie die Kennnummer, falls vorhanden.
- Machen Sie Anschläge mit dem Foto Ihrer Katze, Ihrer Telefonnummer und der deutlich lesbaren Überschrift »VERLOREN«.

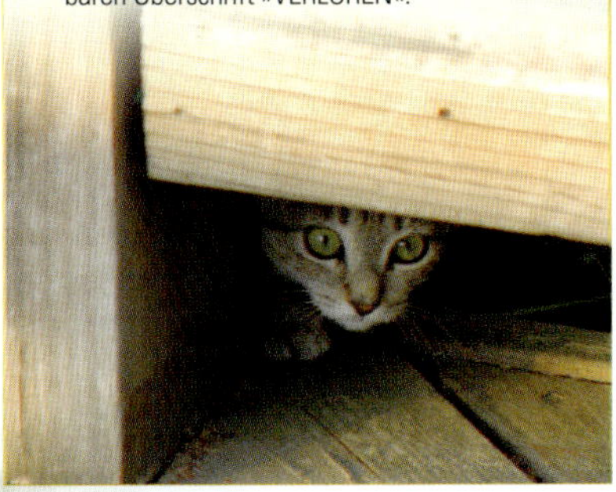

Fernhalten von giftigen Pflanzen

Kein Katzenhalter sollte giftige Pflanzen wie die hier aufgelisteten in der Wohnung haben. Aber auch bei anderen Pflanzen sollte man sich vor dem Kauf genau informieren. Erwachsene Katzen sind zwar weniger gefährdet, aber Kätzchen knabbern alles an, was ihnen vor die Zähne kommt. Wenn Ihre Freilandkatze gern Pflanzen anknabbert, sollten Sie sich darüber informieren, ob in Ihrer Umgebung Giftpflanzen wachsen; entfernen Sie diese vor allem aus dem Garten. Wohnungskatzen kann man mit einer Pflanzschale voller Katzengras eine Freude machen.

Katzen und Pflanzen
Nur weil manche Pflanzen giftig sind, sollten Sie Ihre Katze nicht in der Wohnung einsperren. Entfernen Sie alle Giftpflanzen aus dem Garten und pflanzen dafür Arten, die Ihre Katze schätzt, z. B. Katzenminze, Salbei und Petersilie.

Mit Katzen verreisen

Katzen verreisen nicht gern, doch manchmal lässt es sich nicht vermeiden, z. B., wenn der alljährliche Tierarztbesuch fällig ist. Gewöhnen Sie Ihre Katze daher früh an den Transportbehälter, aber überlegen Sie sich gut, ob Sie Ihre Katze nicht lieber in eine Katzenpension geben.

TRANSPORTBEHÄLTER

Ihre Katze sollte sich unterwegs stets in einem Transportbehälter befinden, damit die Reise für alle Beteiligten so sicher wie möglich verläuft. Dadurch wird auch verhindert, dass die Katze fortläuft, wenn sie einmal in Panik gerät. Auch wenn Sie zwei Katzen haben, die sich zu Hause bestens vertragen, sollten Sie sie unterwegs stets in getrennten Boxen unterbringen. Gewöhnen Sie die Katze schon sehr früh an ihren Transportbehälter, indem Sie ihn offen in der Wohnung stehen lassen und weich auspolstern. Dann kann sie es sich in ihm wie in einer sicheren Höhle gemütlich machen und fühlt sich später darin auch auf Reisen wohl.

VERSCHIEDENE TRANSPORTBEHÄLTER

- Weiche, bequeme Nylon-Tragetaschen gibt es in verschiedenen Größen. Sie sind für Flugreisen im Passagierraum zugelassen.
- Kunststoffboxen sind stabil, zerlegbar und daher leicht zu verstauen. Für Flugreisen im Frachtraum zugelassen.
- Ein Transportkorb aus Weidengeflecht ist sehr attraktiv, jedoch schwer zu reinigen und zu desinfizieren.
- In einem Drahtkorb hat das Tier freie Aussicht und es ist stets für frische Luft gesorgt.

Transportbehälter
Diese stabile Transportbox aus Hartplastik ist leicht, komfortabel und zerlegbar. Lüftungsschlitze sorgen für die Luftzirkulation und das Tier hat durch die Gittertür freie Aussicht nach draußen.

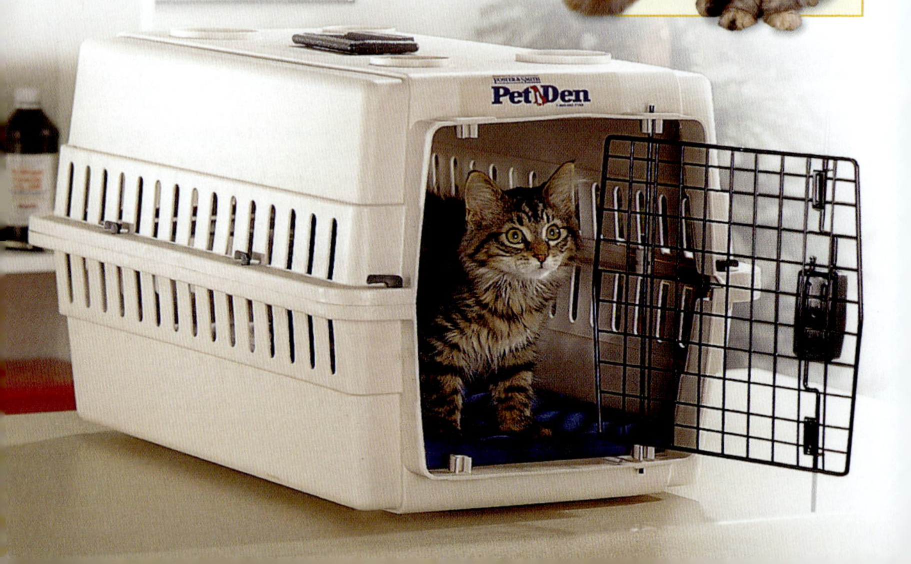

BERUHIGUNGSMITTEL?

Das Verabreichen von Mitteln, um die Katze während der Reise ruhig zu stellen, ist eine heikle Angelegenheit. Probieren Sie die vom Tierarzt verschriebenen Mittel stets vorher zu Hause aus. Manche Katzen wehren sich gegen das Medikament und werden dadurch nur noch unruhiger. Manche Fluggesellschaften verbieten das Verabreichen von Beruhigungsmitteln, da einige davon den natürlichen Wärmehaushalt der Katzen stören.

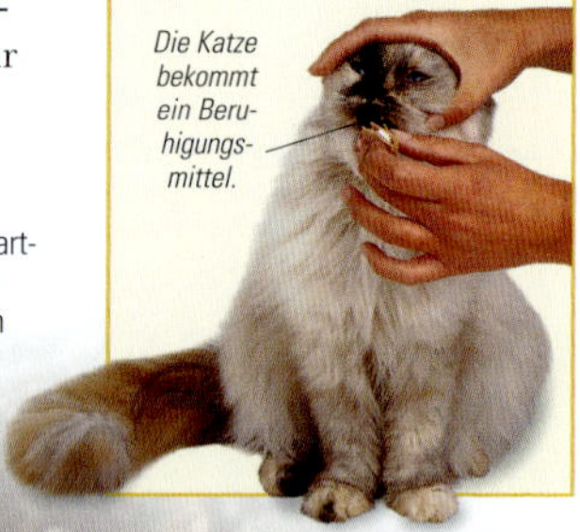

Die Katze bekommt ein Beruhigungsmittel.

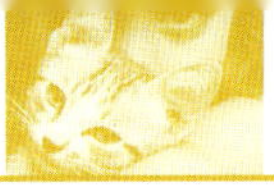

AUTOREISEN

Auf Autoreisen muss der Transportbehälter gut gesichert sein, damit er bei plötzlichem Bremsen nicht umkippt. Am besten stellen Sie ihn auf den Rücksitz und befestigen ihn mithilfe der Sicherheitsgurte. Im Fuß- oder Transportraum kann es durch mangelnde Lüftung zu Hitzestaus kommen. Stellen Sie die Box niemals in einen geschlossenen Kofferraum, denn dort gerät die Katze in Panik.

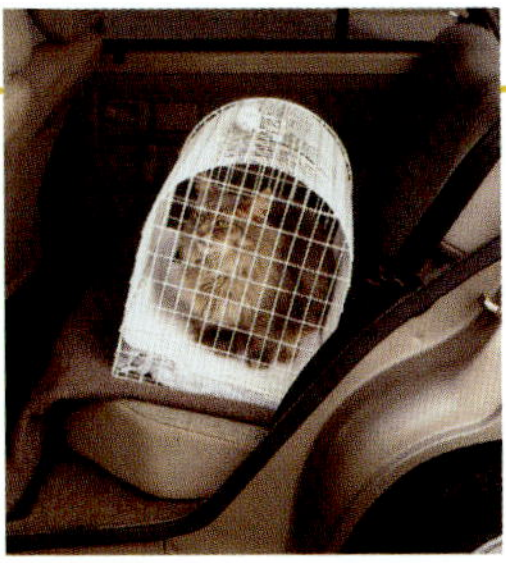

Sicherung im Auto
Achten Sie stets darauf, dass der Transportbehälter im Auto so gesichert ist, dass dieser nicht kippen oder gar umfallen kann.

Halten Sie auf langen Reisen oft an und geben der Katze zu trinken. Wenn die Transportbox groß genug ist, können Sie eine kleine Katzentoilette hineinstellen. Nehmen Sie die Box auf längeren Ruhepausen aus dem Auto und stellen sie draußen in den Schatten.

KATZEN DAHEIM LASSEN

Manchmal ist es einfach nicht möglich, die Katze auf Reisen mitzunehmen. Für solche Fälle gibt es ausgezeichnete Katzenpensionen, in denen Sie das Tier in Ihrer Abwesenheit unterbringen können. Die meisten Katzen allerdings bleiben am allerliebsten zu Hause, wenn jemand, auf den Sie sich verlassen können, jeden Tag einmal vorbeikommt, sie füttert, die Katzentoilette reinigt und ein wenig mit ihnen spielt. Manche Agenturen vermitteln Katzensitter, die bei Ihnen einziehen, doch das ist sehr teuer. Die Tiere bei Freunden oder Verwandten unterzubringen, ist nicht zu empfehlen, denn womöglich fühlen sie sich dort gar nicht wohl.

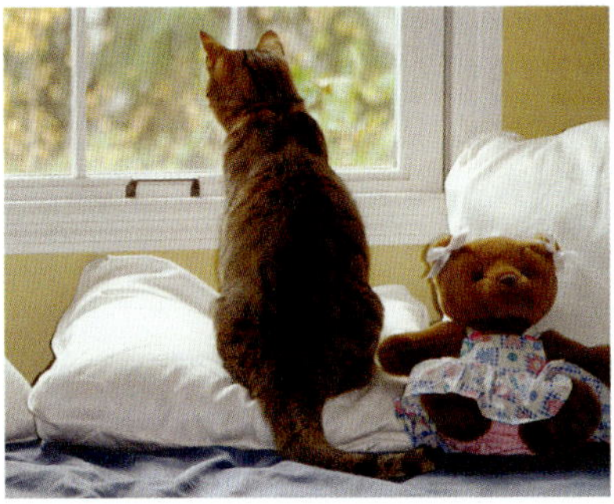

Haus-Katze
Ihre Katze allein zurückzulassen, ist meist gar nicht so schlimm, wie Sie vielleicht denken. Die Katze hängt an der gewohnten Umgebung und wird das Daheimbleiben bei weitem dem Stress einer Reise vorziehen.

KATZENHOTELS

Katzenpensionen gibt es in jeder Preislage, doch Sie sollten sie vorher gründlich prüfen und sich nur dafür entscheiden, wenn Sie die folgenden Fragen positiv beantworten können:

	Ja	Nein
Werden Sie freundlich empfangen?	☐	☐
Sieht alles sauber und gepflegt aus?	☐	☐
Gibt es im Käfig einen erhöhten Sims?	☐	☐
Hat der Käfig Auslauf nach draußen?	☐	☐
Gibt es einen Kratzbaum?	☐	☐
Ist die Aussicht interessant?	☐	☐
Ist der Tierarzt stets erreichbar?	☐	☐
Werden die Katzen separat untergebracht?	☐	☐
Sind alle Käfige beheizt?	☐	☐

	Ja	Nein
Riecht die Umgebung angenehm?	☐	☐
Fragt man nach Impfpass, Gesundheit und Nahrungsbedürfnissen der Katze?	☐	☐
Wird das Futter in einem Küchenbereich vorbereitet?	☐	☐
Sind die Katzen sicher voneinander getrennt?	☐	☐
Stehen die Namen der Katzen an den Käfigen?	☐	☐
Sind Katzentoiletten und Futternäpfe sauber?	☐	☐
Machen die Katzen einen zufriedenen Eindruck?	☐	☐

Wenn Sie alle Fragen mit Ja beantworten können, handelt es sich um eine erstklassige Einrichtung, der Sie Ihre Katze bedenkenlos anvertrauen können.

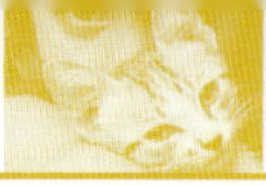

Erziehung

Katzen erziehen – warum? Weil eine gut erzogene Katze leicht zu pflegen und zu handhaben ist und es dem Tierarzt erleichtert, sie zu untersuchen. Es ist einfacher, als sie denken. Beginnen Sie zunächst mit dem Miauen und dem Sitzen auf Befehl.

KATZEN LERNEN GERN

Katzen können erzogen werden und die Ausbildung macht ihr und Ihnen Spaß, wenn Sie dabei im Auge behalten, dass Ihre Katze kein Hund ist. Das Training beruht auf Belohnung, mit Strafen richtet man dagegen gar nichts aus. Sie sprechen eigentlich nur auf Futterbelohnungen gut an. Es ist Ihnen vielleicht nicht bewusst, dass Ihre Katze bereits auf Training anspricht, dass Sie ihr unbewusst haben angedeihen lassen. Wenn die Katze in die Küche läuft, sobald sie Ihre Schritte oder das Geräusch des Dosenöffners hört, assoziiert sie diese Geräusche mit Futter.

DIE MACHT DES FUTTERS

Katzen, die im Freien auf Beutefang gehen, wissen, dass Geduld mit Futter belohnt wird. Das kann man sich bei der Erziehung von Katzen zunutze machen: Geduld ist das A und O und am Ende ist ein Häppchen immer noch die wirksamste Belohnung. Nehmen Sie dafür Leckerbissen, die die Katze besonders liebt, mit starkem Geruch wie z. B. getrocknete Garnelen oder knusprig gebratene Leberstückchen. Verwenden Sie jedoch winzige Portionen, denn dies sind Belohnungen, keine Zwischenmahlzeiten.

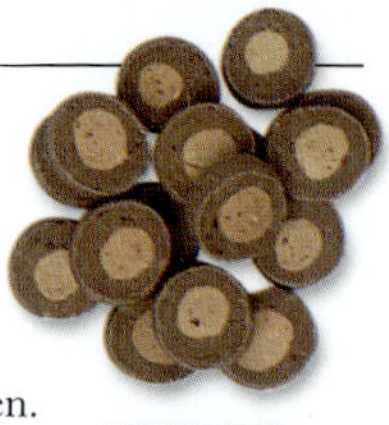

LECKERBISSEN

IDEALE TRAININGSBEDINGUNGEN

Agile Kurzhaarkatzen lernen schneller als die ruhigeren Langhaarkatzen. Kätzchen fehlt die nötige Konzentration und älteren Katzen ist es meist zu uninteressant. Katzen im Alter von vier Monaten aufwärts sprechen am besten auf Erziehung an. Fassen Sie sich jedoch kurz: Ein bis zwei Minuten sind ideal, fünf Minuten zu lang.

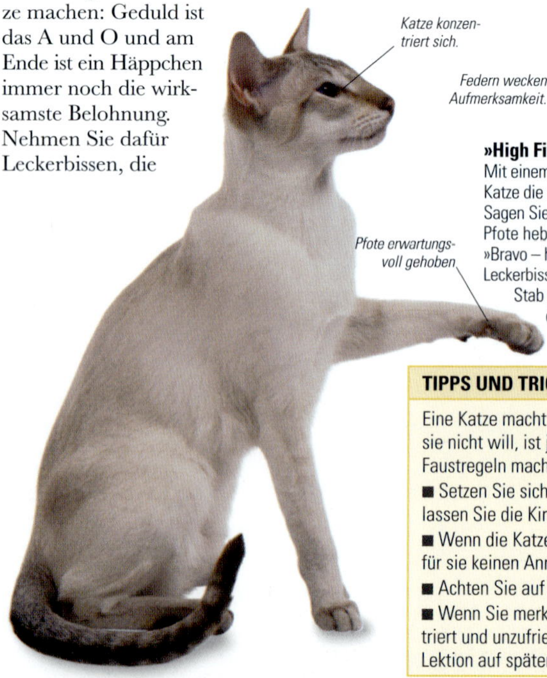

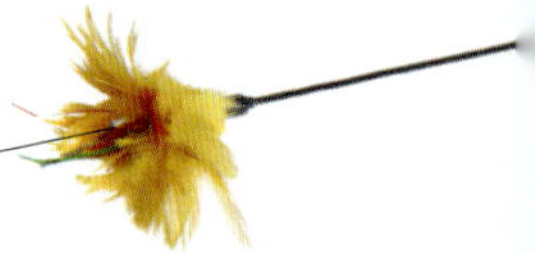

»High Five«
Mit einem Federstab o. Ä. können Sie der Katze die »High Five«-Geste beibringen. Sagen Sie jedes Mal, wenn die Katze die Pfote hebt, um den Stab zu berühren, »Bravo – high five!« und geben ihr einen Leckerbissen. Tauschen Sie allmählich den Stab gegen die Handfläche aus und das Futter gegen Lobesworte.

TIPPS UND TRICKS

Eine Katze macht nur, was sie will – und wenn sie nicht will, ist jedes Training vergeblich. Diese Faustregeln machen es Ihnen leichter.

- Setzen Sie sich klare und realistische Ziele – lassen Sie die Kirche im Dorf.
- Wenn die Katze satt ist, bietet das Training für sie keinen Anreiz.
- Achten Sie auf Ruhe vor Ablenkung von außen.
- Wenn Sie merken, dass die Katze unkonzentriert und unzufrieden ist, verschieben Sie die Lektion auf später.

HINSETZEN AUF BEFEHL

Wenn Sie Ihrer Katze beigebracht haben, zu kommen und sich hinzusetzen, wenn sie ihren Namen oder das Klicken des »Klickapparates« (*s.* Kasten rechts) hört, haben Sie die Ausgangsbasis für alles weitere Training geschaffen. Da hungrige Katzen dieses Verhalten meist innerhalb von zehn Versuchen lernen, legen Sie die Lektion unmittelbar vor eine Mahlzeit. Beenden Sie die Lektion stets mit »Okay«, und geben Sie ihr die gewohnte Mahlzeit.

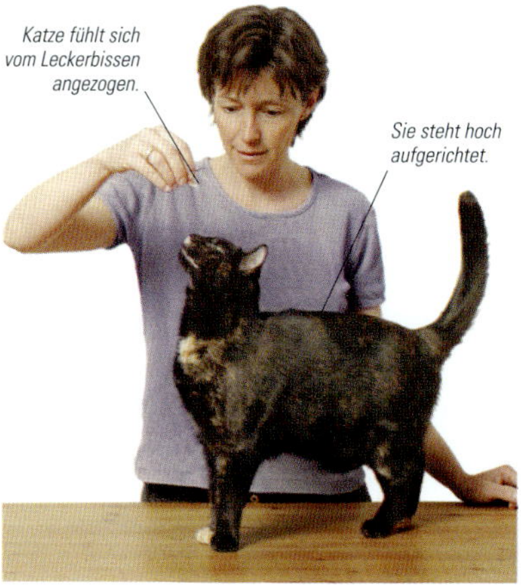
Katze fühlt sich vom Leckerbissen angezogen.
Sie steht hoch aufgerichtet.

1 Stellen Sie die hungrige Katze vor sich auf den Tisch. Wenn sie sich hinsetzt, streicheln Sie sie, sodass sie das Hinterteil automatisch anhebt. Halten Sie einen Leckerbissen 2,5–5 cm über ihre Nase (halten Sie den Klickapparat in der anderen Hand).

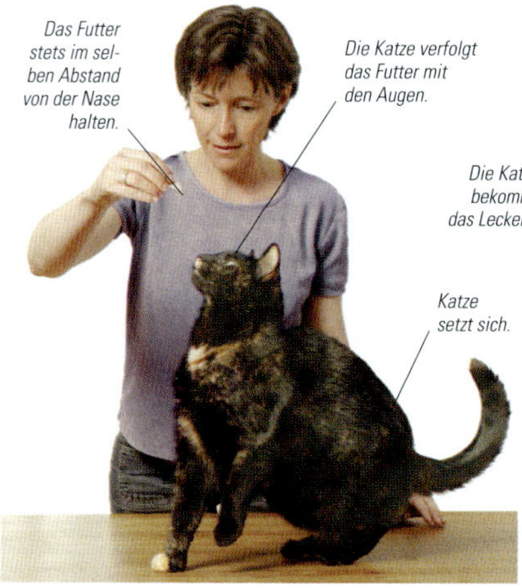
Das Futter stets im selben Abstand von der Nase halten.
Die Katze verfolgt das Futter mit den Augen.
Katze setzt sich.

2 Der Leckerbissen sollte nie mehr als eine Handbreit von der Katze entfernt sein, sonst wird sie sich auf die Hinterbeine stellen, um ihn zu erreichen. Die Katze wird sich langsam hinsetzen, während sie das Futter mit den Augen verfolgt. Sagen Sie dann »Sitz!«.

TRAINING MIT DEM KLICKER

Das Training mit dem Klickapparat ist eine Art positiver Verstärkung beim Verabreichen von Lob und Leckerbissen. Der Klicker ist ein kleiner Plastikkasten, der ein klickendes Geräusch macht, wenn Sie ihn drücken. Die Katze verbindet das Klicken bald mit der Futterbelohnung. Das Klicken sorgt beim Training zudem für sofortiges Feedback. Klickertraining verlangt klare Signale und perfektes Timing. Da Sie klicken, sowie der Leckerbissen verspeist wird, empfindet das Tier das Geräusch bald als ebenso wichtig wie das Futter. Nach einer Weile können Sie das Futter weglassen, denn die Katze reagiert nun auf das Klicken. Wenn Sie später statt des Klickens stets den Namen der Katze sagen, können Sie bald auf das Herumtragen des Klickers verzichten.

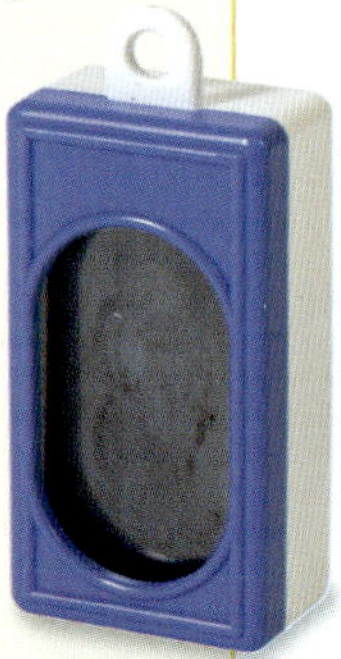

KLICKER (ORIGINALGRÖSSE)

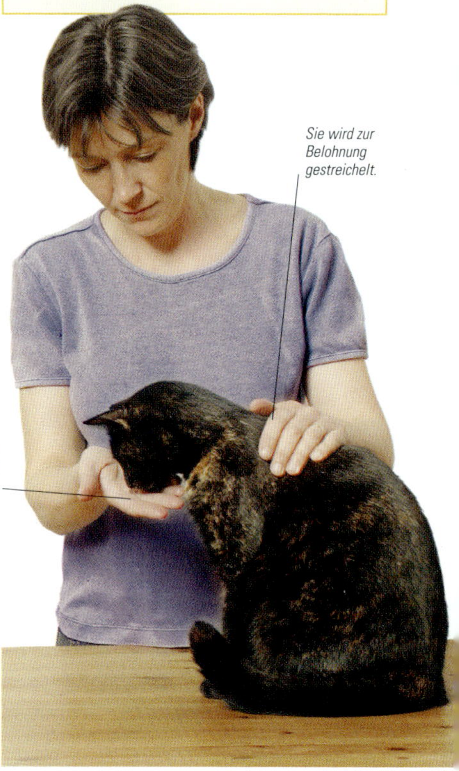
Sie wird zur Belohnung gestreichelt.
Die Katze bekommt das Leckerli.

3 Sowie die Katze sitzt, sagen Sie »Guter Sitz!« und geben ihr das Futter. Wenn Sie den Klickapparat verwenden, klicken Sie unmittelbar vor der Belohnung. Mit etwas Übung wird das Heben der Hand zum Signal für die Katze, sich zu setzen und Sie können das Futter weglassen.

Angewandtes Training

Wenn Sie Ihre Katze dazu erziehen, beim Klang ihres Namens herzukommen, machen Sie sich und ihr das Leben einfacher und sicherer. Auch das Gehen an der Katzenleine ist eine sehr nützliche Fähigkeit, die es Wohnungskatzen erlaubt, sich gefahrlos im Freien zu bewegen.

HERBEILAUFEN AUF BEFEHL

Das Herkommen auf Befehl ist sehr nützlich, um Ihre Freilandkatze ins Haus zu rufen, bevor Sie ausgehen. Beginnen Sie mit dem Training schon im frühen Kätzchenalter.

- Halten Sie einen Leckerbissen in der Hand und rufen Ihre Katze beim Namen. Wenn sie auf Sie zugeht, treten Sie einen Schritt zurück, sagen dabei »Komm!« und geben ihr dann das Futter. Wenn Sie einen Klicker (s. S. 280–281) verwenden, klicken Sie, sobald sich die Katze nähert.
- Wiederholen Sie diese Lektion und vergrößern dabei allmählich den Abstand, bis die Katze aus dem Nebenraum angelaufen kommt. Lassen Sie nach und nach das Futter weg – am Ende wird die Katze auf den »Komm!«-Befehl reagieren.

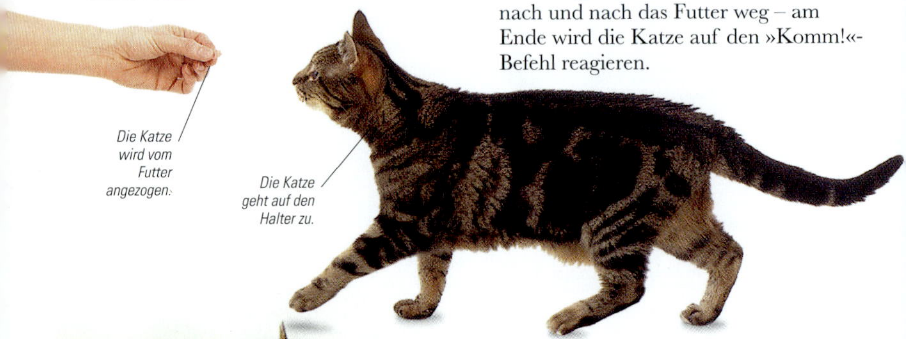
Die Katze wird vom Futter angezogen.
Die Katze geht auf den Halter zu.

ANGEWANDTES TRAINING

Wenn Ihre Katze gelernt hat, zu miauen, sobald Sie sie rufen, können Sie sie leicht ausfindig machen, wenn sie draußen einmal in Panik gerät und davonläuft oder sich versteckt.

- Sobald Ihre Katze herbeigelaufen kommt, lassen Sie sie den Leckerbissen sehen und riechen, jedoch nicht fressen. Sie wird vielleicht nach dem Bissen schlagen.
- Warten Sie, bis die Katze miaut und sagen dann ihren Namen und geben das Futter. Geben Sie dieses später im Verlauf des Trainings nur gelegentlich, um das Miauen zu verstärken.
- Lassen Sie das Futter allmählich weg, bis die Katze jedes Mal miaut, wenn Sie ihren Namen sagen. Es ist recht einfach, das Herbeilaufen mit dem Miauen zu kombinieren.

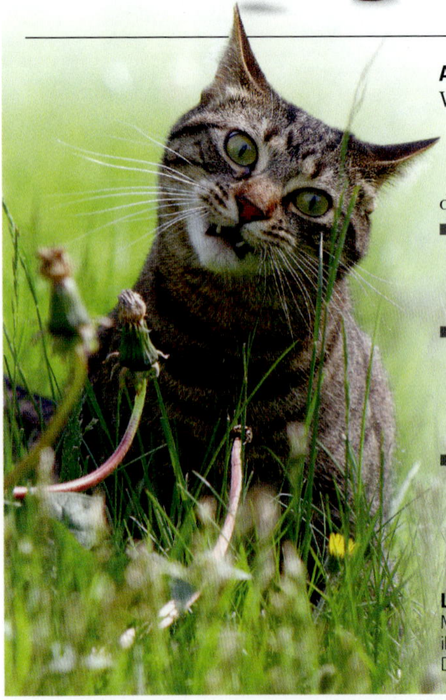

Laut geben
Manchmal gerät die Katze aus Neugier in Situationen, die ihr Angst machen, sodass sie wegläuft oder sich versteckt. Das Miauen auf Befehl hilft dabei, sie wiederzufinden.

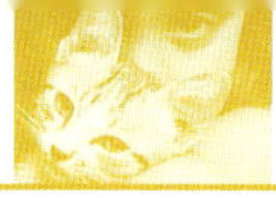

AN DER KATZENLEINE GEHEN

Wenn Sie Ihrer Wohnungskatze angewöhnen, an der Leine zu gehen, können Sie mit ihr nach draußen gehen, ohne dass Fahrzeuge, andere Katzen oder ansteckende Krankheiten eine Bedrohung darstellen. Nehmen Sie jedoch ein Katzengeschirr, da die meisten Katzen sich aus einem einfachen Halsband herauswinden können. Vor allem Kätzchen kann man leicht angewöhnen, auf Befehl herbeizulaufen und an der Leine zu gehen. Auch ältere Katzen lassen sich trainieren, es dauert aber einige Wochen. Katzen gehen nicht wie Hunde »bei Fuß«, doch sie werden Ihnen mit etwas Training recht willig folgen.

GESCHIRR ANLEGEN

Katzengeschirre bestehen meist aus Nylongewebe. Sie bestehen aus einem Halsband und einem Brustgurt, der hinter den Vorderbeinen befestigt wird. Am Verbindungssteg befestigt man die Leine.

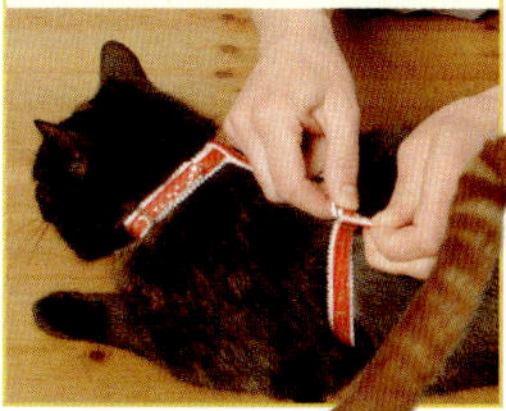

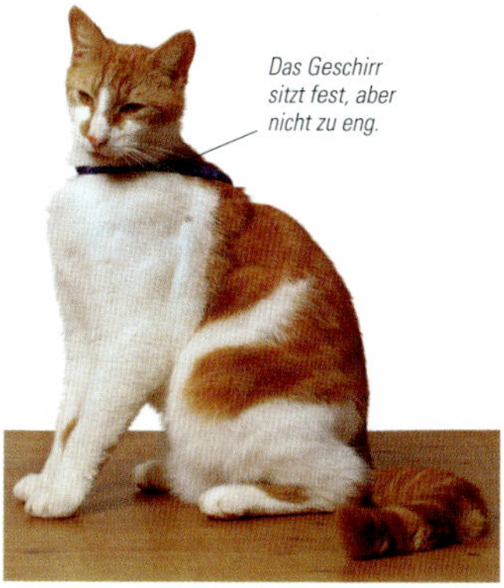

1 Das Geschirr darf nicht so eng sitzen, dass es den Brustkorb des Tieres einschnürt. Legen Sie es Ihrer Katze über ein paar Tage hinweg für kurze Zeiträume an, damit sie sich daran gewöhnt. Geben Sie dabei Futterbelohnungen.

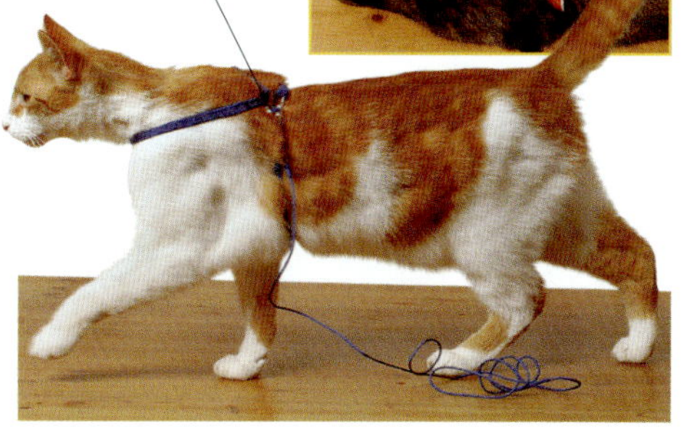

2 Wenn sich die Katze an das Geschirr gewöhnt hat, bringen Sie die Leine an und erlauben dem Tier, sie jeweils ein paar Minuten lang hinter sich her zu ziehen. Geben Sie wieder Belohnungen. Dann ergreifen Sie die Leine und gehen in der Wohnung »spazieren«.

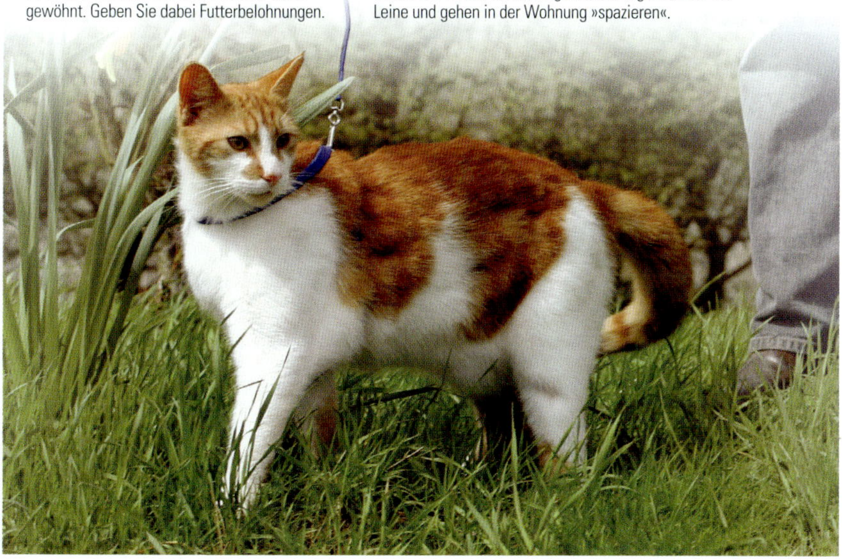

3 Bald können Sie sich nach draußen wagen, am besten am frühen Morgen. Beginnen Sie in einer ruhigen Gegend und überlassen Sie der Katze die Führung. Katzen brauchen viel Zeit zum Anhalten, Herumschauen, Beschnüffeln und Betasten. Wenn dies zur Routine geworden ist, gehen Sie ein paar Schritte vor und ermuntern die Katze, Ihnen zu folgen. Sagen Sie dabei »Komm!« und geben wieder Leckerbissen als Belohnung.

Normale Verhaltensprobleme

Das Zerkratzen von Möbeln und Teppichen und das Herumtoben in der Wohnung macht Katzen nun einmal Spaß, auch wenn uns das gar nicht gefällt. Mit ein bisschen Fingerspitzengefühl kann man sich jedoch mit der Katze recht gut arrangieren.

KRANKHEITS- ODER VERHALTENSBEDINGT?

Wenn sich das Verhalten Ihrer Katze plötzlich verändert, sollten Sie zunächst den Arzt befragen, falls dafür organische Ursachen vorliegen. Schmerzen z. B. machen Katzen oft aggressiv und bei Blaseninfektionen suchen sie sich oft andere Orte, um dort zu urinieren. Ist die Katze jedoch gesund, können Sie sich in Ruhe damit befassen, dem Problem auf andere Weise zu Leibe zu rücken.

Prüfen Sie zunächst, ob die Katze unter Stress steht und wie man diesen gegebenenfalls ausschalten kann. Das kann manchmal sehr einfach sein – ein Kratz- und Kletterbaum und ein paar Spielzeuge sorgen dafür, dass sich das Tier nicht mehr an Ihrer Einrichtung abreagieren muss. Wenn sich das Verhalten der Katze jedoch nicht ändert und Sie überzeugt sind, dass das Tier gestresst ist, können Sie ihm vom Tierarzt ein synthetisches Pheromon-Gesichtsspray verschreiben lassen. Das beruhigt die Katze meist so weit, dass sie stressbedingtes Verhalten wie das Urinieren in der Wohnung einstellt. Eine andere Sorte von Pheromonspray hilft beim Abbau von Aggressionen mehrerer Katzen untereinander.

HÄUFIGE STRESSFAKTOREN

Veränderungen in der gewohnten Umgebung verursachen bei Katzen oft heftigen Stress, der wiederum zu recht unangenehmen Verhaltensänderungen führen kann. Die Katze fürchtet vor allem, dass ihr Territorium bedroht wird oder dass sie Ihre Aufmerksamkeit mit Eindringlingen teilen muss. Die Ankunft eines Babys oder eines neuen Tieres kann heftige seelische Konflikte verursachen. Da Katzen ihre Reaktion nicht wie Menschen durch die Mimik zeigen können, müssen sie auf bestimmte Verhaltenssignale zurückgreifen, darunter die nachdrückliche Markierung des Territoriums durch Kratzen, Urin sprühen und Koten.

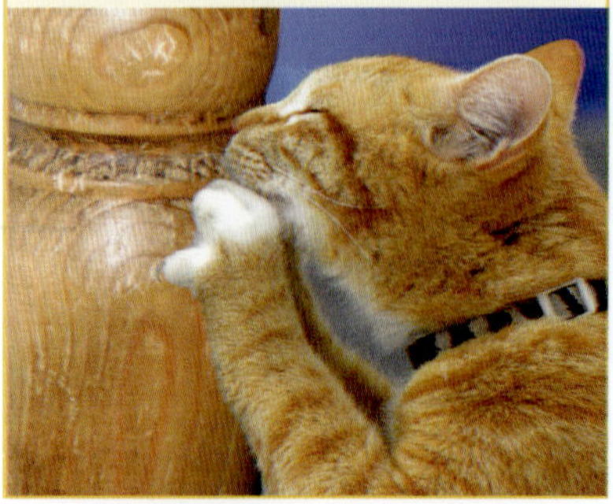

AGGRESSIVE KATZEN

Aggressionen gehören zum normalen Verhalten der Katze und äußern sich, wie auch bei anderen Tieren, in ganz verschiedenen Situationen, z. B. bei Schmerzen oder, wenn das Tier durch zu heftiges Herumtollen überdreht ist. Manche Katzen mögen es nicht, zu viel gestreichelt zu werden, während andere aus Langeweile destruktiv werden. Aggressionen zwischen Haustieren können entstehen, wenn ein Tier längere Zeit fort war, z. B. beim Tierarzt oder in der Tierpension. Wenn für das Verhalten der Katze keine medizinischen Gründe vorliegen, können diese Tipps Ihnen dabei helfen, Abhilfe zu schaffen.

- Lassen Sie Ihre Katze kastrieren, bevor sie sechs Monate alt ist, damit sie weniger aggressives Territorialverhalten zeigt.
- Sorgen Sie dafür, dass die Katze nicht in einer reizarmen Umgebung aufwächst und dass sie früh mit anderen Tieren in Berührung kommt.
- Beobachten Sie Ihre Haustiere. Bringen Sie dem Hund bei, sanft mit der Katze umzugehen und lassen Sie die Tiere nicht miteinander allein.
- Vermeiden Sie Stress und traumatische Situationen, z. B. allzu laute Musik und lassen die Kinder nicht mit der Katze herumtoben.
- Spielen Sie mit der Katze, damit sie angestaute Energie abreagieren kann.
- Wählen Sie Spiele, die nicht in Rangelei und Beißen ausarten können.

ANGRIFFE AUF DIE KNÖCHEL

Attacken auf die Beine der Mitmenschen gehören zum normalen Spielverhalten von Katzen, sind jedoch unangenehm. Manchmal spielen, auch bei kastrierten Tieren, sexuelle Motive mit hinein. Kater gehen häufiger auf Menschenbeine los als Kätzinnen. Wenn Ihre erwachsene Katze immer noch kindliches Verhalten zeigt, können diese Tipps vielleicht Abhilfe schaffen.

- Vermeiden Sie, dass die Katze durch zu raue Spiele überstimuliert wird.
- Führen Sie interaktive Spiele mit Tischtennisbällen, leeren Plastikflaschen, Federbäuschen oder katzenfreundlichen Laserlampen ein.
- Denken Sie mit. Tragen Sie ein mit Katzenminze gefülltes Spielzeug bei sich und werfen Sie es der Katze hin, wenn sie sich anschleicht.

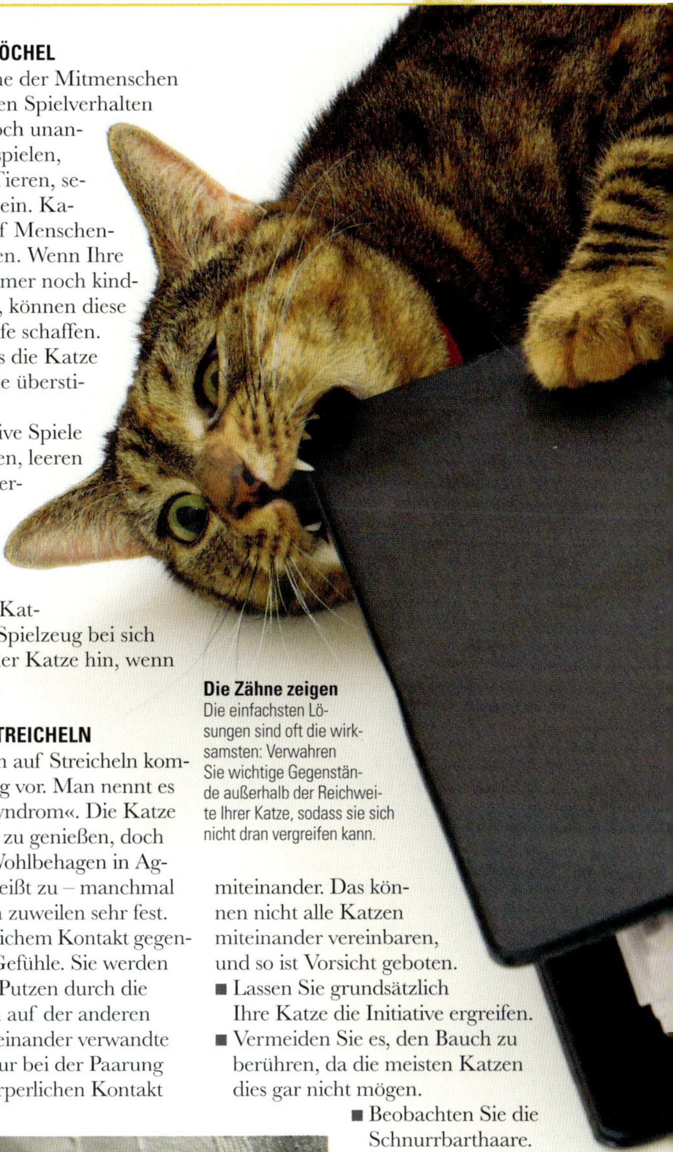

Die Zähne zeigen
Die einfachsten Lösungen sind oft die wirksamsten: Verwahren Sie wichtige Gegenstände außerhalb der Reichweite Ihrer Katze, sodass sie sich nicht dran vergreifen kann.

AGGRESSION BEIM STREICHELN

Aggressive Reaktionen auf Streicheln kommen erstaunlich häufig vor. Man nennt es »Petting and Biting Syndrom«. Die Katze scheint das Streicheln zu genießen, doch plötzlich schlägt ihr Wohlbehagen in Aggression um und sie beißt zu – manchmal nur zum Schein, doch zuweilen sehr fest. Katzen haben körperlichem Kontakt gegenüber sehr gemischte Gefühle. Sie werden dadurch zwar an das Putzen durch die Mutter erinnert, doch auf der anderen Seite haben nicht miteinander verwandte erwachsene Katzen nur bei der Paarung oder bei Kämpfen körperlichen Kontakt miteinander. Das können nicht alle Katzen miteinander vereinbaren, und so ist Vorsicht geboten.

- Lassen Sie grundsätzlich Ihre Katze die Initiative ergreifen.
- Vermeiden Sie es, den Bauch zu berühren, da die meisten Katzen dies gar nicht mögen.
- Beobachten Sie die Schnurrbarthaare. Wenn diese sich nach vorne richten, ist es Zeit, sich zurückzuziehen.
- Hören Sie sofort auf, wenn die Katze nach Ihnen zu schnappen beginnt.

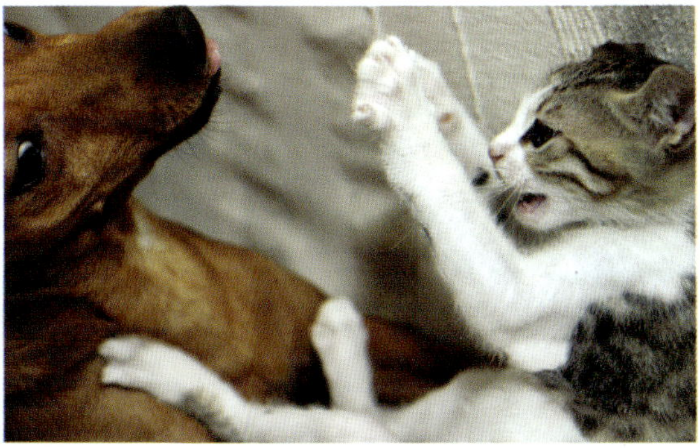

Rivalenkämpfe
Gewöhnen Sie Ihre Katze so früh wie irgend möglich an den Kontakt mit anderen Tieren. Hunde und Katzen, die zusammen aufwachsen, respektieren sich zumeist und kämpfen selten miteinander.

DAS ZERKRATZEN VON MÖBELN

Kratzen ist für eine Katze so normal wie koten und urinieren. Es trainiert die Pfoten, schärft die Krallen und stärkt die Muskulatur. Es gehört zudem zum Territorialverhalten, denn Kratzspuren und deren Geruch sind für andere Katzen als Gebietsmarker sofort erkennbar. Sie können dieses Verhalten nicht ausmerzen, nur umlenken.

- Ein Kratzbaum sorgt dafür, dass sich das Tier nicht an den Möbeln vergreift.
- Die meisten Katzen lieben senkrechte Kratzpfosten, manche jedoch horizontale. Beobachten Sie vor dem Kauf Ihre Katze genau.
- Stellen Sie überall dort Kratzpfosten auf, wo Ihre Katze vorher gekratzt hat, z. B. beim Sofa oder oben auf dem Treppenabsatz.
- Wenn Ihre Katze den Kratzbaum nicht annimmt, reiben Sie ihn mit etwas Katzenminze ein oder befestigen dort eines ihrer Lieblingsspielzeuge.
- Wenn die Katze mehr als zwei oder drei Kratzstellen in der Wohnung hat, konsultieren Sie den Tierarzt, denn das weist darauf hin, dass sie gestresst ist.

Wenn ein Kratzbaum das Problem nicht löst, müssen Sie leider zu härteren Maßnahmen übergehen.

- Befestigen Sie doppelseitiges Klebeband, wo die Katze nicht kratzen darf – das klebrige Gefühl auf den Pfoten mögen Katzen gar nicht.
- Installieren Sie Infrarot-Bewegungsmelder, die ein lautes Geräusch ertönen lassen, wenn die Katze den Laserstrahl passiert.

PASSIVE ABSCHRECKUNG

Manchmal nützen sanfte Methoden einfach nichts, und man muss zu nachdrücklicheren Mitteln greifen. Eine Wasserpistole ist die ideale »Waffe« gegen Katzen, die immer wieder auf den Tisch springen, während Sie essen. Zielen Sie jedoch stets auf den Körper, nicht ins Gesicht.

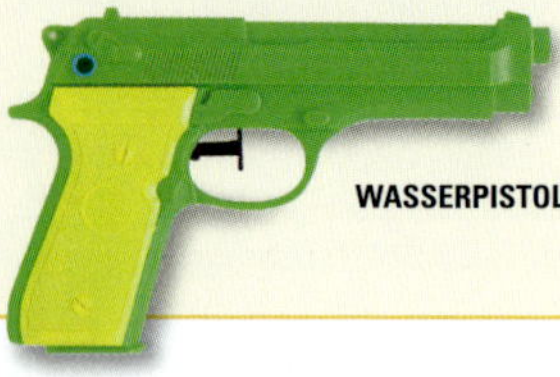

WASSERPISTOLE

- Lassen Sie der Katze vom Tierarzt Krallenkappen aus Weichplastik anlegen.
- Legen Sie eine Gummimatte auf die Lieblings-Kratzstelle.
- Wenn Sie die Katze beim Kratzen beobachten, beschießen Sie sie mit einem Wasserstrahl aus einer Wasserpistole.
- Reinigen Sie die Kratzstellen mit biologischem Putzmittel und besprühen sie mit medizinischem Desinfektionsmittel. Katzen hassen den Geruch.

URIN VERSPRÜHEN

Katzen markieren ihr Territorium, indem sie Urin versprühen. Das kommt zwar bei Katern häufiger vor, doch selbst nach der Kastration oder Sterilisation wurde dieses Verhalten bei beiden Geschlechtern beobachtet. Urin sprühen ist zwar normal, kann jedoch auch durch Stress ausgelöst werden, z. B. wenn sich das Tier durch eine neue Katze im Haus bedroht fühlt. Es reicht schon, wenn eine fremde Katze den Garten betritt. Forschen Sie nach den Gründen und versuchen inzwischen Folgendes:

- Halten Sie die Katze während Ihrer Abwesenheit in einem großen, mit Katzentoilette, Decken, Futter und Trinkwasser ausgestatteten Käfig.
- Reinigen Sie die Sprühstellen mit einem enzymhaltigen Produkt, das die Gerüche entfernt und nicht nur überdeckt. Es gibt sie in der Zoohandlung.

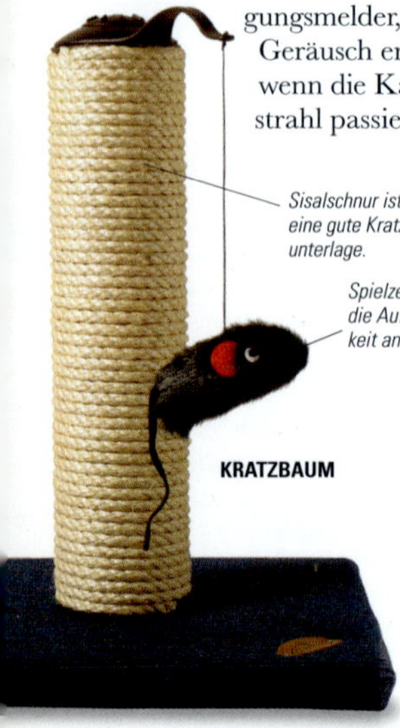
Sisalschnur ist eine gute Kratzunterlage.
Spielzeug zieht die Aufmerksamkeit an.

KRATZBAUM

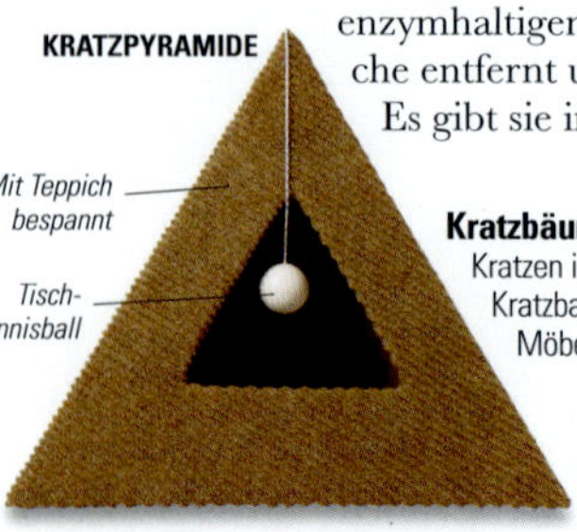
Mit Teppich bespannt
Tischtennisball

KRATZPYRAMIDE

Kratzbäume
Kratzen ist wichtig für die Krallenpflege. Ein Kratzbaum sorgt dafür, dass die Katze Ihre Möbel und Teppiche in Ruhe lässt.

- Wenn sich die Katze mit erhobenem Schwanz rückwärts auf eine Wand zu bewegt, drücken Sie diesen sanft herunter und lenken sie mit einem Spiel ab.
- Stellen Sie einen Futternapf in die Nähe der Sprühstellen. Katzen sprühen nicht neben Futter.

PROBLEME MIT DER KATZENTOILETTE

Wenn eine Katze die Katzentoilette nicht annimmt, ist dicke Luft vorprogrammiert. Die häufigsten Gründe, warum Katzen sich anderswo erleichtern, sind verschmutzte Toiletten oder Kot und Urin einer anderen Katze. Die Definition von »verschmutzt« variiert von Katze zu Katze. Manchen genügt die tägliche Reinigung, andere verlangen diesen Service nach jeder Benutzung! Hier sind ein paar Tipps, die allen das Leben leichter machen:

- Die Katzentoilette soll vor allem Ihrer Katze zusagen. Viele Katzen lehnen überdachte Katzentoiletten ab, weil der Geruch in ihnen hängen bleibt!
- Finden Sie durch Versuch und Irrtum heraus, welche Katzenstreu Ihr Tier am meisten schätzt. Vielen Katzen kommt es vor allem auf die Textur an.
- Wenn Sie eine geeignete Katzenstreu gefunden haben, bleiben Sie dabei – ein Wechsel kann zu erneuten Problemen führen.
- Katzen sind gern ungestört, wenn sie ihr Geschäft erledigen. Sorgen Sie dafür, dass die Toilette gut erreichbar ist, aber wenig Einblick gewährt. Jede Katze sollte ihre eigene Toilette haben, und zwar auf jeder Etage.

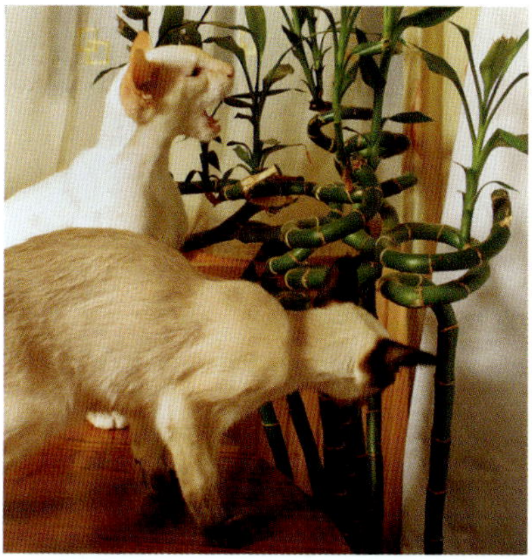

Pflanzenfresser
Manche Zimmerpflanzen sind für Katzen giftig. Wenn Ihre Katze das Knabbern nicht lassen kann, hängen Sie sie außer Reichweite und stellen dem Tier etwas Katzengras hin.

ALLZU ANHÄNGLICHE KATZEN

Etwa 10 % aller Katzen, die beim Verhaltenspsychologen landen, sind allzu stark auf ihre Katzenhalter fixiert. Verhaltensstörungen wie erlernte Hilflosigkeit oder übertriebene Einforderung von Aufmerksamkeit sind besonders schwer zu therapieren, da diese meist untrennbar an die seelischen Bedürfnisse des Halters gekoppelt sind. Solche Katzen verspritzen Urin, fressen nur aus der Hand und erzwingen Aufmerksamkeit durch fortwährendes Miauen. Hier muss der Katzenhalter sein Verhalten ändern.

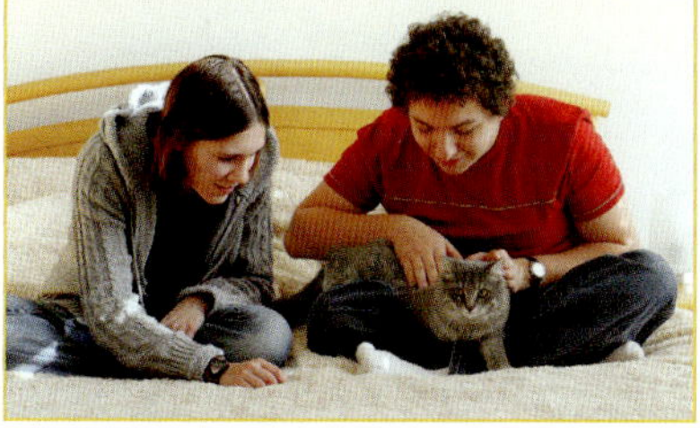

- Wenn die Katze wieder daneben gezielt hat, sperren Sie sie in einen kleinen Raum mit der Katzentoilette und ihrer Lieblingsstreu, z. B. ins Badezimmer, und lassen sie erst heraus, wenn sich alles normalisiert hat.

AUF ARBEITSFLÄCHEN SPRINGEN

Katzen haben gern den Überblick über ihr Territorium. Arbeitsflächen und Küchenmöbel sind ideale – und nahrhafte – Ausguckplätze.

- Lassen Sie in der Küche niemals Nahrungsmittel offen herumliegen.
- Kleben Sie doppelseitiges Klebeband auf die Arbeitsfläche, bis die Katze dort nicht mehr hingeht.
- Wenn die Katze auf die Arbeitsfläche springt, während Sie dort Essen zubereiten, locken Sie sie mit ein paar Leckerbissen zu ihrem Futternapf.
- Manchmal geht es der Katze einfach nur um den erhöhten Platz. Geben Sie ihr einen Kletterbaum als Alternative.

PFLANZEN ANFRESSEN

Wenn Ihre Katze an den Zimmerpflanzen knabbert, vergewissern Sie sich zunächst, dass diese für Katzen ungiftig sind (s. S. 276–277).

- Sorgen Sie dafür, dass sich die Pflanzen außerhalb der Reichweite der Tiere befinden (z. B. in Hängekörben).
- Wählen Sie Pflanzen, die Katzen nicht schätzen, z. B. Kakteen.

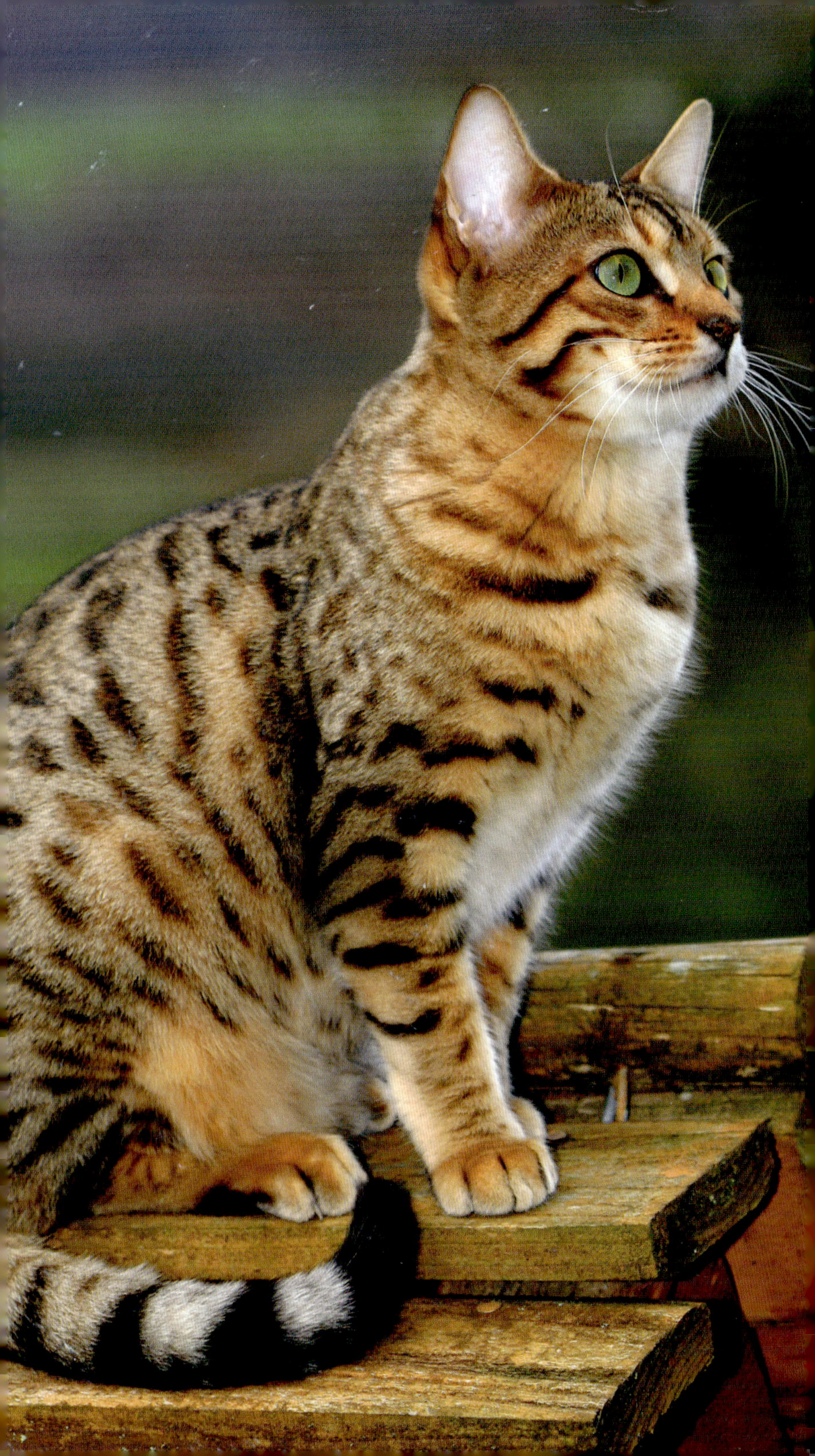

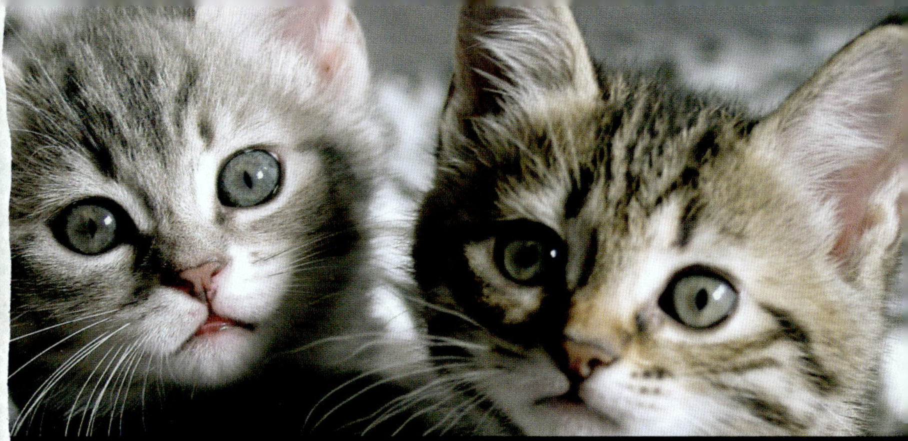

KOMPAKT & **VISUELL**

Katzen

DR. BRUCE FOGLE
Mit Beiträgen von
Candida Frith-Macdonald

DK

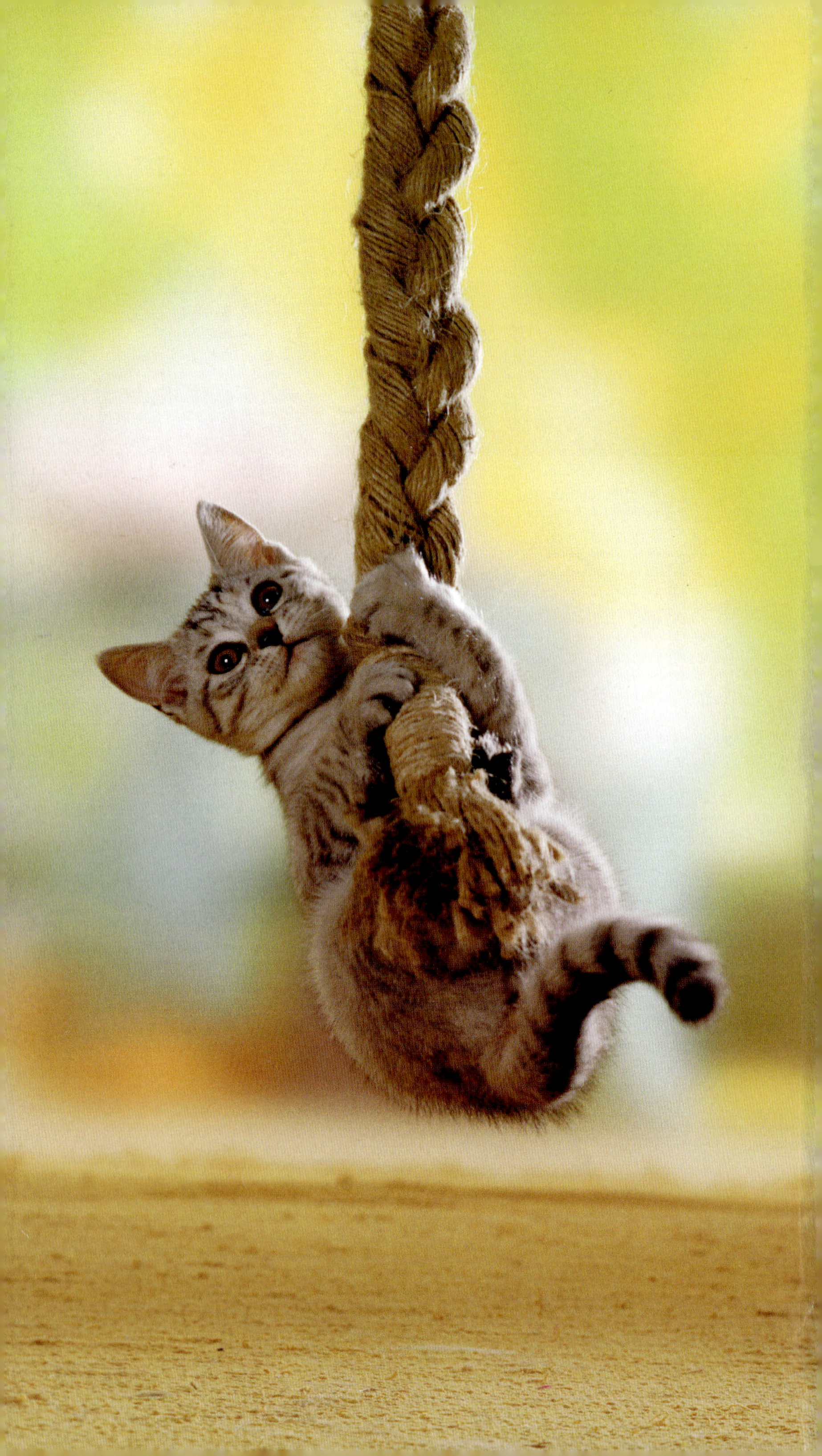

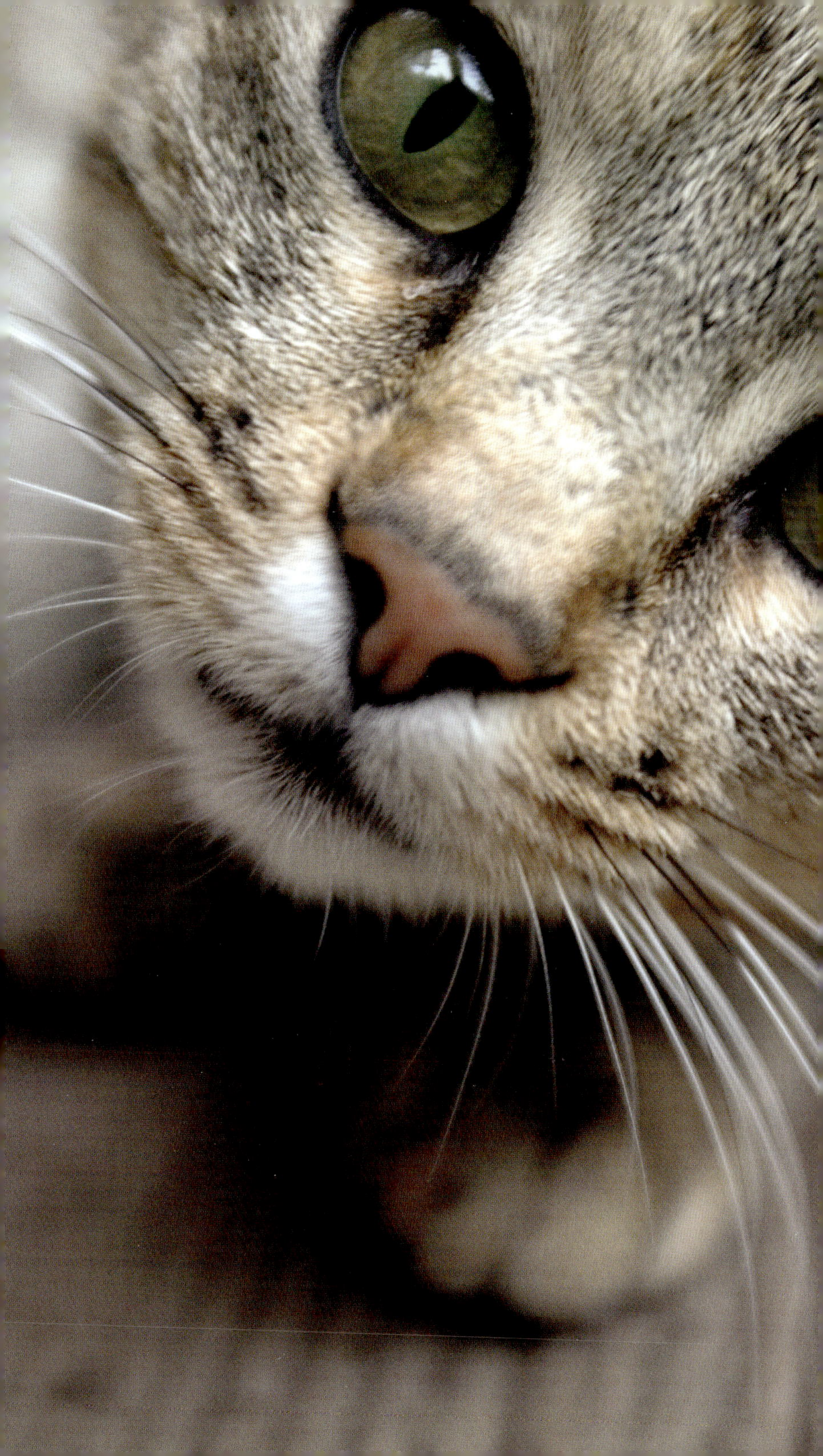

»WER MAG GLAUBEN, DASS HINTER DIESEN LEUCHTENDEN AUGEN KEINE SEELE WOHNE!«

Théophile Gautier, Schriftsteller, 1811–1872

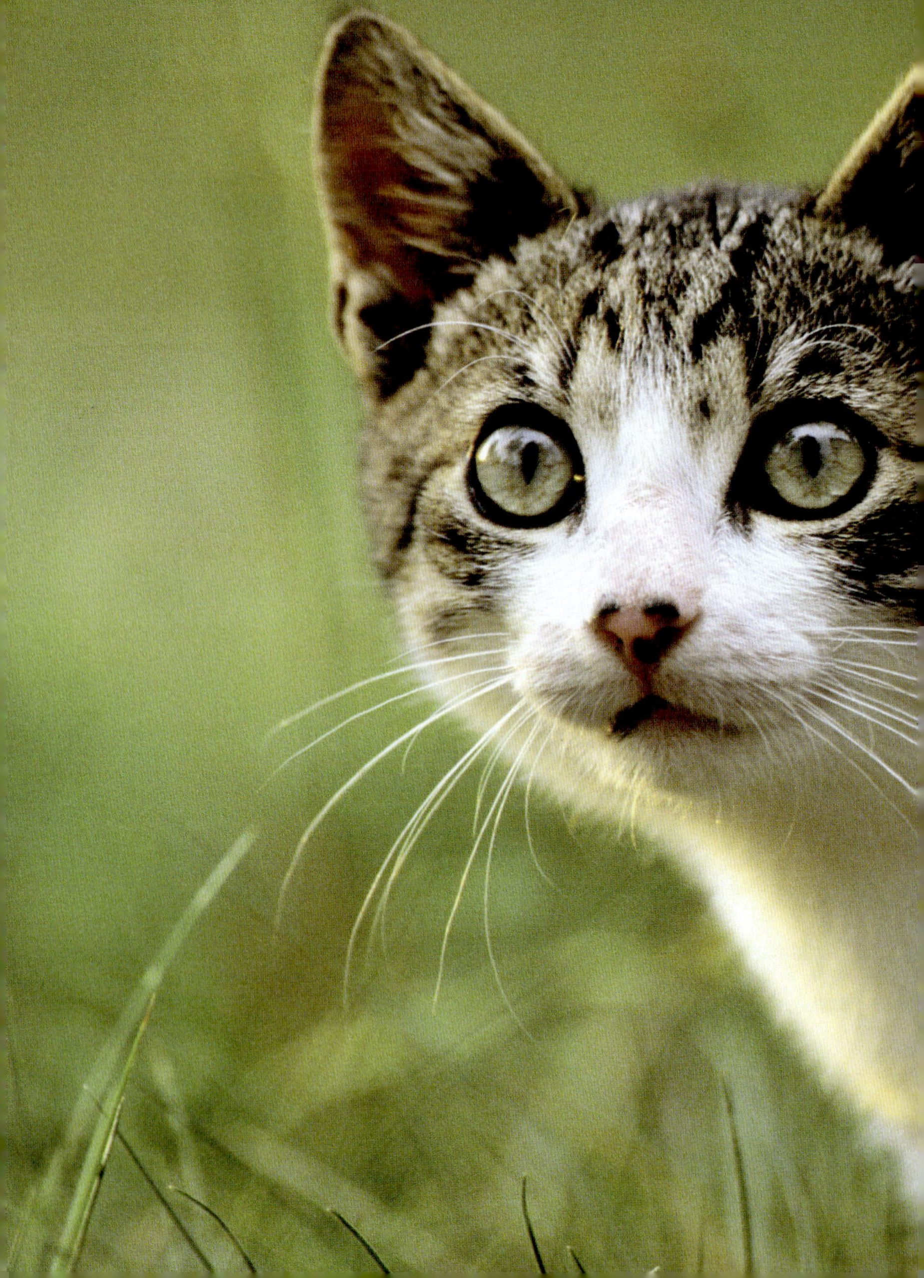

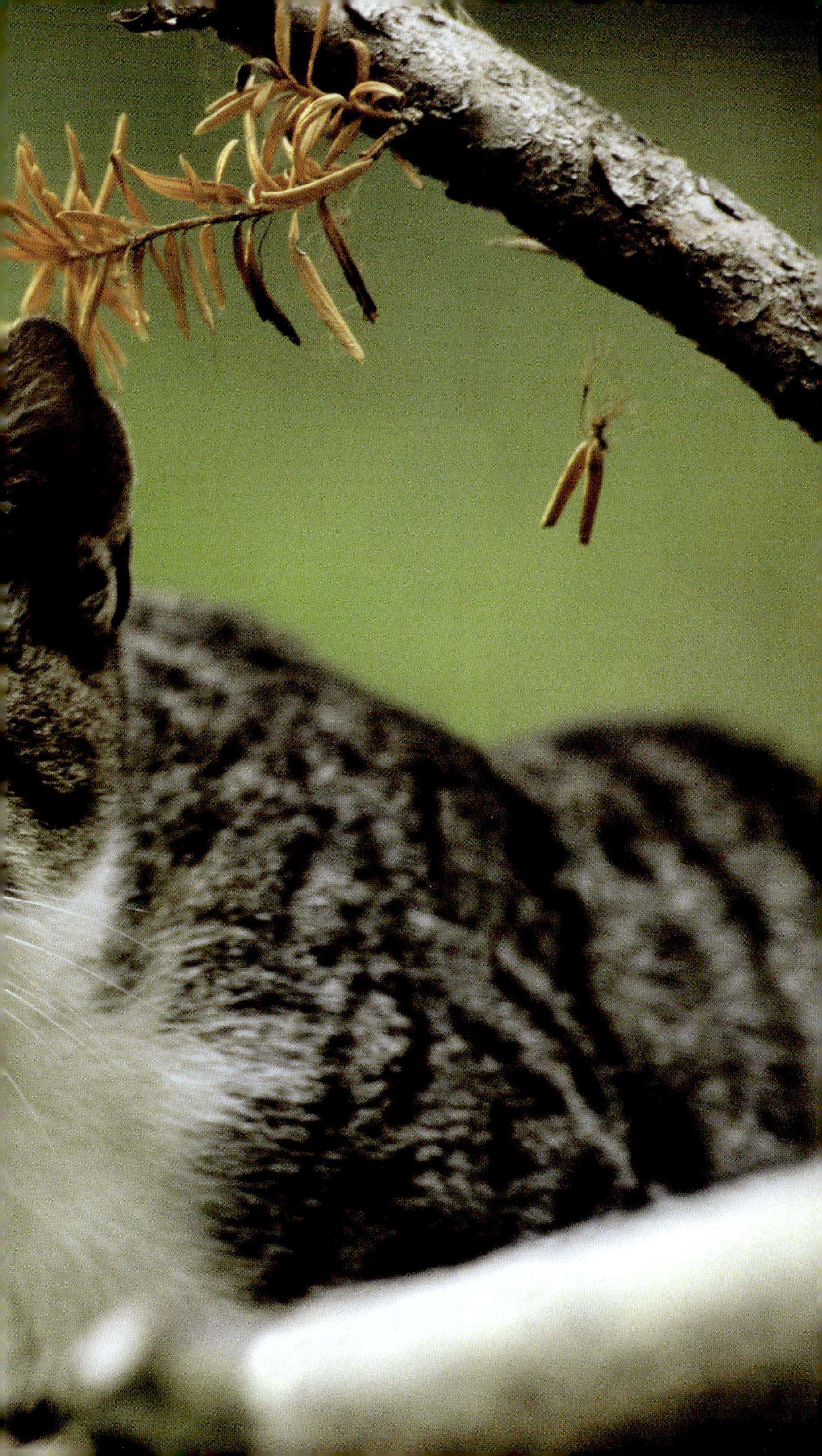

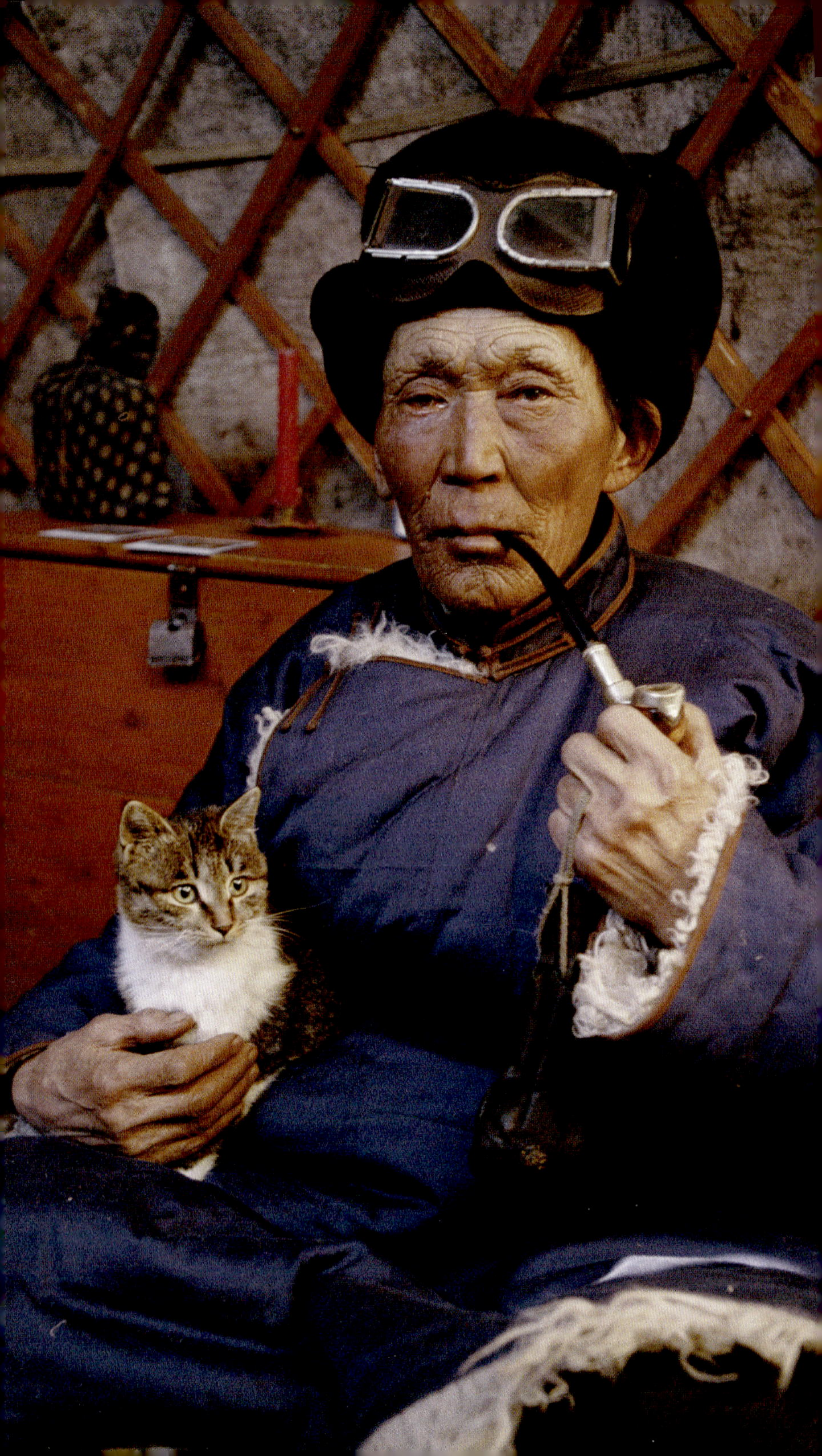

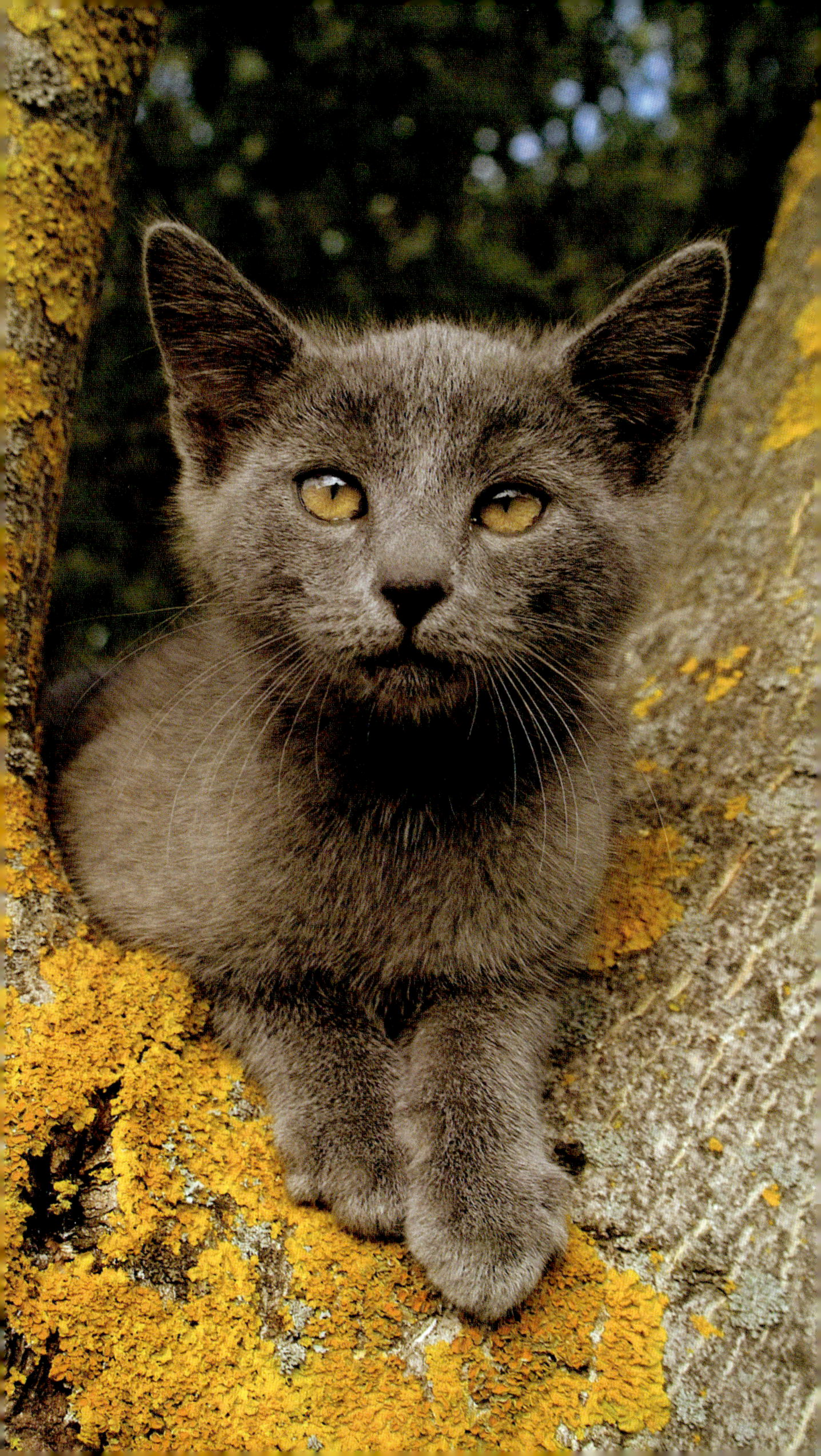

DORLING KINDERSLEY
London, New York, Melbourne,
München und Delhi

Projektbetreuung Rob Houston
Redaktionsassistenz Miezan van Zyl
Bildbetreuung Maxine Lea
Herstellung Louise Minihane
Grafik Bryn Walls

Cheflektorat Sarah Larter, Liz Wheeler
Chefbildlektorat Phil Ormerod
DTP-Design Laragh Kedwell
Programmleitung Jonathan Metcalf

Für Dorling Kindersley produziert von
studio **cactus** ltd

13 SOUTHGATE STREET WINCHESTER HAMPSHIRE SO23 9DZ UK
TEL 00 44 1962 878600 **EMAIL** MAIL@STUDIOCACTUS.CO.UK **WEBSITE** WWW.STUDIOCACTUS.CO.UK

Lektorat Aaron Brown
Projektbetreuung Jo Weeks
Leitung Design Dawn Terrey
Redaktion Ferdie McDonald, Amanda Lebentz
Design Sharon Rudd, Claire Moore
Designassistenz Steve Wade, Laura Watson, Sharon Cluett
Lektoratsassistenz Jennifer Close, Robert Walker
Leitung Gestaltung Amanda Lunn
Redaktionsleitung Damien Moore

Für die deutsche Ausgabe:

Programmleitung Monika Schlitzer
Projektbetreuung Regina Franke
Herstellungsleitung Dorothee Whittaker
Herstellung Gerd Wiechcinski

Bibliografische Information Der Deutschen Bibliothek
Die Deutsche Bibliothek verzeichnet diese Publikation in der Deutschen Nationalbibliografie; detaillierte bibliografische Daten sind im Internet über http://dnb.ddb.de abrufbar.

Titel der englischen Originalausgabe:
Eyewitness Companions: Cats

Übersetzung Frauke Watson
Redaktion Dr. Christa Söhl
Satz Roman Bold & Black

ISBN: 978-3-8310-1078-3

Colour reproduction by Colourscan, Singapore
Printed and bound in China by Leo paper products

Besuchen Sie uns im Internet
www.dk.com

Hinweis
Die Informationen und Ratschläge in diesem Buch sind von den Autoren und vom Verlag sorgfältig erwogen und geprüft, dennoch kann eine Garantie nicht übernommen werden.

Eine Haftung der Autoren bzw. des Verlags und seiner Beauftragten für Personen-, Sach- und Vermögensschäden ist ausgeschlossen.

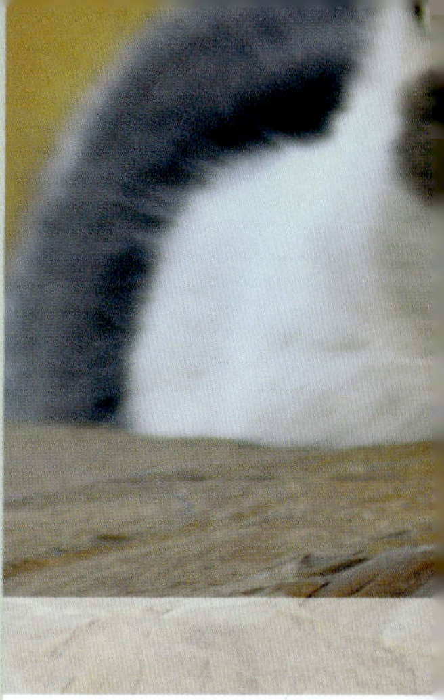

DIE GESCHICHTE DER KATZE

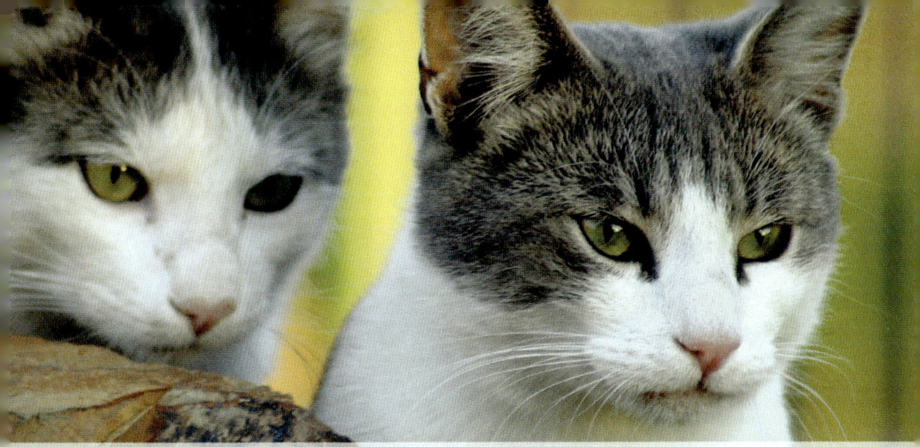

INHALT

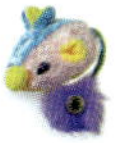

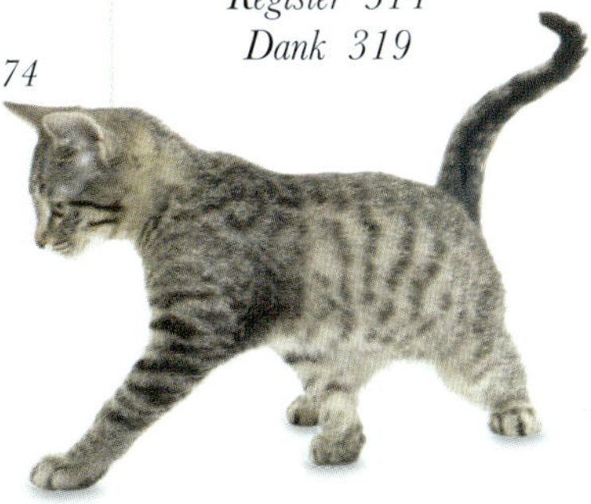

DIE HAUSKATZE IST EINE MODERNE ERFOLGSSTORY. DAS SAUBERE, UNABHÄNGIGE UND SELBSTBEWUSSTE TIER HAT STILL UND HEIMLICH DEN HUND AUS SEINER FÜHRUNGSPOSITION ALS HAUSTIER VERDRÄNGT: EINE KATZE IM HAUS BEFRIEDIGT EINFACH UNSER TIEF WURZELNDES BEDÜRFNIS, MITTEN IM HERZEN DER NATUR ZU LEBEN.

SPÄTE EVOLUTION

Aus evolutionärer Sicht ist die Hauskatze eine relativ neue Erscheinung. Die Afrikanische Wildkatze wurde erst vor 5000 Jahren zur Hauskatze. Als Gegenleistung erhielt sie Schutz gegen größere Raubtiere und eine zuverlässige Nahrungsquelle. Es ist erst 1000 Jahre her, dass sie mit unserer Hilfe die Reise quer durch Asien bis nach Japan antrat und erst seit 300 Jahren ist sie auf dem amerikanischen Kontinent, in Australien und Neuseeland und überhaupt auf allen größeren Inseln der Erde anzutreffen. Man schätzt, dass heute ungefähr 400 Millionen Hauskatzen auf der ganzen Welt leben – die eine Hälfte davon halbwild, die andere in unseren Haushalten. In den letzten 100 Jahren hat sich die Rolle der Katze einschneidend verändert – der nützliche Mauser wurde zum Schoßtier. Dieser evolutionäre Übergang vom Wildtier zum Haustier vollzog sich durch die große genetische Anpassungsfähigkeit der Katze völlig reibungslos.

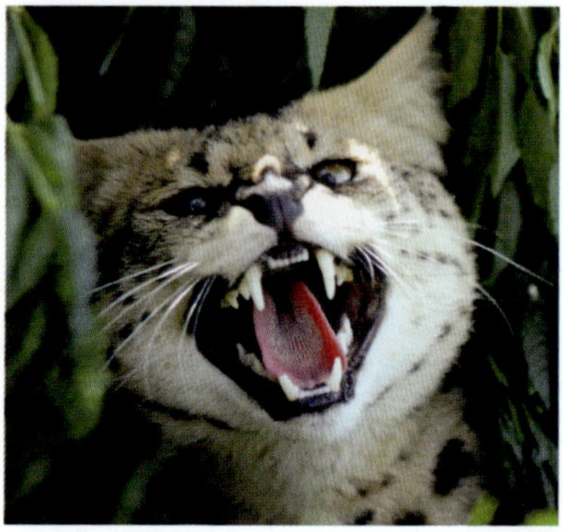

Verwandte Züge
Für den afrikanischen Serval sind Beweglichkeit, Jagdgeschick und Fellzeichnung lebenswichtig. Auch die Hauskatze hat sich wesentliche Züge ihrer entfernten Vorfahren bewahrt.

Die Wahl einer Katze kann sich durch die riesige Auswahl an Rassen recht schwierig gestalten. Durch selektive Zucht ist es gelungen, bestimmte Vorzüge hervorzuheben, nicht allein in Bezug auf Farbe und Länge des Fells, sondern auch auf Verhalten und Temperament. Schlussendlich jedoch ist die Entscheidung für »Ihre« Katze eine sehr persönliche Entscheidung.

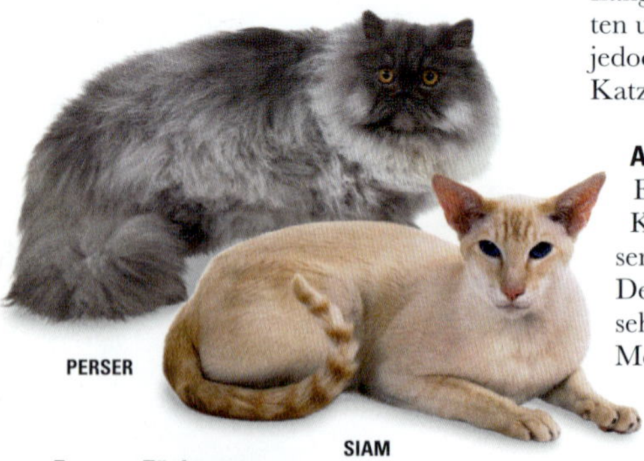

Extreme Züchtungen
Jede Katze erinnert in Körperbau und Größe noch stark an ihre Vorfahren. Selektive Züchtung hat jedoch viele neue Körper- und Gesichtsformen und Fellarten hervorgebracht.

ANPASSUNGSFÄHIGKEIT IM VERHALTEN

Es gibt viele Gründe dafür, warum die Katze einen solchen Siegeszug in unsere Häuser und Herzen angetreten hat. Denn auf den ersten Blick ist dies eine sehr eigentümliche Kombination, da Menschen und Katzen grundsätzlich voneinander verschiedene Lebensgewohnheiten haben. Während Hunde von Natur aus die Gesellschaft lieben, sind Katzen geborene Einzelgänger – sie tanzen nur nach ihrer eigenen Pfeife. Katzen sind gern allein und normalerweise weniger gern in Gesellschaft von anderen Katzen oder anderen Tieren. Es gibt allerdings eine faszinierende Zeitspanne in ihrer frühen Kindheit, in der sie leicht an andere Tierarten und Lebensweisen gewöhnt werden können. Alle Erfahrungen, denen ein unter sieben Wochen altes Kätzchen ausgesetzt wird – von Menschen hochgenommen oder von Hunden geleckt werden, in die Gesellschaft anderer, nicht mit ihnen verwandter Katzen oder gar Beutetiere wie Mäusen und Hamster gebracht werden – wird automatisch zur Lebenskultur dieses Tieres. Diese Anpassungsfähigkeit ist der Grund dafür, dass die Katze ihre Lebensweise so harmonisch der unseren angleichen konnte. Ein weiterer Grund ist auch, dass wir die geschmeidige, elegante und unabhängige Katze einfach unglaublich attraktiv finden. Sie ist leise, peinlich sauber, pflegeleicht, aber dennoch bereit, einem fürsorglichen Besitzer Zuneigung entgegenzubringen – kurz, einfach ideal für unseren modernen Lebensstil.

DIE PFLEGE IHRER KATZE

Eine Katze zu besitzen, bedeutet Freundschaft, Treue, Unterhaltung und vor allem einen privilegierten Platz zur Betrachtung der Natur. Denn tief im Herzen jeder Katze schlummert immer noch das kleine, aber gefährliche Raubtier. Es ist einfach eine Freude, ihr dabei zuzuschauen, wenn sie ihre Anmut, ihren Gleichgewichtssinn, ihre Zielsicherheit und die blitzschnellen Instinkte spielen lässt. Doch so unabhängig sie auch sein mag: Eine Hauskatze ist auf Nahrung, Sicherheit und Gesunderhaltung angewiesen. So hat sie zum Beispiel ganz besondere Nahrungsbedürfnisse: Katzen, die kein Fleisch zu fressen bekommen, werden sterben. Hauskatzen haben relativ wenige natürliche Feinde, doch wenn sie krank oder verletzt sind, ist ihr natürlicher Instinkt immer noch, sich zu verstecken. In diesem Buch lernen Sie, für Ihre Katze zu sorgen und das Haus zu einem idealen Lebensraum für Ihren kleinen Freund zu machen.

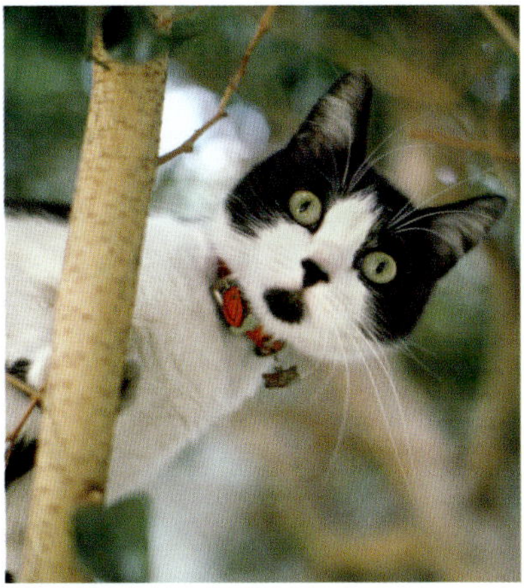

Abenteuerlust
In der freien Natur ist die Katze Einzelgängerin. Auch die Hauskatze muss ihre Neugier, ihre Abenteuerlust und das Bedürfnis nach Unabhängigkeit ausleben können.

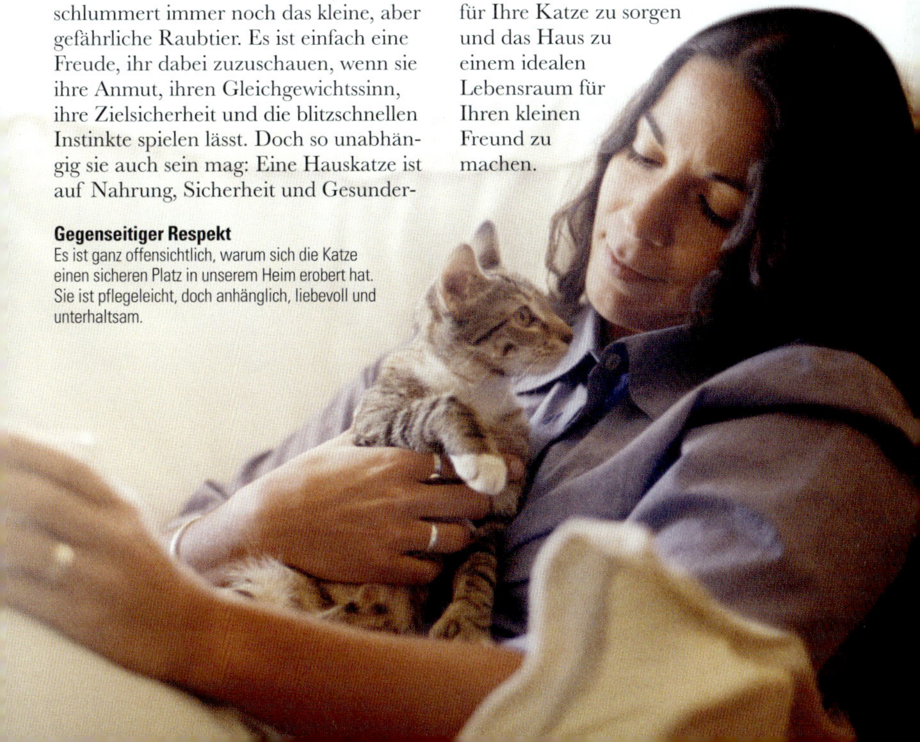

Gegenseitiger Respekt
Es ist ganz offensichtlich, warum sich die Katze einen sicheren Platz in unserem Heim erobert hat. Sie ist pflegeleicht, doch anhänglich, liebevoll und unterhaltsam.

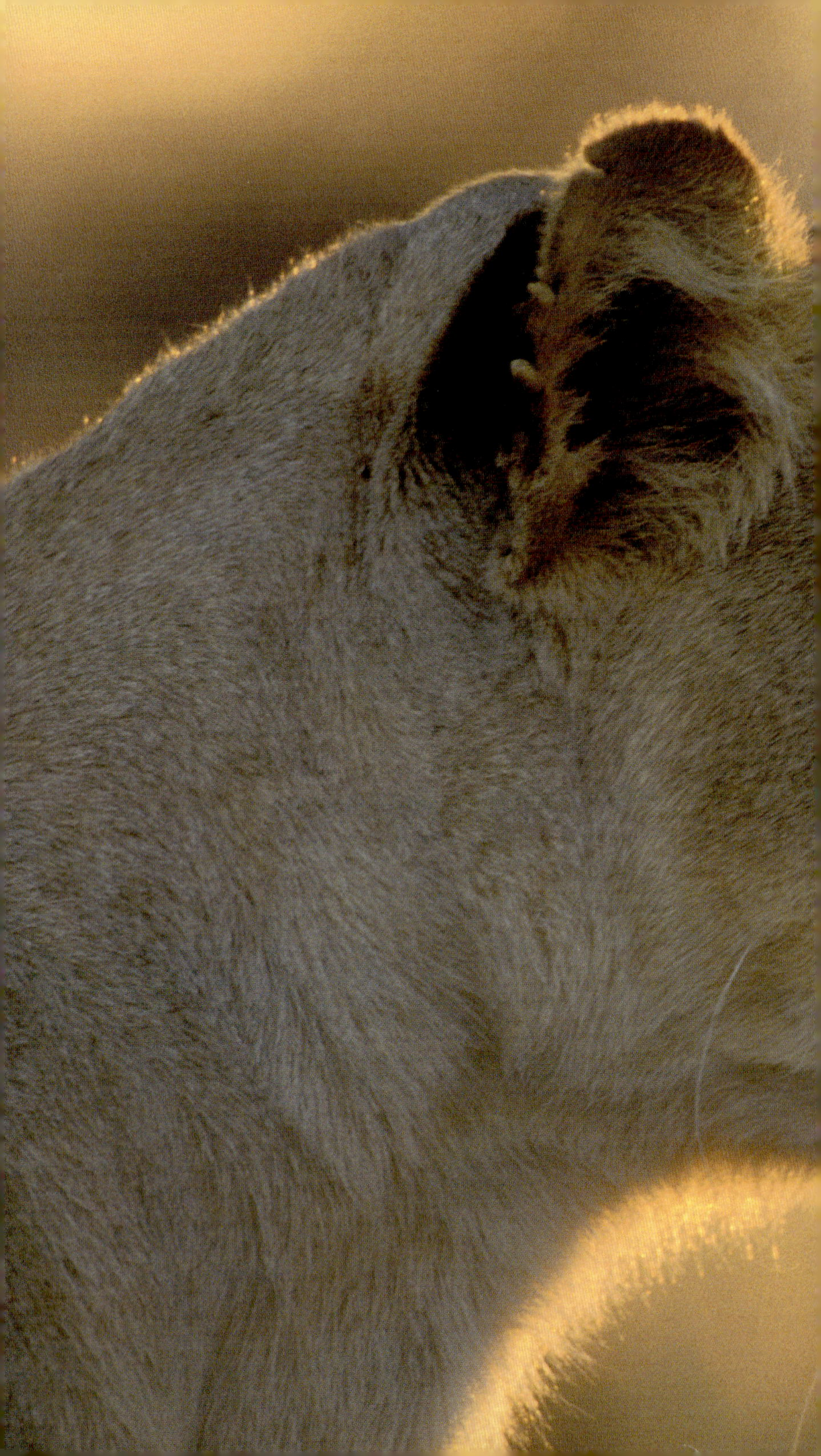

DIE GESUNDHEIT IHRER KATZE

Katzen sind von Natur aus auf das Leben als Einzelgänger eingestellt. Viele Gesundheitsprobleme von Hauskatzen entstehen erst durch die Nähe zum Menschen und zu anderen Katzen. Behalten Sie von Anfang an das Gewicht, die Beweglichkeit und das Verhalten Ihrer Katze im Auge, damit Sie Warnzeichen so früh wie möglich bemerken.

IHRE KATZE BRAUCHT SIE

Katzen sind zwar Raubtiere, doch relativ klein. Sie waren ursprünglich in der freien Natur mancherlei Gefahren von größeren Raubtieren ausgesetzt und mussten lernen, jedes Anzeichen von Verletzungen und Krankheiten zu maskieren, um nicht selbst zur Beute zu werden. Wenn Hauskatzen zum Tierarzt gebracht werden, sind ihre Krankheiten daher meist wesentlich weiter fortgeschritten als etwa die von Hunden.

Bei einer gesunden Katze befinden sich alle Körperfunktionen im Gleichgewicht. Jedes Abweichen von dieser so genannten »Homöostase« lässt gesundheitliche Probleme vermuten. Veränderungen in der Fellqualität, Gewichtsschwankungen und verminderte Beweglichkeit sind Anzeichen dafür, dass es Ihrer Katze nicht gut geht. Stress oder Konditionsmangel schwächt das Immunsystem und macht das Tier anfällig gegen Krankheiten. Augenprobleme und Beschwerden im Mundbereich,

Vor Gesundheit strotzend
Eine gesunde Katze hat glänzendes Fell, klare, leuchtende Augen und ein waches Interesse für ihre Umgebung.

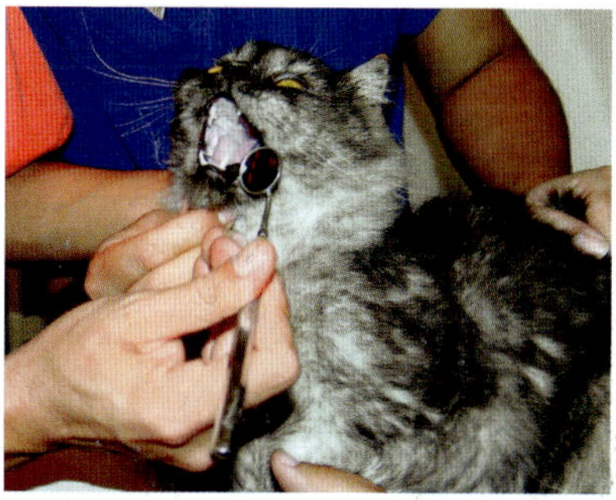

Zahnkontrolle
Lassen Sie das Gebiss Ihrer Katze regelmäßig untersuchen. Unbehandelte Zahnfleischinfektionen und Zahnsteinbildung können zu schwerwiegenderen Krankheiten führen.

Nieren- und Blasenerkrankungen und Hautkrankheiten sind bei Katzen leider keine Seltenheit. Glücklicherweise kann man gegen die meisten Beschwerden etwas tun. Der beste Schutz gegen Krankheiten sind jedoch Sie, der Katzenhalter. Sorgen Sie dafür, dass Ihr Tier einmal jährlich vom Tierarzt untersucht wird und machen Sie sich mit der Ersten Hilfe für Katzen vertraut. Vor allem aber zögern Sie nicht, beim ersten Anzeichen von Unwohlsein Ihrer Katze den Arzt zu konsultieren!

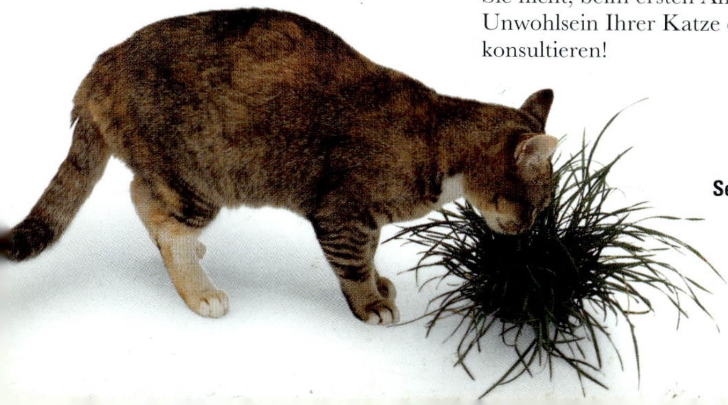

Selbstmedikation
Katzen müssen regelmäßig Gras fressen, denn das hilft ihnen dabei, störende Substanzen wie z. B. Haarballen auszuwürgen.

Krankheitssymptome

Gesunde Katzen lieben einen geregelten Tagesablauf und halten an ihren täglichen Ritualen fest. Schon kleine Abweichungen können ein Zeichen dafür sein, dass ihnen etwas fehlt. Da sie sich jedoch nichts anmerken lassen, ist es an Ihnen, etwas zu unternehmen.

VERÄNDERUNGEN DES FRESSVERHALTENS

Appetitlosigkeit ist immer ein schlechtes Zeichen, ebenso wie gesteigerter Appetit, der auf Diabetes oder Schilddrüsenüberfunktion hinweisen kann. Auch wenn Katzen zu wenig oder zu viel trinken, ist der Grund häufig in Stoffwechselstörungen zu suchen.

■ **WICHTIG** Wenn Ihre Zimmerwaage genau funktioniert, wiegen Sie sich mit der Katze auf dem Arm und ziehen dann Ihr eigenes Gewicht von dem Ergebnis ab. Schon eine Gewichtsabnahme von 200 g ist bedenklich und sollte dem Tierarzt gemeldet werden. Wenn ältere Katzen bei großem Appetit abnehmen, ist meist die Schilddrüse Schuld – haben sie zudem großen Durst, ist es womöglich Diabetes.

TIPPS

SYMPTOME
- Heftiges Einfordern von Futter
- Durchwühlen des Abfalls
- Der Wassernapf ist ständig leer.

MASSNAHMEN
- Messen Sie die Trinkwassermenge.
- Führen Sie ein paar Tage lang Buch darüber.
- Konsultieren Sie den Tierarzt.
- Führen Sie Buch über das konsumierte Futter.

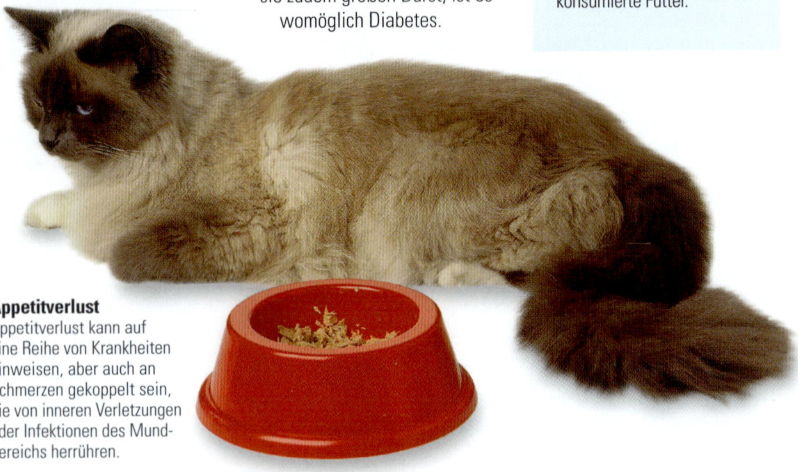

Appetitverlust
Appetitverlust kann auf eine Reihe von Krankheiten hinweisen, aber auch an Schmerzen gekoppelt sein, die von inneren Verletzungen oder Infektionen des Mundbereichs herrühren.

VERÄNDERTER ATEMRHYTHMUS

Katzen sind normalerweise so entspannt, dass man ihren Atem kaum wahrnimmt. Wenn er deutlich zu hören ist, findet vermehrt Bauchatmung statt, in schlimmen Fällen atmet die Katze keuchend mit offenem Maul.

■ **WICHTIG** Infektionen des Brustkorbs und der Bronchien verursachen Atemprobleme, ebenso wie Asthma, eine lebensbedrohende Krankheit bei Katzen. Auch Verletzungen von Brust und Zwerchfell erschweren das Atmen. Wenn Katzen keuchen, bedeutet das vielleicht nur, dass sie erhitzt, erregt oder erschöpft sind. Informieren Sie jedoch im Zweifelsfall den Tierarzt, da plötzliche Veränderungen lebensgefährlich sein können.

TIPPS

SYMPTOME
- Appetitverlust
- Die Katze versteckt sich.
- Sie liegt lang ausgestreckt da.
- Das Gesicht wirkt angespannt.

MASSNAHMEN
- Brust oder Unterleib nicht belasten.
- Sorgen Sie für frische Luft.
- Sofort den Tierarzt verständigen.

ZAHNFLEISCH- UND LIPPENFARBE

Lippen und Zahnfleisch einer gesunden Katze sind rosa. Die Farbe des Zahnfleisches weist auf die Durchblutung hin und wie viel Sauerstoff sich im Blut befindet. Konsultieren Sie den Tierarzt, wenn Sie eine andere Farbe als Rosa vorfinden (s. Kasten rechts) oder wenn Kinn und Lippen Infektionen oder Schwellungen aufweisen oder unangenehm riechen.

TIPPS

SYMPTOME

- Gelbes Zahnfleisch – Gelbsucht durch Leberstörungen, Blutparasiten oder FIP (*s.* S.269)
- Blaues Zahnfleisch – Sauerstoffmangel, vielleicht durch Schock
- Rotes Zahnfleisch – Zahnfleischbluten oder Kohlendioxidvergiftung, Fieber, Infektionen
- Weißes Zahnfleisch – Schock, Blutarmut oder Blutverlust
- Hellrosa Zahnfleisch – Schock, Blutarmut oder Blutverlust

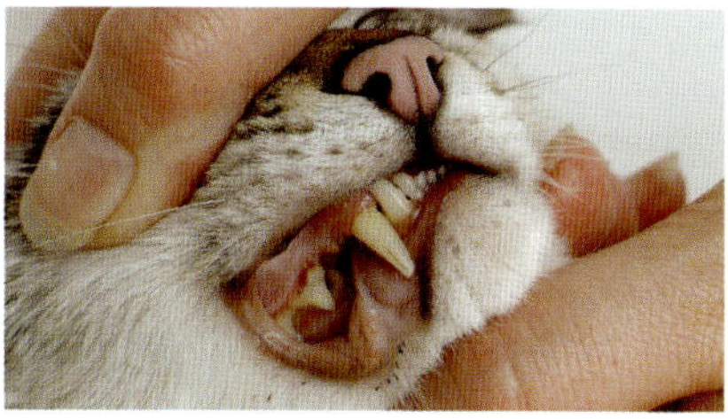

Untersuchung des Zahnfleisches
Die Farbe des Zahnfleisches kann auf Gesundheitsstörungen hinweisen. Ziehen Sie die Lippen vorsichtig hoch und untersuchen das Zahnfleisch. Dunkle Pigmentflecken sind normal. Wenn das Zahnfleisch bei leichtem Fingerdruck heller wird und anschließend sofort die vorherige Farbe annimmt, ist der Blutdruck normal.

AUSTROCKNUNG (DEHYDRIERUNG)

Austrocknung kann durch Erbrechen, Durchfall, häufiges Urinieren oder heftiges Schwitzen verursacht werden oder durch zu weniges Trinken. Der Tierarzt kann mit Flüssigkeitszufuhr Abhilfe schaffen.

■ **WICHTIG** Sie können an der Nackenhaut der Katze prüfen, wie es um ihren Flüssigkeitshaushalt steht (*s.* Kasten rechts.) Bei älteren oder fettleibigen Katzen weist trockenes und klebriges Zahnfleisch auf Dehydrierung hin.

TIPPS

MASSNAHMEN

- Heben Sie das Nackenfell der Katze sanft an.
- Schnellt es sofort zurück, ist alles in Ordnung.
- Je langsamer es sich zurückbewegt, desto größer die Austrocknung.

LETHARGIE

Zwar sind manche Katzen faul und verbringen die meiste Zeit mit Schlafen. Normalerweise sind Katzen jedoch aktiv und mindestens 8 Stunden wach. Extreme Lethargie ist auch bei den »Schlafmützen« bedenklich und muss sofort untersucht werden.

■ **WICHTIG** Der häufigste Krankheitsgrund bei Wohnungskatzen ist Fettleibigkeit, die mit Lethargie Hand in Hand geht. Nimmt die Katze ab, wird sie meist sofort agiler.

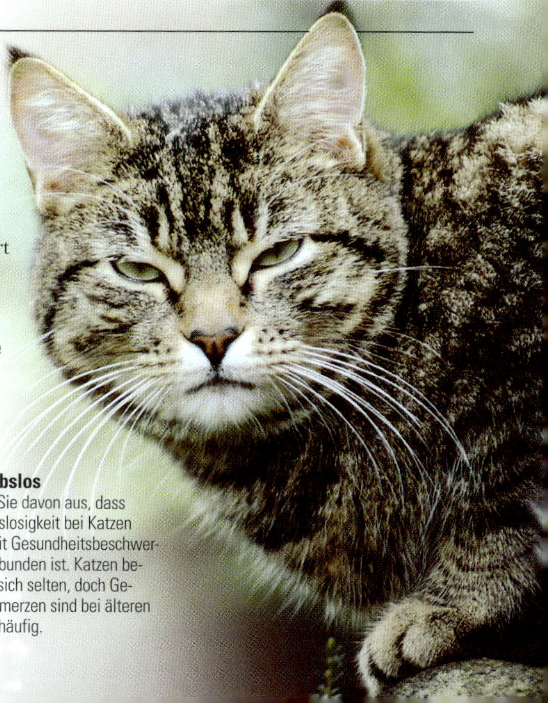

TIPPS

SYMPTOME

- Wenig geistige Beweglichkeit
- Antriebslosigkeit
- Unwillig zu springen

Antriebslos
Gehen Sie davon aus, dass Antriebslosigkeit bei Katzen stets mit Gesundheitsbeschwerden verbunden ist. Katzen beklagen sich selten, doch Gelenkschmerzen sind bei älteren Katzen häufig.

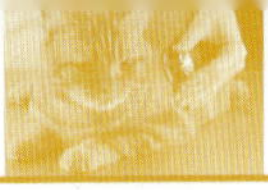

Übergewicht bei Katzen

Zwischen 25 und 30 % der Hauskatzen haben heutzutage Übergewicht und manche davon sind regelrecht fettleibig. Das ist jedoch nicht nur in ästhetischer, sondern vor allem in gesundheitlicher Hinsicht bedenklich, denn Übergewicht kann krank machen und verkürzt die Lebensdauer.

GEWICHTSZUNAHME

Da Katzen so klein sind, bemerken wir das Übergewicht oft anfangs gar nicht. In dem Maße, wie die Zahl der Wohnungskatzen stetig zunimmt, wird sich auch die Anzahl der übergewichtigen Katzen in Zukunft vergrößern. Fettleibigkeit ist bereits das häufigste Ernährungsproblem bei Hauskatzen.

Übergewicht wird oft erst beim jährlichen Tierarztbesuch festgestellt. Zwar glauben die meisten Katzenhalter, dass für die Gewichtszunahme organische Gründe vorliegen, doch leider machen sie sich da meist etwas vor: Die Katze nimmt ganz einfach mehr Kalorien zu sich, als sie verbraucht. Der Überschuss wird in Fettpolstern unter der Haut und in der Bauchhöhle angelegt.

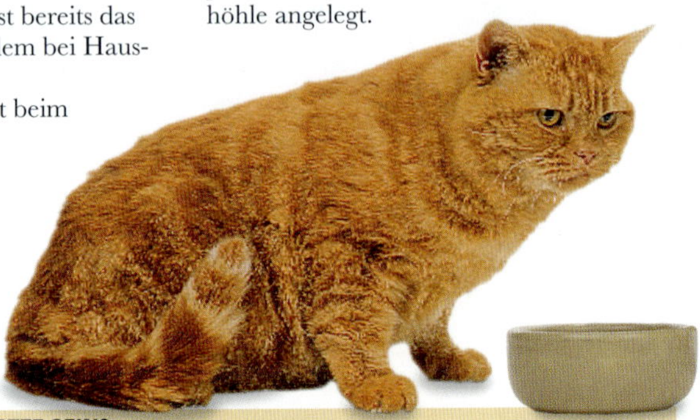

Aufs Gewicht achten
Ständige Überfütterung kann, wie bei dieser Katze, zu extremer Fettleibigkeit führen. Dadurch werden Herz, Leber und Gelenke schwer belastet.

WIE SCHWER DARF IHRE KATZE SEIN?

Benutzen Sie diese Tabelle, um die körperliche Kondition Ihrer Katze anhand der Bilder zu überprüfen. Wenn Ihre Katze zu einem der Extreme gehört, sollten Sie sofort den Tierarzt aufsuchen und sich von ihm beraten lassen. Die Tabelle kann jedoch nur einen Überblick geben – wichtig ist, dass Sie Ihre Katze regelmäßig wiegen. Eine Reduktionsdiät sollte innerhalb von drei Wochen Erfolge zeigen.

IDEAL

- Leichtes Fett auf den Rippen
- Knochen am Schwanzansatz leicht mit Fett bedeckt
- Minimales Bauchfett
- Taille deutlich sichtbar
- Bewegung und Putzen problemlos

AUF EINEN BLICK

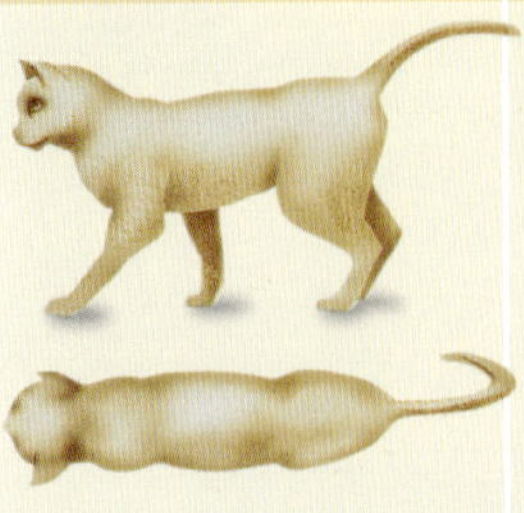

ÜBERGEWICHTIG

- Rippen nur schwer fühlbar, deutliches Fettpolster
- Knochen am Schwanzansatz unter einem Fettpolster fühlbar
- Etwas Bauchfett
- Taille kaum sichtbar
- Bewegung und Putzen erschwert

AUF EINEN BLICK

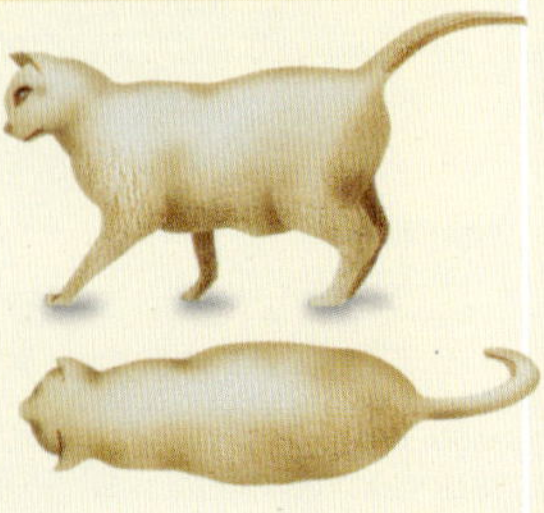

FETTLEIBIG

- Rippen nicht fühlbar
- Deutliches Fettpolster auf dem Hinterleib
- Extremes Bauchfett
- Keine Taille
- Bewegung und Putzen stark erschwert

AUF EINEN BLICK

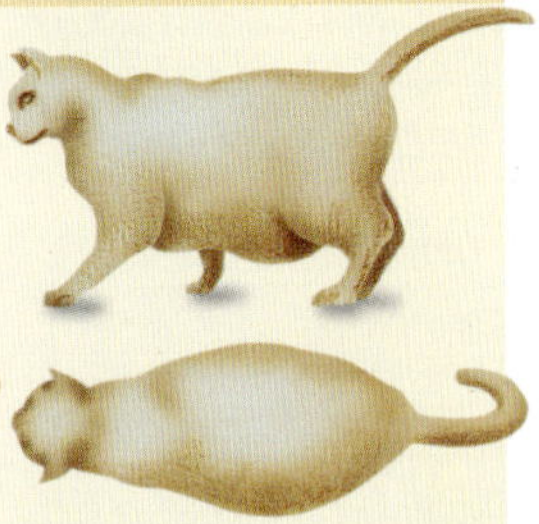

TIPPS

VORBEUGUNG

- Vermeiden Sie die Überfütterung schon im Kätzchenalter.
- Nach der Kastration muss die Nahrungsmenge um 10–20 % verringert werden.
- Sorgen Sie für reichlich Spielzeug in der Wohnung.

MASSNAHMEN

- Reduzieren Sie beim ersten Anzeichen von Übergewicht die Nahrungsmenge und sorgen für genug Ablenkung.
- Füttern Sie kalorienarm.
- Keine Zwischenmahlzeiten!
- Wiegen Sie die Katze alle zwei Tage.

MIT FETTLEIBIGKEIT GEKOPPELTE PROBLEME

Altersbedingte Lahmheit ist eine häufige Konsequenz von Fettleibigkeit. Die Überbelastung der Gelenke durch das Übergewicht kann zu schmerzhafter Arthritis führen, sodass die Tiere dann nur noch ungern springen. Vor allem ältere, fettleibige Stubenkater erkranken häufig an der Blase. Seltener, aber ebenso schwerwiegend, ist die Entwicklung einer Fettleber.

■ **WICHTIG** Fettleibigkeit bei Katzen beruht auf Überfütterung. Das Betteln um Futter ist ein natürlicher Instinkt bei Katzen, doch diese werden erst dann fett, wenn die Katzenhalter diesem Drängen jedes Mal nachgeben. Die größte Hürde, die es beim Abbau des Übergewichtes zu überwinden gilt, ist, dem Katzenhalter klarzumachen, dass er nun eine Weile hart bleiben muss. Wenn das Gewicht der Katze sich normalisiert hat, wird das Tier automatisch aktiver und darf nun auch wieder größere Portionen bekommen.

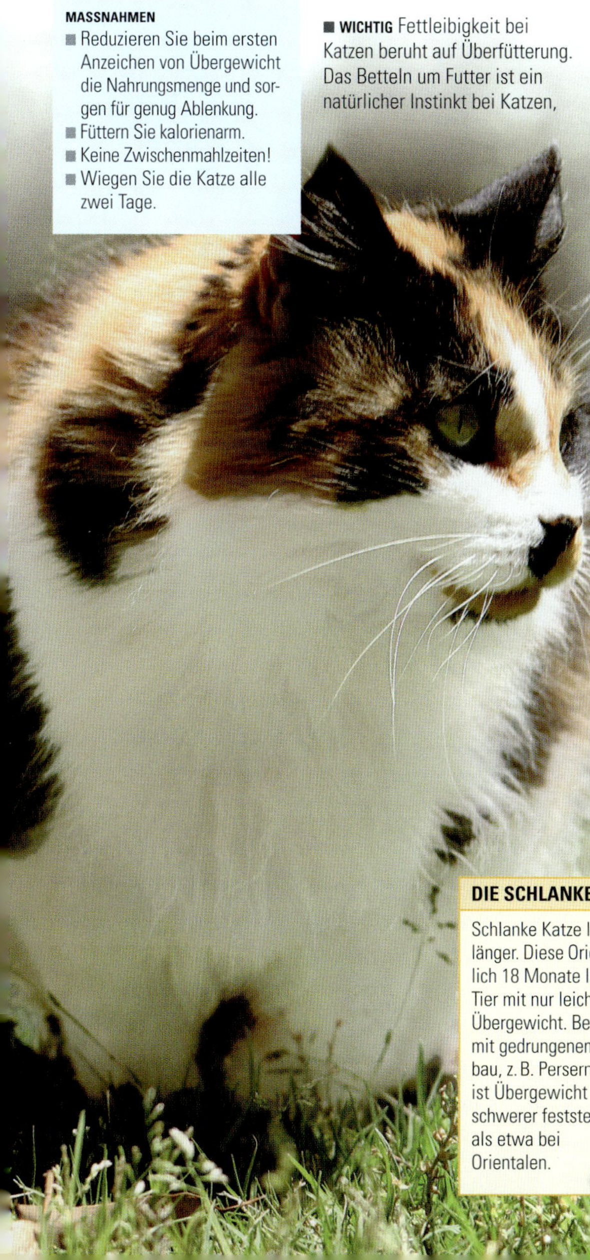

Eine dicke Katze
Diese Katze mag zwar kerngesund wirken, aber sie wiegt etwa 10 % mehr, als sie sollte. Selbst ein so geringes Übergewicht kann Diabetes und Gelenkschmerzen zur Folge haben.

DIE SCHLANKE KATZE

Schlanke Katze leben nachweislich länger. Diese Orientalin wird vermutlich 18 Monate länger leben als ein Tier mit nur leichtem Übergewicht. Bei Katzen mit gedrungenem Körperbau, z. B. Persern, ist Übergewicht schwerer feststellbar als etwa bei Orientalen.

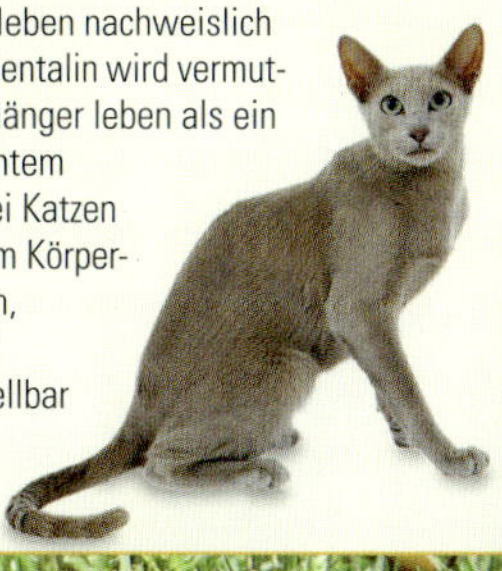

Lahmheit und Hinken

Wenn die Katze hinkt, ist dies meist auf Verletzungen zurückzuführen. Zwar bestehen Knochen aus lebendem Gewebe und können sich daher wunderbar selbst reparieren, doch diese Fähigkeit lässt auch bei Katzen mit fortgeschrittenem Alter nach.

MUSKELZERRUNGEN

Bei leichten Zerrungen werden Muskelfasern und Sehnen verletzt, bei schweren die Bänder überdehnt. Die Verletzung ist kaum zu ertasten, doch die Tiere sind an den befallenen Körperstellen sehr empfindlich. Zerrungen sind mit Schmerzen, Schwellungen und blauen Flecken verbunden.

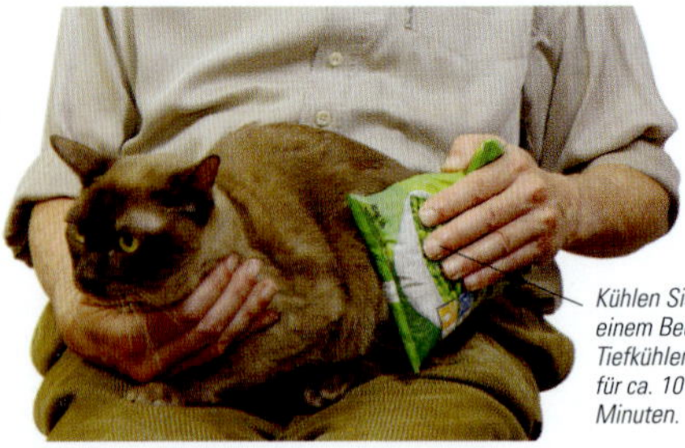

Kühlen Sie mit einem Beutel Tiefkühlerbsen für ca. 10 bis 15 Minuten.

TIPPS

URSACHEN
- Stürze
- Verkehrsunfälle
- Angriffe durch Tiere
- Tierquälerei

MASSNAHMEN
- Prüfen Sie, ob die Haut gerötet ist.
- Kühlende Packung auflegen (ca. 15 Min.)
- Sorgen Sie für 3 Wochen Ruhe und wenig Bewegung.

Kühlende Packungen
Entzündungen und Schwellungen sind natürliche Abwehrreaktionen des Körpers auf Verletzungen. Durch Zerrungen verursachte Schwellungen kann man lindern, indem so bald wie möglich eine kühlende Packung aufgelegt wird. Ideal sind tiefgekühlte Erbsen.

SCHNITT- UND BISSWUNDEN

Freilandkatzen ziehen sich nicht selten Schnitte und Abschürfungen an den Pfotenballen zu. Je nach Schwere der Verletzung hinkt die Katze oder läuft nur noch auf drei Beinen. Das ist jedoch ganz normal und heilt meist schnell wieder ab. Bisswunden an Kopf und Nacken – häufige Verletzungen bei Nahkämpfen – können jedoch zu Abszessen führen und machen eine Behandlung mit Antibiotika erforderlich.

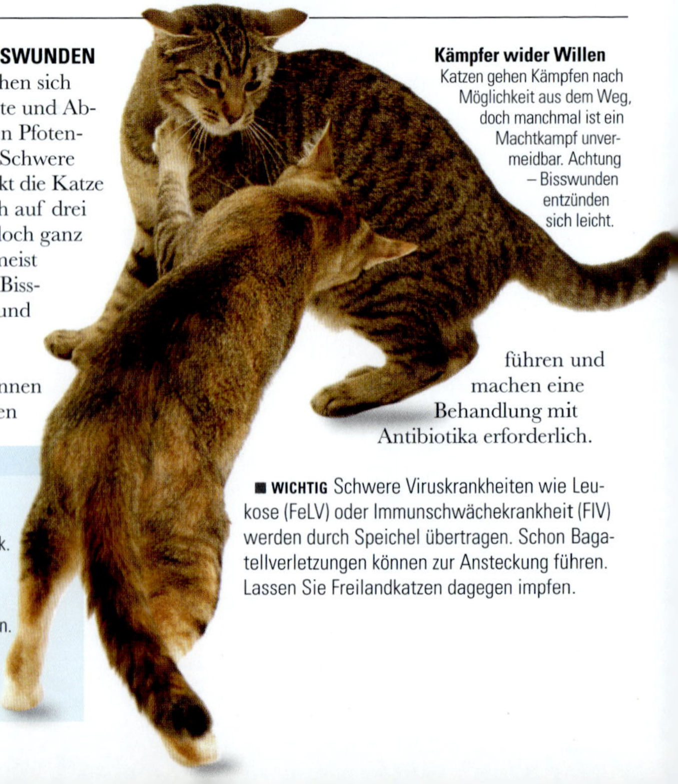

Kämpfer wider Willen
Katzen gehen Kämpfen nach Möglichkeit aus dem Weg, doch manchmal ist ein Machtkampf unvermeidbar. Achtung – Bisswunden entzünden sich leicht.

TIPPS

SYMPTOME
- Die Katze zuckt bei Berührungen zurück.
- Verklebtes Fell

MASSNAHMEN
- Wunde desinfizieren.
- Klaffende Wunden nähen lassen.

■ **WICHTIG** Schwere Viruskrankheiten wie Leukose (FeLV) oder Immunschwächekrankheit (FIV) werden durch Speichel übertragen. Schon Bagatellverletzungen können zur Ansteckung führen. Lassen Sie Freilandkatzen dagegen impfen.

TIPPS

SYMPTOME
- Wachsende Gereiztheit
- Steifheit beim Gehen
- Sehr zögerliches Springen

MASSNAHMEN
- Achten Sie auf das Gewicht der Katze.
- Geben Sie dem Futter entzündungshemmende Zusätze wie Fischöl bei.
- Antibiotika und Schmerzmittel vom Arzt verschreiben lassen.
- Bei Lahmheit Arzt fragen.

ARTHRITIS

Arthritis ist sehr schmerzhaft, wird jedoch oft erst sehr spät erkannt. Das erste Anzeichen ist meist, dass die Katze nicht mehr gern springt. Maine Coons (*s.* S. 168–171) und Himalayans (*s.* S. 158–159) neigen besonders zu der Erbkrankheit Hüftgelenkdysplasie (HD). Die meisten über 12 Jahre alten Katzen leiden an mehr oder minder ausgeprägter Arthritis.

■ **WICHTIG** Vergewissern Sie sich, dass die Diagnose korrekt ist – Lahmheit kann auch andere Ursachen haben. Handelt es sich tatsächlich um Arthritis, ist beim Verabreichen von Schmerzmitteln Vorsicht geboten: Paracetamol und Aspirin sind für Menschen und Hunde unschädlich, für Katzen jedoch äußerst giftig.

BRÜCHE UND AUSKUGELUNGEN

Während ein offener Bruch sichtbar ist, sind Auskugelungen oder geschlossene Brüche nur schwer zu erkennen, haben aber eine Verlagerung des Körpergewichts zur Folge. Knochenbrüche und Hüftverrenkungen sind meist die Folge von Stürzen aus über 10 m Höhe oder von Verkehrsunfällen. Hier hat die Behandlung eines möglicherweise davongetragenen Schocks Vorrang vor allen anderen Verletzungen, sogar Brüchen.

■ **WICHTIG** Versuchen Sie nicht erst, einen Knochenbruch selbst zu richten oder zu schienen. Wickeln Sie die Katze in eine Decke oder ein Badehandtuch, wodurch der ganze Körper ruhig gestellt und gestützt wird und bringen Sie sie sofort zum Tierarzt.

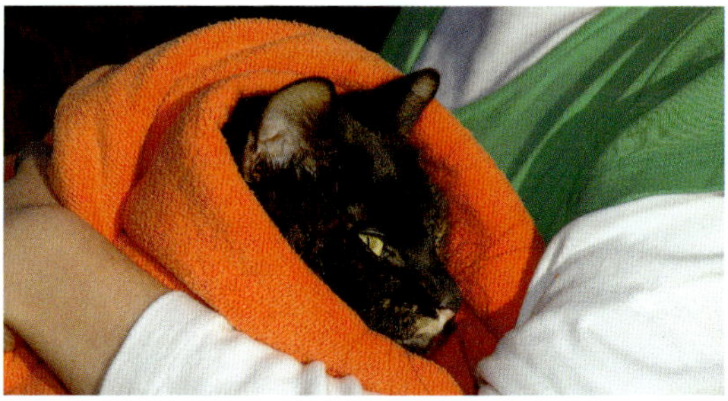

Sicherer Transport
Um weitere Verletzungen und heftige Gegenwehr zu verhindern und um das Tier zu beruhigen, wickeln Sie schwer verletzte Katzen in eine feste, warme Decke und bringen sie sofort zum Tierarzt.

TIPPS

SYMPTOME
- Plötzliche Lahmheit, Schwellungen
- Eine oder mehrere Pfoten können nicht belastet werden.
- Extreme Schmerzen
- Heftiges Fauchen und Spucken, wenn man sich der Katze nähert.
- Unerklärliches Verstecken, Kauern oder »Zurückschrecken«
- Klagelaute oder unerklärliches Schnurren

TIPPS

URSACHEN
- Verkehrsunfälle
- Stürze
- Schussverletzungen

SYMPTOME
- Berührungs- und Schmerzunempfindlichkeit
- Lähmung von Körperpartien
- Veränderungen von Muskelspannung und Reflexen

RÜCKGRATVERLETZUNGEN

Je weiter oben das Rückgrat verletzt wurde, desto schlimmer sind die möglichen Folgen. Verletzung der Halswirbel kann totale Lähmung nach sich ziehen, nahe der Hüfte resultiert eine Lähmung der Hinterbeine. Da hilft dann leider nur noch der Gnadentod.

■ **WICHTIG** Halten Sie bei Verdacht auf Rückgratverletzungen den Rücken der Katze mithilfe einer harten, flachen Unterlage so gerade wie möglich und wickeln Sie eine Decke um Katze und Unterlage. Sofort zum Tierarzt!

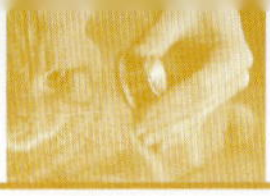

Haut- und Fellprobleme

Haut- und Fellprobleme gehören zu den häufigsten Anlässen, den Tierarzt aufzusuchen. Zwei von fünf Besuchen gelten Juckreiz, Haarausfall, Pickeln, Schwellungen und Entzündungen. Ein glänzendes, perfekt gepflegtes Fell ist das beste Zeichen dafür, dass die Katze gesund ist.

BEULEN UND SCHWELLUNGEN

Eine Schwellung oder ein Knoten ist vielleicht nur ein Pickel, möglicherweise jedoch ein gefährlicher Tumor. Weisen Sie den Tierarzt darauf hin, damit eine Gewebeprobe gemacht werden kann.

■ **WICHTIG** Die Diagnose beruht auf Faktoren wie Alter, Geschlecht und Rasse der Katze, ihrer allgemeinen Gesundheit, der genauen Lage des Knotens und dessen Wachstumsrate. Schwellungen, die sich schnell vergrößern, enthalten meist Flüssigkeit. Die mikroskopische Untersuchung einer Gewebeprobe wird darüber Aufschluss geben, ob er gutartig ist oder nicht.

TIPPS

URSACHEN
- Abszesse an Kampfwunden
- Tumor
- Zeckenbiss
- Hautreaktion auf Impfungen
- Geplatzte Blutgefäße (Hämatom)
- Allergien, z. B. Eosinophiler Granuloma-Komplex (EGC)

JUCKREIZ

Die Katze kratzt sich, doch es ist oft sehr schwierig, den Grund dafür zu entdecken. Nicht selten wird daher am Ende der Juckreiz und nicht dessen Ursache behandelt.

■ **WICHTIG** Manche Katzen brauchen Cortison, um den Juckreiz zu besänftigen. Das ist kurzfristig sehr wirksam und erlaubt es, in der Zwischenzeit eine genauere Diagnose zu stellen. Oft war der Auslöser des Juckreizes nur ein Flohbiss.

TIPPS

URSACHEN
- Parasiten, z. B. Flöhe, Ohr- und Hautmilben, Mückenstiche, Läuse und Zecken
- Infektionen, besonders Pilzinfektionen, doch auch Pockenviren und bakterielle Infektionen
- Allergie gegen Parasiten, Nahrungsmittel, Medikamente, Pflanzen, Pollen, Schimmelpilzsporen

MASSNAHMEN
- Krallen beschneiden
- Entfernen des Auslösers aus der Umgebung.
- Fischöl als Futterzugabe kann den Juckreiz mildern.

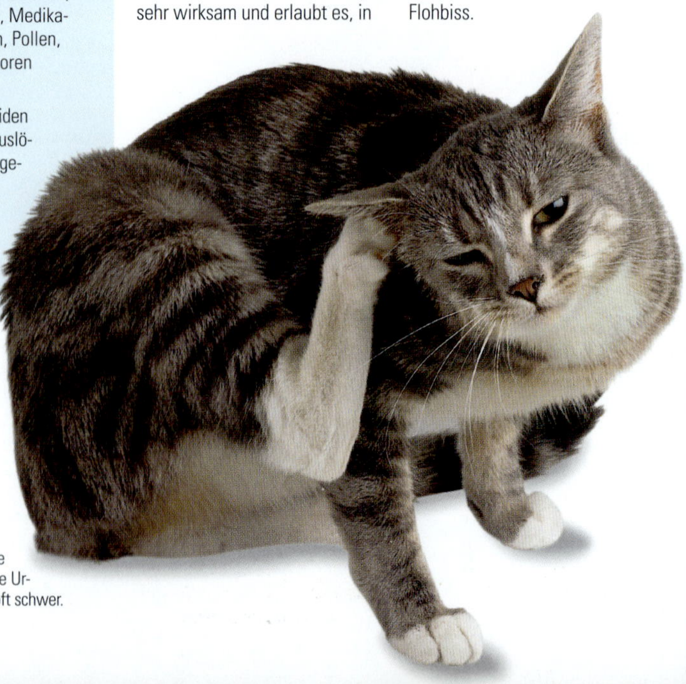

Katzenkratzen
Es hat immer einen Grund, wenn sich die Katze kratzt, doch die Ursache zu finden, ist oft schwer.

HAARAUSFALL

Allergien, besonders gegen Flöhe, verursachen heftigen Juckreiz. Katzen belecken die Stellen so heftig, dass die Haare ausfallen. Vor allem Langhaarkatzen ziehen sich Hautpilze (z. B. *Tinea*) zu.

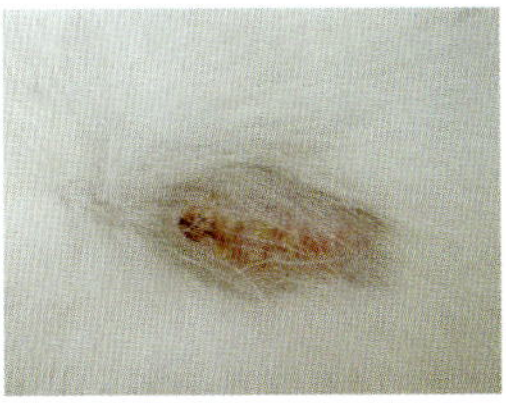

KAHLE STELLE

■ **WICHTIG** Immer häufiger werden bei Hauskatzen Allergien festgestellt, obwohl sich die Experten streiten, ob der Grund dafür eine Zunahme der Erkrankungen oder eine verbesserte Diagnostik ist. Die beste »Behandlung« von Allergien ist immer noch das Ausmerzen der Auslöser. Impfung gegen manche Allergene ist beschränkt möglich.

TIPPS

URSACHEN
- Parasiten, besonders Flöhe
- Hautpilz, besonders *Tinea*
- Verbrennungen, Reaktionen auf Impfungen, lokale Bakterieninfektion
- Zu heftiges Putzen
- Hormonstörungen und Erbkrankheiten
- Externe Auslöser, darunter das Futter
- Verstopfte Analsäcke verursachen Haarausfall an Bauch und Schenkeln.

HAUTVERLETZUNGEN

Kleine Hautperforationen wie z. B. Bisswunden bluten fast nie und auch Risse bemerkenswert selten. Sogar tiefe Wunden wie Schussverletzungen können durch das dichte Fell verdeckt werden. Daher sind Blutungen ein echtes Alarmzeichen und bedeuten schwere Verletzungen. Da Katzen Verletzungen meist maskieren, ist es wichtig, sie regelmäßig zu untersuchen.

TIPPS

SYMPTOME
- Lethargie oder Lahmheit
- Klumpen getrockneten Bluts
- Zahnfleisch nicht rosa

MASSNAHMEN
- Blutung stoppen
- Fremdkörper in der Pfote mit einer Pinzette entfernen.
- Blutende Wunden sofort vom Tierarzt behandeln lassen.

■ **WICHTIG** Die meisten Hautverletzungen werden durch Katzenbisse verursacht. Sie sind kaum sichtbar, führen aber manchmal zu Abszessen. Geplatzte Abszesse verursachen häufig stärkeren Schaden als die ursprüngliche Verletzung. Alle Bisswunden mit Antibiotika behandeln!

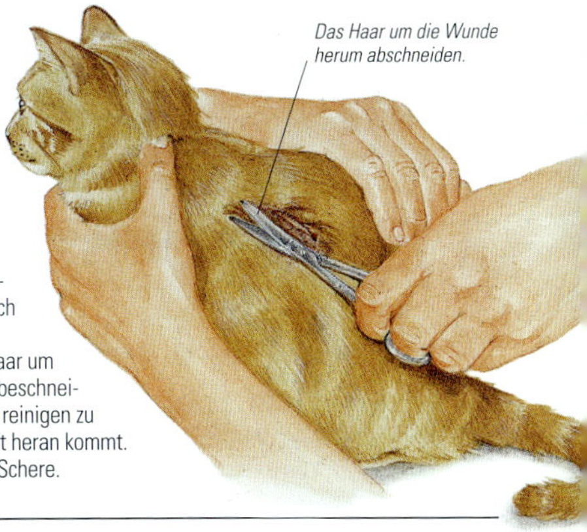

Das Fell zurückschneiden
Von Blut, Blutplasma und Haaren verkrustete Wunden können sich schnell entzünden. Es empfiehlt sich, das Haar um die Wunde herum zu beschneiden, um diese besser reinigen zu können und damit Luft heran kommt. Desinfizieren Sie die Schere.

DRECK UND VERFILZUNGEN

Katzen putzen sich so gründlich, dass das Fell einer gesunden Katze stets sauber und glänzend ist. Langes Haar jedoch verfilzt sehr schnell und kann dann zu lokalen Hautentzündungen führen. Das von äußeren Parasiten, besonders von Flöhen, verursachte Kratzen macht die Verfilzungen nur noch schlimmer. Untersuchen Sie die Katze auch auf Entzündungen im Mundbereich, die sie daran hindern können, sich zu putzen.

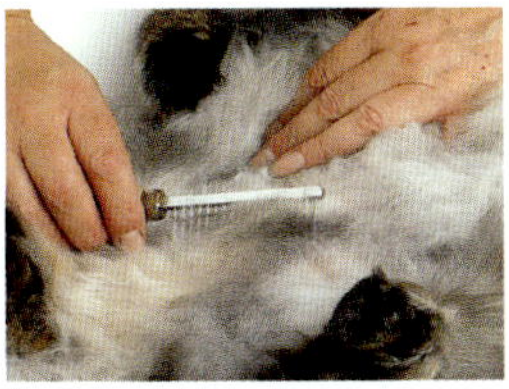

KLETTEN AUSKÄMMEN

TIPPS

SYMPTOME
- Knoten bilden sich meist zwischen den Beinen, hinter den Ohren und unter den Achseln.
- Achten Sie auf schwarze Krümchen (Flohdreck).
- Häufiges Kratzen führt zu Verfilzungen.

VORBEUGUNG
- Tägliches Bürsten.
- Flohprophylaxe
- Zähne und Zahnfleisch gesund halten

Gesichts- und Maulprobleme

Alle fünf Sinne können durch Krankheiten beeinträchtigt werden. Die großen Augen der Katze sind sehr anfällig für Verletzungen oder Virusinfektionen, während die Ohren meist bei Nahkämpfen Schaden nehmen. Zahn- und Zahnfleischprobleme sind keine Seltenheit.

AUGEN

Selbst die kleinsten Augenveränderungen können Anzeichen für schwerere Erkrankungen sein, daher sollten Sie umgehend den Tierarzt informieren, wenn Ihnen etwas auffällt. Man kann oft an den Augen ablesen, wo im Körper sich ein Krankheitsherd befindet, besonders in Bezug auf das Kreislaufsystem.

TIPPS

SYMPTOME

- Schleimabsonderungen der Augen schützen diese vor Entzündungen oder Reizkörpern wie Pollen.
- Grüngelbes Sekret weist auf Krankheiten hin.
- Tränenfluss führt zu mahagonifarbenen Verfärbungen des Fells.
- Augenlider schwellen bei Allergien an.
- Infektionen oder Allergien verursachen Entzündungen.
- Blaugraue Trübung weist auf Hornhautprobleme hin.
- Vergrößerter Augapfel weist auf erhöhten Augendruck hin (Glaukom).
- Blinzeln bedeutet Schmerz.
- Verschieden große Pupillen: sofort zum Arzt!

MASSNAHMEN

- Bei Hornhauttrübungen, hervorquellenden oder eingesunkenen Augäpfeln, grüngelben Schleimabsonderungen, plötzlichen Sehstörungen, Rötungen, Schwellungen oder Schmerzen sofort den Arzt verständigen.

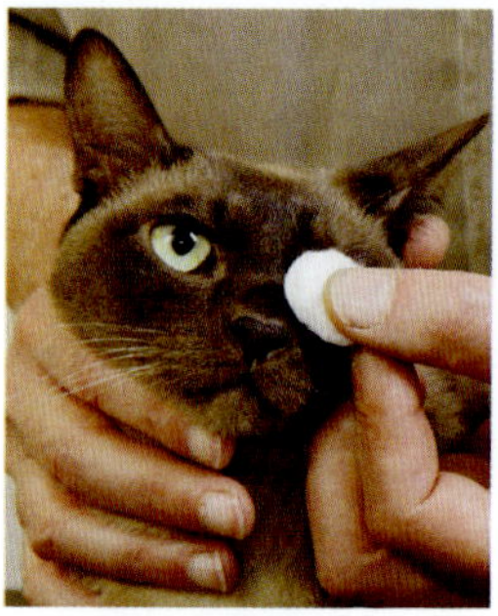

Tränenfluss abtupfen
Normaler Tränenfluss kann mit einem mit handwarmem Wasser oder Augentropfen angefeuchteten Wattebausch vorsichtig abgetupft werden.

WICHTIG Der Graue Star ist eine Trübung der Augenlinse. Er wird meist durch körperliche Verletzungen oder Diabetes verursacht. Betroffen sind besonders Katzen, die älter als acht Jahre sind.

OHREN

Bei Kämpfen werden vor allem die Ohrenspitzen beschädigt. Ohrmilben sind die häufigste Ursache für das Kratzen an den Ohren. Hautallergien beginnen häufig an den Ohren. Chronische Ohreninfektionen können zu Trommelfelldurchbrüchen oder Mittelohrentzündung führen.

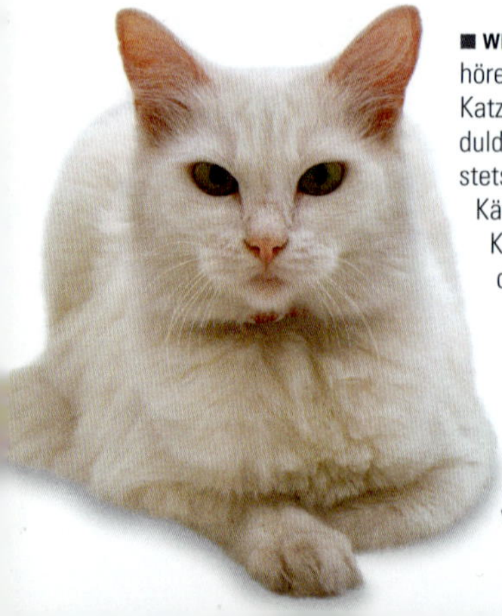

WICHTIG Auch ältere Katzen hören oft schlecht. Wenn Ihre Katze taub wird, haben Sie Geduld mit ihr. Wecken Sie sie stets sehr sanft. Einem tauben Kätzchen sollten Sie einen Kameraden zur Seite stellen, der ihm die Ohren ersetzt.

Taubheit bei Katzen
Die Kombination von weißem Fell und blauen Augen ist oft genetisch an Taubheit gekoppelt. Solche Tiere sollten in der Wohnung gehalten werden.

TIPPS

URSACHEN

- Juckreiz an den Ohren kann von Ohrmilben stammen.
- Grüngelber Schleim in den Ohren weist auf Entzündungen hin.
- Verschorfte Ohrenspitzen: Insektenstiche oder Allergien
- Geschwollene Ohren: Abszess oder mit Blut gefüllte Blase
- Schief gehaltener Kopf weist auf Mittelohrentzündung hin.
- Schwellung der Ohren kann durch allergische Reaktion verursacht werden.

MASSNAHMEN

- Im Sommer hält Insektenspray die Insekten fern. Ohrenprobleme sollten generell innerhalb von 24 Stunden tierärztlich behandelt werden.

NASE

Feuchtes oder trockenes Niesen kommt bei Katzen häufig vor. Meist sind Allergene wie Pollen in der Luft daran schuld, doch auch Grippeviren (gegen die 10–20 % aller Katzen anfällig sind) verursachen Niesreiz. Nasentumoren sind selten, kommen aber vor allem bei Katzen mit weißem Fell oder weißer Haut gelegentlich vor.

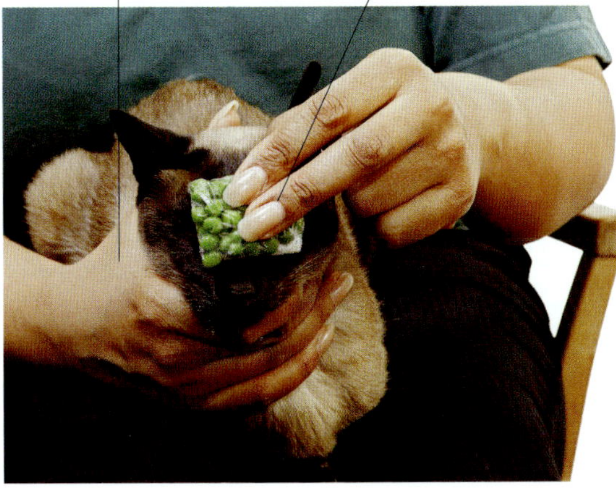
Halten Sie den Kopf ruhig, indem Sie die Hand um den Hals legen.
Kalte Kompressen auflegen und den Arzt verständigen.

Kühle Kompressen
Katzen haben zwar selten Nasenbluten, doch im Falle eines Falles halten Sie die Katze ruhig und legen eine kühle Kompresse auf, damit sich die Gefäße wieder zusammenziehen.

TIPPS

SYMPTOME UND MASSNAHMEN
- Klarer, farbloser Nasenschleim = allergene Substanzen
- Sehr feuchtes Niesen sollte ärztlich behandelt werden.

■ **WICHTIG** Heftiges Niesen kann Nasenbluten verursachen. Stellen Sie die Katze ruhig und legen eine kühle Kompresse auf (z. B. gefrorene Erbsen in einer Plastiktüte). Nicht den Kopf in den Nacken drücken, das verstärkt den Niesreiz. Verständigen Sie bei ständigem Niesen stets den Tierarzt.

TIPPS

MASSNAHMEN
- Der Tierarzt kann eine 4–6-wöchige Amphetaminbehandlung verschreiben.
- Evtl. hilft Vereisen

LIPPEN

Zuweilen bilden sich chronische, lachsrosa, nicht juckende Geschwüre innen an der Oberlippe kurz vor der Mundschleimhaut – das ist der so genannte Eosinophile Granular-Komplex (EGC). Meist stört das die Katzen nicht, in seltenen Fällen treten jedoch Schmerzen auf, die das Tier am Fressen hindern.

MAUL UND ZÄHNE

Mund- bzw. Zungenschleimhautinfektionen (Stomatitis bzw. Glossitis) sind sehr schmerzhaft und hindern das Tier am Fressen. Zahnfleischentzündungen (Gingivitis) und Karies gehören mittlerweile zu den häufigsten Anlässen für Tierarztbesuche. Mundtumoren treten leider bei älteren Katzen häufig auf.

■ **WICHTIG** Bringen Sie die Katze bei andauerndem Mundgeruch zum Tierarzt. Entzündete Zähne müssen gezogen und Begleitinfektionen mit Antibiotika behandelt werden. Manche Arten von Stomatitis sprechen gut auf Cortisonpräparate an.

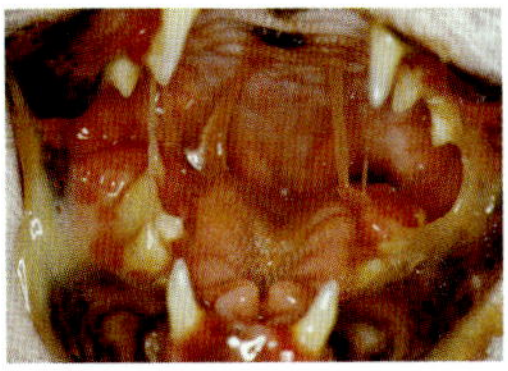

Stomatitis
Eitrige Infektionen der Mundschleimhaut sind leider häufig. Diese Katze leidet auch an Zahnfleischentzündung.

TIPPS

URSACHEN
- Stomatitis und Glossitis werden durch Grippeviren, besonders Calicivirus, ausgelöst.
- Am häufigsten bei FIV-positiven Tieren
- Können auch durch Reinigungsmittel ausgelöst werden.
- Gingivitis ist an Zahnsteinbildung gekoppelt.
- Fremdkörper wie Knochen- oder Plastiksplitter können im Gaumen stecken bleiben.

SYMPTOME
- Mundgeruch
- Katze hat Hunger, mag aber nicht fressen.
- Katze kratzt ihr Gesicht.

Herz-Lungenprobleme

Bei Erkrankungen des Brustbereichs ist es oft schwer, genau festzumachen, ob das Herz, die Lunge oder beide betroffen sind. Oft füllt sich der Brustkorb mit Flüssigkeit und erschwert das Atmen. Erkrankungen der Atemwege sind wesentlich besser zu behandeln als Herzkrankheiten.

ZU HOHER BLUTDRUCK

Erhöhter Blutdruck ohne organischen Grund tritt zwar beim Menschen häufig auf, bei Katzen jedoch ist dieser zwar ebenfalls nicht selten, jedoch fast ausnahmslos an eine andere Erkrankung gekoppelt.

■ **WICHTIG** Der Blutdruck wird mithilfe der Doppler-Sonographie gemessen (rechts). Bei älteren Katzen (über 12 Jahre) sollte regelmäßig Blutdruck gemessen werden.

TIPPS

URSACHEN
- Nierenversagen
- Herzerkrankungen
- Überaktive Schilddrüse

SYMPTOME
- Plötzliches Erblinden
- Plötzlich auftretende neurologische Beschwerden
- Kurzatmigkeit

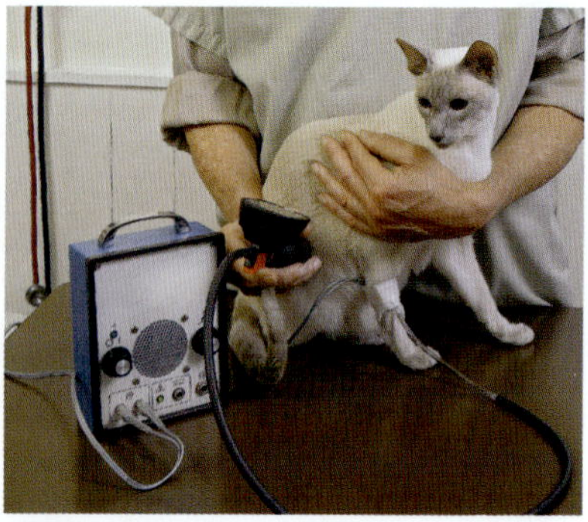

Blutdruck messen
Überhöhter Blutdruck ist an ernsthafte Erkrankungen gekoppelt, von denen besonders ältere Katzen betroffen sind. Ihr Tierarzt misst den Blutdruck Ihrer Katze mit der Doppler-Methode, die auch beim Menschen angewendet wird.

HERZKRANKHEITEN UND BLUTGERINNSEL

Dilatative Kardiomyopathie (DCM) wird durch einen Mangel des Nährstoffes Taurin verursacht. Da dieser jedoch heute ein fester Bestandteil in Fertigfutter ist, tritt diese Erkrankung seltener auf.

Hypertrophische Kardiomyopathie (HCM), eine Verdickung des Herzmuskels, der die Herzkammern regelrecht zupressen kann, geht auf verschiedene Ursachen zurück. Zu wenig verdünntes Blut kann in den Herzkammern tödliche Blutgerinnsel bilden.

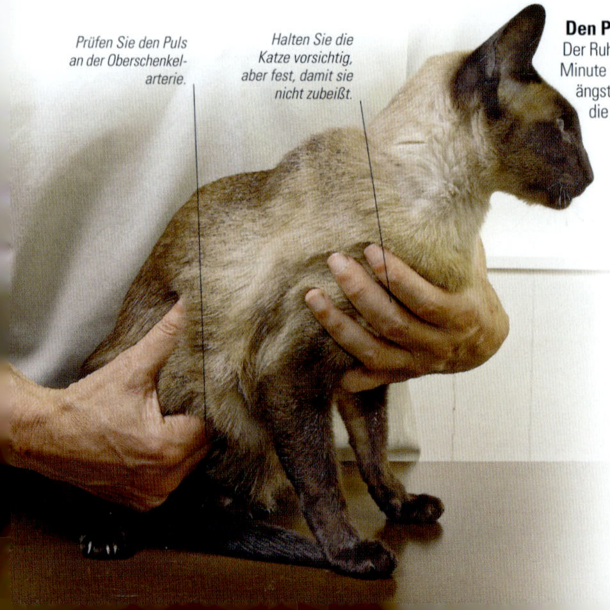

Den Puls prüfen
Der Ruhepuls einer Katze schlägt 120-mal pro Minute und geht bis auf 200 hoch, wenn sie verängstigt ist. Blutgerinnsel unterbinden meist die Zirkulation in den Hinterbeinen.

TIPPS

SYMPTOME
- Bei Routineuntersuchungen festgestellte Herzrhythmusstörungen
- Atembeschwerden oder Atemnot
- Extreme Schmerzen im Hinterkörper (verursacht durch Blutgerinnsel)
- Plötzliche Lähmung der Hinterbeine

MASSNAHMEN
- EKG, Röntgen- und Ultraschalluntersuchung beim Tierarzt
- Gerinnungshemmende Mittel

TIPPS

SYMPTOME
- Husten und Keuchen
- Atembeschwerden oder Atemnot
- Kauernde Haltung

MASSNAHMEN
- Sofort zum Arzt – Atemnot kann tödlich sein.
- Röntgenuntersuchung durchführen lassen.
- Eine Bronchial-Lavage zeigt den Zustand der Atemwege.
- Entzündungshemmende oder bronchienerweiternde Medikamente oral oder per Inhalator

LUNGENKRANKHEITEN

Katzengrippe kann auf die Lunge übergehen, doch die häufigste Ursache von Erkrankungen der Atemwege ist Bronchitis, der meist eine Entzündung des Nasen- oder Rachenraumes vorausgegangen ist. Durch zuerst trockenen, dann eitrigen Husten versuchen sich die Bronchien der Erreger zu entledigen. Die verengten Atemwege verursachen asthmaartige Anfälle.

■ **WICHTIG** Atemnot und Asthma können durch Eitererreger oder chemische Reizstoffe verursacht werden. Besonders Rassekatzen wie Siamesen sind von Asthma betroffen.

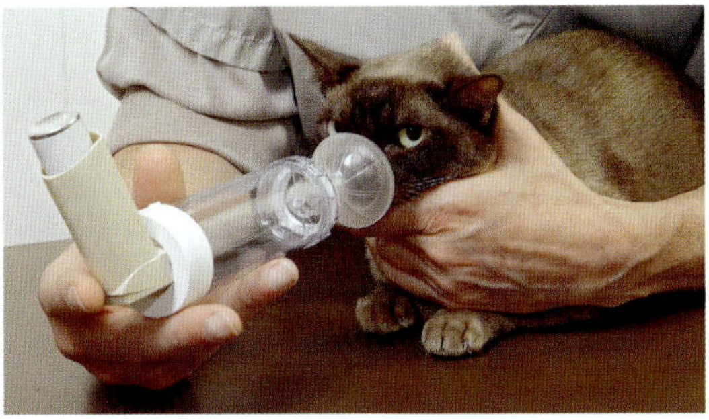

Asthma bei Katzen
Katzenasthma wird ähnlich wie beim Menschen mit Inhalatoren behandelt. Es gibt dafür auf Katzen zugeschnittene Fabrikate.

SCHILDDRÜSENPROBLEME

Die Schilddrüsenüberfunktion ist die häufigste Störung bei Katzen über 10 Jahren. Sie ist oft an eine Verdickung des Herzmuskels, die Hypertrophische Kardiomyopathie (HCM) gekoppelt. Das bessert sich zumeist, sobald die Schilddrüse behandelt wurde. Aus ungeklärten Gründen ist die Erkrankung bei Burmesen selten und bei Siamesen noch seltener.

■ **WICHTIG** Eine Nierenerkrankung wird nicht durch Schilddrüsenüberfunktion hervorgerufen, ist aber oft daran gekoppelt. Je nach Krankheitsstadium kann erhöhte Schilddrüsenfunktion die Durchspülung der Nieren unterstützen. Der Tierarzt wird Sie über die beste Behandlungsmethode beraten.

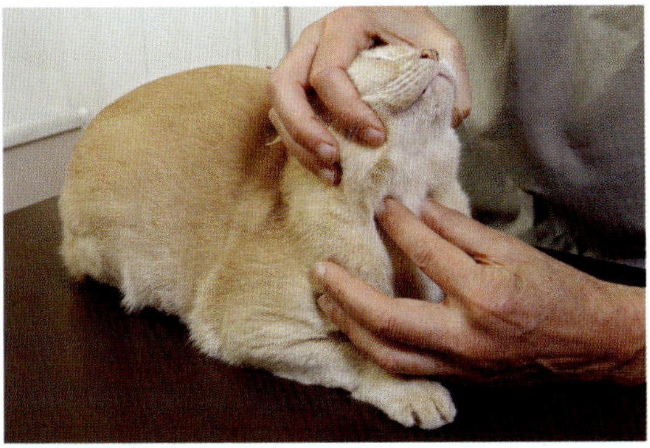

TIPPS

SYMPTOME
- Erhöhte Herzfrequenz
- Erhöhter Blutdruck
- Großer Appetit bei gleichzeitiger Gewichtsabnahme
- Erhöhte Aktivität/Reizbarkeit
- Durchfall und Erbrechen
- Großer Durst

MASSNAHMEN
- Untersuchung des Blutes
- Blutdrucksenkende Medikamente
- Steigende Aktivität der Schilddrüse erfordert immer höhere Dosierungen
- Entfernung der befallenen Schilddrüse führt kurzfristig zu Erleichterung, doch die verbleibende wird oft später ebenfalls überaktiv.

Schilddrüse untersuchen
Die Schilddrüse sitzt im Hals. Legen Sie eine Hand in den Nacken der Katze und betasten die Kehle mit Daumen und Zeigefinger der anderen. Eine normal große Schilddrüse ist nicht zu spüren, eine vergrößerte fühlt sich an wie eine Erbse.

Trinken und Ausscheiden

Erkrankungen des Harntraktes gehören zu den häufigsten Beschwerden bei Katzen. Jede Veränderung der Trinkgewohnheiten ist ein Warnzeichen, während Probleme beim Wasserlassen und das Urinieren an ungewohnten Orten auf körperliche oder seelische Probleme hinweist.

GROSSER DURST

Starker Durst ist eines der deutlichsten Signale, dass es der Katze nicht gut geht, besonders, wenn diese nicht mehr ganz jung ist. Eine mögliche Ursache ist Diabetes, vor allem bei Katzen mit Übergewicht. Besonders Perser neigen zu Nierenversagen (s. S. 303).

■ **WICHTIG** Alle Katzen trinken mehr, wenn ihnen heiß ist oder nach körperlicher oder sogar geistiger Anstrengung. Ältere Katzen sollten jedoch nicht mehr trinken, als sie in jüngeren Jahren taten. Mehr Trinken ist oft mit mehr Wasserlassen verbunden und dann stets ein Krankheitssignal. Einige Krankheiten, z. B. Diabetes, können lebensbedrohlich sein.

TIPPS

URSACHEN

- Wechsel von Nass- auf Trockenfutter
- Diabetes
- Fieber und Infektion
- Behandlung mit cortisonhaltigen Mitteln
- Entzündete Gebärmutter
- Leberkrankheiten
- Blasenentzündung
- Nierenversagen

MASSNAHMEN

- Messen Sie die täglich konsumierte Trinkwassermenge.
- Behalten Sie die Ausscheidungen der Katze im Auge.

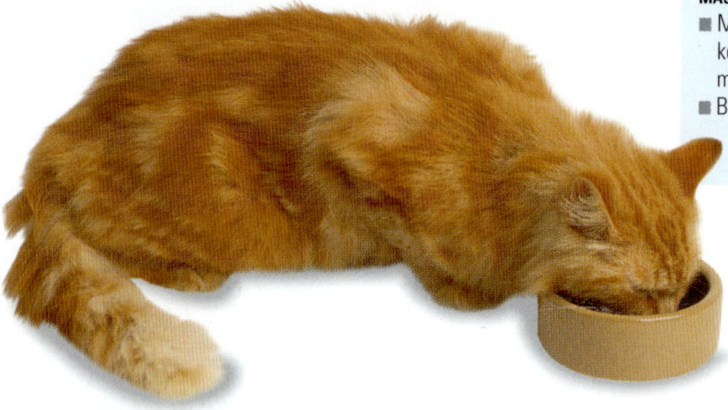

Extremer Durst
Wenn Ihre Katze mehr trinkt als gewöhnlich, bringen Sie sie sofort zum Tierarzt. Besonders bei über 8 Jahre alten Katzen ist das ein Alarmzeichen.

GERINGER DURST

Manche Katzen trinken lieber aus anderen Quellen als aus dem bereit gestellten Trinknapf – z. B. aus einer tropfenden Wasserleitung. Dann wundern sich die Katzenhalter oft, warum die Tiere so wenig trinken. Andere Katzen trinken weniger, wenn ihre Nahrung von Trocken- auf Nassfutter umgestellt wurde. Sonst ist geringer Durst ein Warnzeichen.

■ **WICHTIG** Wenn es schwierig ist, zu kontrollieren, wie viel die Katze trinkt, behalten Sie stattdessen die Katzentoilette im Auge. Wenn Sie diese öfter reinigen müssen als normal, trinkt die Katze mehr. Ist die Streu trockener als gewöhnlich, trinkt sie zu wenig. Konsultieren Sie in beiden Fällen sofort den Tierarzt.

TIPPS

URSACHEN

- Verdauungsstörungen
- Fieber und Infektion
- Fortgeschrittene Erkrankung, z. B. der Niere

MASSNAHMEN

- Messen Sie die täglich konsumierte Trinkwassermenge.
- Behalten Sie die Ausscheidungen der Katze im Auge.

Wassergefäß bis zur 250-ml-Marke füllen.

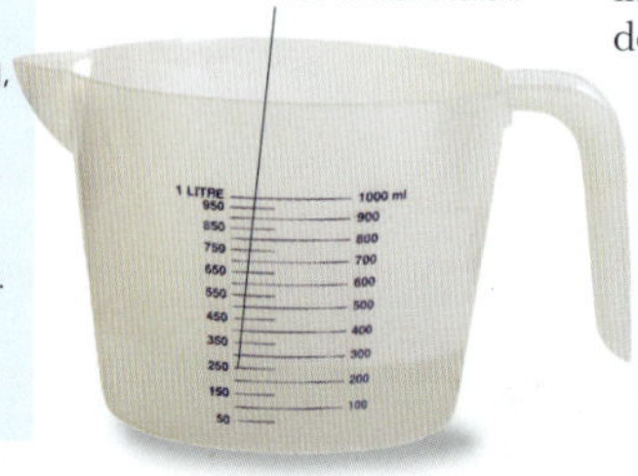

Das richtige Maß
Die konsumierte Trinkwassermenge ist ein guter Gradmesser für die Gesundheit Ihrer Katze. Geben Sie der Katze 250 ml Wasser und beobachten genau, wie viel davon die Katze am Tage trinkt.

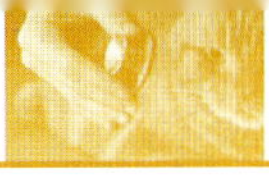

TIPPS

SYMPTOME

- Längeres Aufhalten in der Katzentoilette
- Häufigeres Belecken der Geschlechtsteile
- Lautes Klagen
- Katze scheut vor Berührungen zurück.
- Ausscheidung von Blut, Sediment oder Schleim

SCHWIERIGES ODER SCHMERZHAFTES URINIEREN

Die häufigste Erkrankung des Blasentraktes, die nicht auf Harnsteinen beruht, ist idiopathische Zystitis. Diese schmerzhafte Entzündung heilt meist nach rund 5 Tagen von selbst ab. Leider ist sie schwer von ernsteren Erkrankungen zu unterscheiden und sollte daher vom Tierarzt untersucht werden.

WICHTIG Manche Katzen verbinden die Schmerzen beim Urinieren mit der Katzentoilette und erleichtern sich daher anderswo – auf Teppichen oder Fußböden, sogar in Waschbecken oder Badewanne. Das hat in diesem Fall selbst bei Wohnungskatzen nichts mit der Markierung des Territoriums zu tun!

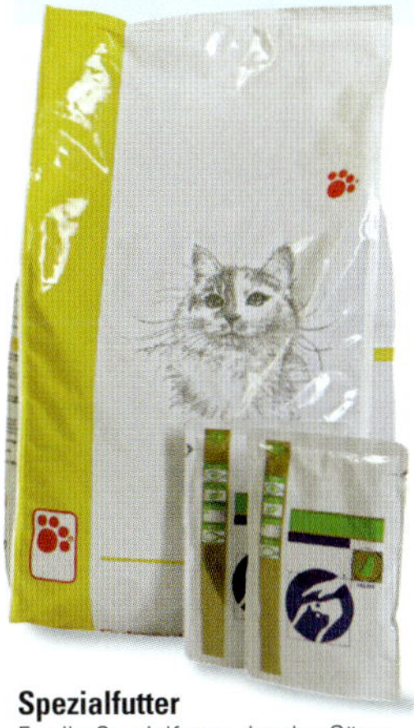

Spezialfutter
Es gibt Spezialfutter, das den Säuregehalt des Urins reguliert und so die Bildung von Harnsteinen verhindert.

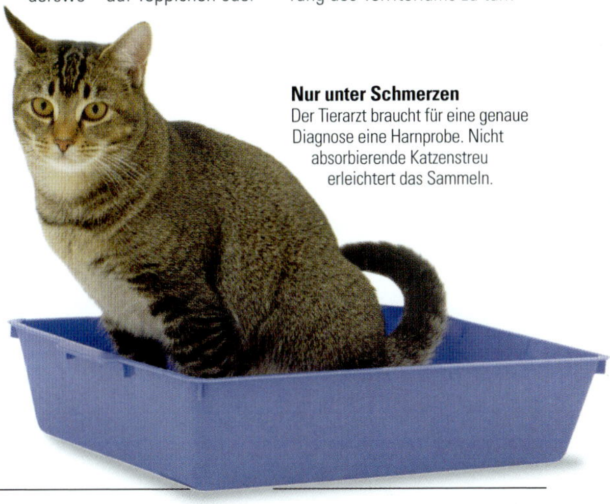

Nur unter Schmerzen
Der Tierarzt braucht für eine genaue Diagnose eine Harnprobe. Nicht absorbierende Katzenstreu erleichtert das Sammeln.

CHRONISCHES NIERENVERSAGEN

Alle älteren Katzen sind anfällig für chronisches Nierenversagen. Durch eine frühe Diagnose und rechtzeitige Nahrungsumstellung kann die Lebenserwartung der Tiere erhöht werden. Da diese Erkrankung sich erst im fortgeschrittenen Stadium bemerkbar macht, hat die Katze dann bereits bis zu 80 % der Nierenfunktion eingebüßt. Durch rechtzeitige Blutuntersuchung kann die Diagnose früher gestellt werden.

WICHTIG Chronisches Nierenversagen, das polizystische Syndrom (PKD), tritt häufig schon bei relativ jungen Katzen auf. Es wird bei bis zu 40 % der Perser vererbt und auch Orientalen gehören zur Risikogruppe. Die Krankheit kann durch Ultraschalluntersuchung diagnostiziert werden. Bei Zuchttieren sollte ein Gentest gemacht werden.

TIPPS

SYMPTOME

- Häufiges Trinken und Urinieren
- Müdigkeitserscheinungen
- Gewichtsverlust
- Glanzloses Fell
- Zahnfleischinfektionen, Geschwüre der Mundschleimhaut
- Seltener extreme Lethargie und wenig Durst

MASSNAHMEN

- Phosphorarme Diät
- Evtl. intravenöse Nierenspülung

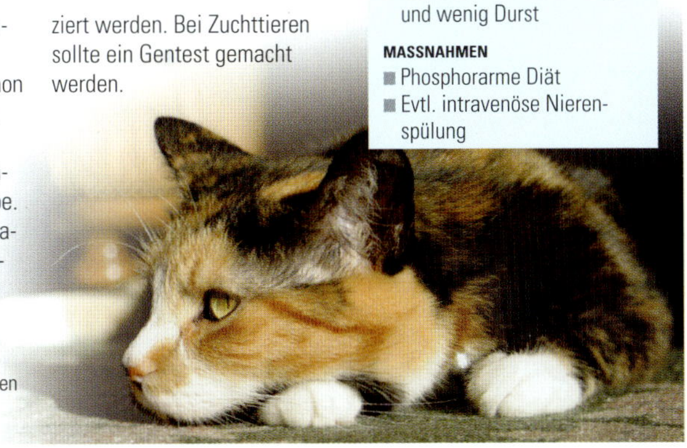

Lustlosigkeit
Katzen, die unter Nierenversagen leiden, werden müde und antriebslos. Verständigen Sie dann sofort den Tierarzt.

Das Verdauungssystem

Größe, Gewicht und Appetit Ihrer Katze sollten konstant bleiben. Jede Veränderung, selbst gesteigerter Appetit, ist ein Alarmsignal. Erkrankungen des Magen-Darmtraktes gehen meist mit Erbrechen, Durchfall, Verstopfung einher, doch können auch äußere Anlässe verantwortlich sein.

APPETITVERÄNDERUNGEN

Appetitverlust, besonders, wenn er mit Gewichtsverlust gekoppelt ist, sollte nicht auf die leichte Schulter genommen werden. Wiegen Sie die Katze regelmäßig, damit Sie einen Vergleich haben. Verständigen Sie bei Gewichtsabnahme den Tierarzt. Gesteigerter Appetit ist nicht unbedingt ein Krankheitssymptom, außer, wenn damit keine Gewichtszunahme verbunden ist. Auch hier sollte man den Tierarzt konsultieren.

■ **WICHTIG** Gesteigerter Appetit und Durst bei gleichzeitiger Gewichtsabnahme können den Beginn einer Diabetes oder einer Stoffwechselkrankheit anzeigen. Großer Appetit und Bewegungsdrang, jedoch kein gesteigerter Durst, verbunden mit Gewichtsabnahme, können auf eine überaktive Schilddrüse hinweisen.

TIPPS

GESTEIGERTER APPETIT DURCH
- Langeweile
- Schilddrüsenüberfunktion
- Diabetes
- Entzündliche Darmerkrankungen (IBD)
- Cortisonpräparate

VERMINDERTER APPETIT DURCH
- Fieber
- Zahnschmerzen
- Übelkeit
- Schwere innere Krankheiten

MASSNAHMEN
- Futter überwachen.
- Katze täglich wiegen.

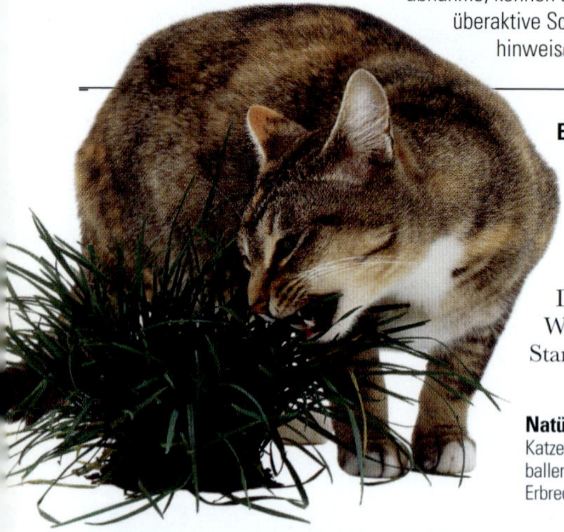

Natürliches Brechmittel
Katzen fressen Gras, um störende Substanzen wie Haarballen und Fremdkörper auf natürliche Weise durch Erbrechen loszuwerden.

ERBRECHEN

Erbrechen kann durch eine Erkrankung des Magen-Darmtraktes hervorgerufen werden, aber auch z. B. durch Blaseninfektionen, die erst zu Durchfall, dann zu Erbrechen führen. Die ersten Anzeichen für Übelkeit sind Würgen und vermehrter Speichelfluss. Starkes Erbrechen muss behandelt werden.

TIPPS

URSACHEN
- Haarballen
- Fressen von Gras
- Futterunverträglichkeit
- Nebenwirkung von Medikamenten
- Innere Parasiten
- Drüsenfehlfunktion
- Leber-, Nieren- oder andere Stoffwechselerkrankung
- Geschwüre, Tumoren
- Bakterien- oder Virusinfektion

MASSNAHMEN
- Bei leichtem Erbrechen kein Futter und wenig Trinkwasser geben.
- Nach 6–8 Stunden, häufig kleine Mengen Wasser geben.
- Nach 6–8 Stunden, häufig kleine Mengen von proteinarmem, fettarmem Futter geben.
- Alle 2 Stunden füttern, am nächsten Tag normal weiter füttern.

■ **WICHTIG** Manche Katzen heulen und kreischen beim Erbrechen durchdringend. Das ist jedoch normales Katzenverhalten und muss kein Alarmsignal sein. Wenn Erbrechen mit Problemen beim Harnabsetzen und schwerem Durchfall verbunden ist oder durch das Verschlucken von Bindfäden verursacht wurde, müssen Sie jedoch sofort zum Tierarzt.

DURCHFALL

Kurze Intervalle von Durchfall sind weder ungewöhnlich noch gefährlich. Hartnäckiger Durchfall kann verschiedene Ursachen haben: Futterunverträglichkeit, Parasiten, Infektionen, Stoffwechselprobleme, Allergien oder Tumoren. Der Arzt wird Ihnen ein paar Fragen zur Konsistenz des Kots stellen, denn dieser gibt Aufschluss über das befallene Organ. Am Geruch ist zu erkennen, ob sich darin Bakterien oder Blut befinden, an der Häufigkeit des Kotabsetzens, ob es sich um ein Problem mit der Wiederaufnahme von Wasser in den Darm oder um ein Verdauungsproblem handelt. Ist Blut im Stuhl, kann die Farbe über die Blutungsstelle Auskunft geben.

■ **WICHTIG** Verwechseln Sie die Anstrengung des Kotabsetzens bei Durchfall nicht mit Verstopfung – hier können Abführmittel helfen. Einfacher Durchfall kann durch kurzes Fasten behandelt werden, hartnäckige Fälle müssen zum Arzt. Kätzchen, deren Durchfall mehr als 48 Stunden andauert, müssen untersucht werden, selbst, wenn sie wohlauf scheinen.

TIPPS

MASSNAHMEN

- Routinemäßige Wurmkuren
- Keine plötzliche Futterumstellung
- Kein Betteln
- Sorgen Sie für genügend Ballaststoffe im Futter.
- Bei Durchfall leicht verdauliches Futter geben, z. B. Hühnchen.

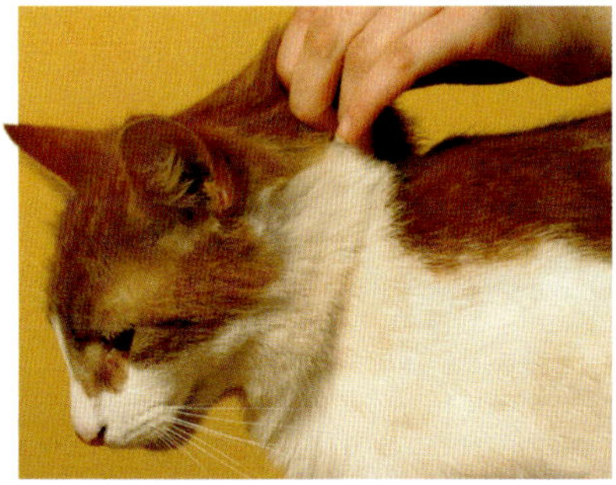

Haut auf Dehydrierung untersuchen
Chronischer Durchfall führt leicht zu Austrocknung. Schnellt das Nackenfell der Katze beim Anheben nicht sofort zurück, ist das Tier dehydriert und braucht womöglich dringend eine intravenöse Wasserzufuhr.

AUFGEBLÄHTER BAUCH

Besonders kastrierte Katzen bekommen leicht eine hängende Hautfalte am Unterbauch, wodurch dieser aufgebläht wirkt. Auch trächtige Katzen haben einen dicken Bauch, aber damit ist die Liste der harmlosen Ursachen auch schon zu Ende. Fettleibigkeit, aber auch lebensgefährliche Verstopfung und eine Reihe von schweren Erkrankungen führen zu einem Blähbauch, daher müssen Sie damit unbedingt zum Tierarzt.

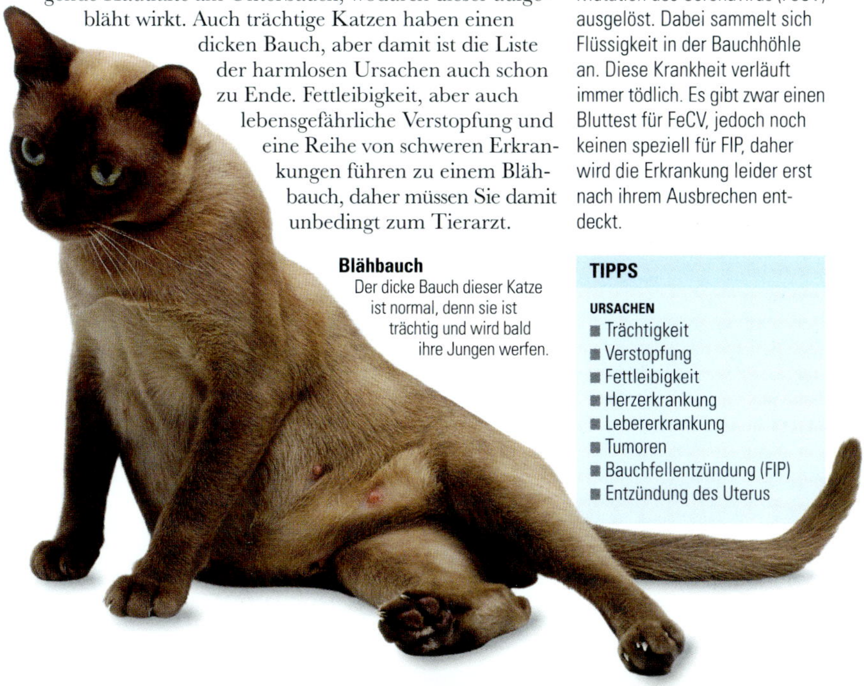

Blähbauch
Der dicke Bauch dieser Katze ist normal, denn sie ist trächtig und wird bald ihre Jungen werfen.

■ **WICHTIG** Feline infektiöse Peritonitis (FIP) wird durch eine Mutation des Coronavirus (FeCV) ausgelöst. Dabei sammelt sich Flüssigkeit in der Bauchhöhle an. Diese Krankheit verläuft immer tödlich. Es gibt zwar einen Bluttest für FeCV, jedoch noch keinen speziell für FIP, daher wird die Erkrankung leider erst nach ihrem Ausbrechen entdeckt.

TIPPS

URSACHEN

- Trächtigkeit
- Verstopfung
- Fettleibigkeit
- Herzerkrankung
- Lebererkrankung
- Tumoren
- Bauchfellentzündung (FIP)
- Entzündung des Uterus

Krankenpflege

Viele Katzen mögen gar nicht gern angefasst werden, wenn sie krank sind – auch wenn Sie der Meinung sind, dass sie jetzt Trost und Zuspruch brauchen. Das Beste, was Sie für Ihre Katze tun können, ist, dafür zu sorgen, dass sie sich in Ruhe erholen kann.

STRESS REDUZIEREN

Stellen Sie der Katze ein warmes Bett zur Verfügung und befolgen Sie bei der Fütterung und der Verabreichung von Medizin die Anweisungen des Tierarztes. Wurde die Katze operiert, achten Sie auf unvorhergesehene Schwellungen, Rötungen oder Absonderungen. Streicheln Sie die Katze nur, wenn diese es verlangt.

TIPPS

MASSNAHMEN

- Andere Tiere fernhalten.
- Futter soll Körpertemperatur haben.
- Häufiger kleine Mengen füttern.
- Die kranke Katze anfangs von Hand füttern.
- Eine Wärmflasche oder Heizmatte sorgt für zusätzliche Wärme.

Vor allem Ruhe

Eine kranke Katze muss warm gehalten werden. Legen Sie eine Wärmflasche unter das Bettzeug oder verwenden Sie spezielle Heizmatten, die in der Mikrowelle aktiviert werden.

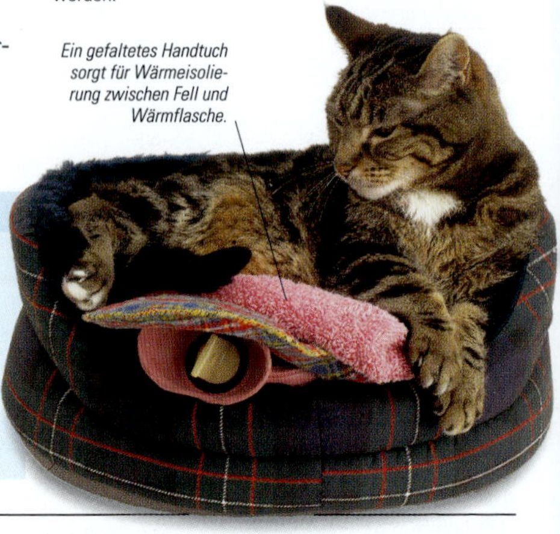
Ein gefaltetes Handtuch sorgt für Wärmeisolierung zwischen Fell und Wärmflasche.

TABLETTEN GEBEN

Im Gegensatz zum Hund frisst eine Katze nur selten in Futter eingebettete Tabletten. Hüllen Sie Ihre Katze notfalls in eine Decke ein und klemmen Sie ihren Körper unter dem freien Arm ein, wenn Sie Ihr eine Pille verabreichen. Das strikte Einnehmen der Medizin ist unerlässlich für einen Heilerfolg. Wenn alles nichts nützt, versuchen Sie, die Katze beim Tierarzt unterzubringen, oder lassen Sie diese täglich ambulant vom Tierarzt verabreichen.

■ **WICHTIG** Eine Plastikspritze ist ideal zum Verabreichen von flüssiger Medizin. Führen Sie die Spritze hinter den Eckzähnen ein und drücken nach und nach ein paar Tropfen aus.

TIPPS

MASSNAHMEN

- Vorsicht vor Bissen und Kratzern!
- Geben Sie die Medizin, wenn möglich, zu zweit.
- Sind Sie allein, wickeln Sie die Katze dazu in ein Handtuch.
- Geben Sie eine Futterbelohnung, damit eine positive Assoziation erfolgt.

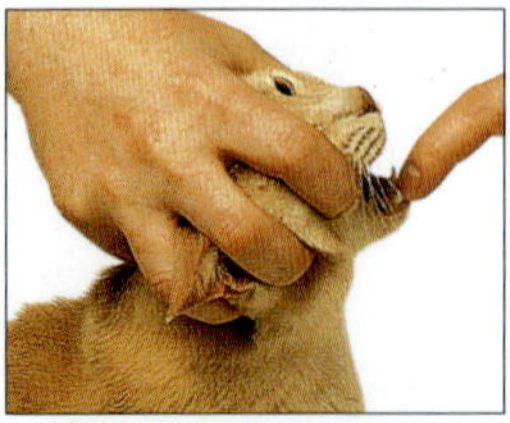

1 Drücken Sie den Oberkiefer sanft, aber fest zwischen Daumen und Zeigefinger, damit er sich öffnet.

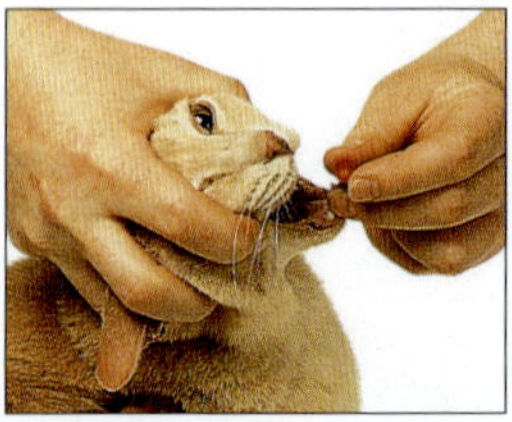

2 Legen Sie die Tablette so weit wie möglich hinten auf die Zunge, damit die Katze sie nicht ausspuckt.

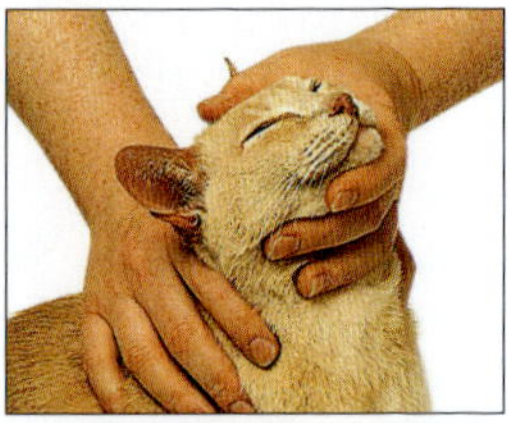

3 Drücken Sie den Kiefer zusammen und streichen sanft über den Kehlkopf, damit die Katze schluckt.

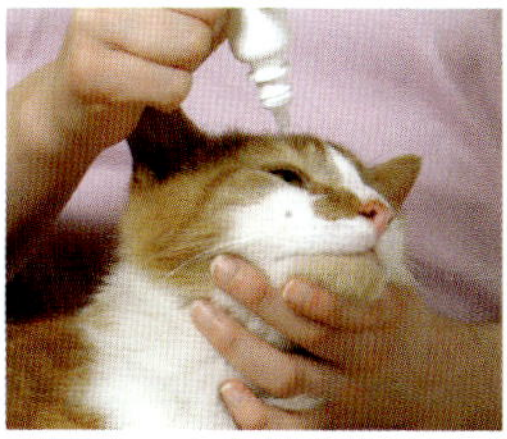

Das geht ins Auge

Halten Sie den Kopf der Katze mit einer Hand fest und führen das Fläschchen von oben, außerhalb des Sehbereiches, zum Auge.

AUGENTROPFEN VERABREICHEN

Wenn die Augentropfen im Kühlschrank aufbewahrt werden müssen, erwärmen Sie sie auf Körpertemperatur, indem Sie das Fläschchen eine Minute lang mit den Händen rollen. Drücken Sie nach dem Verabreichen der Medizin das Augenlid zu, damit sie sich besser verteilt. Geben Sie hinterher stets eine Futterbelohnung.

■ **WICHTIG** Bringen Sie das Medizinfläschchen nie in direkten Kontakt mit dem Auge, damit Verletzungen vermieden werden und der Behälter nicht kontaminiert wird. Verwenden Sie die Medizin nur innerhalb des Verfallsdatums.

OHRENTROPFEN VERABREICHEN

Ohrräudemilben kann man mit Ohrentropfen zu Leibe rücken. Die Fläschchen haben meist einen praktischen Tropfendosierer. Die Katze wird den Kopf nach der Verabreichung der Tropfen heftig schütteln – halten Sie ein Taschentuch bereit, damit Ohrenschmalz, Milben und Dreck nicht in der Gegend herum fliegen.

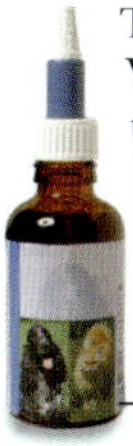

OHREN-TROPFEN

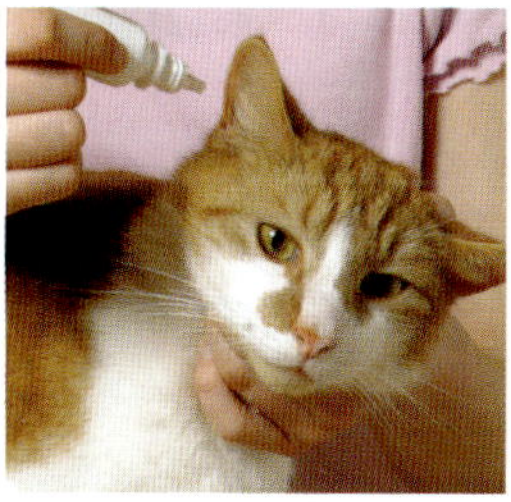

Tropfen für Tropfen

Säubern Sie das Ohr, träufeln Sie ein paar Tropfen hinein und massieren Sie dann Ohrmuschel und Ohransatz.

TIPPS

MASSNAHMEN

- Sorgen Sie dafür, dass die Katze nach dem Fressen sauber ist.
- Verhindern Sie »Handgreiflichkeiten« unter mehreren Tieren.
- Achten Sie darauf, dass die Katze mit dem Kragen nirgendwo hängen bleibt.

SELBSTVERLETZUNGEN VERHINDERN

So ein Schutzkragen aus stabilem Plastik ist nicht sehr elegant, aber dafür sehr wirksam, denn manchmal muss eine Katze daran gehindert werden, ihr Gesicht zu reiben oder zu kratzen. Es erlaubt ihr jedoch, zu fressen und zu trinken und lässt Luft an die Wunde kommen, damit diese in Ruhe ausheilen kann.

■ **WICHTIG** Flohallergien und allergische Reaktionen können zu heftigen Selbstverletzungen führen. Es dauert manchmal Wochen, bis der Juckreiz verschwindet. Medikamente können für Linderung sorgen. Manchmal ist es angebracht, Operationswunden zu verbinden, damit die Katze sich nicht kratzen kann.

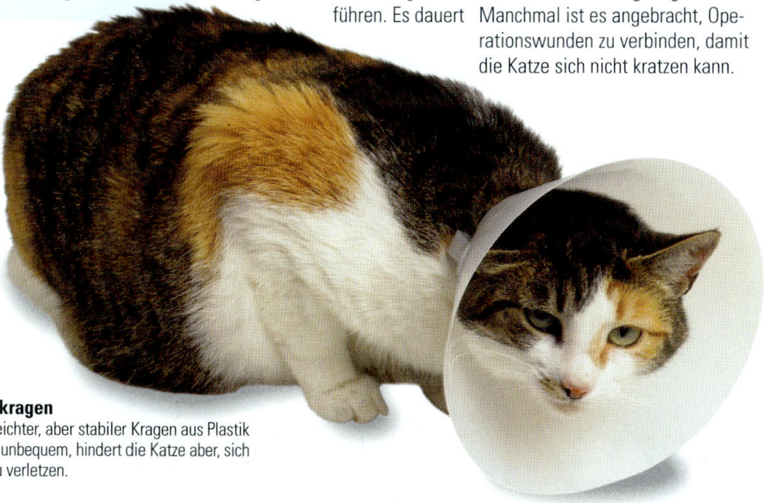

Schutzkragen

So ein leichter, aber stabiler Kragen aus Plastik ist zwar unbequem, hindert die Katze aber, sich selbst zu verletzen.

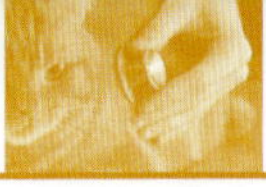

Erste Hilfe

Manchmal ist keine Zeit, die lebensgefährlich verletzte oder erkrankte Katze zum Arzt zu bringen und Sie müssen selbst eingreifen. Die Prinzipien der Ersten Hilfe – Beatmung, Herzmassage und Schockbehandlung – sind dieselben wie beim Menschen.

A-B-C-CHECK

Denken Sie bei Notfällen stets an ABC: A für airways (Atemwege), B für breathing (Atmung), C für Circulation (Kreislauf). Räumen Sie den Mund aus und ziehen Sie die Zunge leicht heraus. Atmet die Katze? Wenn nein, geben Sie künstliche Beatmung (*s.* gegenüber Mitte). Ist kein Puls zu spüren, geben Sie Herzmassage (*s.* gegenüber unten).

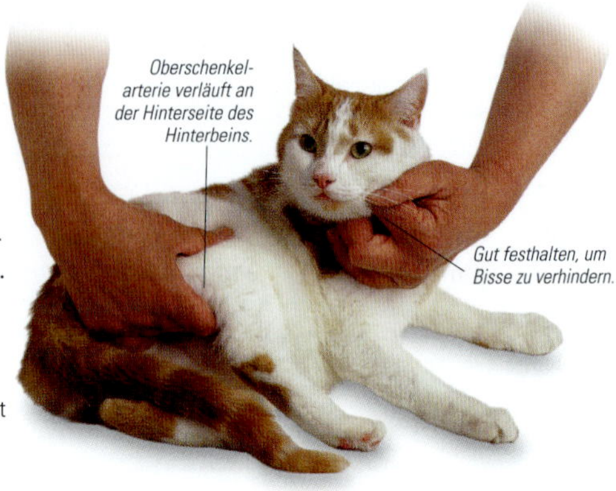

Den Puls fühlen
Um den Puls zu messen, betasten Sie fest die Brust hinter dem Ellbogen oder an der Hinterseite eines Hinterbeins.

SCHOCK

Bei einem klinischen Schock reagiert der Körper auf eine Veränderung der Blutzirkulation. Es ist ein lebensbedrohlicher Vorfall, der bei Katzen noch Stunden nach einem Unfall auftreten kann.

Schock kann viele Ursachen haben, darunter innere oder äußere Blutungen. Bringen Sie die Katze selbst nach kleineren Unfällen zur Nachuntersuchung zum Tierarzt.

TIPPS

SYMPTOME

Sofortiger Schock:
- Schnelle Atmung
- Heftig klopfendes Herz
- Blasses Zahnfleisch
- Ruhelosigkeit
- Körpertemperatur ist normal

Verzögerter Schock:
- Flache Atmung
- Unregelmäßiger Herzschlag
- Weißes oder blaues Zahnfleisch
- Schwäche oder Ohnmacht
- Körpertemperatur sinkt

MASSNAHMEN
- Kein Wasser oder Futter
- Wenn nötig Herzmassage geben (*s.* S. 309).
- Die Katze ausgestreckt auf die Seite legen.
- Der Kopf soll tiefer liegen als der Körper.
- Sofort zum Tierarzt

Schock-Taktik
Wärme ist bei Schock lebenswichtig. Wickeln Sie die Katze in eine warme Decke, jedoch nicht zu fest, damit sie noch ungehindert atmen kann.

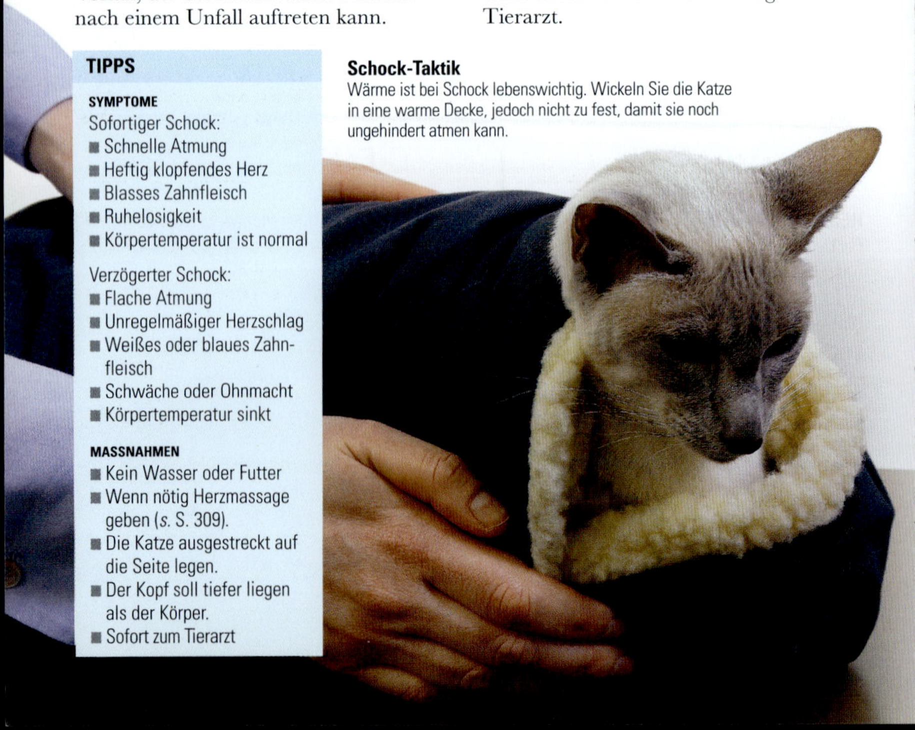

BLUTUNGEN

Selbst leichte Blutungen können einen Schock verursachen. Üben Sie mit saugfähigem Material Druck auf die Wunde aus, um die Blutung zu stoppen. Die blutende Stelle sollte höher als das Herz liegen, doch legen Sie ein gebrochenes Bein nicht hoch. Die Auflage bleibt bis zur Untersuchung durch den Tierarzt auf der Wunde.

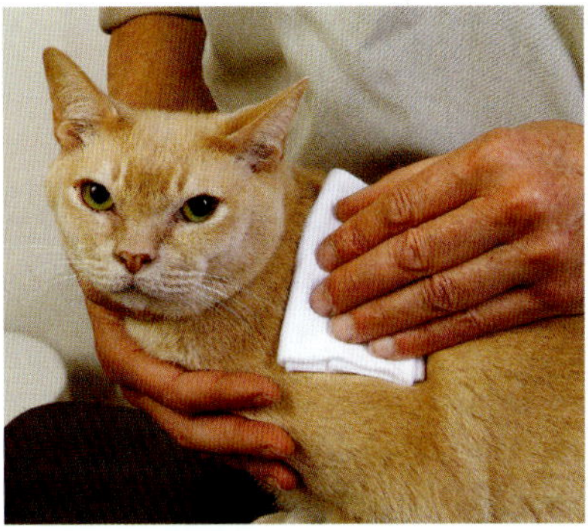

Druck ausüben
Pressen Sie sauberes, saugfähiges Material wie Gaze oder Stofftücher auf die Wunde. Vermeiden Sie möglichst Material (wie Papiertücher), das daran festkleben kann.

KÜNSTLICHE BEATMUNG

Ist das Zahnfleisch rosa, atmet die Katze und ihre Lunge bekommt Sauerstoff. Bei blauem oder weißem Zahnfleisch muss künstlich beatmet werden, wenn das Herz noch schlägt.

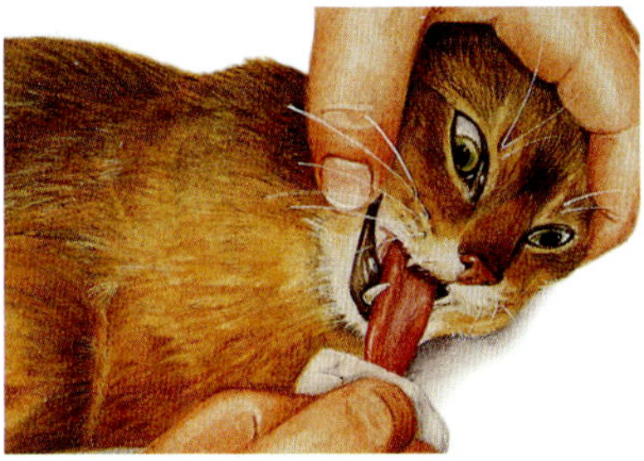

1 Halten Sie ein Papiertaschentuch vor die Nase. Atmet die Katze nicht, säubern Sie die Atemwege und ziehen die Zunge heraus. Legen Sie bei gestrecktem Hals der Katze Ihren Mund auf die Nase.

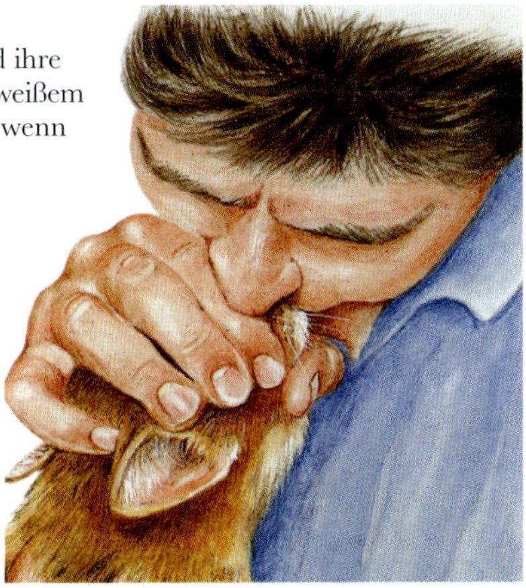

2 Blasen Sie, bis sich die Brust weitet und wieder zusammenfällt. Wiederholen Sie das 20–30-mal in der Minute und prüfen den Puls alle 12 Sekunden und geben Herzmassage (s. unten), wenn das Herz stehen bleibt.

HERZMASSAGE

Geben Sie die Herzmassage nur, wenn das Herz aufgehört hat, zu schlagen. Bei Herzstillstand erweitern sich die Pupillen, es ist kein Puls zu spüren und das Zahnfleisch wird weiß oder blau. Herzmassage wird im Verbund mit künstlicher Beatmung gegeben. Drücken Sie fest zu: Hier geht es um Leben und Tod!

WICHTIG Herzmassage und Beatmung in diesen Fällen:

- Herzversagen
- Fast-Ertrinken
- Rauchinhalation
- Diabetischer Schock
- Stromschlag
- Gehirnerschütterung
- Hoher Blutverlust

Herzmassage
Legen Sie die Katze auf die Seite. Halten Sie den Brustkorb hinter den Ellbogen umfasst. Pressen Sie den Brustkorb fest zusammen und lassen Sie die Finger dabei zum Hals hin vorwärts gleiten. Wiederholen Sie das rund 10–20-mal pro Minute, halten alle 25 Sekunden an, fühlen den Puls und beatmen 10 Sekunden lang.

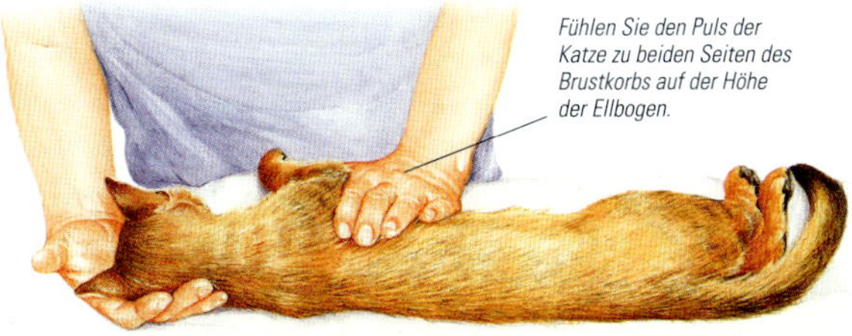

Nützliche Adressen

WEBSITES ZU ZÜCHTERN UND ZUCHTKATZEN

www.catterys.de
Rassebeschreibungen, Vorstellungen, Stammbäume und vieles mehr

www.katzenrevier.de
Züchterverzeichnisse, Preise und Rassebeschreibungen

www.rassetiere.eu
Sie können auf der Seite kostenlos Angebote und Gesuche für Rassetiere aufgeben.

www.zuechter-net.de
Zuchtinformationen

www.mainecoons.de
Hobbyzüchter von Maine Coons

www.KfG.de
Seite der Katzenfreunde Germania, die auch Sonderausstellungen ausrichten.

ANDERE NÜTZLICHE ADRESSEN

www.catlike.de
Bestellmöglichkeiten für Kratzbäume, Katzenmöbel und Kletterlandschaften

www.catsbine.de
Private Website mit umfangreichem Serviceteil (Kleinanzeigen, Tierheime usw.) und einer Mailingliste für Katzen-Infos

www.catscan.de
Firmen-Website, beantwortet Fragen zur Katzenhygiene

www.juhukatzen.de
Umfassende Informationen rund um die Katze

www.katzen.de
Tipps und viele weiterführende Links

www.meintier.de
Viele wertvolle Informationen von Gesundheitspflege bis zu Beschäftigungstipps

www.miau.de
Der besondere Clou dieser Website sind die Katzenfutter-Rezepte.

www.netportal.de
Zahlreiche Links zu Haustieren

www.ragdolls.ch
Hier erfahren Sie, was Wohnungskatzen alles brauchen.

www.tierarzt.at
Hier können Sie einen Tierarzt in Österreich auswählen und erhalten wertvolle Tipps zu Impfungen usw.

www.tierarzt.org
Hier finden Sie Tierärzte in Deutschland und können Adressen aus Ihrer Region wählen.

www.vincere.de
Sehr schöne Züchter-Website mit vielen interessanten Katzen-Infos

www.zooplus.de
U. a. Infos zu Katzen-Fitness

Glossar

ABSZESS Örtlich begrenzte Eiteransammlung.
ABZEICHEN Dunkle Färbung des Gesichts, der Ohren, der Pfoten und des Schwanzes bei verschiedenen Rassen, besonders Siam (*s.* S. 124–127). *S. a.* Mink, Sepia.
AGOUTI Hell-dunkel gebänderte Haare beim Tabbymuster und Bezeichnung für Tabbys.
AILUROPHILIE Die Liebe zu Katzen.
ANÄMIE Mangel an roten Blutkörperchen bzw. Verminderung des roten Blutfarbstoffs (Hämoglobin), gekoppelt an Blutverlust, Knochenmarkverdrängung, Parasitenbefall oder Zerstörung von roten Blutzellen durch Immunreaktion.
ANAPHYLAKTISCHER SCHOCK Lebensbedrohliche allergische Reaktion auf Fremdprotein und andere Substanzen.
ANGEBOREN Seit bei der Geburt vorhandenes Merkmal, das jedoch nicht immer weitervererbt wird.
ANTIGEN Jeder Fremdstoff, der eine Immunreaktion auslöst.
ANTIKÖRPER Proteine aus der Klasse der Gobuline, die zur Abwehr gegen eingedrungene Fremdstoffe (Antigene) gebildet werden.
ART Gruppe von Tieren, die durch Verpaarung untereinander fruchtbare Nachkommen zeugen können. Sie unterscheiden sich deutlich von anderen Arten. *S. a.* Gattung, Familie, Ordnung, Unterart, Rasse.
AUSKUGELUNG Vollständige (Luxation) oder teilweise (Subluxation) Auskugelung oder Verrenkung eines Gelenks, oft mit Bänderrissen verbunden.
AUTOIMMUNKRANKHEIT Erkrankung, bei der das Immunsystem körpereigene Strukturen als Fremdkörper ansieht und angreift.
AVERSIONSTHERAPIE Verhaltenstherapie, bei der unangenehme Reize eingesetzt werden, um unerwünschtes Verhalten zu beseitigen.
BICOLOUR Fellfarbe Weiß, kombiniert mit einer anderen Farbe.
BÖSARTIGER TUMOR Ein Tumor, der entweder im umgebenden Körpergewebe, über den Blutkreislauf oder das Lymphsystem in anderen Körperteilen Metastasen bildet.
CAT FANCY Weltweiter Schirmbegriff für Zuchtverbände und Züchter, die Katzen züchten und ausstellen.
CFA The Cat Fanciers' Association – weltgrößter Dachverband, gegründet 1906, hauptsächlich in den USA anzutreffen.
CHINCHILLA Weiße Langhaarkatze bzw. weißes Langhaarfell mit schwarzer Spitzenfärbung.
COLOURPOINT Katze mit farblich abgesetzten Abzeichen oder Points wie bei der Siam. *S. a.* Abzeichen.
DAUNENHAIR Weiches, welliges Sekundärhaar in der Unterwolle.
DECKHAARE Die obere Haarschicht, bestehend aus den Leithaaren. Trägt die Tabbyzeichnung. *S. a.* Leithaar.
DEHYDRIERUNG Austrocknung infolge von Wassermangel.
DIABETES INSIPIDUS Durch Mangel des im Hypothalamus produzierten »antidiuretischen Hormons« (ADH) ausgelöste vermehrte Urinausscheidung.
DIABETES MELLITUS Erhöhter Blutzuckerspiegel durch Insulinmangel oder weil das Gewebe kein Insulin aufnehmen kann.
DOMINANTES GEN Erbmerkmal, das sich durchgängig ausprägt. *S. a.* Rezessives Gen.
DOPPLER-ECHOKARDIOGRAPHIE Untersuchung des Herzens durch Ultraschall.
DRITTES AUGENLID Nickhaut, die sich bei Verletzung oder Krankheit schützend über das Auge zieht.
DUFTMARKIERUNG Markierung des Territoriums mit Urin oder dem Sekret der Duftdrüsen an Gesicht, Lippen und Ohren.
ELEKTROKARDIOGRAMM (EKG) Registrierung der Summe der elektrischen Aktivitäten aller Herzmuskelfasern.
ELISA-TEST (Enzyme-linked immunosorbent assay), ein Test, der das Vorkommen von Antikörpern im Körper feststellen soll.
EMPHYSEM Krankhafte Ansammlung von Luft im Körpergewebe.
ENDOKRINE DRÜSE Drüse, die Hormone produziert und direkt in den Blutkreislauf abgibt.
ENDORPHIN Vom Körper produzierte chemische Substanz, die die Wahrnehmung von Schmerzen hemmt.
ENDOSKOP Ein Instrument, mit dem das Innere von Hohlräumen des Körpers durch Bildgebung untersucht und manipuliert werden kann.
EOSINOPHILE Weiße Blutkörperchen (Leukozyten), die bei inneren Parasiten und Allergien vermehrt gebildet werden.
EPILEPSIE Störung der elektrischen Aktivität im Gehirn, durch die ein »epileptischer« Krampfanfall ausgelöst wird.
EPILEPTISCHER ANFALL Durch anormale elektrische Aktivität im Gehirn verursachter Krampfanfall.
ERBKRANKHEIT Eine Krankheit, die durch einen Elternteil auf die Nachkommen übertragen wird.
ESSENZIELLE FETTSÄUREN Fettsäuren, die der Körper nicht produzieren kann und die durch die Nahrung aufgenommen werden müssen.
EUTHANASIE Gnadentod; entweder aktiv (durch Verabreichung von tödlichen Substanzen) oder passiv (durch die Unterbrechung von lebenserhaltenden Maßnahmen).
EXKLUSIONSDIÄT Diät, die alle Komponenten vorhergehender Diäten ausschließt und neue Quellen von Proteinen, Fett und Kohlenhydraten einführt.
EXUDAT Aus Blutgefäßen ausgetretene Flüssigkeit, die sich im oder auf dem Gewebe abgesetzt hat.
FAMILIE Eine Gruppe von Tieren innerhalb einer Ordnung, denen bestimmte Merkmale sowie die evolutionäre Abstammung gemeinsam sind. *S. a.* Ordnung, Gattung, Art, Unterart, Rasse.
FELINE INFEKTIÖSE PERITONITIS (FIP) Eine meist tödlich verlaufende Viruserkrankung, die mit Flüssigkeitsansammlung in der Bauchhöhle, Gelbsucht und Blutarmut verbunden ist.
FELINE LEUKOSE (FELV) Virale Immunschwächekrankheit, die das Lymphsystem angreift.
FELINES IMMUNSCHWÄCHEVIRUS (FIV) Ein mit HIV verwandtes tödliches Virus, dass das Immunsystem schwächt. Sehr ansteckend bei Katzen, wird jedoch nicht auf Menschen oder andere Tiere übertragen.
FERAL Wissenschaftliche Bezeichnung für verwilderte Hauskatzen.
FESSELGELENK Das mittlere Gelenk des Hinterbeins.
FETTDRÜSEN Das in diesen Drüsen produzierte Haarfett macht das Fell Wasser abweisend.
FIFÉ Fédération Internationale Féline – 1949 in Frankreich gegründeter europäischer Dachverband.

FLEHMEN Das Anheben der Oberlippe, um das vomeronasale Organ in Kontakt mit einem Duft zu bringen. *S. a.* Vomeronasales Organ.
GATTUNG Mehrere Arten innerhalb einer Familie, die sich durch gemeinsame Merkmale von den anderen Arten der Familie unterscheidet. *S. a.* Ordnung, Familie, Art, Unterart, Rasse.
GCCF The Governing Council of the Cat Fancy, 1910 gegründeter britischer Dachverband.
GEISTERZEICHNUNG Schwach durchscheinendes Tabbymuster bei Nicht-Agouti-Katzen, besonders gut sichtbar bei Kätzchen.
GELBSUCHT Gelbfärbung der Schleimhäute oder der Haut, normalerweise durch Erkrankungen der Leber verursacht.
GENPOOL Gesamtheit der Erbfaktoren innerhalb einer begrenzten Population.
GESCHWÜR Oberflächenzerstörung durch Gewebszerfall.
GINGIVITIS Entzündung des Zahnfleisches.
GLAUKOM Erhöhter Augeninnendruck.
GRANNENHAAR Feines Sekundärhaar. *S. a.* Daunenhaar, Leithaar.
GUTARTIGER TUMOR oder »benigner« Tumor, der keine Metastasen bildet.
HÄMATOM Eine mit Blut gefüllte Schwellung unter der Haut.
HÄMATURIE Blut im Urin.
HYPOGLYKÄMIE Niedriger Blutzuckerspiegel.
HYPOPHYSE Die Hirnanhangdrüse. Sie ist anderen Hormondrüsen übergeordnet und wird durch den an der Schädelbasis sitzenden Hypothalamus gesteuert.
IDIOPATHISCHE KRANKHEIT Eine Krankheit, deren Ursache unbekannt ist.
IMMUN-VERMITTELTE KRANKHEIT Durch Überreaktion des Immunsystems verursachte Krankheit.
INKUBATIONSZEIT Die Zeitspanne zwischen der Ansteckung und dem Ausbruch einer Krankheit.
-ITIS Entzündung; Nephritis z. B. ist eine Entzündung der Nieren.
KAISERSCHNITT Geburtshilfe durch einen Bauchschnitt.
KASTRATION Normalerweise Entfernung der Hoden beim Kater (juristisch die Sterilisation beider Geschlechter). *S. a.* Sterilisation.
KÄTZCHEN Allgemein eine junge Katze vor der Trennung von der Mutter (im Alter von 12 Wochen). Auf Katzenausstellungen dürfen Kätzchen manchmal ein paar Wochen älter sein.
KÄTZCHENKAPPE Weiße Katzen tragen das dominante W-Gen, das andere Farben maskiert. Manchmal bricht eine Spur der überdeckten Farbe in einer »Kätzchenkappe« im Kopfhaar der Neugeborenen durch, das später verschwindet.
KETOAZIDOSIE Durch Nierenversagen verursachte Anreicherung von Ketonen im Blutkreislauf.
KNIEHOSEN Besonders langes Fell an den Hinterbeinen.
KOLOSTRUM Auch Vormilch, die erste Milch gleich nach der Geburt, reich an Proteinen und Antikörpern.
KRAUSE Längere Fellpartie um den Hals und an der Brust.
KREPITUS Knarrendes oder knisterndes Reibegeräusch von Gelenken.
KÜHLE FARBEN Fellfarben, die möglichst weit von Rot entfernt sind.
LAPAROTOMIE Operative Öffnung des Bauches.
LEITHAARE Lange Primärhaare, die eine Wasser abweisende Schicht über der Unterwolle bilden. *S. a.* Grannenhaar, Daunenhaar.
LIMBISCHES SYSTEM Funktionseinheit des Gehirns, das Emotionen, Hunger und Paarungsverhalten steuert.
LIPOM Ein gutartiger Fetttumor, besonders häufig bei älteren, übergewichtigen Katzen großer Rassen.
MAGNETRESONANZTOMOGRAPHIE (MRT) Mithilfe von Magnetfeldern werden Schnittbilder von Körperteilen, z. B. Gehirn oder Gelenken, erzeugt.
MAKROPHAGEN Große weiße Blutkörperchen, die fremde Eiweißstrukturen auffressen.
MALABSORPTION Ein chronischer Zustand, bei dem der Blutkreislauf nicht genügend Nährstoffe aus dem Darm aufnehmen kann.
MANX Schwanzlose Katzenrasse. Das Merkmal wird durch ein Gen verursacht, das tödlich sein kann, wenn es von beiden Eltern vererbt wird.
MASCARALINIEN Von den Augenwinkeln ausgehende dunkle Umrandung der Augen.
MEDAILLON Kleiner weißer Farbfleck auf der Brust farbiger Katzen, bei manchen Rassen ein Fehler.
MELAENA Anormal schwarz gefärbter Stuhl bei Durchfall.
MENINGEN Hirnhäute, Schutz um das Gehirn.
METASTASE Tochtergeschwulste, entstehen durch die Absiedelung von Krebszellen an andere Körperstellen.
MINK »Nerzfarbe«, eine Kombination von Sepia und Abzeichen, die charakteristische Färbung der Tonkanese (*s.* S. 130–131).
MITTED Weiße Pfotenfärbung, die unter den Knöcheln endet, bei farbigen oder Bicolour-Katzen. *S. a.* Stiefelchen.
MUTATION Veränderung eines Gens.
MYELOGRAMM Röntgenbild des Wirbelkanals, nachdem ein Kontrastmittel gespritzt wurde, das Röntgenstrahlen nicht durchdringen können.
NASENSTOPP Mehr oder weniger ausgeprägter Richtungswechsel der Nase, im Profil gesehen.
NEKROSE Absterben von Zellen.
NEOPLASIE Neubildung von Körpergeweben, kann gutartig oder bösartig sein. *S. a.* Tumor.
NEPHRITIS Nierenentzündung.
NICHT-AGOUTI Fellfarben ohne Tabbymuster und Bänderung.
NICKHAUT Zusätzliche Bindehautfalte im nasenseitigen Augenlid. *S. a.* Drittes Augenlid.
NSAID (Nichtsteriodale Antiphlogistika) Eine Gruppe von Medikamenten, die entzündungshemmend und schmerzstillend wirken.
ORDNUNG Kategorie von Tierfamilien mit ähnlichen Merkmalen. *S. a.* Familie, Gattung, Art, Unterart, Rasse.
OVARIOHYSTEREKTOMIE Operative Entfernung von Eierstöcken und Gebärmutter zur Sterilisation von Kätzinnen.
PALLIATIVMEDIZIN Lindernde und schmerzstillende Behandlung von unheilbaren Krankheiten.
PARESE Unvollständige Lähmung der Muskulatur.
PERIANAL »Um den After herum.«
PERINEUM Der »Damm« zwischen After und Geschlechtsteilen.
PERIODONTAL »Um die Zähne herum.«
PERITONITIS Lebensbedrohliche Bauchfellentzündung.

PICA-SYNDROM Krankhafte Lust, unnatürliche und gefährliche Gegenstände zu fressen.
PINNA Ohrmuschel.
PNEUMOTHORAX Eindringen von Luft in das Lungengewebe, das die Lungenflügel am Ausdehnen hindert.
POLYDAKTYLIE Zusätzliche Zehen an den Pfoten.
POLYDYPSIE Extremer Durst.
POLYÖSTRISCHER ZYKLUS Der reproduktive Zyklus der Kätzin.
POLYPHAGIE Extremer Hunger.
POLYURIE Extrem häufiges Urinieren.
PYO- Im Zusammenhang mit Eiter, wie »Pyometra« (eine eitergefüllte Gebärmutter) oder »Pyoderma« (eitrige Hauterkrankung).
RASSE Durch selektive Verpaarung hervorgebrachte Tiere mit eindeutigen genetischen und äußerlichen Unterschieden zu anderen Tieren derselben Art. *S. a.* Ordnung, Familie, Gattung, Art, Unterart.
REX Sammelbegriff für Mutationen, die durch ein gelocktes Fell gekennzeichnet sind.
REZESSIVES GEN Bezeichnung für zwar vorhandene, aber häufig unterdrückte, nicht ausgeprägte Erbanlagen.
RUFISMUS Rotanteil im Agoutifell, das dem Haarkleid einen warmen goldbraunen Ton verleiht. Bei silberfarbenen Katzen als »Trübung« (tarnishing) bezeichnet, gilt dort als Fehler.
SCHATTIERT Fell, dessen Haar ungefähr zur Hälfte silberweiß gefärbt ist. *S. a.* Silvering, Smoke, Tipped.
SCHILDDRÜSE Die größte endokrine Hormondrüse im Körper der Katze. Sie reguliert Wachstum und Stoffwechsel.
SCHILDPATT Zufällige Fleckung bzw. Mischung von Fellfarben.
SCHLEIM Sekrete, die von den Zellen der Schleimhäute produziert werden.
SCHLEIMHAUT Schutzschicht, die das Innere von Hohlorganen auskleidet, z. B. Darm oder Mundhöhle.
SCHOCK Lebensbedrohlicher Zusammenbruch des Herz-Kreislaufsystems, hat Ohnmacht, Pulsrasen und blasse Schleimhaut zur Folge.
SEBORRHOE Übermäßige Produktion von Haarfett.
SELEKTIVE ZUCHTWAHL Verpaarung von Katzen, die von Züchtern gezielt dafür ausgewählt wurden.
SELF Einfarbiges Fell. *S. a.* Nicht-Agouti.
SEPIA Fellmuster, bei dem Kopf, Beine und Schwanz dunkel sepiabraun gefärbt sind und der übrige Körper in derselben Farbe heller getönt ist. *S. a.* Mink, Abzeichen.
SEPTIKAEMIE Bakterielle Infektion des Blutkreislaufs.
SILVERING Unterdrückung der Farbe in einem Teil des Haars, wodurch dieses heller oder ganz weiß wird. *S. a.* Smoke, Schattiert, Tipped.
SMOKE Farbiges Fell mit weißer Unterwolle. *S. a.* Schattiert, Silvering, Tipped.
SPORT Im englischen Sprachraum eine natürliche Mutation.
STAMMBAUM Ahnentafel, die die Abstammung einer Katze über mehrere Generationen hinweg dokumentiert.
STERILISATION Die Kätzin wird durch operative Entfernung von Gebärmutter und Eierstöcken empfängnisunfähig gemacht.
STIEFELCHEN Weiße Hinterbeine bei farbigen und Bicolour-Katzen. *S. a.* Mitted.
SYNOVIAL-FLÜSSIGKEIT Gelenkflüssigkeit.
TABBY Fellzeichnung, die in der Natur zur Tarnung diente. *S. a.* Agouti.
TCA The Traditional Cats' Association, ein 1987 gegründeter britischer Zuchtverband.
TESTOSTERON Männliches Sexualhormon.
THROMBOSE Blutgerinnsel.
TICA The International Cat Association, 1979 gegründeter Zuchtverband, der sich mit moderner Genetik befasst.
TICKING Zwei- oder mehrfache Bänderung der Haare durch dunkle Pigmenteinlagerungen.
TIPPED Dunkel gefärbte Spitzen der Einzelhaare. *S. a.* Schattiert, Silvering, Smoke.
TRANSUDAT Flüssigkeitsansammlung in Geweben oder Körperhöhlen, die nicht durch Entzündung entstanden ist.
TUMOR Auch Neoplasma; ein durch rapides Zellwachstum entstandener gut- oder bösartiger Knoten. *S. a.* Neoplasie.
TYP Charakteristischer Körperbau/Kopfform einer bestimmten Rasse.
ÜBEREMPFINDLICHKEIT Extreme Immunreaktion auf Fremdstoffe.
UNTERART Katzenpopulation, die geografisch vom Rest der Art getrennt ist, sich jedoch mit anderen Unterarten fruchtbar verpaart, wenn diese sich überlappen. *S. a.* Gattung, Familie, Genus, Ordnung, Art.
UNTERWOLLE Isolierende Fellschicht unter dem Deckfell. *S. a.* Grannenhaar, Daunenhaar.
URÄMIE Harnvergiftung infolge von Nierenversagen.
UROLITHE Harnsteine.
VERSCHIEDEN FARBIGE AUGEN kommen bei Katzen vor; in Zuchtstandards ist eines blau, das andere orange.
VOMERONASALORGAN Sinnesorgan, das für die Erkennung von Sexual-Botenstoffen zuständig ist. Auch Jacobson-Organ.
WARM Fellfarben, die in den Rotbereich fallen.
WCF 1988 gegründeter weltweiter Dachverband.
ZOONOSEN Krankheiten, mit denen sich Tiere und Menschen anstecken können.
ZÜCHTER-VEREINE An einen Zuchtverband angeschlossene Vereine, die sich der Zucht einer oder mehrerer Rassen widmen. *S. a.* Zuchtverband.
ZUCHTSTANDARD Definition der idealen Merkmale einer bestimmten Katzenrasse.
ZUCHTVERBAND Nationaler oder internationaler Dachverband, der Zuchtstandards formuliert, Rassen anerkennt und darüber Buch führt. *S. a.* CFA, FIFé, GCCF, TCA, TICA.
ZUFÄLLIGE PAARUNG Tiere, die sich ohne menschliche Intervention frei verpaaren.
ZYANOSE Bläuliche Farbe von Schleimhäuten infolge Sauerstoffmangels.
ZYTOLOGIE Mikroskopische Untersuchung von Körperzellen.

Register

Schräg gestellte Seitenzahlen verweisen auf Abbildungen, **fett gedruckte** Seitenzahlen auf Rassebeschreibungen.

A

B

C

D

Dank des Autors

Ich will ehrlich sein: Zwar steht mein Name auf dem Titel, doch bei der aufwändigen Recherche bei der Zusammenstellung der Rassenportraits habe ich mich erneut auf die unschlagbaren Fähigkeiten von Candida Frith-Macdonald verlassen, die bereits bei *Katzen. Die neue Enzyklopädie* die Projektbetreuung übernommen hatte. Ich wusste, dass sie bei der Suche nach neuem und relevanten Material zur Katzenzucht niemand übertreffen konnte. Ihr Beitrag geht so weit über die einfache Recherche hinaus, dass ich Candida an dieser Stelle meinen Dank als Co-Autorin aussprechen möchte.

Dem Team von Studio Cactus ist es gelungen, die Flut von Bildanfragen und Text in eine vernünftige und ansprechende Form zu bringen. Ich danke besonders Aaron Brown für wertvolle Hinweise und ein stets offenes Ohr.

Ich danke dem Team von Dorling Kindersley, das ich leider größtenteils nicht kenne, da es direkt mit Studio Cactus zusammenarbeitet. Vor allem Rob Houston war ein ausgezeichneter Lektor, dem es besonders auf Klarheit und Genauigkeit ankam.

Sarah Hartwell, die ich leider nicht persönlich kenne, hat mit ihrer Website www.messybeast.com, wenn auch unwissentlich, einen wesentlichen Beitrag zu diesem Buch geleistet. Diese Website ist eine intelligente, verlässliche und in jeder Hinsicht hervorragende Quelle rund um die Katze.

Vor allem möchte ich mich bei den Tierärzten Veronica Aksmanovic und Grant Petrie sowie den Mitarbeiterinnen Ashley McManus, Suzi Gray, Angela Bettinson, Hester Small, und Hilary Hayward herzlich dafür bedanken, dass sie mir durch ihre Arbeitsplanung genug Zeit zum Schreiben eingeräumt haben.

Dank des Verlages

Dorling Kindersley bedankt sich bei Rebecca Warren für die fachliche Unterstützung sowie bei Francis Wong und Lee Ellwood für die Umschlaggestaltung.

Studio Cactus dankt Pets Corner und Park Farm Equestrian Centre für die Ausleihe von Requisiten und folgenden Personen und Institutionen für ihre Unterstützung: **Index:** Eleanor Holme **Fotografie:** Damien Moore von Studio Cactus; Gary Ombler **Züchter und ihre Katzen:** Elizabeth James (Filandre Burmese und Tiffanies) und ihre Katzen Grand Champion Tahirah Silverfilandre, Champion Filandre Spirited Lady, Filandre Nutta, Champion Filandre Golden Promise sowie ein Wurf von Champion Filandre Aeneas; Lynne Studer (Mylynn Siamese & Orientals) und ihre Katzen Mylynn Matisse und Pippastro Sheer Indulgence; Fifi Schoenfeld, ConCarne Robertson sowie Oscar und George Cohen.

Bildnachweis

Der Verlag dankt folgenden Personen und Institutionen für die freundliche Erteilung von Abdruckgenehmigungen.

(o = oben, u = unten; m = mitte, l = links; r = rechts; kt = Kolumnentitel)

Abbreviations: Al = Alamy; Co = Corbis; GI = Getty Images; SS = Shutterstock; CP = Chanan Photography/ Richard Katris; AP = Animal Photography/Sally Anne Thompson & RT Willbie; MEPL = Mary Evans Picture Library; BAL = Bridgeman Art Library

1o SS/Jean Schweitzer; **2** Al/Juniors Bildarchiv; **3** Al/Sébastien Baussais; **4–5** Al/Juniors Bildarchiv; **6** GI/Gordon Wiltsie; **7** Al/Juniors Bildarchiv; **9**t SS/ Andre Klopper; **9**ur Photos.com; **10**mr Photos.com; **10**kt GI/Diane Macdonald; **11**or GI/John Livzey; **11**u GI/Bill Truslow; **12–13** NHPA/Nigel J Dennis; **14** GI/Andy Rouse; **15**kt Co/Royalty Free; **15**mro Photos.com; **15**bl SS/RJ Lerich; **16**mru SS/J Norman Reid; **16**ur SS/Tina Rencelj; **17**ol SS/Laurin Rinder; **17**u Photos.com; **18**ml Photos.com; **19**or SS/Alvaro Pantoja; **19**mr Al/Blickwinkel; **20–21** GI/Michael S Quinton; **22**cro SS/Koval; **22**ur Photos.com; **23**um Al/Terry Whittaker; **23**mru Photos.com; **24**um NHPA/Vicente Garcia Conseco; **25**ol SS/Vladimir Pomortzeff; **25**mr Al/Manfred Danegger/Peter Arnold, Inc.; **25**ur NHPA/Daryl Balfour; **26**u BAL/Ashmolean Museum, University of Oxford/Nina de Garis Davies; **27**ur GI/Diane Collins; **31**u SS/Norman Chan; **32**ul GI/China Photos; **33**or GI/Peter Parks; **34**u SS/Alexander Tasevski; **35**or MEPL/Elenore Plaisted Abbott; **36**mro SS/Vitaly Berkovych; **37**or SS/Dan Briski; **38**mro SS/ ijamsempoi; **39**ol SS/Sarah Cates; **40**ul SS/Daniela Wolf; **41**u SS/Tim Harman; **41**mro reprinted with permission from Drs Foster and Smith, Inc.; **43**t Al/David R Frazier Photolibrary, Inc.; **43**ur Co/Bettmann; **44** SS/Piotr Bieniecki; **45**kt GI/Tim Hall; **45**mo SS/Pierdelune; **45**ur SS/Victorian Traditions; **46**mro MEPL; **46**u BAL/Towneley Hall Art Gallery and Museum, Burnley, Lancashire; **47**or Co/Bettmann; **47**u SS Maine Madness; **48–49** GI/James Strachan; **50**mo SS/luminouslens; **50**ur Al/Mark Pearson; **51**ol MEPL; **51**ur SS/Chris Sargent; **52**ul Picture Desk/ Art Archive/University Library Istanbul/Dagli Orti; **53**u BAL/School of Oriental & African Studies Library, University of London; **54**ul Co/Historical Picture Archive; 55om Co/Christie's Images; **55**ul Co/Rick Maiman; **56**ul BAL/Musee d'Orsay, Paris, France, Lauros/Giraudon; **57**or Co/Andy Warhol Foundation; **57**u Co/Gerrit Greve; **58**ul Co/Fine Art Photography Library; **58**mro SS/tadija; **59**ur Co/Blue Lantern Studio; **60**mro Al/Lebrecht Music and Arts Photo Library; **60–61** Co/Doane Gregory/Warner Bros./Bureau LA Collections; **61**mro Co/Eric Robert; **62–63** Arena PAL/Carol Roseggi: Arena Images; **64**mro Co/Sandro Vannini; **65**mro SS; **65**u Co/Bureau LA Collections/Rhythm & Hues; **66**um SS/Kenneth Sponsler; **68–69** Al/Juniors Bildarchiv; **70** NHPA/Yves Lanceau; **71**kt Co/Royalty Free; **71**mo SS/Suponev Vladimir Mihajlovich; **74–75** GI/American Images Inc.; **75**mro SS/ Gary Nugent; **76**ur SS/Anne Gro Bergersen; **77**or SS/Elisa Locci; **78**mro SS/Linda Bucklin; **79**mlo SS/Justin Kim; **79**ca SS/Marilyn Barbone; **79**cra SS/Anne Gro Bergersen; **79**bl Co/Brooks Craft; **81**or GI/Pat Powers & Cheryl Schafer; **81**u SS/Aron Brand; **82**mro Genetic Savings & Clone, Inc.; **82**u Genetic Savings & Clone, Inc.; **83**mro Photos. com; **84** Co/Henry Diltz; **85**kt SS/Cindy Haggerty; **85**u SS/Anne Gro Bergersen; **87**ur CP; **89**mro SS/Anne Gro Bergersen; **89**u AP; **90**u AP; **90**mr taken from An Historical and Statistical Account of the Isle of Man (1854) Joseph Train (out of copyright); **92**u Al/Juniors Bildarchiv; **93**ur SS/Mathijs Ijsseldijk; **94**ml CP; **94**u AP; **95**or AP; **95**mlo CP; **96**mlu MEPL; **97**mlo CP; **97**u CP; **98**or CP; **98**u CP; **98**mru CP; **99**or CP; **99**u Edwina Sipos; **100**or CP; **100**u CP; **101**or CP; **101**u CP; **102–103** Co/Brooks Craft; **104**or CP; **104**ul Patricia Peters; **105**or Gail Andersen; **105**u Gail Andersen; **106**or CP; **106**mlo CP; **106**u CP; **107**or Meryleen Greenwood; **107**u Meryleen Greenwood; **108**or Naomi Taylor; **108**ml Terry Goulden; **108**ur SS/Lee Torrens; **109**or Naomi Taylor; **110**mlu CP; **111**ol CP; **112**ur Al/Juniors Bildarchiv; **114–15** AP; **116**u CP; **117** GI/Mike Powell; **118**u CP; **119**or CP; **119**u CP; **120**u SS/Marilyn Barbone; **121**or JIM; **121**ur CP; **122**mo CP; **122**u CP; **123**ur Anita H Engebakken; **125**mro SS/Robert Adrian Hillman; **126–27** AP; **130**or CP; **132**mlo CP; **132**u CP; **133**o CP; **135**ol Al/Chris Howes/Wild Places Photography; **137**or CP; **137**u AP; **138**mro Svetlana Ponomareva; **138**ul Richard Horton; **142**ur Tourism Authority of Thailand; **143** Al/Juniors Bildarchiv; **144**or AP; **145**ur FLPA/Gerard Lacz; **147**u Al/Arco Images; **148**u Paul McSorley; **149**ol Co/Alexander Natruskin; **149**ur CP; **151** SS/Shawn Hine; **152** Co/Julie Habel; **153**kt SS/Peter Skjold Petersen; **153**ul CP; **154**or SS/Alvaro Pantoja; **155**u SS/Narcisa Florica Buzlea; **156–57** GI/Barros & Barros; **158**or SS/Paul-André Belle-Isle; **159**mro SS/Sean MacLeay; **159**u SS/Susan Mackenzie; **160**u GI/Gary Buss; **161**ur June Mateer; **163**u Co/Darrell Gulin; **164–65** Co/Darrell Gulin; **166**or CP; **166**ul Al/Juniors Bildarchiv; **167**u CP; **168**u SS/Anne Gro Bergersen; **169**ur Co/Burstein Collection; **170–71** GI/Rosanne Olson; **173**u NHPA/Yves Lanceau; **174–75** NHPA/Yves Lanceau; **176**ml CP; **177**mru Jo-Anne Simpson; **178**mro CP; **178**u CP; **179**or CP; **180**or Wanda Carroll; **180**u CP; **181**or CP; **181**u CP; **183**u Al/Juniors Bildarchiv; **184–85** NHPA/Yves Lanceau; **186**ul CP; **186**mru Eileen Welsh; **190–91**u Al/Juniors Bildarchiv; **192**or CP; **192**mro Gavin Tasker; **193**or CP; **193**u CP; **194**mro Tracy Oraas; **194**ur CP; **195**ml Colleen Walters; **196**mo CP; **196**u JIM; **197**om Patricia Peters; **197**ul Gail Andersen; **197**ur CP; **198**m Svetlana Ponomareva; **199**or CP; **199**b CP; **200**b SS/ Hannamaria; **201**c SS/Dale A Stork; **202–203** GI/Johner; **204** Al/Nigel Wilkins; **205**kt Brand X Pictures/Don Mason; **206**u CP; **211**o SS/Vladimir Odorcic; **214**u SS/ Norman Chan; **216–17** AP; **223**mlo SS/Dmitrii N Birykov; **224**u SS/Dainis Derics; **226**u SS/Arlene Jean Gee; **227**ol NHPA/Eric Soder; **228**mro SS/Terrie L Zeller; **229**mlo SS/ Geary LeBell; **229**mlm SS/Kim Worrell; **229**mrm SS/Jean Schweitzer; **229**mro SS/Eline Spek; **230**mro SS/Brian Steffen; **231**ol SS/Ulrike Hammerich; **232**u SS/Lee O'Dell; **232**mr SS/ Karl R Martin; **233**ol SS/Norman Chan; **233**ur SS/Julia; **234**mr NHPA/Yves Lanceau; **234–35**u NHPA/ Susanne Danegger; **237**mro SS/Sheryl Koennecke; **238** Co/Jose Luis Pelaez, Inc.; **239**kt GI/Andersen Ross; **240**u SS/Suponev Vladimir Mihajlovich; **241**mro SS/Vitaliy Berkovych; **242**ur SS/Jacqueline Shaw; **243**ur SS/Polosa; **245**mo SS/Clara Natoli; **247**ur SS/Annalee Van Kleeck; **248**mr SS/Tina Rencelj; **250**ul SS/Suzanne Tucker; **251**ol SS/ijansempoi; **253–54** GI/Christian Michaels; **254**mr SS/ J Helgason; **255**or Al/Sami Sarkis; **256**u Co/David T Grewcock/Frank Lane Picture Agency; **258**ul reprinted with permission from Drs Foster and Smith, Inc.; **260**u SS/ Daniel Gale; **264**u Al/Konrad Zelazowski; **265**ol GI/Hulton Archive; **267**ur SS/Mrs Gill Martin; **268**ul Al/John McCam-mon; **271**ul Al/Nigel Cattlin; **273**o SS/Yarik Chauvin; **273**ur SS/Neven Jurkovic; **274**mro SS/Black Ink Designers, Corp.; **275**or SS/Mohd Faizal Ahmad; **276**ul SS/Jeff Oien; **277**mr SS/Ryan Arnaudin; **277**ul SS/Drilea Christian; **278**u reprinted with permission from Drs Foster and Smith, Inc.; **279**mr SS/Pam Burley; **282**ul SS/Trevor Allen; **284**ul SS/Lee O'Dell; **285**or SS/Melissa Ann Kilhenny; **285**ul SS/ Odelia Cohen; **287**mro SS/Galina Barskaya; **288** SS/Marilyn Barbone; **289**kt Al/Comstock Production Department; **289**mro SS/pixshots; **291**ur Photos.com; **293**u SS/Cre8tive Images; **303**ur SS/Stuart Elflett

Coverabbildungen vorn: Corbis, Jim Zuckerman (m); DK Images, Jane Burton (ul, uml, umr); Getty, Taxi/Jeri Gleiter (o). **Rücken:** DK Images, Jane Burton (u); Steve Gorton und Tim Ridley (o). **Hinten:** Alamy, Juniors Bildarchiv (o, ml); Corbis, Don Mason (m); DK Images, Paul Bricknell (mr, außen); Jane Burton (mr); Marc Henrie (ml, außen); Getty, The Bridgeman Art Library (ul).

Für zusätzliche Informationen: **www.dkimages.com**